高级卫生专业技术资格考试用书

临床医学检验学

高级医师进阶

（副主任/主任医师）

主　编　李玉中

编　者

王淑艳　王克勤　李占杰　刘丽萍　陈晓茉
修士会　柴新雷　高秀宏　裴向娟　宋春亮
徐小惠　夏俊茹　方勇文　周　晨　安　庆
刘　波　杨春雷　李　洵　唐晓军　于连娟
崔　悦　姚淑静　王　敏　林　辉　潘美华
孙学良　杨　红　刘　平　孙　博　李　俊
韩俊贤　韩　魁　葛秀红　秦伟伟　林　娟
张　彤　王朝晖

中国协和医科大学出版社

图书在版编目（CIP）数据

临床医学检验学·高级医师进阶／李玉中主编．—北京：中国协和医科大学出版社，2016.1

（高级卫生专业技术资格考试用书）

ISBN 978-7-5679-0271-8

Ⅰ．①临…　Ⅱ．①李…　Ⅲ．①医学检验-医药卫生人员-资格考试-自学参考资料　Ⅳ．①R446

中国版本图书馆 CIP 数据核字（2015）第 037488 号

高级卫生专业技术资格考试用书

临床医学检验学·高级医师进阶

主　　编：李玉中

责任编辑：吴桂梅

出版发行：中国协和医科大学出版社

（北京东单三条九号　邮编 100730　电话 65260431）

网　　址：www.pumcp.com

经　　销：新华书店总店北京发行所

印　　刷：北京朝阳印刷厂有限责任公司

开　　本：787×1092　1/16 开

印　　张：27.25

字　　数：520 千字

版　　次：2016 年 1 月第 1 版

印　　次：2019 年 3 月第 4 次印刷

定　　价：98.00 元

ISBN 978-7-5679-0271-8

前　言

随着近年来医学科学的飞速发展，临床医学检验学作为边缘学科发生了本质的变化，由检验技术或医学检验转变成为“检验医学”，其学科内涵、服务领域以及专业设置等均发生了变化，同时检验医学各专业也设置了相应的专业技术职称，但是其考试用书却极其匮乏。为了加强临床医务人员对学科知识的系统了解和掌握，提高医疗质量，同时也为了满足考生需要，组织了从事临床工作多年、在本学科领域内具有较高知名度的副主任医师职称以上的专家及教授，共同编写了此书。

医学检验学是采用现代物理化学方法、手段进行医学诊断的一门学科，主要研究如何通过实验室技术、医疗仪器设备为临床诊断、治疗提供依据。本书内容紧扣高级卫生专业技术资格考试要求，根据大纲对于专业知识“熟悉”“掌握”“熟练掌握”的不同层次要求，编排重点突出、详略得当。全书共分 5 篇 38 章，包括临床医学检验学临床基础检验专业、临床医学检验学临床化学专业、临床医学检验学临床免疫学专业、临床医学检验学临床血液学专业及临床医学检验学临床微生物学专业。全书内容具有实用性、权威性和先进性，是拟晋升副高级和正高级职称考试人员的复习指导用书，同时也可供高年资医务人员参考，以提高中级以上专业技术职称的医务人员临床诊治、临床会诊、疑难病例综合分析以及开展医疗先进技术的能力。

由于编者经验水平及时间有限，书中难免存在错误与疏漏之处，敬请读者批评指正。

编　者

2015 年 11 月

前　言

目 录

第一篇
临床医学检验临床基础检验专业

第一章　概　　论

第一节　临床基础检验的发展与现状

知识点 1：临床常规检验的发展趋势　　副高：熟悉　正高：熟悉

血液一般检验始于显微镜的发明。1673 年荷兰人列文虎克改进了原始显微镜，是微生物学的开山鼻祖，他观察到了“细胞”等微观生物世界。1855 年，有人发明了计数血细胞的计数板，由此而成为现在依然在使用的改良 Neubauer 计数板。1953 年，美国 Coulter 兄弟又开创了自动血液细胞计数新纪元，从 20 世纪 70 年代起，血液分析仪先后增加了血小板计数、血红蛋白检测以及白细胞二分类、三分类和五分类血液分析仪。20 世纪 90 年代起，在流式细胞仪计数网织红细胞的基础之上，许多血液分析仪又进一步整合了网织红细胞计数及相关参数、未成熟粒细胞计数、有核红细胞计数以及未成熟血小板比率等新的检测项目。

人类最早涉及的医学检验技术是尿液的一般检验，在使用文字记录之前就已经出现了表示尿液的特殊符号。16~19 世纪，人们开始用科学方法检查尿液，1841 年特莫第一次用氧化铜还原法测定尿糖，1920 年美国大学生班尼迪克发明了著名的班氏尿糖测定法，19 世纪布赖特等通过显微镜观察尿液有形成分。现代尿液分析技术出现于 20 世纪 50 年代，1956 年起美国开发和推出尿糖、尿蛋白、潜血以及多联尿试带法试纸；20 世纪 70 年代，半自动尿液干化学法分析仪器问世；20 世纪 80 年代，推出尿沉渣检查工作站；20 世纪 90 年代中期至今，全自动流式细胞术尿液有形成分分析仪、多种影像处理技术尿有形成分分析仪均相继或者同时问世。

知识点 2：临床常规检验的现状 副高：熟悉 正高：熟悉

目前，在临床常规检验中，现代检验仪器已经部分替代了手工操作，常规检验项目主要用于对健康人群的筛检，而对于异常检测结果，常仍需人工进一步复核。

临床常规检验的现状特点见表 1-1-1。

表 1-1-1 临床检验的现状特点

特点	评价
速度快	手工白细胞分类计数，从制片、染色到显微镜计数结束，一般需 8~15 分。血液分析仪作白细胞分类计数，常少于或等于 60 秒。仪器检测满足了临床疾病诊断的时间要求
精度高	仪器法白细胞分类计数的重复性好，变异系数明显低于手工法，有利于对患者疾病过程的监测和诊治决策
操作易	手工法检测尿液蛋白质、葡萄糖、尿胆原等，必须分别配制试剂，不但流程繁杂，且还可能用错试剂。尿液干化学分析仪检测，只需 1 条试带，1 次浸渍尿标本，在 60 秒内，就能得到 10 项左右尿液化学检查的结果
参数多	手工检验，1 次操作、1 份标本常常只能完成 1 项检验。血液分析仪检验，1 次操作、1 份标本可同时完成 20 项以上测定和计算参数的检测
质控易	手工检验的质量控制难度大，而仪器法配有相应的校准品、质控品，实施质控简便、稳定性强，可自动记录、储存、比较结果
信息大	手工记录储存检验结果费事费力，而检验储存仪器检测数据轻松自如、信息量大、可做纵向或横向的检验结果比较

第二节 临床检验全程质量保证

知识点 1：临床检验全程质量保证 副高：熟悉 正高：掌握

临床检验是为临床提供准确的检验结果。然而，对于离体的检验标本，影响检测的变化因素和环节众多，通常发生在检验前、检验中以及检验后三个主要时段。

检验前质量控制涉及患者、医师、护士、标本转运人员及检验人员。各方人员严格按照操作规范是保证质量的关键，能够降低 70% 以上的检验差错率。检验中质量保证主要包括室内质量控制和参与室间质评活动，可持续维持检验质量的可靠性。对检验结果的准确性进行复核是检验后质量保证，这是向临床发出检验报告前的最后质量把关，因此其重要性不言而喻。

第二章 临床基础检验项目的基本理论

第一节 生理学

知识点1：生理学及其任务　　副高：熟悉　正高：掌握

生理学是生物科学的一个分支，是研究生物体及其各组成部分正常功能活动规律的一门学科。生物体也称有机体，简称机体，是自然界中有生命的物体的总称。人与许多高等动物的机体结构复杂，由不同的系统、器官、组织和细胞所组成，各系统和器官都具有不同的功能，并且在神经和内分泌系统的调节下相互配合、相互协调、相互制约，共同维持整个机体的生命活动。生理学的任务就是阐明机体及其各组成部分所表现出的各种正常的生命现象、活动规律及其产生机制，机体内、外环境变化对这些功能性活动的影响以及机体所进行的相应调节，并揭示各种生理功能在整体生命活动中的意义。

知识点2：生理学与医学的关系　　副高：熟悉　正高：掌握

生理学的发展和医学的发展是紧密联系在一起的。生理学的知识是随人类社会的发展，尤其是在医学实践、科学研究以及技术发展的过程中不断积累起来的。无论是在我国还是西方国家，一些经典的医学著作中都有对人体器官生理功能的描述。长期以来，医学中有关疾病的理论研究都以人体生理学为基础，反过来，临床实践也能够检验生理学理论是否正确，并进一步丰富和发展生理学理论。

在现代医学课程体系中，人体生理学是一门十分重要的基础医学理论课程，它以人体解剖学、组织学作为基础，同时又是药理学、病理学等后续课程和临床各课程的基础，起着承前启后的作用。对医护人员来说，不具备人体生理学的基本知识，就不能够正确认识疾病。不仅如此，在他们认识和处理临床实践中所遇到的许多实际问题中，生理学的基本理论与基本方法也是科学的思维方式及重要的研究手段。

知识点3：生理学的研究方法　　副高：熟悉　正高：掌握

（1）动物实验　①急性动物实验：急性动物实验可分为离体与在体实验两种方法。离体实验从活着的或刚处死的动物身上取出所需要的器官、组织、细胞或者细胞中的某些成分，置于一个能够保持其正常功能活动的人工环境中，观察某些人为的干预因素对其功能活动的影响。而在体实验是在动物麻醉条件下，手术暴露某些所需研究的部位，对于某些生理功能在人为干预条件下的变化进行观察及记录。②慢性动物实验：以完整、清醒的动物为研究对象，并且尽可能保持外界环境接近于自然，以便能在较长时间内观察和记录某些生理功能的改变。实验前通常需对动物做某些预处理，待动物康复之后再进行观察。

（2）人体实验　由于受到伦理学的限制，人体实验目前主要是进行人群资料调查。

知识点4：生理学不同水平的研究　　副高：熟悉　正高：掌握

（1）器官和系统水平　这一水平的研究主要是各器官与系统的活动规律、调节机制及其影响因素等。器官和系统水平的研究有利于将复杂的整体化整为零，从而能够更加准确，也更加方便地把握整个机体生命活动的规律。进行这一水平的研究可应用多种方法，包括急性与慢性动物实验，但更多采用急性动物实验的方法。这一水平的研究及其所获知识和理论称为器官生理学。

（2）细胞和分子水平　细胞和分子水平的研究在于探索细胞及其所含生物大分子的活动规律，因为细胞是组成机体最基本的结构与功能单位，而细胞及其亚微结构又由多种生物大分子所构成。这一水平的研究通常采用离体实验的方法，其所获得的知识和理论称为细胞生理学或普通生理学。

（3）整体水平　整体水平主要是对包括机体内各器官、系统之间的相互联系和相互影响的研究，内、外环境变化对机体生理功能的影响，以及机体对环境变化所做出的各种相应应答。急性与慢性动物实验都可用于这一水平的研究，但因为在实验过程中发生变化的参数，即变量较多，所以结果分析比较困难。

第二节　病　理　学

知识点1：病理学的内容和任务　　副高：熟悉　正高：掌握

研究和阐述的细胞和组织的适应与损伤、局部血液循环障碍、损伤的修复、炎症、肿瘤及环境营养病理学等基本病理变化，为不同疾病发生发展的共同规律，并在总论学习的基础上，研究和阐述不同疾病的特殊规律。但因为各器官本身在功能、代谢和形态结构上的不同，其病因、发病机制、病变特点、转归以及相关临床表现和采取的防治措施各有不同，因此构成了每一个疾病的特殊规律。认识疾病的共同规律有利于认识疾病的特殊规律，反之亦然。所以，病理学总论和各论之间有着非常密切的内在联系，学习时应互相参考，不可偏废。除研究疾病的病理变化外，探讨其病因、好发部位、发病机制、结局和转归及其相应的临床病理联系也是病理学的重要内容。

知识点2：病理学在医学中的地位　　副高：熟悉　正高：掌握

在医学教育中，病理学是基础医学和临床医学之间的桥梁。对其学习必须以解剖学、组织胚胎学、生理学、生物化学、分子生物学、细胞生物学、微生物学、寄生虫学以及免疫学等为基础，同时其本身又是以后学习临床医学各门课程的基础。病理学也是一门高度实践性的学科，课程的学习一般有理论课、实习课、临床病理讨论以及见习尸体剖检等学习形式。对医学生来说，学习病理学要尤其注意形态与功能、局部与整体、病理变化与临床病理参数之间的有机联系。总之，病理学在医学教育、临床诊疗与科学研究上都扮演着极其重要的角色。

知识点3：病理学的研究方法　　副高：熟悉　正高：掌握

病理学的研究方法可分为下列两类：

（1）人体病理学的诊断和研究方法　包括尸体剖检、活体组织检查、细胞学检查。

（2）实验病理学研究方法　包括动物实验与组织和细胞培养。

第三节　生物化学

知识点1：生物化学的简介　　副高：熟悉　正高：掌握

生物化学是一门基础医学必修课程，是研究生物体内化学分子和化学反应的科学，主要采用化学的原理及方法从分子水平探讨生命现象的本质。讲述正常人体的生物化学以及疾病过程中的生物化学相关问题，与医学有着紧密的联系，是生命科学中进展迅速的基础学科，其理论和技术已经渗透至基础医学和临床医学的各个领域。随着近代医学的发展，生物化学的理论和技术被越来越多地应用于疾病的预防、诊断和治疗，从分子水平探讨各种疾病的发生发展机制，已成为当代医学研究的共同目标。近年来，对人们非常关注的恶性肿瘤、心脑血管疾病、免疫性疾病以及神经系统疾病等重大疾病发病机制进行了分子水平的研究，并取得了丰硕成果。可以相信，随着生物化学与分子生物学进一步发展，将会给临床医学的诊断和治疗带来全新的理念。所以，学习和掌握生物化学知识，除理解生命现象的本质和人体正常生理过程的分子机制外，更重要的是为进一步学习基础医学其他课程及临床医学打下扎实的基础。

知识点2：生物化学的研究方法和技术发展　　副高：熟悉　正高：掌握

当前本学科的研究方法和技术发展集中在下列几个方面。

（1）检测过程自动化与试剂商品化。

（2）基于抗原-抗体反应的多种免疫学定量与定性测定方法的建立及应用。

（3）应用芯片技术，开展对疾病易感基因组、疾病相关蛋白质组进行高通量快速测定。

（4）基于生物传感技术的微型芯片实验室的研制和应用。

知识点3：生物化学的研究内容　　副高：熟悉　正高：掌握

（1）生物分子的结构和功能。

（2）物质代谢及其调节。

（3）遗传信息的传递及其调控。

知识点4：生物化学与医学的关系 副高：熟悉 正高：掌握

（1）生物化学与分子生物学在生命科学中占有重要的地位。

（2）生物化学的理论与技术已经渗透到医学科学的各个领域。

（3）生物化学的发展促进了疾病病因、诊断以及治疗的研究。

第四节 免 疫 学

知识点1：免疫器官 副高：熟悉 正高：掌握

免疫器官是指实现免疫功能的器官或组织。按照其发生的时间顺序和功能差异分为中枢免疫器官与外周免疫器官两部分。

（1）中枢免疫器官 也称为初级免疫器官，是免疫细胞产生、发育、分化以及成熟的场所，并对外周免疫器官的发育和全身免疫功能起调控作用，包括胸腺和骨髓。

（2）外周免疫器官 也称为次级免疫器官，是成熟淋巴细胞定居的场所，免疫应答的主要部位，包括淋巴结、脾脏及黏膜相关淋巴组织等。

知识点2：感染免疫学 副高：熟悉 正高：掌握

感染免疫学是研究病原生物和宿主相互关系从而控制感染的学科，是传统免疫学的核心。

各种感染性疾病由侵入易感者机体中的病原体引起，病原体在宿主体内生长、繁殖、扩散或者释放毒素引起炎症等病理反应。现在已经对大多数感染性疾病的诊断和治疗建立了一系列的方法，特别是在预防感染性疾病方面取得了辉煌的成就。感染与免疫的研究进展将为人类最终战胜感染性疾病作出巨大的贡献。

知识点3：免疫性疾病 副高：熟悉 正高：掌握

免疫性疾病是各种原因造成的机体免疫应答异常所致的疾病，包括超敏反应性疾病、自身免疫病、免疫缺陷病以及免疫增生病等。超敏反应性疾病反映了机体针对外界无毒抗原所产生的正常免疫机制。自身免疫病是机体免疫系统对自身抗原成分发生免疫应答而导致的疾病。免疫增生病与免疫缺陷病都是由免疫系统成分异常所致，前者的特征是淋巴细胞或单核-吞噬细胞异常增生。后者则是因免疫系统成分缺损造成的，其临床主要表现为反复和慢性感染，或容易发生自身免疫病或者肿瘤。

知识点4：肿瘤免疫学 副高：熟悉 正高：掌握

肿瘤免疫学是一门研究肿瘤的免疫原性、机体抗肿瘤的免疫效应、机体的免疫功能与肿瘤发生、发展的相互关系以及肿瘤免疫诊断和防治的学科。

知识点5：移植免疫学 副高：熟悉 正高：掌握

移植免疫学是研究移植物和宿主相互关系从而指导如何选择移植物和延长移植物存活的学科。

知识点6：临床免疫学检验的重要地位 副高：熟悉 正高：掌握

因为临床免疫学检验所具有的免疫学独特理论及技术，在未来的医学发展中必将成为医学和生命科学发展的关键性技术平台。生命科学将是21世纪的主导学科，而作为生命科学的前沿学科之一的临床免疫学检验，将会更有力地推动生命科学、医学以及免疫学的发展，为人类的健康做出更大的贡献。

第五节 微生物学

知识点1：临床微生物学的基本理论 副高：熟悉 正高：掌握

微生物是广泛存在于自然界中的一群个体微小、结构简单、肉眼不能直接看到，必须借助光学显微镜或电子显微镜放大数百倍、数千倍，甚至数万倍才能观察到的微小生物的总称。

微生物学是生命科学中的一门重要学科，是研究微生物的进化与分类，在一定条件下的形态、结构、生命活动规律及其与人类、植物、运动、自然界相互关系等问题的学科。

医学微生物学是主要研究与人类疾病有关的病原微生物的结构、形态、代谢活动、遗传与变异、致病机制、机体的抗感染免疫、实验室诊断及特异性预防等，以控制及消灭传染性疾病和与之有关的免疫性疾病的学科。

临床微生物学是一门由临床医学、基础医学以及预防医学相结合的交叉学科，又是检验医学中重要和成熟的专业之一，侧重研究感染性疾病快速、准确的诊断病原体的策略与方法。

知识点2：临床微生物学检验的主要任务 副高：熟悉 正高：掌握

（1）研究感染性疾病标本的采集、运送、保存及处理等方法，提高病原微生物的检出率。

（2）根据所获得的患者全部临床信息，探讨检测各种感染性疾病病原体的最佳方案或者程序。

（3）正确进行各种病原微生物的快速诊断，抗菌药物的敏感性试验及自动化仪器与微量化装置的使用。对微生物标本做出快速、准确的检验报告，及时满足临床的需要。

（4）认真对检验结果进行分析，对实验方法及临床意义进行评价，以不断积累经验及更好地与临床合作。

（5）及时对检验结果进行统计处理，并定期向有关部门报告所分离菌株的变化趋势及其抗菌药物的抗菌谱，为临床医生提供合理用药的依据。

（6）参与抗菌药物临床合理应用的管理和医院感染监测、控制和管理。

知识点3：微生物学检验的发展　　副高：熟悉　正高：掌握

近十几年来，病原微生物快速检验诊断方法的发展很快。ELISA 快速检测抗原及抗体技术已被普遍应用，使过去繁琐的微生物学检验程序简化了，尤其是通过采用单克隆抗体，进一步提高了检测的特异性和敏感性。目前已制备出许多诊断试剂盒，其中尤其是病毒快速诊断试剂盒的广泛应用，使过去长期难以实现的病毒的快速实验室诊断成为现实。目前许多实验室正在探索将基因探针与聚合酶链反应（PCR）用在微生物的快速检测中。

随着现代医学及相关科学技术的发展，自动化细菌生化反应、自动化细菌培养、PCR 基因诊断的、气相色谱与高效液相色谱（HPLC）对细菌产物或核酸成分分析、核酸杂交技术、基因测序和基因芯片等技术的发展日新月异，医学微生物学检验技术已深入到细胞、分子和基因水平，许多新技术、新方法已在临床微生物实验室得到广泛应用。

第六节　医学统计学

知识点1：医学统计学的概念　　副高：熟悉　正高：掌握

医学统计学是运用概率论和数理统计的原理及方法，结合医学实际，研究数字资料的搜集、整理分析及推断的一门学科。医学研究主要的对象是人体以及与人的健康有关的各种因素。生物现象的一个重要特点就是普遍存在着变异。所谓的变异（个体差异），系指相同条件下同类个体之间某一方面发展的不平衡性，系偶然因素起作用的结果。又比如在同样条件下，用同一种药物来治疗某种疾病，有的患者被治愈，有的疗效不显著，有的可能无效，甚至会死亡。导致客观现象差异的原因是多种多样的，归纳起来，总有一类原因是普遍的、共同起作用的主要因素。

知识点2：医学统计学的工作内容　　副高：熟悉　正高：掌握

实验设计、收集资料、整理资料以及分析资料是医学统计工作的主要内容。

知识点3：医学统计学的资料类型 副高：熟悉 正高：掌握

医学统计资料通常可分为计量资料与计数资料两大类。不同的统计资料应采用不同的统计分析方法。

知识点4：医学统计的基本概念 副高：熟悉 正高：掌握

（1）变异 医学研究的对象是有机的生命体，其功能非常复杂，不同的个体在相同的条件下，对外界环境因素可以发生不同的反应。在临床治疗中，利用同样的药物治疗病情相同的患者，疗效也不尽相同。即使在实验室里，动物与动物之间也有明显的差异。这种现象称为个体差异或称为变异。

（2）总体和样本 总体是同质的个体所构成的全体。从总体中抽取部分个体的过程称为抽样，所抽得的部分称为样本。

（3）抽样 从总体中抽取样本，一定要遵循科学原则。一般来说，一个样本应具有“代表性”“随机性”和“可靠性”，两个样本之间应具有可比性。

（4）完全随机设计与随机区组设计 在试验或科研的开始阶段，我们就应考虑将试验对象按照不同的方法进行分组和设计，常用的有完全随机设计、配对设计以及随机区组设计等。

（5）误差 统计上所说的误差，泛指观测值与真实值之差，以及样本统计量与总体参数之差，主要包括三类：①系统误差；②随机测量误差；③抽样误差。

（6）概率 概率是描写某一事件发生的可能性大小的一个量度。用A表示某一事件，P则表示该事件可能发生的概率，可以记为P（A）。

第七节 细胞生物学

知识点1：细胞学说 副高：熟悉 正高：掌握

在19世纪以前有许多学者的工作都着眼于细胞的显微结构方面，从事形态方面的描述，而对各种有机体中出现细胞的意义一直没有做出一个理论的概括，直到19世纪30年代德国人施莱登和施旺提出：一切植物和动物都是由细胞组成的，细胞是一切动植物的基本单位。这一学说就是“细胞学说”。

知识点2：细胞生物学的发展 副高：熟悉 正高：掌握

19世纪后期显微技术的改进、生物固定技术与染色技术的出现极大地方便了人们对细胞显微结构的认识，各种细胞器相继被发现；20世纪30年代电子显微镜技术的问世，推动细胞形态的研究达到了空前的高潮。20世纪50年代分子生物学的兴起，使细胞生物学的研究进入了分子水平。

知识点3：细胞生物学的展望 副高：熟悉 正高：掌握

2000年“人类基因组计划”工作草图的完成，标志着以研究基因功能为主的后基因组时代到来。随后蛋白质组学、RNA组学、糖组学以及代谢组学等各种“组学”研究相继登场。可以预见在不远的将来，生物科学将会使人类社会进入一个新的发展阶段。

在未来时代，细胞生物学仍然是生命科学的领头学科，是支撑生物技术发展的基础学科。

第八节 临床流行病学

知识点1：流行病学的研究方法 副高：熟悉 正高：掌握

流行病学是研究人群中疾病与健康状况的分布及其影响因素，并研究防治疾病及促进健康的策略和措施的学科。

研究方法如图1-2-1所示

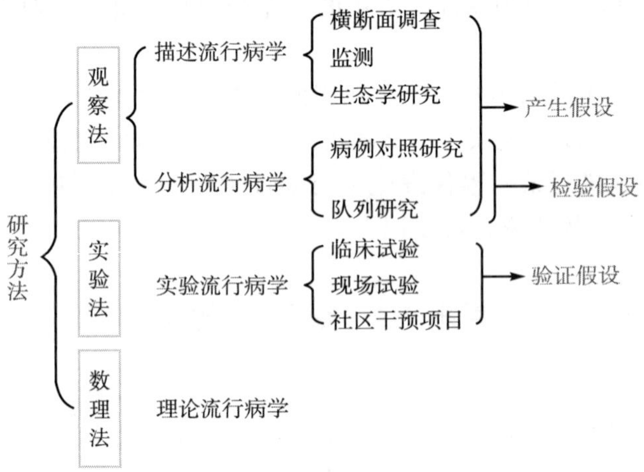

图1-2-1 临床流行病学的研究方法

知识点2：临床流行病学的概念 副高：熟悉 正高：掌握

临床流行病学是在临床医学的领域内，引入了现代流行病学及统计学等相关理论，创新了临床科研的严格设计、测量以及评价的临床科研方法学，从患者的个体诊治并扩大到相应患病群体的研究，探讨疾病的病因、诊断、治疗及预后的整体性规律，对于研究结果的真实性、获得研究的结论有着充分的科学依据和防病治病的重要实用价值。

第三章 血液检验

第一节 一般要求

知识点1：检验申请单 副高：掌握 正高：熟练

检验申请单或者电子申请单中应包括患者和申请者基本信息，如门诊号、住院号、床号以及日期等，同时应提供相关的临床信息，如姓名、性别、年龄等，以备解读检验结果之用。

知识点2：标本采集和处理的具体要求 副高：掌握 正高：熟练

实验室管理文件应向负责采集标本的人员提供标本采集及处理的具体要求。

（1）患者告知 向患者提供在标本采集前应做准备的信息和说明。

（2）患者准备说明书 如提供给护士和抽血人员的说明书。

（3）标本采集 说明如何使用血液、尿液和其他体液标本容器和添加物。

（4）标本采集类别和数量。

（5）标本采集日期和时间 包括特定采集时间。

（6）标本处理要求 从标本采集至实验室接收之间（运送、冷冻、保温、立即送检等）的处理要求。

（7）标本采集人员 记录其身份信息。

（8）标本采集器材和安全处理。

知识点3：标本信息的完整性 副高：掌握 正高：熟练

标本应通过检验申请单溯源到特定个体，实验室对于缺少适当标识的检验申请单不应接收或者处理。

知识点4：标本拒收 副高：掌握 正高：熟练

实验室应制定标本接收与拒收的标准文件。因不同检验项目对标本的要求不同，所以应分别制定拒收标准。由于不可预计的意外因素而接收的不合格的标本，其检验报告上应注明标本存在的问题，在解释结果时必须要特别说明。

第二节 血液标本采集

知识点1：皮肤采血法 副高：熟练掌握 正高：熟练掌握

皮肤采血主要用于微量用血的检查和婴幼儿血常规检验，通常于手指或者耳垂处采血，婴幼儿由于手指太小可在足跟底面两侧采血。凡是局部有水肿、炎症、发绀或冻疮等均不可穿刺采血；严重烧伤患者可选择皮肤完整处采血。手指血细胞计数结果同静脉血有差异，条件允许应尽可能静脉采血。

知识点2：静脉采血法 副高：熟练掌握 正高：熟练掌握

（1）普通采血法 是指传统的采血方法，也就是非真空系统对浅静脉穿刺的采血方法。

（2）真空采血法 又叫负压采血法，主要原理是将有胶塞头盖的采血管抽成不同的真空度，借助针头、针筒以及试管组合成全封闭的真空采血系统，实现自动定量采血。

知识点3：方法学评价 副高：熟练掌握 正高：熟练掌握

血液标本采集的方法学评价见表1-3-1。

表1-3-1 血液标本采集的方法学评价

方法	评 价
皮肤采血法	采血量少，易凝血、溶血、混入组织液，对检验结果影响大，且重复性差，准确性不高
静脉采血法	普通采血法操作环节多、难以规范统一、易造成血液污染；真空采血法采血量准确、传送方便、封闭无菌、标识醒目
动脉采血法	适用于血气分析、乳酸测定等

第三节 标本抗凝

知识点1：化学抗凝剂 副高：熟练掌握 正高：熟练掌握

常用化学抗凝剂的用途和特点见表1-3-2。

表 1-3-2 常用化学抗凝剂的用途与特点

抗凝剂	抗凝原理	注意事项
乙二胺四乙酸（EDTA）	与血液中 Ca^{2+} 结合成螯合物，使 Ca^{2+} 失去活性	抗凝剂用量和血液的比例需合适，采血后须立即混匀
枸橼酸盐	与血液中 Ca^{2+} 结合成螯合物，使 Ca^{2+} 失去活性	抗凝能力相对较弱，抗凝剂浓度、体积和血液的比例非常重要
肝素	加强抗凝血酶Ⅲ，灭活丝氨酸蛋白酶，阻止凝血酶形成	电极法测血钾与血清结果有差异；不适合血常规检查
草酸盐	草酸根与血液 Ca^{2+} 形成草酸钙沉淀，使其无凝血功能	容易造成 K^+ 污染；现已很少应用
促凝剂	激活凝血蛋白酶，加速血液凝固	常用促凝剂有凝血酶、蛇毒、硅石粉、硅碳素等
分离胶	高黏度凝胶在血清和血块间形成隔层，达到分离血细胞和血清的目的	分离胶的质量影响分离效果和检验结果；分离胶管成本高

知识点 2：物理方法抗凝 副高：熟练掌握 正高：熟练掌握

把血液注入有玻璃珠的器皿中，并及时转动，纤维蛋白缠绕凝固于玻璃珠上，从而避免血液凝固，此抗凝方法常用于血液培养基的动物血采集。另外，也可用竹签搅拌将纤维蛋白除去，以达到物理抗凝的目的。

第四节 血液一般检验

知识点 1：血液一般检验的内容 副高：熟练掌握 正高：熟练掌握

血液一般检查包括：红细胞检验、白细胞与血小板检验、输血检验。

（1）红细胞检验内容 包括红细胞计数、血红蛋白含量、血细胞比容、红细胞平均指数、网织红细胞计数、红细胞形态、红细胞沉降。

（2）白细胞与血小板检验 包括白细胞计数、血涂片制备、血涂片染色、白细胞分类计数、血小板计数、白细胞形态学、血小板形态。

（3）输血检验 包括红细胞血型检验、白细胞血型检验。

知识点 2：红细胞计数（RBC） 副高：熟练掌握 正高：熟练掌握

（1）检测方法 ①显微镜计数法：用等渗稀释液将血液以一定倍数稀释并将其充入计数池，在高倍镜下计数中央大方格内四角和正中共 5 个中方格内的红细胞数（N），经换算求出每升血液中的红细胞数量。②血液分析仪法：大多采用电阻抗法、激光法。

（2）参考范围　成年：男性（4.09~5.74）$\times10^{12}$/L，女性（3.68~5.13）$\times10^{12}$/L。新生儿（5.2~6.4）$\times10^{12}$/L。

（3）临床意义　①红细胞增高；②红细胞降低：见于各种原因贫血［定义为红细胞计数、血红蛋白含量（Hb）或血细胞比容（Hct）低于参考范围下限］。

知识点3：血红蛋白测定的方法　副高：熟练掌握　正高：熟练掌握

血红蛋白测定大致分为4类，见表1-3-3。

表1-3-3　血红蛋白测定方法和基本原理

测定方法	测定原理
比色法	Hb衍生物光谱特点
全血铁法	Hb分子组成
比重法、折射仪法	血液物理特性
血气分析法	Hb与O_2可逆性结合的特性

知识点4：血红蛋白测定的参考范围　副高：熟练掌握　正高：熟练掌握

（1）参考范围　①成年：男性131~172g/L；女性113~151g/L。②新生儿：180~190g/L。

（2）贫血诊断标准　一般按单位容积血液内Hb量低于95%参考范围的下限，作为贫血的诊断依据。国内标准：①新生儿<10天Hb<145g/L；10天至3个月Hb<100g/L；3个月至6岁Hb<110g/L；6~14岁Hb<120g/L。②成年：男性Hb<120g/L（海平面地区）或125g/L，女性Hb<100g/L。

（3）划分贫血严重程度标准　①成人Hb≤30g/L为极严重，31~60g/L为重度，61~90g/L为中度，>90g/L为轻度。②儿童，Hb<30g/L和RBC<1×10^{12}/L为极严重，Hb30~59g/L和RBC（1~2）$\times10^{12}$/L为重度，Hb60~89g/L和RBC（2~3）$\times10^{12}$/L为中度，Hb>90g/L和RBC（3~4）$\times10^{12}$/L为轻度。

知识点5：血红蛋白测定的临床意义　副高：熟练掌握　正高：熟练掌握

血红蛋白测定的临床意义相似于红细胞计数，但判断贫血程度优于红细胞计数。

知识点6：血细胞比容（HCT）测定的方法　副高：熟练掌握　正高：熟练掌握

（1）离心沉淀法　常用微量法和温氏法，检测原理基本相同。是将定量的抗凝血在一定的速度及时间离心之后，血液中的各种不同成分互相分离，计算压实红细胞占全血的比值。离心之后，读取红细胞层的高度。血液离心后分5层，自上而下分别为血浆层、血小板层、白细胞以及有核红细胞层、还原红细胞层和氧合红细胞层，读取结果以还原红细胞层为准。读取红细胞层的高度，计算压实红细胞占全血的比值。

（2）血液分析仪法　利用测定红细胞计数和红细胞平均体积后导出，HCT＝红细胞计数×红细胞平均体积。

知识点7：血细胞比容测定的参考范围　　副高：熟练掌握　正高：熟练掌握

（1）参考范围　男性0.38～0.51；女性0.34～0.45。

（2）贫血诊断标准　男性<0.40；女性<0.35。

知识点8：血细胞比容测定的临床意义　　副高：熟练掌握　正高：熟练掌握

血细胞比容降低是诊断贫血的指标，如果红细胞数量正常，血浆量增加，为假性贫血；血细胞比容增加可由于红细胞数量绝对增加或血浆量减少所致。

知识点9：红细胞平均指数（MCV）　　副高：熟练掌握　正高：熟练掌握

（1）检测方法和原理　①手工法。②血液分析仪法：MCV由血液分析仪直接测定导出，根据仪器测定Hb、RBC可计算出，MCH＝Hb/RBC，MCHC＝Hb/(RBC×MCV)。

（2）参考范围　见表1-3-4。

表1-3-4　MCV、MCH、MCHC参考值

人群	MCV（fl）	MCH（pg）	MCHC（g/L）
成年	80～100	27～34	320～360
1～3岁	79～104	25～32	280～350
新生儿	86～120	27～36	250～370

（3）临床意义　红细胞平均指数可用于贫血形态学分类及提示贫血的可能原因。MCV和RDW用于红细胞疾病分类，可以用于小细胞低色素贫血的鉴别诊断。

知识点10：网织红细胞计数（Ret）检测的方法和原理　　副高：熟练掌握　正高：熟练掌握

（1）手工法　有试管法、Miller窥盘法、显微成像系统法。

（2）仪器法　包括流式细胞仪法与血液分析仪法。仪器检测经染料（如金胺O、噻唑橙或噁嗪750等）染色、与RNA结合的网织红细胞，可以得出Ret绝对数（Ret#）、Ret百

分率（Ret%）、LFR、MFR 和 HFR 等相关参数。

知识点 11：网织红细胞计数检测的参考范围　　副高：熟练掌握　正高：熟练掌握

（1）手工法　①Ret%：成人和儿童，0.5%～2.5%；新生儿，2%～5%。②Ret#：成人和儿童，$(50\sim100)\times10^9/L$。

（2）仪器法　①Ret%：成人和儿童，1.0%～5.0%；新生儿（0～14）天，1.5%～8.0%。②Ret#：成人和儿童，$(45\sim160)\times10^9/L$；新生儿（0～14）天，$(240\sim400)\times10^9/L$。

知识点 12：红细胞形态检查　　副高：熟练掌握　正高：熟练掌握

（1）检测方法和原理　对血涂片进行染色后，不同形态的细胞，因为化学成分和化学性质的不同，对酸性和碱性染料的亲和作用、吸附作用也不一样，所以使不同形态的细胞呈现出各自的染色特点。借助光学显微镜可直接观察到正常红细胞的形态，并识别异常红细胞形态。有显微镜和计算机图像分析法。

（2）临床应用　①正常红细胞形态：正常红细胞为双凹圆盘形，细胞大小均一，平均直径 7.2μm（6.7～7.7μm）；瑞氏染色之后为淡粉红色，血红蛋白充盈良好，呈正常色素性，向心性淡染，中央部位为生理性淡染区，其大小约为直径的 1/3；胞质内无异常结构；②异常红细胞形态：在排除人为因素之后，若血涂片中出现异常形态红细胞且数量增高，通常提示病理性改变。常见红细胞异常形态传统上可根据红细胞大小、形状、血红蛋白含量、结构以及排列异常而区分。

知识点 13：红细胞沉降率（ESR）测定　　副高：熟练掌握　正高：熟练掌握

（1）检测方法　魏氏法和自动血沉仪法。

（2）参考范围　儿童 ESR<10mm/h。<50 岁：男性 ESR<15mm/h；女性 ESR<20mm/h。>50 岁且≤85 岁：男性 ESR<20mm/h；女性 ESR<30mm/h。>85 岁：男性 ESR<30mm/h；女性 ESR<42mm/h。

（3）临床意义　ESR 是常规筛查试验，虽特异性差，但是对疾病的鉴别及动态观察具有一定的参考价值。

知识点 14：白细胞计数（WBC）　　副高：熟练掌握　正高：熟练掌握

（1）检测方法　显微镜计数法和血液分析仪法。

（2）参考范围　①参考范围：成人：$(4\sim10)\times10^9/L$；儿童：$(15\sim20)\times10^9/L$；6 个月至 2 岁：$(11\sim12)\times10^9/L$；新生儿：$(15\sim20)\times10^9/L$。②白细胞数升高：$>10\times10^9/L$。③白细胞减少症：国内，成人 WBC$<4\times10^9/L$，10～12 岁儿童 WBC$<4.5\times10^9/L$，<10 岁儿童 WBC$<5.0\times10^9/L$。

（3）临床意义　外周血白细胞数量的变化会受到生理状态和许多病理因素的影响。

知识点 15：白细胞分类计数　　副高：熟练掌握　正高：熟练掌握

（1）检测方法　显微镜分类计数法和血液分析仪法。

（2）参考值　①成人白细胞分类计数参考值见表 1-3-5。

表 1-3-5　成人白细胞分类计数参考值

细胞	比值	百分率（%）	绝对值（$\times10^9$/L）
中性杆状核粒细胞（Nst）	0.01～0.05	1～5	0.04～0.0
中性分叶核粒细胞（Nsg）	0.50～0.70	50～70	2.00～7.00
嗜酸性粒细胞（E）	0.005～0.050	0.5～5	0.05～0.50
嗜碱性粒细胞（B）	0.00～0.01	0～1	0～0.10
淋巴细胞（L）	0.20～0.40	20～40	0.80～4.00
单核细胞（M）	-0.03～0.08	3～8	0.12～0.80

（3）临床意义　①中性粒细胞：中性粒细胞增高，即外周血中性粒细胞绝对值>7.0×10^9/L；中性粒细胞减少症：国内，成人中性粒细胞绝对值<2.0×10^9/L，10～12 岁儿童中性粒细胞绝对值 1.8×10^9/L，<10 岁儿童中性粒细胞绝对值<1.5×10^9/L。②嗜酸性粒细胞：嗜酸性粒细胞增高症，即外周血嗜酸性粒细胞绝对值>0.5×10^9/L，轻度增高（0.5～1.5）×10^9/L，中度增高（1.5～5.0）×10^9/L，重度增高>5.0×10^9/L；嗜酸性粒细胞减低，即外周血嗜酸性粒细胞绝对值<0.05×10^9/L。③嗜碱性粒细胞：嗜碱性粒细胞增高，即外周血嗜碱性粒细胞绝对值>0.1×10^9/L。④淋巴细胞：淋巴细胞增高，即外周血淋巴细胞绝对值增高，成人绝对值>4.0×10^9/L，>4 岁儿童绝对值>7.2×10^9/L，<4 岁儿童绝对值>9.0×10^9/L；淋巴细胞减低，即外周血淋巴细胞绝对值减低，成人绝对值<1.0×10g/L。⑤单核细胞：单核细胞增高，即成人外周血单核细胞绝对值>0.8×10^9/L。

知识点 16：血小板计数（PLT）　　副高：掌握　正高：熟练

（1）检测方法　显微镜计数法和仪器法。

（2）参考值　（100～300）×10^9/L。

（3）临床意义　①血小板减低是引起出血的常见原因：当血小板在（20～50）×10^9/L 时，可有轻度出血或手术后出血；低于 20×10^9/L，可有较严重的出血；低于 5×10^9/L 时，可造成严重出血。②血小板超过 400×10^9/L 为血小板增高。

第五节　血液分析仪检测

知识点 1：基本检测原理　　副高：熟练掌握　正高：熟练掌握

现代血液分析仪主要综合应用了电学与光学两大基本原理。

知识点2：电阻抗法 副高：熟练掌握 正高：熟练掌握

血细胞计数原理即电阻抗原理或库尔特原理：血细胞相对于电解质溶液，悬浮在电解质溶液中为非导电颗粒，其电阻抗比电解质溶液大。借助两者导电性能差异，当体积大小不同的血细胞（或类似颗粒）通过计数小孔时，小孔内、外电压或者电流发生变化，形成与血细胞数量相当、体积大小相应的脉冲电压，从而间接区分出不同种类的血细胞群与相应的数量。

电阻抗法可准确测量出细胞（或类似颗粒）的大小，是三分群血液分析仪血细胞计数与白细胞分群的主要应用原理，也常被应用于五分类血液分析仪中。

知识点3：射频法 副高：熟练掌握 正高：熟练掌握

射频指高频电流，能渗入细胞膜脂质层测定细胞导电性，反映细胞内化学成分、细胞核以及细胞质（如比例）、颗粒成分（如大小和密度）等特征性信息，有助于鉴别虽体积相同、但是内部结构性质不同的细胞（或颗粒）。此技术主要用于白细胞分类。

知识点4：光散射法 副高：熟练掌握 正高：熟练掌握

基本检测原理：

（1）流式细胞术光散射理论　细胞分析应用Mie同质性球体光散射理论。

（2）流式细胞术检测原理　此技术主要被用于测定细胞体积大小以及细胞分类。

知识点5：分光光度法 副高：熟练掌握 正高：熟练掌握

血红蛋白测定原理：稀释液和溶血剂使红细胞溶解并且释放出血红蛋白，后者同溶血剂某些成分结合，形成稳定的血红蛋白衍生物，在特定光波范围（530～550nm）内比色；吸光度变化与血液血红蛋白浓度成正比关系。

知识点6：血液分析仪的评价 副高：熟练掌握 正高：熟练掌握

血液分析仪的评价要点如下。

（1）血液分析仪总体评价　新仪器安装之后，或每次维修之后，必须对仪器的性能进行测试、评价，这对确保检验质量起着重要作用。评价内容包括：仪器基本情况、仪器手册、方法学以及评价步骤；技术评价计划包括：校准、校准品和质控品概念、试剂、标本及处理、血细胞计数结果可报告范围、预评价、原始结果记录、性能评价。

（2）血液分析仪性能评价参考方法　通常选择国内外公认的参考方法评价血液分析仪。

如无，则应使用评价者认为足够准确和精确的方法。

知识点7：血液分析仪新参数　副高：熟练掌握　正高：熟练掌握

血液分析仪全血细胞计数、红细胞平均值、白细胞分类、红细胞体积分布宽度、血小板平均体积等常用检测参数的临床意义与前述相同。目前，临床实践已显示血液分析仪新开发的检测参数可以准确、快速地提供对诊断疾病有着重要临床意义的信息。

知识点8：血液分析仪红细胞系列新参数　副高：熟练掌握　正高：熟练掌握

目前，血液分析仪检测红细胞的最新几项参数有：有核红细胞、未成熟网织红细胞比率（IRF）、球形细胞平均体积、单个红细胞平均血红蛋白浓度（CHCM）、单个红细胞血红蛋白量分布宽度（HDW）、网织红细胞平均血红蛋白量（CHr）以及未成熟网织红细胞比率（IRF）。

知识点9：血小板系列新参数　副高：熟练掌握　正高：熟练掌握

目前，血液分析仪检测血小板的最新几项参数有：未成熟血小板比率（IPF）、血小板平均体积（MPV）、血小板分布宽度（PDW）、大血小板比率（P-LCR）、血小板比容（PCT）以及CD61单抗免疫标记血小板计数等。除CD61单抗免疫标记血小板计数用于验证血小板计数的准确性外，IPF是临床应用的最新参数。

知识点10：白细胞系列新参数　副高：熟练掌握　正高：熟练掌握

目前，血液分析仪检测白细胞的最新几项参数有：造血祖细胞（HPC）百分率和计数、未成熟粒细胞（IG）百分率和计数、未成熟单核细胞百分率和计数、未成熟淋巴细胞计数、未成熟淋巴细胞百分率和计数、大型未染色细胞计数和百分率、CD3/CD4/CD8 T细胞计数、百分率以及CD4/CD8 T细胞比率（用血液分析仪同时检测CD3/CD4/CD8 T细胞计数/百分率及比率，比用流式细胞仪检测更简便、更快速）。

知识点11：血液分析仪检测参数结果显示　副高：熟练掌握　正高：熟练掌握

主要包括：临床报告参数与异常报警。

结果显示有两大意义：一是直接筛检和报告检验结果（包括正常标本检测结果与符合仪器认定范围内的异常标本检测结果）；二是若出现超出仪器设定外的异常检验结果时，发出报警。

血液分析仪检测结果显示通常有三类形式：数据、图形（直方图和散点图）与报警（图示、符号或文字）。

第六节 常用血栓与止血筛选试验

知识点1：常用血栓与止血筛查试验的检查内容 副高：熟练掌握 正高：熟练掌握

常用血栓与止血筛查试验如下。

（1）用于初期止血的筛查试验 主要包括出血时间（BT）、血小板计数（PLT）、血块收缩试验（CRT）以及血小块血栓阻塞时间（CT）。

（2）用于二期止血的筛查试验 主要包括凝血酶原时间（PT）、部分活化部分凝血活酶时间（APTT）、凝血酶时间（TT）、试管法凝血时间（CT）、蛋白C活性依赖凝固时间（PCAT）以及活化蛋白C抵抗试验。

（3）用于纤溶活性的筛查试验 主要包括血浆纤维蛋白（原）降解产物、血浆D-二聚体、血浆鱼精蛋白副凝固试验以及血浆优球蛋白溶解时间。

知识点2：出血时间（BT）的实验原理及参考范围 副高：熟练掌握 正高：熟练掌握

（1）实验原理 指从皮肤毛细血管被刺破后自然出血到自然止血所需的时间。BT主要反映毛细血管与血小板的相互作用，包括皮肤毛细血管的完整性与收缩功能、血管周围结缔组织成分、血小板数量与功能、血管内皮细胞的功能等。凝血因子对BT影响一般较小。

（2）参考范围 2.3~9.5分钟，>10分钟为延长。

知识点3：出血时间（BT）的临床意义 副高：熟练掌握 正高：熟练掌握

（1）BT延长 表明主要涉及血管壁与血小板的初期止血缺陷，多由于血小板减少所致。

（2）BT正常 并不能完全除外初期止血缺陷。若有出血家族史，而且又没有凝血因子异常，应进一步做其他相关实验检查。

（3）BT缩短 可以在一些高脂蛋白血症、糖尿病和动脉硬化患者中观察到出血时间缩短，但其临床意义目前尚不清楚。

知识点4：出血时间（BT）实验应用评价 副高：熟练掌握 正高：熟练掌握

（1）BT是筛查血管与血小板相互作用有无异常较为敏感的试验，一般用世界卫生组织（WHO）推荐的模板法（TBT）或出血时间测定器法测定。因为试验条件要求较高，皮肤切口的长度和深度固定，测定结果比较准确。

（2）BT实验操作较为复杂、皮肤切口稍大，临床开展会受到一定限制，通常不作为常规筛查试验。对有皮肤及黏膜出血表现、疑为初期止血缺陷的患者，可以检查BT。

（3）试验前1周应停用抗血小板药物。

知识点5：血小板计数（PLT） 副高：熟练掌握 正高：熟练掌握

血小板可以用多种方法进行计数，最常用血细胞分析仪计数，流式细胞仪免疫计数法是血小板计数的参考方法。

知识点6：血块收缩试验（CRT） 副高：熟练掌握 正高：熟练掌握

（1）实验原理 一定量的血液在体外（37℃）试管中发生凝固后，因为血小板收缩蛋白的作用，使凝血块中纤维蛋白网眼收缩而析出血清。测定血清占总血浆量的百分比，能够反映血小板的血块收缩功能。

（2）参考范围 血块开始收缩时间：2小时；完全收缩时间：18～24小时。血块收缩率：48%～64%。

（3）临床意义 血小板无力症、特发性血小板减少性紫癜（ITP）、低（无）纤维蛋白血症和血小板增多症以及红细胞增多症常见血块收缩率降低，多发性骨髓瘤与巨球蛋白血症也可见降低。而血小板阿司匹林样缺陷及贮存池病、巨血小板综合征的血块收缩率则正常。

（4）应用评价 CRT仅仅是一个半定量试验，可能会受血小板数量与功能、红细胞数量及血浆纤维蛋白原含量的影响。高球蛋白血症和凝血因子严重缺陷引起的凝血障碍时，CRT也可出现异常。血块收缩率（%）的计算公式：血块收缩率（%）=［血清量（ml）×100%/全血量（ml）×血浆比积］。

知识点7：血小板血栓阻塞时间（CT） 副高：熟练掌握 正高：熟练掌握

（1）实验原理 枸橼酸钠抗凝，全血以高切变率（4000～5000s^{-1}）流经一根毛细管，血小板被激活，然后血液流经一个包被有血小板激活诱导剂薄膜的小孔（直径150μm），薄膜上含有胶原和二磷酸腺苷（ADP）或者胶原和肾上腺素（EPI），血液中的血小板黏附于胶原并且被ADP或者EPI进一步活化，形成的血小板血栓阻塞小孔，仪器（PFA-100）自动记录其小孔的封闭或者阻塞时间（CT）。

（2）参考范围 胶原和ADP膜小孔CT为67～87秒，胶原与EPI小孔CT为111～145秒。

（3）临床意义 ①CT正常多提示初期止血过程无异常，通常不需要再做其他初期止血的诊断试验，凝血因子缺陷病的CT一般正常。②CT延长应进一步查明有关病因。

（4）应用评价 通过PAF-100测定CT的优点是模仿体内血管损伤时的初期止血状态，主要包括提供高切变率、胶原黏附表面以及血小板激活剂，所以CT的长短可比较灵敏地反映血小板的黏附、聚集和释放功能的变化，用于筛查血小板功能异常相关的疾病，并可以监测抗血小板药物治疗。

知识点8：活化部分凝血活酶时间（APTT） 副高：熟练掌握 正高：熟练掌握

常被用于内源性凝血途径凝血因子及异常抗凝物的筛查，不同的APTT试剂对接触活化凝血因子、FⅧ和FⅨ、肝素及狼疮抗凝物筛查的灵敏度有差异。

知识点9：凝血酶原时间（PT） 副高：熟练掌握 正高：熟练掌握

常被用于外源性凝血途径凝血因子的筛查和口服香豆素类抗凝药的监测，不同的凝血活酶试剂对外源性凝血途径凝血因子筛查的灵敏度常有显著影响。

知识点10：试管法凝血时间 副高：熟练掌握 正高：熟练掌握

选用硅化或普通试管测定的凝血时间有显著差异，临床实验室现已较少应用此法，通常仅用于住院患者的床旁使用或者手术中肝素用量的简易监测。

知识点11：凝血酶时间（TT）的实验原理及参考范围 副高：熟练掌握 正高：熟练掌握

（1）实验原理 在缺乏血小板血浆中，加入一定量的“标准化”凝血酶后发生凝固所需的时间叫作凝血酶时间（TT）。

（2）参考范围 TT一般为16~18秒，待测血浆比对照血浆延长3秒以上有临床意义。

知识点12：凝血酶时间的临床意义 副高：熟练掌握 正高：熟练掌握

（1）原发性或继发性纤溶亢进，如弥散性血管内凝血（DIC）时，产生大量纤维蛋白（原）降解产物（FDP），可以干扰纤维蛋白的聚合。血浆FDP>50mg/L时，TT显著延长，因此，TT又可作为DIC的一项诊断试验。

（2）普通肝素治疗时，TT显著延长。当血浆肝素浓度>0.21U/ml时，TT对肝素剂量反应比较灵敏。水蛭素治疗时，TT可延长。

（3）血栓性疾病溶栓治疗时，引起FDP增高和纤维蛋白原浓度减低，两者均使TT延长。一般TT延长在参考范围的1.5~2.5倍时，可达到比较好的治疗效果。

（4）血浆肝素样抗凝物增多时，TT延长。

（5）低纤维蛋白原血症 当血浆纤维蛋白原<0.6g/L时，TT将明显延长。

知识点13：凝血酶时间试验的应用评价 副高：熟练掌握 正高：熟练掌握

（1）当血浆中纤溶酶活性增高，致使纤维蛋白/纤维蛋白原降解产物（FDP）增加时，可使TT明显延长，因此，TT是一项常用的纤溶活性筛查试验。然而，TT的长短与血浆中纤维蛋白原的浓度、结构和凝血酶抑制物等抗凝血酶的物质密切相关，因此，TT还可以用于低或异常纤维蛋白原血症和类肝素物质增多的筛查。

（2）TT测定时，所加入血浆的凝血酶试剂的浓度将会极大地影响其检测结果，将对照血浆的TT值调到16~18秒，再测标本比较合适。

知识点14：蛋白C活性依赖凝固时间的实验原理

副高：熟练掌握　正高：熟练掌握

在待测血浆中加入FⅫ激活剂、部分凝血活酶和蛋白C（PC）活化剂，激活内源性凝血途径和PC系统，再加入Ca^{2+}测定其血浆的凝固时间，称为蛋白C活性依赖凝固时间（PCAT）。因为加入PC活化剂后，PC系统激活生成活化蛋白C（APC），APC灭活FⅤa和FⅧa，所以血浆凝固时间比未加PC激活剂的时间（PCAT/O）会明显延长。

知识点15：蛋白C活性依赖凝固时间的实验参考范围

副高：熟练掌握　正高：熟练掌握

PCAT结果通常以正常化比值（NR）表示：NR=（PCAT：PCAT/O）待测血浆×CF，CF=SV/(PACT：PCAT/O）对照血浆，CF：校正系数，SV：试剂的对照血浆敏感值。PCAT：85~200秒，PCAT/O：33~55秒，NR：0.97~1.83。

知识点16：蛋白C活性依赖凝固时间的临床应用

副高：熟练掌握　正高：熟练掌握

当PC、PS缺陷时，PC系统不能活化，PCAT缩短，NR减低。当PC活性<60%时，PCAT筛查的灵敏度可达90%。如果存在APC-R（对APC灭活的抵抗性），特别是有FⅤ Leiden突变（FⅤ基因突变，致使FⅤa不被APC灭活）时，PCAT筛查的灵敏度为100%。PCAT对PC系统功能异常检出的特异性为79%。若PCAT异常，则应进一步做确诊试验。

知识点17：蛋白C活性依赖凝固时间试验的应用评价

副高：熟练掌握　正高：熟练掌握

（1）PCAT是一项PC系统异常的筛查试验。若PCAT与不加PC活化剂血浆凝固时间（PC AT/O）相比明显延长时，表明待测血浆PC系统功能正常；反之，则可能存在PC系统缺陷或者活化蛋白C抵抗（APC-R）等异常。

（2）当FⅤ、FⅧ的活性异常增高，口服香豆素类抗凝药或者存在狼疮抗凝物时，PCAT可出现假阳性，应与其他试验结合进行鉴别。

知识点18：活化蛋白C抵抗试验的实验原理及参考范围

副高：熟练掌握　正高：熟练掌握

（1）实验原理　在被检血浆中加入FⅫ激活剂、部分凝血活酶、Ca^{2+}以及活化蛋白C（APC），由于APC使FⅤa和FⅧa灭活，致使APTT延长。若被检血浆存在APC-R（如FⅤ Leiden突变等），则APTT延长不明显。通过比较加APC（APTT+APC）与不加APC（APTT-APC）的APTT比值即活化蛋白C敏感度比值（APC-SR）的大小可以判断APC-R存在与否。将被检标本与对照血浆的APC-SR相除，可得标准化APC-R（n-APC-SR）。n-APC-SR误差也更小。

（2）参考范围　APC-SR>2.0，n-APC-SR>0.84。

知识点19：活化蛋白C抵抗（APC-R）试验的临床意义

副高：熟练掌握　正高：熟练掌握

在健康人血浆中加入APC后，因为APC可使FⅤa和FⅧa灭活，故可使APTT明显延长。若在待测血浆中加入APC后，其APTT不延长或延长不明显，则称为活化蛋白C抵抗（APC-R）。引起APC-R的原因可能如下。

（1）蛋白S缺乏。

（2）存在APC的某种抑制物。

（3）存在APC的抗体。

（4）因为基因突变等导致FⅤa和FⅧa不被APC灭活。

（5）存在某种尚不明确的机制。

检测APC-R对血栓性疾病的诊断有如下意义。

（1）APC-R现象　APC-R或n-APC-SR异常即表明存在APC-R。

（2）FⅤ Leiden突变　在FⅤ基因的1691位核苷酸G→A突变，即鸟嘌呤被腺嘌呤取代，致使FⅤ分子506位上的精氨酸（Arg506）被谷氨酰胺（Gln）取代。因为APC水解FⅤa使其灭活的位点主要在FⅤa的Arg306、Arg506两个位点，所以有Leiden突变则使FⅤa不被APC降解，致使凝血反应亢进而易形成血栓。FⅤ Leiden突变患者的APC-R<2.0。纯合子n-APC-SR<0.4，而杂合子在0.4~0.7。

知识点20：活化蛋白C抵抗试验的应用评价

副高：熟练掌握　正高：熟练掌握

因为APC-R试验是在加入外源性APC条件下进行APTT测定，除FⅤ Leiden突变外，蛋白S缺陷、狼疮抗凝物存在、FⅡ、FⅧ、FⅩ缺乏以及口服抗凝药治疗等均可影响到试验结果，急性血栓形成或妊娠妇女因为体内止、凝血系统的异常变化也可影响试验结果。为了克服上述试验的不足，有作者采用了一种改进方法检测APC-R，方法就是将待测血浆用乏FⅤ的血浆稀释后，再加入组织因子、Ca^{2+}和APC，测定其加和不加APG的凝血酶原时间（PT），并将其比值求出，可更灵敏地判断APC-R，此法对FⅤ Leiden突变检测的灵敏度及特异性均可达100%。

知识点21：血浆纤维蛋白（原）降解产物　　副高：熟练掌握　正高：熟练掌握

（1）实验原理　将FDPs抗体包被的胶乳颗粒悬液加入到经过一定比例稀释的待测血浆或者血清中，胶乳颗粒与FDPs结合后发生凝集，按照胶乳颗粒检测FDP的灵敏度和待测血浆稀释度可计算出FDPs的含量。

（2）参考范围　血清FDPs<10mg/L，血浆FDPs<5mg/L。

（3）临床意义　DIC时，血浆FDPs显著升高，其诊断的灵敏度和特异性可达95%以上。FDPs显著升高可见于深静脉血栓、肺梗死、急性早幼粒细胞白血病，原发性纤溶亢进症和溶栓治疗时FDPs常常大于40mg/L。一些恶性肿瘤、肾脏疾病、肝脏疾病、某些急性感染、外伤及外科手术后，FDPs可轻度升高，通常在20～40mg/L。

（4）应用评价　血浆或血清FDPs增高，间接反映纤溶活性亢进，可以作为纤溶活性的筛查指标之一，具有较高的灵敏度。临床常用手工胶乳凝集试验半定量检测4FDPs，该法比较简便，适合于少量标本测定。

知识点22：血浆D-二聚体的实验原理及参考范围
副高：熟练掌握　正高：熟练掌握

（1）实验原理　①胶乳颗粒浊度免疫分析（LPTIA）：将包被了D-二聚体（DD）单克隆抗体胶乳颗粒悬液加入到经过一定比例稀释的待测血浆中，前者同血浆中DD结合后发生凝集，凝集的强度与血浆DD的含量成正比关系。依据胶乳颗粒检测DD的灵敏度和待测血浆稀释度可进行血浆DD半定量，若用自动凝血仪动态监测乳胶凝集的强度，结合标准曲线，可准确定量血浆DD含量。②胶体金免疫渗透试验（CGIFA）：把待测血浆加在一种包被DD的单克隆抗体（McAb）滤过膜上，DD同McAb特异结合后滞留在膜上，再加入用胶体金标记的另一种McAb，形成抗体-抗原-金标抗体复合物紫红色沉淀，其颜色的深浅与血浆DD含量成正比。③酶联免疫吸附试验（ELISA）：通常用双抗体夹心ELISA可准确测定血浆DD含量。

（2）参考范围　血浆D-二聚体0.02～0.4mg/L，>0.5mg/L有临床意义。

知识点23：血浆D-二聚体的临床意义　　副高：熟练掌握　正高：熟练掌握

（1）血栓前状态与血栓性疾病　活动性深静脉血栓形成与肺栓塞时，血浆DD显著升高。

（2）原发性与继发性纤溶亢进　原发性纤溶亢进指的是在某些病理状况下，纤溶酶原活化剂（如t-PA）释放入血增多或血液中纤溶抑制物（如α_2-抗纤溶酶）减少所引起的纤溶酶活性显著增加（亢进）。继发性纤溶亢进指的是由原发病引起的局部凝血或DIC继发的纤溶亢进。

（3）溶栓治疗监测。

知识点24：血浆D-二聚体试验的应用评价　　副高：熟练掌握　正高：熟练掌握

血浆DD测定方法比较多，常用胶乳颗粒凝集试验进行半定量。而LPTIA是近年来开始应用的简便、快速定量方法，具有相似于ELISA定量的灵敏度和特异性，但由于需要自动凝血仪进行检测，在一般基层实验室很难普及。虽然ELISA可准确定量DD，但是操作步骤多、耗时长，临床较少用。现有荧光底物的快速ELISA，在30分钟左右即可获得结果，可根据需要用于临床检测DD。

知识点25：血浆鱼精蛋白副凝固试验的实验原理及参考范围
副高：熟练掌握　正高：熟练掌握

（1）实验原理　在待测血浆中加入鱼精蛋白，致使可溶性纤维蛋白单体（FM）与FDP（主要为X片段）形成的可溶性复合物解离，游离的FM之间自行聚合呈肉眼可见的纤维状、絮状或胶冻状沉淀，这种不需加凝血酶使血浆发生的凝固称为副凝固。所以，本试验被称为血浆鱼精蛋白副凝固试验（3P test）或3P试验。

（2）参考范围　阴性。

知识点26：血浆鱼精蛋白副凝固试验的临床意义
副高：熟练掌握　正高：熟练掌握

（1）DIC早期和中期，3P试验可呈阳性；急性DIC时，3P试验阳性率为68.1%～78.9%；在DIC晚期时，血浆中仅存在较小的FDPs片段（D、E片段）或者缺乏FM时，FM不能与其形成可溶性复合物，因此3P试验可呈阴性。

（2）原发性与继发性纤溶亢进鉴别　继发性纤溶亢进时，血浆中FM明显增高，3P试验可呈阳性；原发性纤溶亢进时，血浆中FM不增高，3P试验阴性。

（3）3P试验阳性也可见于静脉血栓形成、肺梗死。此外，脓毒血症、休克、严重感染、多发性外伤、烧伤以及急性溶血等，3P试验也可呈阳性。

知识点27：血浆鱼精蛋白副凝固试验的应用评价
副高：熟练掌握　正高：熟练掌握

3P试验检测血浆中FDPs的灵敏度为>50mg/L，主要反映出血浆中可溶性FM和FDPs中较大的片段（X片段）增多，只有两者同时存在时3P试验才呈阳性。因为3P试验属手工操作的定性试验，现较少用。

知识点28：血浆优球蛋白溶解时间的实验原理及参考范围

副高：熟练掌握 正高：熟练掌握

（1）实验原理 血浆中的优球蛋白，主要包括纤维蛋白原（FIB）、纤溶酶原（PLG）、纤溶酶以及组织纤溶酶原激活剂（t-PA）等，在醋酸溶液中发生沉淀，将其离心并将上清液中的纤溶酶抑制物去除后，重新溶解于缓冲液中，再加入适量 Ca^{2+} 或者凝血酶，使纤维蛋白原转变成为纤维蛋白凝块，PLG 在 t-PA 作用下激活并转化为纤溶酶，使纤维蛋白凝块溶解，凝块完全被溶解所需的时间称为优球蛋白溶解时间（ELT）。

（2）参考范围 加钙法：89~171 分钟；加凝血酶法：98~216 分钟。

知识点29：血浆优球蛋白溶解时间的临床意义 副高：熟练掌握 正高：熟练掌握

（1）纤溶活性增强 见于原发性和继发性纤溶亢进，其中后者多见于大面积创伤、外科手术后、休克、恶性肿瘤广泛转移、肝硬化晚期、急性白血病、胎盘早剥、羊水栓塞等，ELT 可显著缩短，常少于 70 分钟。

（2）纤溶活性降低 见于血栓前状态、血栓性疾病以及应用抗纤溶药物等，ELT 可延长。

知识点30：血浆优球蛋白溶解时间试验的应用评价

副高：熟练掌握 正高：熟练掌握

ELT 测定借助于血浆中有足够的纤维蛋白原和纤溶酶原，当血浆中优球蛋白浓度较低时，可能仅出现较纤细的纤维蛋白丝或者无纤维蛋白凝块形成而影响测定，ELT 可延长。因为 ELT 的测定时间较长，影响因素多，所以近年来已较少在临床应用。

第四章 尿液检验

第一节 一般要求

知识点1：患者告知 副高：掌握 正高：熟练

医生、护士和实验室工作人员有责任告知患者有关于尿液标本检验的目的、内容、标本留取时间和要求，可给患者提供尿液标本留取指南等书面性文字说明，帮助及指导患者正确留取尿液标本。

知识点2：标本标记 副高：掌握 正高：熟练

临床医生开具的检验申请单应包括患者姓名、性别、年龄、病案号或者ID号等患者唯一标识、科别和病区、临床诊断、尿留取日期以及时间等内容，有条件的单位可以使用条形码与实验室信息系统处理患者信息。

标本采集容器上应有相应的标识，其中包括患者姓名、性别、ID号和样本留取时间或条形码等，相关内容应保持与检验申请单一致。标本留取时间非常重要，应该由医护人员告知或者协助患者填写此部分内容。

第二节 尿液标本采集

知识点1：尿液标本的采集容器 副高：熟练掌握 正高：熟练掌握

（1）清洁、干燥、一次性、不渗漏、平底、有盖、不与尿液成分发生反应的惰性材料构成。

（2）容量50~100ml，口径4~5cm，有刻度及粘贴标签及条形码位置。

（3）尿培养容器还应预先进行消毒或者无菌处理，并在封口处标有“已消毒”字样。在使用前不能随意将密封盖开启。

（4）儿科患者所专用的采集袋，应由清洁柔软的材料所制成。

（5）采集时段尿或者大容量尿标本时，应采用2~3L广口容器。

知识点2：尿液标本的采集方法 副高：熟练掌握 正高：熟练掌握

（1）晨尿 清洁外阴和周围皮肤，留取中段尿，在2小时之内送检。第二次晨尿指留取首次晨尿以后，2~4 小时内的第二次尿液标本。

（2）随机尿　患者无需准备，不受时间限制，能够随时留取的尿标本。

（3）计时尿　按规定时间（段）留取一次或者全部尿标本。若需使用防腐剂，则应预先在容器中添加，然后将每次排出的尿液放入容器中，轻摇混匀之后保存，在采集完全部尿液之后，尽快送检。或记录全部尿量之后再取 30~50ml，尽快送检。

（4）尿培养标本　先清洗外阴，再用消毒液将尿道口消毒，在连续排尿过程中，弃去前、后段尿液，以无菌容器留中段尿 5~10ml 后立即将其密封盖好，尽快送检。做结核分枝杆菌培养时，可留取 24 小时尿或晨尿，一般需连续送检三次。

第三节　尿液一般检验

知识点 1：尿液理学检查的内容及参考范围　　副高：熟练掌握　正高：熟练掌握

（1）尿液理学检查　包括尿量、外观（颜色和清晰度）、比重、渗透量、气味以及电导性等，也称为尿液一般性状检查。

（2）参考范围　①尿量：成人，1000~2000ml/24h；1~6 岁儿童，1000ml/24h；7~12 岁儿童，500~1500ml/24h；小儿按千克体重计算，较成人多 3~4 倍。②尿色和透明度：正常尿液呈淡黄色或黄色。

知识点 2：尿液理学检查的注意事项　　副高：熟练掌握　正高：熟练掌握

（1）尿量　干扰尿量测定结果的因素。增高因素有：①昼夜变异（晨 2~6 时最高），饥饿、月经期、妊娠、仰卧位。②氯化铵、阿司匹林、右旋糖酐。减低因素有：①直立、运动、疼痛、腰麻。②使用对乙酰氨基酚、卡那霉素、抗利尿激素。

（2）颜色和透明度　干扰尿颜色与透明度测定结果的因素。生理性因素：色加深：使用利福平、格鲁米特、苯偶氮吡胺。色变浅：大量饮水。病理性因素色加深：①细菌、胆红素、浓缩尿、血液、血红蛋白；②使用对乙酰氨基酚、氨基比林、左旋多巴。色变浅：稀释尿。

知识点 3：尿液理学检查的临床意义　　副高：熟练掌握　正高：熟练掌握

（1）尿量　①多尿：当肾功能正常时，由于食用含水分较多的水果和食物，以及饮水过多、静脉输液过多、精神紧张等因素，可导致生理性多尿。病理性多尿可由肾小管受损致使肾浓缩稀释功能减退；抗利尿激素（ADH）缺乏或分泌不足，肾小管对 ADH 反应性减低造成；代谢性疾病也可出现多尿现象。多尿常见于慢性肾炎、急性肾衰竭多尿期、慢性肾盂肾炎、慢性肾衰竭早期、糖尿病、尿崩症、甲状腺功能亢进症等疾患。②少尿和无尿：肾前性少尿可见于休克、严重脱水、失血过多、心力衰竭；肾性少尿可见于急性肾小球肾炎、尿毒症、急性肾小管坏死、肾皮质或者髓质坏死；肾后性少尿可见于肿瘤、结石、尿路狭窄等所引起的尿路梗阻，前列腺肥大或神经源性所致尿潴留。

（2）尿色和透明度　尿液呈无色/淡黄色可见于多尿、尿崩症、糖尿病；尿液呈红色可见于结石、泌尿道感染、月经血污染等；尿液呈深黄色可见于发热、脱水；尿液呈浓茶色可见于肝细胞性/阻塞性黄疸；尿液呈红褐色可见于溶血性疾病、肌损伤性疾病、输血反应、挤压伤；尿液呈紫红色可见于卟啉病、应用某些药物等。

知识点4：比重和尿渗量检查的参考范围　　副高：熟练掌握　正高：熟练掌握

（1）尿比重　成人晨尿：1.015～1.025；随机尿：1.003～1.030；新生儿尿：1.002～1.004。

（2）尿渗量　600～1000mOsm/（kg · H_2O），最大波动范围40～1400mOsm/（kg · H_2O）；尿渗量/血浆渗量之比为（3.0～4.7）：1。

知识点5：比重和尿渗量检查的注意事项　　副高：熟练掌握　正高：熟练掌握

（1）比重计法　室温每高于比重计上标注3℃，测定结果增加0.001，而每降低3℃测定结果则降低0.001；蛋白含量每增加10g/L，比重结果减0.003；葡萄糖含量每增加10g/L，比重结果减0.004。

（2）折射计法　葡萄糖与蛋白含量过高影响测定结果，尿酸盐浑浊时需要预先加热将其去除，尿中有形成分过多时应离心除去。

知识点6：比重和尿渗量检查的临床意义　　副高：熟练掌握　正高：熟练掌握

（1）尿比重　①增高：尿量少而比重增高，见于急性肾炎、高热、心功能不全以及脱水等；尿量多而比重增高，见于糖尿病。②固定：当多次测量尿比重固定在1.010左右时，称为等渗尿，提示肾实质严重损害。③减低：见于慢性肾小球肾炎、肾功能不全、间质性肾炎、肾衰竭影响尿液浓缩功能、尿崩症等。

（2）尿渗量　尿渗量测定主要用于肾脏浓缩和稀释功能的评价。

知识点7：酸碱度检查的参考范围及注意事项　　副高：熟练掌握　正高：熟练掌握

（1）参考范围　正常人新鲜尿为偏酸性，pH 5.5～6.5，均值6.0。随机尿pH 4.5～8.0。

（2）注意事项　①应该注意广泛pH试纸的有效期，无受潮和被污染变质。②pH计法应经常进行校准，保证仪器工作状态稳定。

知识点8：酸碱度检查的临床意义　　副高：熟练掌握　正高：熟练掌握

（1）病理性酸性尿　见于酸中毒、脱水、高热、痛风等患者。低钾性代谢性碱中毒患者排酸性尿是其特征之一。

（2）病理性碱性尿　见于碱中毒、膀胱炎、尿潴留、呕吐、肾小管酸中毒（Ⅰ、Ⅱ、Ⅲ型）等患者。

（3）用于药物干预　溶血反应时，口服碳酸氢钠以碱化尿液，可以促进溶解和排泄血红蛋白，还能促进酸性药物从尿中排泄，有利于氨基糖苷类、头孢菌素类、大环内酯类以及氯霉素等抗生素对泌尿系统感染的治疗。利用氯化铵酸化尿液可促进碱性药物从尿中排泄，有利于四环素类、异噁唑类半合成青霉素和呋喃妥因对泌尿系统感染的治疗。

知识点9：蛋白检查及注意事项　副高：熟练掌握　正高：熟练掌握

（1）参考范围定性法阴性。

（2）注意事项　①标本因素：a. 如果尿液浑浊，应先离心后用上清液做定性试验。b. 强碱性尿（pH>9）应滴加少量冰醋酸调整 pH 至 5~6 后测定，防止产生假阳性结果。强酸性尿（pH<3）应适当滴加 NaOH 调整 pH 后测定，防止产生假阴性结果。c. 尿中含有高浓度尿酸或草酸盐时，可导致假阳性结果，应加热使其消失后再测定。d. 晨尿较为浓缩，利于蛋白质等成分检查。由于餐后胃肠道负载加重，降低了对尿蛋白和糖的肾阈值，所以餐后 2 小时尿有利于检出尿蛋白。②器材和试剂因素：采用人工判断结果的方式，在不同操作者之间会有一定的判断差异。使用仪器测定，则应考虑血尿、血红蛋白尿以及黄疸尿等会影响结果判别。③检测后质量管理：若出现与临床不符的结果，应调查了解实验过程中的问题，了解与实验相关的各种影响因素，及时进行复查。

知识点10：蛋白检查的临床意义　副高：熟练掌握　正高：熟练掌握

（1）生理性蛋白尿　是机体内、外环境等因素所引起的生理反应性增加而产生的蛋白尿，多数为暂时性、一过性的轻度蛋白尿，定性通常不超过“+”，定量不超过 0.5g/24h，多见于青少年。

（2）体位性蛋白尿　特点是卧位时尿蛋白阴性，起床活动或者站立过久后出现蛋白尿，也称为直立性蛋白尿，多见于瘦高体型青少年。其发生机制与直立体位时前凸的脊柱压迫肾静脉，或直立过久肾脏下移，或肾静脉扭曲导致肾静脉淤血、淋巴液回流受阻有关。

（3）病理性蛋白尿　见于各种肾脏及肾外疾病所引起的肾小球性蛋白尿、肾小管性蛋白尿、混合性蛋白尿、组织性蛋白尿、溢出性蛋白尿等。

知识点11：葡萄糖　副高：熟练掌握　正高：熟练掌握

（1）参考范围　阴性。

（2）临床应用　尿中出现葡萄糖与血糖浓度、肾血流量以及肾糖阈有密切关系，尿糖定性试验阳性称为糖尿，通常均指葡萄糖尿。①血糖增高性糖尿：a. 代谢性糖尿，由于内分泌激素分泌失常，使糖代谢紊乱而引起高血糖导致。b. 内分泌性糖尿，由于内分泌系统疾病或功能亢进而引起。②血糖正常性糖尿：也称肾性糖尿，由于肾小管重吸收葡萄糖能力降低、肾糖阈降低所引起。③暂时性糖尿：非病理因素所引起的一过性糖尿，如大量进食糖类、输注葡萄糖；应激性糖尿见于情绪激动、脑血管意外、脑出血、颅脑外伤以及急性心肌梗死等，延髓血糖中枢受刺激或肾上腺素、胰高血糖素分泌过多，出现一过性高血糖及尿糖阳性。

知识点12：酮体　　副高：熟练掌握　正高：熟练掌握

（1）参考范围　阴性。

（2）临床应用　①糖尿病酮症酸中毒：尿酮体阳性是早期诊断及治疗监测手段。②非糖尿病性酮症：如应激状态、剧烈运动、禁食过久、饥饿、感染性疾病、严重腹泻、呕吐者，妊娠期反应，中毒也可以使尿酮体阳性，新生儿尿酮体出现强阳性结果应考虑为遗传性疾病。

知识点13：胆红素和尿胆原　　副高：熟练掌握　正高：熟练掌握

（1）参考范围　尿胆红素定性试验：阴性。尿胆原定性试验：阴性或1∶20阴性，或小于4mg/L。

（2）临床应用　①先天性高胆红素血症、Dubin-Johnson综合征以及Rotor综合征尿胆红素为阳性，而Gilber综合征与Crigler-Najjar综合征尿胆红素为阴性。②尿胆原在生理情况下仅有微量出现，在饥饿、饭后以及运动等情况时稍有增加。尿胆原增多见于肝功能受损，体内胆红素生成亢进并且胆管畅通者，从肠道回吸收尿胆原增加。③尿胆红素和尿胆原测定可以对不同类型黄疸进行鉴别诊断。

知识点14：血红蛋白和肌红蛋白　　副高：熟练掌握　正高：熟练掌握

（1）参考范围　尿血红蛋白测定：阴性。尿肌红蛋白测定：阴性。

（2）临床应用　①Hb尿外观可呈浓茶色、红葡萄酒色或者酱油色。若红细胞致使尿血红蛋白试验阳性，则等同于尿沉渣中出现红细胞的临床意义。如果尿沉渣中无红细胞，而尿血红蛋白结果阳性，应考虑为血红蛋白尿。尿中出现血红蛋白是血管内溶血的证据，这有助于血管内溶血性疾病的诊断。引起溶血性疾病的病因主要有：红细胞破坏、微生物感染、中毒、微血管病性溶血性贫血、免疫因素以及服用氧化剂药物。②肌红蛋白尿外观可呈深红色、酱油色以及深褐色等，镜检无红细胞。常见于阵发性肌红蛋白尿、创伤、代谢性肌红蛋白尿、组织局部缺血、原发性（遗传性）肌疾病以及过度剧烈运动或长期行军，尿中排出肌红蛋白，即行军性肌红蛋白尿。

知识点 15：白细胞酯酶　　副高：掌握　正高：熟练掌握

（1）参考范围　阴性

（2）临床应用　白细胞尿以中性粒细胞为主，也可以见到嗜酸性粒细胞。①中性粒细胞增高：见于 a. 肾脏原发性或继发性感染，尤其是细菌性感染；b. 泌尿生殖系统感染；c. 泌尿生殖道周围器官和组织的疾病；d. 其他系统疾病：如泌尿道结石、尿道梗阻等。②嗜酸性粒细胞增高：嗜酸性粒细胞尿，见于某些急性间质性肾炎、药物所引起的变态反应、过敏性炎症等。

知识点 16：亚硝酸盐　　副高：熟练掌握　正高：熟练掌握

（1）参考范围　新鲜尿液：阴性。

（2）临床应用　尿亚硝酸盐定性试验主要被用于尿路感染快速筛查，包括有症状或无症状尿路感染。尿亚硝酸盐阳性，致病菌主要有大肠埃希菌属、变形杆菌属、克雷伯杆菌属、葡萄球菌属、假单胞菌属等，阳性结果与大肠埃希菌感染符合率达 80%，但并非所有阳性结果都可诊断为尿路感染，阴性结果也并不能排除尿路感染。在判断泌尿道感染时仍需参考白细胞酯酶和沉渣镜检结果，如果综合尿亚硝酸盐、白细胞酯酶以及镜检三者进行筛查，将明显提高尿路感染诊断灵敏度和特异性。必要时需进行细菌涂片染色检查与培养，而培养仍作为尿路感染的确诊检查。

知识点 17：维生素 C　　副高：熟练掌握　正高：熟练掌握

（1）参考范围　阴性。

（2）临床应用与评价　人体内含维生素 C，而且也可通过饮食或口服、输注等摄入维生素 C，所以维生素 C 测定通常无临床意义。当尿中含量增高时，需注意对潜血、葡萄糖、亚硝酸盐以及胆红素等检测项目的干扰，所以具有质量保证作用。

知识点 18：人绒毛膜促性腺激素　　副高：熟悉　正高：掌握

（1）参考范围　①非孕妇正常健康人：阴性。②正常妊娠妇女：阳性。③半定量：<2ng/L。

（2）临床应用　①诊断早孕：妊娠后尿绒毛膜促性腺激素（hCG）浓度增高，通常妊娠后 35~40 天时，hCG 浓度可达到 200ng/L 以上。②滋养细胞肿瘤：如浸润性葡萄胎、葡萄胎、绒癌患者尿中 hCG 含量明显高于正常；滋养细胞肿瘤治疗之后，尿 hCG 含量明显下降。③流产诊断和监测：由于自然或者非自然原因终止妊娠之后，检测结果仍提示弱阳性，为先兆流产和不全流产，完全流产则呈阴性。④诊断异位妊娠：异位妊娠患者尿 hCG 多阳性。⑤非滋养细胞肿瘤：如畸胎瘤、睾丸间质细胞癌、子宫颈癌、卵巢癌、肝癌、胃癌、乳腺癌、肺癌等也会引起 hCG 浓度增高，所以检测结果必须由医生结合临床症状、其他检验结果进行综合分析鉴别。

知识点 19：本-周蛋白 副高：熟练掌握 正高：熟练掌握

（1）参考范围 阴性。

（2）临床应用 尿本周蛋白（BJP）检测主要应用于多发性骨髓瘤（MM）、原发性淀粉样变性、巨球蛋白血症及其他恶性淋巴增生性疾患的诊断与鉴别诊断。①多发性骨髓瘤：99%MM 患者在诊断时有血清 M-蛋白或者尿 M-蛋白，κ∶λ 比率为 2∶1。早期患者，尿中 BJP 可间歇性排出，并且 50%患者每日排出量大于 4g。②巨球蛋白血症：80%患者尿中有单克隆轻链。③原发性淀粉样变性：80%~90%患者血清与浓缩尿中可出现单克隆免疫球蛋白轻链。④其他疾病：约 2/3 的 μ 重链病患者尿中会出现 BJP。恶性淋巴瘤、转移癌、慢淋、慢性肾炎、肾盂肾炎以及肾癌等患者尿中也可出现 BJP。20%的“良性”单克隆免疫球蛋白血症患者可查出 BJP，但尿中含量低，多数小于 60mg/L。

知识点 20：尿微量清蛋白 副高：熟练掌握 正高：熟练掌握

（1）参考范围 成人（1.27±0.78）mg/mmol Cr 或者（11.21±6.93）mg/g Cr。

（2）临床应用 用于早期肾损害诊断，尤其是当尿清蛋白排泄率持续超过 20μg/min 时，常作为糖尿病及系统性红斑狼疮等全身性疾病的早期肾损害的敏感指标。而且大多数肾小球疾病、狼疮性肾炎、肾小管间质疾病、自身免疫性疾病、妊娠子痫前期、多发性骨髓瘤的肾衰竭、充血性心力衰竭、肝癌、肝硬化、高血压、高脂血症、肥胖、吸烟、剧烈运动以及饮酒等也可出现微量清蛋白尿。

知识点 21：脂肪尿和乳糜尿 副高：熟练掌握 正高：熟练掌握

（1）参考范围 阴性。

（2）临床应用 ①累及淋巴循环系统的疾病辅助诊断。②丝虫病：丝虫在淋巴系统中导致炎症反复发作，大量纤维组织增生，使腹部淋巴管或胸导管广泛阻塞，致使比较脆弱的肾盂及输尿管处淋巴管破裂，出现乳糜尿。③其他：过度疲劳、妊娠及分娩后、肾盂肾炎、糖尿病高脂血症、棘球蚴病以及疟疾等。

知识点 22：尿沉渣显微镜检查的参考范围 副高：熟练掌握 正高：熟练掌握

（1）白细胞 玻片法：平均 0~5 个/高倍视野；定量检查：0~12 个/高倍视野。

（2）红细胞 玻片法：平均 0~2 个/高倍视野；定量检查：男 0~12 个/高倍视野，女 0~26 个/高倍视野。

（3）上皮细胞：0 到少量/高倍视野，其中大圆上皮细胞偶见，小圆上皮细胞及尾样上皮细胞则不易找到。

(4) 管型 透明管型平均为0~1个/高倍视野，健康人剧烈运动后会有少量增加；无粗颗粒管型，正常人在运动后可见少量。细胞管型中，无肾小管上皮细胞管型、红细胞管型、白细胞管型、蜡样管型以及宽大管型，而脂肪管型则少见。

(5) 尿结晶：酸性尿液中，尿酸结晶，偶见；胱氨酸结晶，极微；草酸钙结晶，为尿酸主要成分；磺胺药物结晶、亮氨酸和酪氨酸结晶、胆红素结晶、胆固醇结晶，无。

知识点23：尿沉渣显微镜检查的临床意义　　副高：熟练掌握　正高：熟练掌握

(1) 白细胞增加 常见于急性肾盂肾炎、前列腺炎、急性膀胱炎以及精囊炎等。

(2) 红细胞增加 超过10个/高倍视野为血尿或者肉眼血尿，常见于急性肾盂肾炎、急性肾炎等疾病。

(3) 上皮细胞增加 尿液中出现大量或者片状脱落的上皮细胞，并伴有白细胞及脓细胞，常见于尿道炎。

(4) 管型 尿中出现管型，可以提示肾脏实质性损害。

第四节　尿液分析仪检验

知识点1：尿干化学分析仪的仪器组成　　副高：熟练掌握　正高：熟练掌握

通常由机械系统、光学系统以及电学系统组成。

知识点2：尿干化学分析仪的分析试带　　副高：熟练掌握　正高：熟练掌握

有单层试带与多层试带两种。

有的仪器设置空白块，其目的是将尿色对被测物质产生的干扰消除；设置固定块则是使每次测定时试剂块的位置正确，以确保获得准确的结果。

使用有效期内的试带，同时在使用过程中还应注意：试带贮存在原始包装筒内，防止阳光直射；贮存在冷的、干燥的环境中；每次从试带筒内取出少量试带，用后将盖子紧闭；避免接触试带的反应模块；更换新批号试带，应同原批号进行比对验证。采用尿干化学分析仪判读结果时，不可将仪器检测敏感性随意调整。

知识点3：尿干化学分析仪的检测原理　　副高：熟练掌握　正高：熟练掌握

尿中相应的化学成分，使试带上相应试剂模块发生颜色反应，颜色深浅同尿中特定化学成分浓度成正比。检测的基本原理是光吸收与反射原理，颜色越浅，吸收光量值越小，反射光量值就越大，反射率也就越大；反之，则颜色越深，吸收光量值越大，反射光量值就越小，反射率就越小。

具体检测过程是：多联试带上各测试模块依次受到仪器光源照射并且产生不同的反射

光，不同强度的光信号被仪器接收并将其转换为相应的电讯号，再经过微处理器处理得出各测试项目的反射率，与标准曲线比较得到测定结果，以定性或者半定量方式报告。

知识点4：尿干化学分析仪的检测参数及反应原理

副高：熟练掌握　正高：熟练掌握

（1）参数应用　尿试带测试参数分为：①用于初诊患者与健康体检使用8~11项筛选组合尿多联试带。②用于已确诊疾病的疗效观察。

比较常用组合型试带有：①肾病型四联试带，pH、潜血、蛋白质、比重。②糖尿病型五联试带，pH、蛋白质、酮体、葡萄糖、比重。③肝脏型二联试带，胆红素、尿胆原。

（2）参数原理　尿干化学分析检测参数与反应原理见表1-4-1。

表1-4-1　尿试带分析参数的反应原理和参考范围

项目	缩写	反应原理	参考范围
酸碱度	pH	酸碱指示剂法	随机尿：pH 4.5~8.0
比重	SG	多聚电解质离子解离法	1.015~1.025
蛋白质	PRO	pH指示剂蛋白质误差法	阴性
葡萄糖	GLU	葡萄糖氧化酶-过氧化物酶法	阴性
胆红素	BIL	偶氮反应法	阴性
尿胆原	URO	醛反应、偶氮反应法	阴性或弱阳性
酮体	KET	亚硝基铁氰化钠法	阴性
潜血或红细胞	BLD	血红蛋白亚铁血红素过氧化物酶法	阴性
亚硝酸盐	NIT	亚硝酸盐还原法	阴性
白细胞酯酶	LEU	酯酶法	阴性
维生素C	维生素C	还原法	阴性

知识点5：尿干化学分析仪检测的显微镜复核标准

副高：熟练掌握　正高：熟练掌握

（1）尿干化学分析的优缺点　优点：标本用量少、检测项目多、检测速度快、重复性和准确性均较好，适用于一般临床应用及批量普查，是筛查的主要试验。缺点：①不能替代对病理性尿标本的显微镜镜检，对白细胞、管型以及结晶的检测属于间接检测。②不能判断尿红细胞形态特征。③测定尿蛋白以清蛋白为主，对球蛋白不敏感，因此不适用于肾病患者。④易受方法学局限和诸多干扰因素的影响，导致对某些化学成分真实含量估计偏差，引起检测结果的错误，出现假阳性或假阴性。⑤亚硝酸盐检查只能检出有硝酸盐还原酶的细菌。⑥多联试带保存与使用要求比较高。

（2）与显微镜检查的不符合性　显微镜检查方法利用显微镜的分辨、放大作用，真实、直观、可靠地在显微镜下观察细胞；干化学分析法依据多联试带上各模块化学反应颜色变化、深浅变化来间接辨别细胞的有无和多少。所以，这是两种原理不同的实验方法与检测技术，在临床实际中完全可能会出现化学法分析结果与镜检结果不相符的情形。

（3）尿镜检涂片复核标准　当干化学尿试带质量合格、尿液分析仪运转正常情况下，试验结果中白细胞、红细胞、蛋白及亚硝酸盐全部为阴性时，显微镜检查可以不进行。但若其中有一项阳性，就必须进行显微镜镜检。

复核原则：能检出异常标本及排除健康人标本，能有效地避免假阴性。复核标准局限性：①肾病患者尿不适合干化学检查，应进行湿化学及显微镜检查。②以镜检有形物质（如结石、结晶等）结果作为主要诊断依据和观察疗效指标时，必须做显微镜镜检。

知识点6：尿有形成分直接镜检影像分析仪的检测原理

副高：熟练掌握　正高：熟练掌握

检测原理基本类似于人工显微镜检查原理，都是直观地观察有形成分形态，标本可不离心处理，也可离心沉淀处理，在光学显微镜或者相差显微镜下，数码摄像系统对流经的每个有形成分进行摄像。借助计算机图像分析方法，获取尿有形成分的大小、对比度、形状以及胞质特征等，运用形态识别软件自动识别和分类尿有形成分，包括红细胞、白细胞、透明管型、白细胞凝集、鳞状上皮细胞、非鳞状上皮细胞、细菌、结晶、酵母菌、黏液和精子等。也可通过计算机对存储图像进行人工重新判定，或任意选取可疑成分进行人工复核，对系统错判及误判部分进行人工核对与纠正。相比于普通光镜法，具有无污染、定量、高效、简便、精密度高、准确性好等优点。影像式有形成分分析仪的不足是：对含杂质多的标本因图像模糊，准确辨认比较困难，假阳性率高，有些结晶和真菌易被误认为红细胞；非鳞状上皮细胞、结晶以及管型等还需依靠传统镜检。

知识点7：流式尿液有形成分分析仪的检测原理

副高：熟练掌握　正高：熟练掌握

定量吸入的尿标本经稀释、加温及染色后，靠液压作用喷射入鞘液流动池。标本从喷嘴进入鞘液流动池时，被鞘液包裹，有形成分以单个纵列形式，沿着中心竖轴线依次快速通过流动池氩激光检测区。每个有形成分均接受氩激光光束照射，发出不同程度荧光与散射光，荧光强度与有形成分、染料的结合成正比关系。仪器将会捕获到的荧光强度（Fl）、散射光强度（Fsc）、前向荧光脉冲宽度（Flw）、前向散射光脉冲宽度（Fscw）以及电阻抗（Imp）等信号转变为电信号，对各种信号进分析、识别、综合判别以及计算，由此获得有形成分大小、横断面、染色成分、染色部分长度以及体积等资料。通过细胞的信号波形特征，运用分类演绎法，分类有形成分，如红细胞、白细胞、细菌以及管型等，得到散点图与直方图，显示或打印出结果报告。

知识点8：流式尿液有形成分分析仪的检测参数　副高：熟练掌握　正高：熟练掌握

全自动有形成分分析仪可提供分析参数5个，标记参数5个，红细胞信息4项，提示与复核判断项目7项，白细胞分析参数1项，电导率、散点图4个，直方图2个等。

知识点9：尿有形成分分析仪操作的注意事项　副高：熟练掌握　正高：熟练掌握

（1）检测分析之前，认真检查仪器工作状态、试剂状况。严格、规范、正确按标准化操作规程进行仪器操作。对鉴定合格及定期校准的尿有形成分分析仪，每天使用至少两种浓度的质控液进行室内质控。质控分析和评价基本相同于定量检测项目。

（2）至少每六个月参加一次省级或者国家级质评机构的室间质量评价，也可以同时参加国际权威机构或仪器生产厂家自主进行的能力比对，并且结果应符合比对要求。

对于失控情况要有失控报告记录，内容包括失控情况描述、核查方法、原因分析、纠正措施以及纠正结果等。所有质控结果记录保存至少两年。

知识点10：尿有形成分分析仪的镜检复核　副高：熟练掌握　正高：熟练掌握

以下情况应进行显微镜检查：①医生提出显微镜检查要求。②尿液任何一项理学、化学检查异常。③泌尿系统疾病患者、糖尿病患者、应用免疫抑制药患者、妊娠妇女等。④仪器标明出现病理管型。⑤其他提示性信息，比如上皮细胞明显增多，出现小圆上皮细胞等。

第五章 粪便检验

第一节 粪便标本采集

知识点1：粪便标本采集的方法 副高：熟练掌握 正高：熟练掌握

粪便标本采集方法见表1-5-1。

表1-5-1 粪便标本采集方法

检查目的	采集要求和方法
常规检查	有便排出：新鲜，含黏液或脓血等成分；应多部位多点取样；无便排出：直肠指检、采便管拭取标本
寄生虫检查	阿米巴滋养体：采集脓血和稀软部分，立即保温送检；血吸虫孵化毛蚴：标本量最低要求30g如虫体、虫卵计数需24小时粪便；蛲虫卵：于晚12时或晨排便前自肛门皱襞处生理盐水棉签或透明薄膜拭子拭取，其他虫卵、原虫：原虫和某些周期性排卵蠕虫虫卵的检查，应连续采集3天
隐血试验	化学法试验前3天禁食肉类、动物血和部分蔬菜，禁服铁剂、维生素C等物质
脂肪定量	脂肪膳食50~150g/d，连续6天，从第3天起开始采集72小时内粪便，混合称量，取约60g送检。简易法是正常膳食下采集24小时粪便，混合取约60g送检
粪胆原定量	连续采集3天，每天混匀称重，取约20g送检

第二节 粪便一般检查

知识点1：粪便理学检查的内容 副高：熟练掌握 正高：熟练掌握

（1）粪便量。

（2）颜色。

（3）性状 常指粪便的形状和软硬程度。

（4）寄生虫。

知识点2：粪便显微镜检查的内容 副高：熟练掌握 正高：熟练掌握

（1）细胞。

（2）食物残渣和结晶 ①食物残渣：脂肪、淀粉颗粒、肌纤维、植物细胞及植物纤维。②结晶。

（3）病原学检查 ①寄生虫卵和原虫。②微生物：正常菌群、霍乱弧菌、幽门螺杆菌（Hp）、真菌、病毒。

知识点3：潜血试验化学法的检测原理 副高：熟练掌握 正高：熟练掌握

血红蛋白中的亚铁血红素有过氧化物酶样作用，能够催化过氧化氢作为电子受体使色素原氧化呈色，其颜色的深浅同血红蛋白含量成正比。常用的色素原有邻联甲苯胺、氨基比林以及愈创木酯等。

知识点4：潜血试验免疫法的检测原理 副高：熟练掌握 正高：熟练掌握

目前国内外采用较多的是单抗免疫胶体金法，其原理为胶体金是由枸橼酸与氯化金合成的胶体物质，呈紫红色。胶体金与羊抗人血红蛋白单克隆抗体（羊抗人Hb单抗）和鼠IgG吸附在一种特制的乙酸纤维膜上，形成一种有标记抗体的胶体金物质，然后在试带的上端涂上包被羊抗人Hb多抗与羊抗鼠IgG抗体。当检测时，把试带浸入粪便悬液中，利用层析作用，悬液沿着试带上行。如粪便中含有Hb，在上行过程中同胶体金标记羊抗人Hb单抗结合，当行至羊抗人Hb多抗体线时，形成金标记抗人Hb单抗-粪Hb-羊抗人Hb多抗复合物，在试带上显现出一条紫红色线（被检测标本阳性）；试带上无关的金标记鼠IgG会随粪悬液上行至羊抗鼠IgG处时，与之结合而形成另一条紫红色线，即为试剂质控对照线（阴性对照线）。

知识点5：潜血试验其他检测方法的检测原理 副高：熟练掌握 正高：熟练掌握

（1）血红蛋白荧光测定 采用卟啉荧光定量血红蛋白试验，利用热草酸为试剂，使血红素分解为原卟啉进行荧光检测，除可以测定粪便中未降解的血红蛋白外，还可测定血红素衍生物卟啉。

（2）放射性核素铬（^{51}Cr）法 采用^{51}Cr标记红细胞的方法进行测定。

（3）转铁蛋白（Tf）法 若胃肠道出血，粪便中会出现大量的Tf。Tf抗菌能力强，并且稳定性高于Hb。Tf与粪便混悬液在37℃孵育4小时后，抗原活性没有明显变化，而Hb已丧失65%抗原活性，所以，基于Tf兼有证实肠道出血特异性高、对抗细菌分解后稳定性强的优点，目前被认为是检测消化道出血的良好指标。

知识点6：潜血试验方法学的评价 副高：熟练掌握 正高：熟练掌握

（1）化学法 粪便潜血试验化学法的方法评价见表1-5-2。

（2）免疫法 免疫胶体金法具有胶体金性质稳定并且能呈色、与单克隆抗体结合稳定性好、可定性和半定量使结果判断准确、灵敏度与特异性均高以及检测便捷等诸多优点，成为目前使用最为广泛的粪便潜血试验。此法对人潜血具有高度特异性，不受动物血红蛋白（500μg/ml）与辣根过氧化酶（200pg/ml）等干扰。通常血红蛋白仅为 0.2pg/ml 或 0.03mg/g 时就可呈阳性结果。同时对于化学法检测呈假阳性的某些情形，比如食用新鲜蔬菜、铁剂、维生素 C 等，免疫法均显示为阴性。

（3）其他方法　见表 1-5-3。

表 1-5-2　粪便潜血试验化学法的方法评价

方法	特点	评　价
邻联甲苯胺法	高灵敏度、假阳性高	Hb 0.2～1.0mg/L 即可检出，消化道有 1～5ml 出血即可检出。灵敏度高，粪便有微量血液即呈阳性反应。本试验阴性时，能确认潜血阴性
氨基比林法	中灵敏度、中特异性	Hb 1～5mg/L 即可检出，消化道有 5～10ml 出血即为阳性
愈创木酯法	低灵敏度、高特异性	Hb 6～10mg/L 可检出（此时消化道出血可达 20ml）；受食物、药物影响因素少，假阳性低。本试验阳性时，能确定为潜血阳性

表 1-5-3　其他粪便潜血试验方法评价

方法	评　价
血红蛋白荧光测定	不受血红蛋白降解的影响，对上、下消化道出血有同样灵敏度，方法复杂耗时，特异性较低
放射性核素铬（^{51}Cr）法	可测定出血量，无需限制饮食。价格昂贵，有放射因素影响
转铁蛋白法（Tf）	免疫学方法，此蛋白具有良好抗原性、不易降解，灵敏度高

知识点 7：潜血试验的临床意义　　副高：熟练掌握　正高：熟练掌握

（1）参考范围　阴性。

（2）临床意义　①对消化道出血的诊断价值非常重要：阳性结果常见于消化性溃疡、药物致胃黏膜损伤（如阿司匹林、吲哚美辛、糖皮质激素等）、溃疡性结肠炎、结肠息肉、肠结核、克罗恩病、胃病（胃溃疡、各种胃炎）、钩虫病以及结肠癌等消化道恶性肿瘤。②对消化道出血鉴别诊断意义重大：潜血试验对于消化道溃疡的阳性诊断率为 40%～70%，呈间断性阳性；消化道恶性肿瘤阳性率早期为 20%，晚期可达到 95%，并且呈持续性阳性。③消化道恶性肿瘤的筛选指标之一；免疫法潜血试验目前认为是对大肠癌普查最为适宜的检查。

第六章　体液检验

第一节　体液标本采集

知识点1：脑脊液标本的采集　　副高：掌握　正高：掌握

（1）采集脑脊液通常用腰椎穿刺术获得，特殊情况下可采用小脑延髓池或脑室穿刺术。

（2）标本采集后要立即送检、检验，通常不能超过1小时。放置时间过久，其性质可能发生改变，会影响检验结果，同时也应避免凝固和混入血液。

（3）腰穿法无菌取脑脊液3~5ml，置于无菌管内立即送检。培养脑膜炎奈瑟菌、流感嗜血杆菌等苛养菌时，应将标本置于35℃条件下保温送检，不可置于冰箱内保存。但做病毒检查的脑脊液标本应放置冰块，可以在4℃保存72小时。

知识点2：浆膜腔积液标本的采集　　副高：掌握　正高：掌握

浆膜腔积液采集通常分为胸腔穿刺术、腹腔穿刺术、心包腔及关节腔穿刺术采集标本，标本由医护人员采集。

为了保证正确采集，医护人员应该根据标本检验项目的目的，口头及书面指导患者收集标本过程中的注意事项，并消除患者疑虑和恐慌。

标本采集之前，应避免骑自行车、跑步、爬楼等剧烈运动，要求患者卧床休息15分钟后进行采集。

为避免标本凝固，应在存放标本的容器中加入抗凝剂。可用肝素10U、用100g/L浓度的EDTA（乙二胺四乙酸）溶液，其与标本量之比为1∶10。

知识点3：关节腔积液标本的采集　　副高：掌握　正高：掌握

关节腔是由关节面与滑膜所围成的裂隙，滑膜内血管与毛细淋巴管可分泌滑膜液（SF）。

关节腔液由临床医师采集。应注意的是：积液抗凝时不宜选用影响积液结晶检查的抗凝剂，如草酸盐和EDTA粉剂，穿刺标本应分别装在3支无菌试管内，第一管做理学及微生物学检查；第二管加适量肝素抗凝，进行化学检查和细胞学检查；而第三管则不加抗凝剂用于观察积液的凝固性。

知识点4：精液标本的采集 副高：掌握 正高：掌握

受检者采集和转送精液若操作不规范，则直接影响着检验结果的准确性。所以，将正确的采集与转送方法告诉给受检者。

（1）采集时间 最好是在禁欲48小时之后至7天之内。

（2）采集的方法 手淫法：直接将精液射入洁净而干燥的瓶内。某些特殊情况，不能手淫采集精液时，可用特制的避孕套采集精液。普通避孕套（阴茎套）不能用，由于普通阴茎套可能含有抑制精子活动的化学物质，影响精子的存活。中断性交取精液，是不可取的，因为这样很有可能丢失精子密度最高的射出精液的初始部分。

（3）采集的精液应及时送检，不能超过1小时，否则会影响到精子的活动力与活动率。

（4）将精液送检验室过程中，温度应注意在20℃以上，但不能超过40℃。

知识点5：前列腺液标本的采集 副高：掌握 正高：掌握

前列腺液的采集是按摩前列腺获得的。前列腺液自尿道口流出后第一滴应弃去。用玻璃片收集标本做显微镜检查。若需做前列腺液培养，应于按摩前用新洁尔灭棉球擦拭阴茎头，并用无菌试管收集。若患者经前列腺按摩后当时未能排出前列腺液，可挤压前尿道收集腺液，或嘱患者即刻排尿，做尿常规或者培养检查，并与按摩前的尿常规、尿培养做比较。

直肠指检时，若有必要可进行前列腺按摩以取得前列腺液。患者采取腰部下弯站立位或膝胸位，直肠指检时在直肠前壁触及前列腺，由左右两侧对称地向中央沟方向用力按摩，再从前列腺底部向尖部按摩3~4次。若没有前列腺液滴出，可用手指在会阴部向尿道外口方向挤压球部尿道，可见前列腺液从尿道口滴出，置于洁净载玻片上立即送检。但应注意的是，急性前列腺炎与前列腺结核不宜按摩。

知识点6：阴道标本的采集 副高：掌握 正高：掌握

采集前清洁、消毒尿道口及外阴，尿道分泌物可把无菌拭子伸入尿道3~4cm捻转拭子采集。阴道分泌物采集时可用无菌拭子（常规检查通常用生理盐水浸湿的拭子取材）自阴道深部或者阴道后穹隆，宫颈内2~3cm处，转动并停留10~30秒取分泌物。淋病奈瑟菌培养需保温并及时送检，当衣原体、支原体等培养无法及时送检时应在4℃保存。

知识点7：痰液标本的采集 副高：掌握 正高：掌握

（1）自然咳痰法 以晨痰为佳，采集标本前应用清水漱口或者用牙刷清洁口腔，若有义齿则应取下义齿。尽可能在用抗菌药物之前采集标本。用力咳出呼吸道深部的痰，将痰液直接吐入到无菌、干燥、清洁、不渗漏、不吸水的广口带盖的容器中，标本量应≥1ml。咳痰困难者可以雾化吸入45℃的100g/L NaCl水溶液，使痰液易于排出。对于难以自然咳痰患者可以用无菌吸痰管抽取气管深部分泌物。痰标本中鳞状上皮细胞<10 个/低倍视野、白细胞>25 个/低倍视野视为合格标本，采集合格标本对细菌的诊断十分重要。标本应尽快送检，对于不能及时送检的标本，室温保存应不超过 2 小时。

（2）支气管镜采集法　包括环甲膜穿刺经气管吸引法、防污染毛刷采集法、经胸壁针穿刺吸引法以及支气管肺泡灌洗法，均由临床医生根据相应操作规程采集，但必须注意采集标本时尽可能防止咽喉部正常菌群的污染。

（3）小儿取痰法　用弯压舌板向后压舌，把拭子伸入咽部，小儿经压舌刺激咳痰时，可喷出肺部或者气管分泌物，使之粘在拭子上并送检。幼儿还可以用手指轻叩胸骨柄上方，以诱发咳痰。

注意：对可疑烈性呼吸道传染病（如 SARS、肺炭疽以及肺鼠疫等）患者采集检验标本时必须注意生物安全防护。

知识点 8：羊水标本的采集　　副高：掌握　正高：掌握

羊膜穿刺多由妇产科医师进行。依据不同的检查目的，选择不同的穿刺时间。为诊断遗传性疾病和胎儿性别，通常需在妊娠 16～20 周经腹羊膜腔穿刺抽取羊水 20～30ml，为了解胎儿成熟度则在妊娠晚期穿刺。通常抽取羊水后必须立即送检。

第二节　脑脊液检查

知识点 1：脑脊液检查的适应证　　副高：掌握　正高：掌握

（1）有脑膜刺激症状时可检查脑脊液协助诊断。

（2）疑有颅内出血时。

（3）有剧烈头痛、昏迷、抽搐或瘫痪等症状和体征而原因不明者。

（4）疑有脑膜白血病患者。

（5）中枢神经系统疾病进行椎管内给药治疗、手术前腰麻、造影等。

知识点 2：脑脊液检查的禁忌证　　副高：掌握　正高：掌握

凡疑有颅内压升高者必须做眼底检查，若有明显视盘水肿或有脑疝先兆者，禁忌穿刺。凡患者处于休克、衰竭或者濒危状态以及局部皮肤有炎症、颅后窝有占位性病变或伴有脑干症状者均禁忌穿刺。

知识点 3：脑脊液化学检查　　副高：掌握　正高：掌握

（1）蛋白检查　参考范围：正常脑脊液球蛋白含量较低，各种定性试验方法均为阴性。定量：0.2～0.4g/L（腰椎穿刺），或 0.1～0.25g/L（小脑延髓池穿刺），或 0.05～0.15g/L

（侧脑室穿刺）。

（2）葡萄糖测定　参考范围：2.5～4.4mmol/L（腰椎穿刺）；2.8～4.2mmol/L（小脑延髓池穿刺）；3.0～4.4mmol/L（脑室穿刺）。

（3）氯化物测定　参考范围：成人，120～130mmol/L；儿童，111～123mmol/L。

知识点4：脑脊液显微镜检查　　副高：掌握　正高：掌握

（1）显微镜检查的内容　①细胞计数：检测方法包括细胞总数计数与白细胞计数。②白细胞分类计数：检测方法包括直接分类与染色分类两种。③细胞学检查：检测方法包括细胞收集和制片、染色方法以及重点关注细胞。

（2）参考范围　细胞计数：①无红细胞。②白细胞：成人（0～10）$\times 10^6$/L；儿童（0～15）$\times 10^6$/L；新生儿（0～30）$\times 10^6$/L。

白细胞分类：主要是淋巴细胞与单核细胞，两者约为7∶3，可以含极少数中性粒细胞。偶见内皮细胞、室管膜细胞、脉络膜细胞、软脑膜以及蛛网膜细胞。

知识点5：脑脊液检查的临床意义　　副高：掌握　正高：掌握

正常人体脑脊液是无菌的。当病原体经过血脑屏障进入中枢神经系统时可引起感染，常见细菌、真菌以及病毒感染。近些年来，引发中枢神经系统感染的因素、病原体种类不断增多，发病率逐年增加，且诊断和治疗比较困难，这些问题均有待于研究和解决。

（1）细菌性脑膜炎　中枢神经系统感染的常见类型，其中以流行性脑脊髓膜炎最为常见，有的呈暴发型，病情十分严重，病死率较高，多发年龄在5～29岁，冬春季多发，可用磺胺类、青霉素类、头孢霉素类抗生素治疗。

（2）真菌性脑膜炎　多见于隐球菌脑膜炎，其他的真菌性脑膜炎如白色念珠菌、球孢子性脑膜炎日渐增多，尤其是免疫功能低下及恶性疾病患者易并发，如获得性免疫缺陷综合征（AIDS）、恶性肿瘤、严重糖尿病、系统性红斑狼疮（SLE）等患者易发生。真菌性脑膜炎常合并其他病原菌的感染，诊断及治疗都十分困难。

（3）流行性乙型脑炎　是一种人兽共患的自然疫源性疾病，传染源为患者与家禽、家畜及野生动物，蚊虫则为传播媒介，经蚊虫叮咬、吸血而传播，人群对本病普遍易感，感染之后多数人无症状而成为隐性感染，但是可获得持久免疫力，再次发病者十分少见。少数患者病情严重，病死率高，可留后遗症。

（4）肠道病毒对中枢神经系统的危害性已逐渐引起人们的关注与重视，除原有脊髓灰质炎常见外，还可见多种病毒引起脑炎或脑膜炎，并不断发现新的肠道病毒引起的脑膜炎及脑炎。肠道病毒可导致中枢神经系统的严重损害，也可留下严重的后遗症。

知识点6：常见中枢神经系统疾病的脑脊液检查特点　　副高：掌握　正高：掌握

常见中枢神经系统疾病的脑脊液特点见表1-6-1。

表 1-6-1 常见中枢神经系统疾病的脑脊液特点

	外观	蛋白	葡萄糖	氯化物	细胞	细胞分类	细菌
化脓性脑膜炎	浑浊、脓性、有凝块	显著增加	明显减少	稍低	显著增加	N 为主	可见致病菌
结核性脑膜炎	雾状微浑，薄膜形成	增加	减少	显著减少	增加	早期：N 为主；后期：L 为主	抗酸杆菌或结核菌培养阳性
病毒性脑膜炎	清晰或微浑	增加	正常	正常	增加	L 为主	无
流行性乙型脑炎	清晰或微浑	轻度增加	正常	正常	增加	早期：N 为主；后期：L 为主	无
新型隐球菌脑膜炎	清晰或微浑	轻度增加	减少	减少	增加	L 为主	新型隐球菌
脑脊髓梅毒	清晰	轻度增加	正常	正常	增加	L 为主	无
脑肿瘤	清晰	轻度增加	正常	正常	增加	L 为主	无
脑室及蛛网膜下腔出血	血性	增加	轻度增加	正常	增加	以红细胞为主	无

注：N—中性粒细胞；L—淋巴细胞。

第三节 浆膜腔积液检查

知识点 1：浆膜腔积液的化学检查 副高：掌握 正高：掌握

借助化学检查能对积液进行初步分类，漏出液无需再做进一步分析，而渗出液需进一步试验来查出致病因子。

（1）胸腔积液蛋白质与乳酸脱氢酶 同时测定血清和胸腔积液中蛋白质和乳酸脱氢酶浓度能很好地区别渗出液与漏出液。蛋白质定量采用与血清蛋白质测定相同的双缩脲法测定。乳酸脱氢酶采用酶速率法测定。注意：仰卧时胸腔积液蛋白质可能出现生理性降低。

（2）胸腔积液葡萄糖 胸腔积液葡萄糖浓度基本与血清葡萄糖浓度保持平行。测定方法与血清葡萄糖定量方法相同，多采用葡萄糖氧化酶法或己糖激酶法。若胸腔积液葡萄糖浓度减低（<3.3mmol/L）提示细菌性肺炎、类风湿关节炎等。

（3）胸腔积液淀粉酶 胸腔积液淀粉酶浓度基本类似于血清淀粉酶浓度。测定方法与血清检测方法相同。异常时超过血清值 1.5~2.0 倍，见于急性胰腺炎与食管破裂。

（4）三酰甘油 因为乳糜性积液在临床上具有重要价值，真性和假性乳糜鉴别通常测定三酰甘油，乳糜性积液其测定结果常超过 1.24mmol/L（110mg/dl）。测定方法与血清检测方法相同，多采用酶法。

（5）胸腔积液 pH 值 胸腔积液 pH 测定结果减低，则提示类肺炎积液。如果 pH<7.30

则需要抗生素治疗和引流治疗，而超过 7. 30 仅需抗生素治疗。需要采用血气分析的方法采集标本，并把标本置于冰块上，立即送检。

知识点 2：浆膜腔积液的显微镜检查　　副高：掌握　正高：掌握

一般包括总红细胞计数与白细胞计数、细胞分类计数和细胞学检查。

（1）细胞计数和细胞分类计数　细胞计数通常采用血细胞计数板法，细胞计数的鉴别诊断价值较小，也不能仅使用白细胞计数来区别渗出液与漏出液。

采用直接法与染色法进行细胞分类计数，涂片染色检查可以识别嗜酸性粒细胞、中性粒细胞、淋巴细胞、单核细胞和巨噬细胞、浆细胞、间皮细胞以及恶性肿瘤细胞等。大多数细胞容易鉴别，但其结果提供的诊断价值也有限。注意：仰卧时胸腔积液红细胞可能会生理性降低。

（2）细胞学检查　当怀疑恶性疾病时，需要浓缩标本增加细胞量，制成细胞块及细胞涂片。细胞学检查能用于判断原发性或者转移性肿瘤。积液肿瘤原发性极少，多数为转移性肿瘤。积液中间皮细胞通常呈圆形，大小 12~30μm，核常偏位，核膜光滑规则，可见核仁，染色质均匀疏松，胞质量多，单个或者成堆出现，反应性变化时可出现多个核，有时很难同恶性肿瘤细胞和巨噬细胞鉴别。恶性肿瘤细胞通常具有以下特征：①常成堆出现；②核染色质分布不均匀；③核膜常不规则；④含有明显的、多个核仁；⑤一般核/质比增高。

知识点 3：浆膜腔积液检查的临床意义　　副高：掌握　正高：掌握

（1）胸腔积液检查

1）漏出性胸腔积液与渗出性胸腔积液的实验室鉴别：见表 1-6-2。这些项目中至少符合其中一项，判断渗出液的灵敏度为 99%，特异度为 98%。

表 1-6-2　胸腔积液漏出液与渗出液的鉴别

项目	漏出液	渗出液
胸腔积液蛋白/血清蛋白	<0. 5	>0. 5
积液 LD/血清 LD	<0. 6	>0. 6
LD（UIL）	<200	>200

2）细胞计数和分类：临床应用见表 1-6-3。

表 1-6-3 细胞计数和分类的临床应用

细胞计数和分类	常见疾病
以中性粒细胞为主	肺炎性脓胸、肺梗死
以淋巴细胞为主	结核病、肿瘤阻塞淋巴管、病毒性肺炎、白血病或淋巴瘤转移
以嗜酸性粒细胞为主	血胸、气胸、细菌性肺炎恢复期、球孢子菌病、间皮瘤

3）细胞学检查：能鉴别结核性与恶性胸腔积液。对于恶性胸腔积液的诊断灵敏度为65%，与活检类似，多次检查有助于提高细胞学诊断灵敏度。结核性胸腔积液需进一步进行培养和活检。

（2）腹水检查　漏出性腹水与渗出液腹水的实验鉴别，见表 1-6-4。

表 1-6-4 腹水漏出液与渗出液的鉴别

项目	漏出液	渗出液
血清清蛋白和腹水清蛋白梯度（g/L）	>11	<11
腹水蛋白质（g/L）	<25	>25
细胞计数和分类	细胞计数<300个/μl，中性粒细胞<25%	细胞计数>300个/μl，中性粒细胞>25%

第四节　关节腔积液检查

知识点 1：关节腔积液显微镜检查的内容　　副高：掌握　正高：掌握

（1）细胞计数　正常关节腔积液中无红细胞，白细胞极少，为（200～700）$\times10^6$/L。虽然白细胞计数对诊断关节病变是非特异的，但可以初步区分炎症性与非炎症性积液。

（2）细胞分类计数　正常关节腔液中的细胞，主要以单核-吞噬细胞为主，约为65%，中性粒细胞为20%，淋巴细胞为10%，偶见软骨细胞与组织细胞。当中性粒细胞小于30%时，常见于非感染性疾病，如绒毛结节滑膜炎、退变性关节炎、创伤性关节炎、肿瘤等。炎症性积液的中性粒细胞可超过75%，化脓性关节炎积液中性粒细胞可达95%以上。淋巴细胞增高，主要见于类风湿关节炎早期及结缔组织病等。中性粒细胞大于50%，常见于风湿性关节炎、痛风以及类风湿关节炎等。单核细胞增高，见于病毒性关节炎或者血清病、系统性红斑狼疮等。嗜酸性粒细胞增高，见于风湿性关节炎、风湿热、寄生虫感染、关节造影术后等。

（3）结晶　除一般生物光学显微镜检查之外，最好采用偏振光显微镜检查，以鉴别结晶的类型。关节腔积液结晶检查主要被用于鉴别痛风和假性痛风。①焦磷酸钙结晶：多见于退行性关节炎与软骨钙质沉着症、甲状腺功能低下以及甲状旁腺功能亢进的假性痛风。②尿酸盐结晶：细胞内有尿酸盐结晶是急性尿酸盐痛风的特征。③脂类结晶：以胆固醇结晶最为常见。④草酸钙结晶：主要见于慢性肾衰竭、先天性草酸盐代谢障碍所引起的急慢性关节炎。⑤皮质类固醇结晶：主要见于注射皮质激素的关节腔积液。⑥滑石粉结晶：多见于手术后残留的滑石粉所引起的慢性关节炎积液。

知识点2：关节腔积液显微镜检查的参考范围　　副高：掌握　正高：掌握

（1）量　参考值0.1~2ml。

（2）颜色　淡黄色。

（3）黏稠度　黏稠拉丝长达4~6cm以上（悬滴法）。

（4）透明度　清晰透亮。

（5）凝块　无凝固。

（6）黏液素凝块　黏液素“良好”。

知识点3：关节腔积液显微镜检查的临床意义　　副高：掌握　正高：掌握

（1）白细胞总数增加　①白细胞数>50×10^9/L，中性粒细胞常>0.90，常见于感染性炎症疾病，如急性细菌性感染、结核、Reiter综合征以及病毒感染等。②白细胞数为（3~5）×10^9/L，中性粒细胞常<0.30，见于轻度非感染性炎症疾病，如系统性红斑狼疮（SLE）、硬皮病以及绒毛结节状滑膜炎等。③白细胞数为（12~50）×10^9/L，中性粒细胞常>0.50，见于重度非感染性炎症疾病，如类风湿关节炎、风湿性关节炎以及痛风性关节炎。④白细胞数为（1~2）×10^9/L，中性粒细胞<0.30，主要见于非炎症性疾病，如创伤性关节炎、退变性关节炎、肿瘤等。

（2）类风湿细胞（“RA”细胞）　多见于类风湿关节炎、痛风及化脓性关节炎等。

（3）红斑狼疮细胞　见于SLE等。

（4）组织细胞（吞噬细胞）　见于Reiter综合征等。

第五节　精液检查

知识点1：精液显微镜检查　　副高：熟悉　正高：掌握

显微镜检查包括测定精子的活动力、密度、形态、存活率以及凝集性等，需采用标准化的操作及计数才能获得精确和可靠的结果。

知识点2：精液化学检查　　副高：熟悉　正高：掌握

（1）酸碱度。

（2）果糖。

（3）其他化学检查。

知识点3：精液免疫学检查　　副高：熟悉　正高：掌握

精液免疫学检查包括抗精子抗体和精浆免疫抑制物的测定。

知识点4：精液检查的参考范围　　副高：熟悉　正高：掌握

正常精液标本的化学和显微镜检查参考值见表1-6-5。

表1-6-5　WHO精液分析的参考值

项目	内容	参考范围
显微镜检查	活动力	中度或快速直线运动（前向运动）精子数超过50%或更多
	浓度（精子数）	$(20\sim250)\times10^6$/ml
	形态学	正常形态精子数超过14%或更多
	存活率	活精子数超过75%或更多
	白细胞	$<1\times10^6$/ml
化学检查	pH	7.2~7.8
	酸性磷酸酶	在37℃条件下，≥200U/1次射精（对硝基苯磷酸法）
	枸橼酸	≥52μmol/1次射精
	果糖	≥13μmol/1次射精
	锌	≥2.4μmol/1次射精

知识点5：精液检查的临床意义　　副高：熟悉　正高：掌握

（1）外观　①黄色脓性精液：见于前列腺炎、精囊炎。②红色或酱油色伴大量红细胞：见于前列腺炎、精囊炎、肿瘤等。③精液凝固障碍：见于输精管缺陷、精囊炎等。④精液液化不完全：见于前列腺炎。

（2）黏稠度　①减低：见于先天性无精囊腺、精子浓度太低或者无精子症。②增加：多为附属性腺功能异常，如前列腺炎、附睾炎。

（3）活动力　是精子的最重要特征之一。即使精子数量再多，若没有动力，也不能同卵子结合，从而造成不育。减低见于：①精索静脉曲张、静脉血回流不畅及睾丸组织缺氧等。②生殖系统非特异性感染、使用抗代谢药及抗疟药等。

（4）精子计数　精子计数$<20\times10^6$/ml时为少精子症，见于：①睾丸病变，如精索静脉曲张、肿瘤、炎症等。②输精管疾病，如输精管阻塞、输精管先天性缺如以及免疫性不

育等。

（5）精子形态　畸形精子增加见于感染、药物、环境污染等造成睾丸异常和精索静脉曲张。当睾丸生精功能受到药物或者其他因素影响时，精液中可出现较多未成熟生殖细胞。正常精液白细胞大于 1×10^6/ml 提示炎症，一般为男性附属腺体的病变。精液中检查到癌细胞，为生殖系统恶性肿瘤诊断提供重要依据。

（6）存活率　存活率减低是造成不育的重要原因之一。死精子超过 50%，就可诊断为死精子症，常见于附属性腺炎症及附睾炎等。

（7）精液 pH　降低提示附睾、输精管或者精囊病变；升高提示男性生殖系统存在感染。

（8）精液果糖　降低见于雄激素分泌不足、精囊炎；缺如见于先天性精囊缺如及逆行射精等。射精管阻塞、精囊病变均可导致果糖水平降低和无精子症。

第六节　前列腺液检查

知识点 1：前列腺液显微镜检查的内容　　副高：熟悉　正高：掌握

前列腺液显微镜检查是直接把前列腺液涂抹在载玻片上，用显微镜观察其中的红细胞、白细胞以及卵磷脂小体。

知识点 2：前列腺液显微镜检查的参考范围　　副高：熟悉　正高：掌握

红细胞：偶见，少于 5 个/HP；白细胞：少于 10 个/HP；卵磷脂小体：多量，均匀分布满视野；前列腺颗粒细胞：少于 1 个/HP。

知识点 3：前列腺液显微镜检查的临床意义　　副高：熟悉　正高：掌握

（1）红细胞增加　见于前列腺炎、前列腺结石以及恶性肿瘤等。

（2）白细胞增加　见于慢性前列腺炎。

（3）卵磷脂小体减少　见于前列腺炎。

（4）前列腺颗粒细胞增加　见于老年人、前列腺炎。

（5）出现滴虫　见于滴虫性前列腺炎。

（6）淀粉样小体　随年龄增大而增加，无临床意义。

第七节　阴道分泌物检查

知识点 1：阴道分泌物清洁度检查　　副高：熟悉　正高：掌握

在生理情况下，女性生殖系统具有自然保护功能，由于阴道中存在乳酸杆菌，它能保持阴道处于酸性的环境，在此环境下其他细菌不能生存，因此阴道具有自净作用。阴道分泌物（或白带）清洁度检查，就是将阴道分泌物涂片，并在显微镜下观察其中的上皮细胞、白细胞、阴道杆菌以及其他细菌，按照这些成分的分布情况来判断是否患病。

知识点2：阴道分泌物病原学检查的内容 副高：熟悉 正高：掌握

（1）滴虫 为有鞭毛原虫。呈萝卜形或梨形，长10~30μm，宽为10~20μm；有时呈球形或者多边形。鞭毛容易辨认，能做缓慢或快速运动。无动力和死亡的滴虫容易与白细胞混淆，可以采用染色法、培养法或者免疫法做进一步检查。

（2）氢氧化钾（KOH）涂片法和氨试验 KOH涂片和氨试验是滴1滴阴道分泌物在载玻片上，然后加1滴10%KOH溶液，能立即检查是否有鱼腥味释出。

（3）革兰染色法 能够发现淋病奈瑟菌，其为革兰阴性双球菌，直径0.6~0.8μm，呈卵圆形或肾形，常成对凹面相对排列，无芽胞、鞭毛，有荚膜和菌毛。

知识点3：阴道分泌物检查的参考范围 副高：熟悉 正高：掌握

健康人阴道分泌物pH为3.8~4.5。阴道清洁度判定一般根据白细胞、上皮细胞、乳酸杆菌以及杂菌的数量进行分级（表1-6-6）。正常妇女阴道清洁度为Ⅰ~Ⅱ度（无致病菌和特殊细胞）。

表1-6-6 阴道分泌物清洁度判断标准

清洁度	杆菌	球菌	白细胞或脓细胞（个/HP）	上皮细胞
Ⅰ	多	—	0~5	满视野
Ⅱ	中	少	5~15	1/2视野
Ⅲ	少	多	15~30	少量
Ⅳ	—	大量	>30	—

知识点4：阴道分泌物检查的临床意义 副高：熟悉 正高：掌握

（1）细菌性阴道病 是最为常见的阴道感染性疾病。妊娠妇女患细菌性阴道病具有早产及出生低体重儿的危险性。未经治疗的细菌性阴道病会导致子宫内膜炎和盆腔炎，因此，检测和治疗细菌性阴道病很重要。

（2）念珠菌病 念珠菌是正常阴道菌群的一部分，当阴道环境、细菌菌群发生变化之后，会造成念珠菌过度增生，导致念珠菌病。随着临床广谱抗生素及口服避孕药的广泛使用，使念珠菌病发病率增加。妊娠妇女以及糖尿病未控制、使用免疫抑制药、HIV感染患者也容易患念珠菌病。

（3）滴虫病 以阴道毛滴虫感染最为常见，是性传播性疾病，人类是唯一的宿主。女性患者滴虫主要寄居在阴道黏膜上，可无症状或者出现明显炎症症状，妊娠妇女患滴虫病具有早产及流产的危险性。男性患者滴虫主要感染泌尿生殖道，约35%患者无症状。老年妇女也有非性传播感染的病例。

（4）萎缩性阴道炎　绝经前后妇女，由于雌激素产生减少，阴道上皮发生变化，包括阴道上皮变薄、糖原产生减少。当糖原减少时，乳酸杆菌及其代谢产物乳酸也会减少，最终引起萎缩性阴道炎。

第八节　痰液检查

知识点1：痰液显微镜检查　副高：熟悉　正高：熟悉

（1）细胞　①参考值：正常人痰液有少量柱状上皮细胞与白细胞，无红细胞与心力衰竭细胞。②临床意义：a. 红细胞增多：为血性痰，常见于肺或者气管出血。b. 白细胞增多：见于呼吸道炎症。c. 嗜酸性粒细胞增多：见于肺吸虫病、过敏性支气管哮喘等。d. 柱状上皮细胞：见于急性支气管炎或者支气管哮喘。e. 心力衰竭细胞：见于肺炎、心力衰竭以及肺栓塞等。

（2）寄生虫和细菌　①参考值：正常人痰液无寄生虫卵与致病菌。②临床意义：a. 寄生虫卵：痰液中有肺吸虫卵、蛔虫卵、钩虫卵，可分别诊断为肺吸虫病、蛔虫病以及钩虫病。b. 致病菌：有肺炎双球菌可诊断为肺炎，有放线菌块则可以诊断为放线菌病。

第九节　羊水检查

知识点1：羊水检查的适应证　副高：熟悉　正高：熟悉

羊水检查属于有创性检查，必须具备以下指征之一方可进行。

（1）高危妊娠有引产指征时，羊水检查可以了解胎儿成熟度，结合胎盘功能测定，决定引产时机，降低围生期死亡率。

（2）曾有过多次原因不明的流产：早产或者死胎史，怀疑胎儿有遗传性疾病者；曾分娩过染色体异常婴儿者；夫妇一方或者双方有染色体异常或亲代有代谢缺陷病者。

（3）必要的胎儿性别诊断。

（4）35岁以上高龄孕妇，排除胎儿染色体异常。

（5）妊娠早期曾经患过严重的病毒感染性疾病，或接触过大剂量辐射。

（6）母儿血型不合，须判断胎儿的预后。

（7）疑有胎膜早破并且不能确诊时，可以做阴道流液的pH及涂片检查，检测是否有羊水有形成分结晶及脂肪细胞，以确定是否为羊水。

知识点2：胎儿成熟度检查　副高：熟悉　正高：熟悉

（1）正确推算妊娠周数。

（2）尺测耻上子宫长度及腹围　估算胎儿大小。

（3）B 型超声检查　测得胎头双顶径值>8.5cm，提示胎儿已经成熟。观察胎盘成熟度，根据绒毛膜板、基底板以及胎盘光点加以判定。

（4）检测羊水中卵磷脂/鞘磷脂比值　若该值>2，提示胎儿肺已成熟。

（5）检测羊水中肌酐值　如果该值≥176.8μmol/L（2mg/dl），提示胎儿肾已成熟。

（6）检测羊水中胆红素类物质值　如用 OD450 法测该值<0.02，提示胎儿肝已成熟。

（7）检测羊水中淀粉酶值　如果以碘显色法测该值≥450U/L，提示胎儿唾液腺已成熟。

（8）检测羊水中含脂肪细胞出现率　如果该值达 20%，则提示胎儿皮肤已成熟。

知识点 3：先天遗传性疾病产前诊断　　副高：熟悉　正高：熟悉

产前诊断中可将先天性遗传性疾病分为以下三大类。

（1）染色体病　因为遗传或环境因素引起染色体的数目及结构上的异常而导致的疾病。在临床上可发现新生儿有多种畸形并且常伴有智力障碍。这类病的患儿约占出生总数的 0.5%，产前诊断的 25%～50%。

（2）单基因遗传病　仅有一对基因发生突变或者异常导致的疾病。绝大多数表现为酶的缺陷，临床上称为先天性代谢病。目前能用生化方法诊断的约有 300 种，其中 50%为常染色体显性遗传，40%为常染色体隐性遗传，10%为性连锁遗传，以 X 伴性遗传为多见。通常占出生总数的 1.8%，产前诊断的为 6%～10%。

（3）多基因遗传病　两对以上的多对基因突变。各对基因呈共显性，每对基因的作用是微小的，但是若干对基因作用积累，或者形成一个明显的效应，主要表现为一些先天畸形，如唇、腭裂，畸形足、无脑儿、脊柱裂、神经管畸形、幽门狭窄、先天性髋关节脱位以及先天性心脏病等，这类病的患儿占出生总数的 2.6%，产前诊断的为 40%～50%。某些多基因异常遗传病，如 1 型糖尿病、冠心病、高血压病、哮喘、精神分裂症等常是遗传因素同环境因素共同作用的结果，只能从群体调查及家族系谱的发病率中了解其分布及复现率。

第七章 临床基础检验的质量管理

第一节 临床基础检验分析前质量管理

知识点1：检验申请 副高：掌握 正高：熟练掌握

每一份标本都应有申请单，或者标识（能在实验室通过信息系统产生检验申请）。检验申请单的设计遵循国家、地区以及当地的规定，包括足够的信息，以便识别患者与申请者，以及相关的临床资料。

检验申请信息应包括患者姓名、出生日期、病房以及床号，以便正确发送检验报告。此外，下列信息有助于检验结果的准确、及时报告，并应尽可能在检验申请单上标注：患者年龄与性别；临床表现及当前所用抗菌药物（可能导致病原体分离困难，也能为实验室报告所用抗菌药物的敏感性提供线索）；旅行史（有助于分离流行病原体）；标本来源；标本采集时间、实验室收到标本时间；检验项目（如显微镜检查、培养等），必要时说明感染类型或目标微生物。

知识点2：标本的采集与运送 副高：掌握 正高：熟练掌握

标本的正确采集与运送是确保微生物检验结果准确的前提。微生物检验标本一般由医师或护士在病房或诊室采集，运送至实验室。实验室应制定标本的采集及运送指南，提供合适的容器，监控标本运送，记录进入实验室的所有标本及收到标本的日期与时间，制定标本接收或拒收准则，以确保标本质量。

标本采集指南一般包括患者准备；不同部位标本的采集方法；标本运送要求（所有标本均应尽快运送，有些需要立即运送；运送培养基；运送条件）；标本标识；延迟运送时标本的贮藏方法（如冷藏尿液）；安全运送标本的方法（如密封容器、无标本外漏）等。标本采集指南应方便标本采集及运送者取阅。

标本运送的监控，可以依据申请检验项目的性质、标本采集指南规定的运送时间、运送条件及运送培养基、安全运送标本方法以及国家、地区和当地的有关法规等要求。

制定并执行标本接收或拒收标准，是确保检验结果准确的关键环节，如规定合适的标本类型、标本量、运送条件以及预防拭子干燥、正确地运送培养基的方法等内容。一般不应接收或者处理缺乏正确标识的标本。然而，若标本中被检测物质不稳定，并且标本不可替代或者很重要，可以先进行标本处理，待申请医师或者标本采集者识别并确认之后，再发送报告。

第二节 临床基础检验分析阶段质量管理

知识点1：分析阶段对人员的要求 副高：掌握 正高：熟练掌握

微生物检验是一项复杂性工作，因此应定期培训工作人员，并评估、记录其进行微生物实验的能力。微生物实验室工作人员培训内容包括专业、生物安全知识以及技能，实验室制定的微生物检验活动涉及的所有文件。最好有措施确保所有工作人员显微镜检查、分离鉴定以及药物敏感性试验结果判断及报告的一致性。

知识点2：分析阶段对试剂的要求 副高：掌握 正高：熟练掌握

实验室使用的试剂都应标记名称、储存条件、浓度、配制日期、失效期、生物危害性。若试剂启封，改变了有效期与储存条件，必须记录新的有效期。

试剂的质量保证包括新批号、新货次投入临床使用前的性能评估，以及日常质控。新批号或者同一批号不同货次试剂的性能评估方法为直接分析质控物质、新旧批号/货次平行试验或者常规质控等。定量试验试剂需设两个滴度或浓度；定性试验试剂至少检测阳性和阴性质控；直接抗原检测试剂，如果含内质控，每一新批号或相同批号不同货次需检测阳性与阴性外质控，如果不含内质控，实验室每天检测阳性与阴性质控。

各种试剂日常质控频率不尽相同。不经常使用试剂可以在每次使用前进行质控；经常使用的染色液、抗菌药物敏感性试验（药敏试验）纸片等质控可以每周一次；抗血清质控可每月一次；用于鉴定时，应设阳性与阴性对照，保证所使用的抗血清有效；氧化酶试剂、触酶试剂在每天使用前以阳性菌株进行质控；病毒培养时，检测用于细胞培养液的动物血清的细胞毒性；连续细胞传代时定期监测支原体污染状况。

实验室应储存与诊断相配套的质控物质（含质控菌株），供染色、试验、药敏试验、鉴定系统，以及试剂、培养基质控使用。质控菌株可以购买标准菌株，也可使用实验室保存菌株。质控物质的种类、试验频率以及检测预期结果与所开展的实验相适应，并遵循有关标准。

知识点3：分析阶段对培养基的要求 副高：掌握 正高：熟练掌握

培养基可以自制，也可以购买。无论自制的，还是购买的，均应有良好外观，即表面平滑、无污染、水分适宜、颜色和厚度适当，试管培养基湿度适宜等。培养基要有明确标识，根据标识能够获得生产日期（批号）、保质期、配方（适用时）、质量控制以及贮存条件等信息。

自制培养基，每批号产品应进行无菌试验与性能验证。

购买培养基时，应检查每个批号和（或）每次购买产品是否有破损，以及外观、冷冻或受热、污染状况。若生产者遵循一定的质量保证标准，实验室可以免除质量控制，但需保存生产者所遵循的质量保证标准，以及每批号产品质量控制试验合格等证明文件。如果生产者不能提供所遵循的质量保证标准，则实验室应进行质量控制（包括相应的性能检测）。

临床常用培养基、生化反应培养基及试验所用质控菌株及预期结果见表 1-7-1、表 1-7-2。对于生长缓慢或者需要新鲜培养基才能生长的微生物，在培养基使用前很难完成各项质量控制，但是，应认真检查培养基配制及培养过程中可能出现的问题。

表 1-7-1　常用培养基的质控

培养基	培养条件	质控菌种	预期结果
血平板	有氧环境，24 小时	A 群链球菌	生长，β-溶血
		肺炎链球菌	生长，α-溶血
巧克力平板	CO_2，24 小时	流感嗜血杆菌	生长
麦康凯平板	有氧环境，24 小时	大肠埃希菌	生长，粉红色菌落
		奇异变形杆菌	生长，无色菌落
		金黄色葡萄球菌	不生长
中国蓝平板	有氧环境，24 小时	大肠埃希菌	蓝色菌落
		宋内志贺菌	无色菌落
XLD	有氧环境，24 小时	鼠伤寒沙门菌	粉红色菌落，中心黑色
		福氏志贺菌	生长，粉红色菌落
		大肠埃希菌	黄色（可能受抑制）
SS 平板	有氧环境，24 小时	产气肠杆菌	生长，粉红色菌落
		鼠伤寒沙门菌	无色菌落，中心黑色
		金黄色葡萄球菌	不生长
沙保培养基	有氧环境，24 小时 25℃	白假丝酵母菌	生长
		大肠埃希菌	受抑制
增菌肉汤	有氧环境	脆弱拟杆菌	生长
		A 群链球菌	生长

表 1-7-2　常用生化试验培养基及试验的质控

培养基	质控菌种	预期结果 LYSINE
赖氨酸脱羧酶	鼠伤寒沙门菌	阳性（深紫色、浑浊）
	福氏志贺菌	阴性（黄色）
鸟氨酸脱羧酶	黏质沙雷菌	阳性（深紫色、浑浊）
	肺炎克雷伯菌	阴性（黄色）
精氨酸双水解酶	阴沟肠杆菌	阳性（深紫色、浑浊）
	奇异变形杆菌	阴性（黄色）

续 表

培养基	质控菌种	预期结果 LYSINE
靛基质	大肠埃希菌	阳性（加试剂后呈红色）
	肺炎克雷伯菌	阴性
V-P 试验	肺炎克雷伯菌	阳性（加试剂后呈红色）
	大肠埃希菌	阴性
枸橼酸盐（西蒙）	肺炎克雷伯菌	阳性（蓝色）
	大肠埃希菌	阴性
苯丙氨酸脱氨酶	奇异变形杆菌	阳性（加入试剂后呈绿色）
	大肠埃希菌	阴性
O-F 试验（葡萄糖）	铜绿假单胞菌（氧化型）	呈黄色
	不动杆菌属（不利用）	无反应
硝酸盐还原	大肠埃希菌	阳性（加入试剂后呈红色）
	不动杆菌属	阴性
胆汁-七叶苷	肠球菌	阳性，黑色
	非 D 群 α 链球菌	不生长
脱氧核糖核酸琼脂	黏质沙雷菌	阳性，粉红色
	肠杆菌属	蓝色
丙二酸盐	肺炎克雷伯菌	生长，蓝色
	大肠埃希菌	不生长
半固体（动力）	奇异变形杆菌	阳性（穿刺线周围生长）
	肺炎克雷伯菌	阴性
β 半乳糖苷酶试验	黏质沙雷菌	阳性，黄色
	鼠伤寒沙门菌	阴性
三糖铁琼脂	弗劳地枸橼酸菌	产酸/产酸，H_2S
	福氏志贺菌	产碱/产酸
	铜绿假单胞菌	产碱/不反应
杆菌肽纸片	A 群链球菌	有生长抑制环
	α 溶血链球菌	生长不受抑制
奥普托欣纸片	肺炎链球菌	抑制环（≥15mm）
	α 溶血链球菌	生长不受抑制
V 因子和 X 因子纸片（在 M-H 平板上）	流感嗜血杆菌	仅在两纸片间生长
细胞色素氧化酶（改良法）	铜绿假单胞菌	阳性，蓝色
	大肠埃希菌	颜色不变

知识点 4：分析阶段对设备的要求　　　副高：掌握　正高：熟练掌握

微生物实验室设备包括基础设备及专业设备。常用基础设备包括显微镜、水浴箱、孵育箱、冰箱、离心机、移液器、滴定管、温度计、自动分配器、生物安全柜、压力灭菌器等；常见专业设备包括自动化或半自动化鉴定及培养系统等。

与检测相关的所有设备均应制定标准化操作程序，定期维护、保养以及监测并记录，新设备或经搬运、维修后的设备应进行评估及功能验证，或者由使用者确保实验结果的准确性，所有记录保存至仪器报废。

用于检测的仪器属于温度依赖性设备，必须定时使用量程适宜并经检定的温度计监测温度，以保证设备温度符合要求。用于定量检测的移液器、微量滴定管或者自动分配器应核查并记录其在使用区间内的准确性与重复性。此外，应定期监测特殊设备性能。

专用设备的使用、维护、保养以及监测等需遵循制造商的建议。

知识点 5：分析阶段对检验过程的要求 副高：掌握 正高：熟练掌握

检验过程涉及实验方法的选择、评估及确认；制定标准化操作程序；评估标本质量、生物参考区间；测量准确性；内部质量控制体系；结果报告等方面。

第三节 临床基础检验分析后质量管理

知识点 1：检验结果的评审 副高：掌握 正高：熟练掌握

微生物检验结果的质量与医学价值依赖于报告的准确性和及时性，经与临床讨论建立检测重要指标及其“警告/危急”范围、标本周转时间（TAT）。标本周转时间尽可能是从标本采集开始到结果用于患者诊疗。在必要时，及时发送分级报告。

发送患者结果前，需评估室内质控结果在可以接受范围内，最好再对检验结果进行系统性评审，评价其与已获得的患者相关临床信息之间的符合性。

如果某些对患者处理具有重要意义的实验结果达到危急值，则立即通知临床医生或相关人员。操作者应熟悉其工作范围内的危急值项目、判断标准及处理程序。危急值报告记录包括时间、日期、报告者、报告接受者及检测结果，并应记录危急值未及时通知相关人员的事件及原因。

知识点 2：检验结果的报告 副高：掌握 正高：熟练掌握

检验结果报告应表述正确、清晰易懂。内容包括：清晰明确的检验标识，适当时还包括测量方法；实验室的名称、地址以及（或）标识；患者的唯一性标识和地点，若可能，注明报告的送达地；检验申请者姓名或者其他唯一性标识和申请者地址；标本采集日期与时间，实验室接收标本时间；报告日期和时间，若没有在报告中注明，则应可追溯；结果报告单位；标本来源；生物参考区间（如适用）；结果的解释（如需要）；检验者标识。若标本不适于检验，或可能影响检验结果，则应在报告中说明。所有记录保存一定时间（根据相关规定）。

若发现已发送检验报告的错误，则应更改，并记录改动日期、时间及责任人。经改动后，原内容应清晰可辨。已用于临床决策的检验结果的修改，应同原报告一同保存，并清楚标明其被修改。

检验申请单及标本检验过程应记录并保存。记录内容包括患者姓名或者识别码，采集标本的日期和时间，实验室收到标本的日期与时间，申请者，检验项目。标本的处理过程，检验者，同申请者的交流、结果。

知识点 3：检验后标本的处置　　副高：掌握　正高：熟练掌握

检验后的标本与培养基等感染性废弃物最好在实验室内消毒或者去污染，以尽可能减少处理者危害的方式丢弃。

第八章 临床实验室管理

第一节 生物安全管理要求

知识点1：生物安全管理组织 副高：熟悉 正高：掌握

（1）我国的实验室生物安全管理组织体系由国家、地区以及实验室所在单位及实验室几个层面构成。

（2）省、自治区、直辖市人民政府卫生主管部门和兽医主管部门会同同级人民政府有关部门组织病原学、免疫学、流行病学、检验医学、预防兽医学、环境保护和实验室管理等方面的专家，组成本地区病原微生物实验室生物安全专家委员会。

（3）病原微生物实验室所在单位应成立生物安全委员会。

（4）实验室负责人。

知识点2：生物安全管理制度 副高：熟悉 正高：掌握

（1）人员培训制度。

（2）实验室准入制度。

（3）健康监护制度。

（4）安全计划审核制度。

（5）安全检查制度。

（6）事件、伤害、事故以及职业性疾病报告制度 实验室应有安全事件、伤害、事故、职业性疾病以及潜在危险的报告程序。

（7）危险标识制度。

（8）检查制度 应对实验室所发生的任何涉及安全的事件和活动进行及时的记录。

知识点3：制定安全手册 副高：熟悉 正高：掌握

应在实验室工作区内准备安全手册，所有员工可以随时阅读。安全手册应当为实验室专用手册，主要内容包括但不限于下列几个方面。

（1）生物危险。

（2）消防。

（3）电气安全。

（4）化学品安全。

（5）辐射。

（6）危险废弃物处理和处置等　安全手册应对从工作区撤离和事件处理规程有详细说明。应组织相关工作人员学习安全手册，实验室负责人应至少每年对安全手册进行审核及更新。实验室中其他有用的信息来源还包括（但不限于）实验室所涉及的材料的安全数据单、教科书以及权威性期刊文章等参考资料。

知识点4：制定标准操作程序　　副高：熟悉　正高：掌握

标准操作程序如下。

（1）实施危害评估，记录结果并采取措施的安排。

（2）化学品及其他危险物品的确认（包括适当的标识要求）、安全存放以及处置和监控程序。

（3）操作有害材料的安全行为的程序。

（4）避免高风险和污染材料失窃的程序。

（5）确认培训需求和材料的方法。

（6）获得、维持以及分发实验室所有使用材料的安全数据单的程序。

（7）实验室设备安全去污染及维护的程序。

（8）紧急程序，包括漏出处理程序。

（9）事件记录、报告及调查。

（10）废弃物处理及处置等。

第二节　生物污染与生物安全防护

知识点1：实验室生物污染　　副高：熟悉　正高：掌握

实验人员的危险操作可导致生物污染的发生，常见的危险操作如下。

（1）微生物气溶胶吸入。

（2）在使用注射器和针头时刺伤皮肤。

（3）食入的危险。

（4）离心时离心管碎裂。

（5）打碎带有培养物的平皿、打碎干燥菌种的安瓿等。

（6）处理动物时被咬伤、抓伤。

（7）处理血液以及其他有潜在病理学危害的材料。

（8）实验室间运送病原微生物样本的容器泄漏。

（9）感染性材料的清除污染及处理。

（10）化学品、火、电或者辐射的危害。

知识点2：实验室生物安全防护 副高：熟悉 正高：掌握

实验室生物安全防护指的是实验室工作人员所处理的实验对象含有致病的微生物及其毒素时，在实验室设计建造个体防护装置、严格遵从标准化的工作及操作程序和规程等，采取综合措施，保证实验室工作人员不受实验对象侵染，确保周围环境不受其污染。实验室生物安全防护的内容包括：安全设备、个体防护装置和措施（一级防护），实验室的特殊设计与建设要求（二级防护），严格的管理制度与标准化的操作及规程。

第三节 实验室生物安全设备

知识点1：生物安全柜 副高：掌握 正高：熟悉

生物安全柜（BSCs）是为处理原代培养物、菌毒株以及诊断性样本等具有已知或潜在感染性的实验材料时，防止操作者、实验室环境暴露于操作过程中可能产生的感染性气溶胶和溅出物而设计的，必须要由专人安装，定期监测、维护，遵循标准化操作规程。生物安全柜按照吸入空气的速度、再循环空气量、排出空气量、排风系统、压力设置等，分为三级。

（1）Ⅰ级生物安全柜 能够保护操作者及环境，不能保护操作对象。工作原理为空气以0.38m/s的低速率自开口处进入，将工作台面形成的气溶胶送入排风管，借助高效过滤器（HEPA），经实验室或建筑物排风系统排出，或者直接排出建筑物。

（2）Ⅱ级生物安全柜 流过工作台面的空气经过HEPA过滤（无菌），对于操作者及操作对象都有保护作用。Ⅱ级生物安全柜有四种类型（A1、A2、B1、B2型），可以用于操作危险度2级与3级微生物，穿正压防护服时可处理危险度4级微生物。

（3）Ⅲ级生物安全柜 对操作者防护最好。所有接口“密封”，为负压。送风通过HEPA过滤，排风经过两个HEPA过滤器。比较适用于三级和四级生物安全水平实验室，用于操作危险度4级微生物。但应该注意的是，水平与垂直方向流出气流的工作柜（超净工作台），不属于生物安全柜，不能应用在生物安全操作方面。

应在生物安全柜内所进行的操作包括：处理感染性物质；处理潜在空气传播的物质；离心前后，密封离心杯的装样与取样；可能产生气溶胶的操作（离心、研磨、混匀、剧烈摇动、超声破碎、打开有感染性或者潜在感染性物质的密闭容器、动物鼻腔接种以及采集动物或者卵胚感染性组织等）。

知识点2：个人防护装备 副高：掌握 正高：熟练

个人防护装备包括：防护服、面部防护用具、手套、鞋、呼吸防护用具。

值得注意的是，离开实验区域时应脱卸个人防护装备并洗手、脱手套，生物安全柜工作结束后，或离开实验室之前均应洗手。污染的个人防护装备应及时进行更换，并置于有标识的防渗漏袋运送。

第二篇

临床医学检验
临床化学专业

第九章　电泳技术

第一节　血浆蛋白质的测定

知识点1：血浆蛋白的测定方法　　副高：掌握　正高：掌握

（1）凯氏定氮法　依据蛋白质平均含氮量16%，通过测定样品中的含氮量来计算蛋白浓度。

（2）双缩脲法　蛋白质的肽键（-CO-NH-）在碱性溶液中能够与2价铜离子作用生成稳定的紫红色络合物，此反应与2个尿素分子缩合后生成的双缩脲（H_2N-OC-NH-CO-NH_2）在碱性溶液中相似于铜离子作用形成紫红色的反应，因此称之为双缩脲反应。此种紫红色络合物在540nm处有明显吸收峰，吸光度在一定范围之内与血清蛋白含量呈正比关系，经与同样处理的蛋白质标准液比较，即可得蛋白质含量。

（3）酚试剂法　蛋白质中酪氨酸与色氨酸残基可将磷钨酸-磷钼酸试剂还原，生成蓝色钼蓝，此法叫作酚试剂法。Lowry对此法做了改良，在酚试剂中加入碱性铜离子。

（4）染料结合法　在酸性条件下，蛋白质分子可以解离出带有正电荷的NH_4^+，可同染料阴离子结合而产生颜色改变，在一定蛋白质浓度范围之内，蛋白质和染料结合满足比尔定律，所以可以借助测定染料在特定波长的吸光度的增加得到与其结合的蛋白质量，此法称为染料结合法，比较常用的染料有氨基黑、丽春红、邻苯三酚红钼以及考马斯亮蓝。

第二节　血清蛋白质的电泳分析

知识点1：正常血清蛋白的电泳分析　　副高：掌握　正高：掌握

在乙酸纤维素膜电泳或琼脂糖凝胶电泳后，根据泳动的快慢依次分为清蛋白（Alb）、α_1-球蛋白、α_2-球蛋白、β-球蛋白、γ-球蛋白五条区带。有时β-球蛋白区带可分出β_1与β_2区带，β_1中主要是转铁蛋白，β_2中主要是补体C3。各区带中多个蛋白质组分可有覆盖、重叠，并且区带之间也可有少量蛋白质组分。血清蛋白质电泳各组分含量一般采用各区带的百分比（%）表示，也可将各区带百分浓度与血清总蛋白浓度相乘之后，以绝对浓度表示（g/L）。通过醋酸纤维素薄膜电泳测得血清各区带蛋白质的参考区间为清蛋白（Alb）57%~68%；α_1球蛋白1.0%~5.7%，α_2球蛋白4.9%~11.2%，β球蛋白7%~13%，γ球蛋白9.8%~18.2%。如果用g/L表示，则Alb、α_1、α_2、β、γ球蛋白分别为35~52g/L、1.0~4.0g/L、4.0~8.0g/L、5.0~16.0g/L和6.0~13.0g/L。

知识点2：异常血清蛋白电泳图谱分型　　副高：掌握　正高：掌握

在疾病的状态下，血清蛋白质可以出现多种变化。按照它们在电泳图谱上的异常特征将其进行分型，对临床疾病的判断有利，参见表2-9-1。

表2-9-1　异常血清蛋白质电泳图谱的分型及其特征

图谱类型	TP	Alb	α_1	α_2	β	γ
低蛋白血症型	↓↓	↓↓	N↑	N	↓	N↑
弥漫宽γ球蛋白血症型	↑	↓N				↑↑
肾病型	↓↓	↓↓	N↑	↑↑	↑	↓N↑
肝硬化型	N↓↑	↓↓	N↓	N↓	β-γ↑	（融合）
弥漫性肝损害型	N↓	↓↓	↑↓			↑
M蛋白血症型	在α-γ区带中出现M蛋白区带					
慢性炎症型		↓	↑	↑		↑
急性时相反应型	N	↓N	↑	↑		N
高α_2（β）球蛋白血症型		↓		↑↑	↑	
妊娠型	↓N	↓	↑		↑	N
蛋白质缺陷型	个别区带出现特征性缺乏					

注：N：正常；↑：升高；↑↑显著升高；↓：降低。↓↓：显著降低。

知识点3：浆细胞病与M蛋白　　副高：掌握　正高：掌握

当正常血清蛋白电泳时，γ区带主要成分就是免疫球蛋白（Ig），Ig由B淋巴细胞系浆细胞产生，发生浆细胞病时，异常浆细胞克隆增生，产生大量单克隆免疫球蛋白或者其轻链或重链片段，患者血清或尿液中可出现结构单一的M蛋白，在蛋白电泳时呈一深染的窄M区带，此区带较多出现在γ或β区，偶出现于α区。M蛋白有三种类型：免疫球蛋白型、轻链型以及重链型。

第三节 电泳技术在检验医学中的应用

知识点1：血清蛋白电泳分析的临床应用　　副高：掌握　正高：掌握

醋酸纤维膜对蛋白质吸附小、分离时间短、区带清晰、能透明，可用光密度计扫描。琼脂糖对蛋白质吸附小、分辨率高、区带整齐，这两种支持物在临床上广泛使用，第二种支持介质由于操作繁琐，不适宜于临床常规使用，目前主要被用于科学研究工作。

新鲜血清经醋酸纤维薄膜电泳后可精确地描绘出患者蛋白质的全貌，比较常见的是清蛋白降低、某个球蛋白区域升高，提示不同的临床意义。比如急性炎症时，可见 α_1、α_2 区百分率升高；缺铁性贫血时可由于转铁蛋白的升高而呈现 β 区带增高；肾病综合征、慢性肾小球肾炎时呈现清蛋白下降，α_2 球蛋白升高，β 球蛋白也升高。对单克隆浆细胞异常增生所产生的无抗体活性均一的免疫球蛋白叫作 M 蛋白，血清蛋白电泳是其首选的实验诊断方法，可以在电泳区带的 α_2-γ 区呈现致密而深染、高度集中的蛋白克隆增生区带，称为 M 蛋白区带，扫描后形成高而狭窄的单株峰。由 M 蛋白所导致的一组疾病，如巨球蛋白血症、多发性骨髓瘤、重链病、游离轻链病、半分子病、良性单株丙球血症以及双 M 蛋白血症等。血清蛋白电泳对这类疾病的早期诊断、疗效观察和预后判断均有非常重要的意义。

知识点2：血红蛋白电泳的临床应用　　副高：掌握　正高：掌握

应用电泳法鉴别患者血液中 Hb 的类型及含量对于贫血类型的临床诊断及治疗具有十分重大的意义。HbA_2 降低见于缺铁性贫血及其他 Hb 合成障碍性疾病（常见如 α_2 珠蛋白生成障碍性贫血），HbA_2 增高是 β_2 轻型珠蛋白生成障碍性贫血的一个重要特征。电泳发现异常 Hb，如 HbC、HbD、HbE、HbK 和 HbS 等则可诊断为相应的 Hb 分子病。此外，糖化血红蛋白可对某些患者由于 HbF 增高所导致 HbA_{1c}假性升高做出解释。

知识点3：同工酶谱分析的临床应用　　副高：掌握　正高：掌握

（1）血清乳酸脱氢酶同工酶（iso-LDH）　测定 LDH 同工酶有电泳法、免疫法、离子交换柱层析法、抑制剂法以及酶切法，但迄今用得最多的仍是琼脂糖凝胶电泳法。

（2）血清肌酸激酶同工酶（iso-CK）　测定肌酸激酶（CK）与 CK-MB 仍是目前用于测定急性心肌梗死的首选指标。电泳方法分离 CK-MB，是依据 CK-同工酶分子结构不同，在电泳缓冲液中，所带电荷各异，可以从阴极到阳极将 CK 不同组分予以分离，其分别为 CK-MM、CK-MB 以及 CK-BB。电泳特点是当出现异常同工酶如巨 CKⅠ、巨 CKⅡ等，从电泳图谱上很容易发现，由扫描仪扫描各条酶，报告各条区带所占百分比，结合总酶活力，求出区带的酶测定结果。

（3）CK 亚型同工酶　CK-MB 和 CK-MM 亚型测定常采用琼脂糖凝胶等电聚焦电泳或者

高压电泳。目前的自动电泳仪，有试剂盒提供，可做 CK 亚型分析。参考值：$CK\text{-}MM_1$（57.7±4.7）%，$CK\text{-}MM_2$ 为（26.5±5.3）%，$CK\text{-}MM_3$ 为（15.8±2.5）%，$CK\text{-}MM_3/CK\text{-}MM_1$ 比值为 0.28±0.05（范围 0.15~0.39），阳性决定性水平>0.5。急性心肌梗死（AMI）第一天血中以 MM_3 为主，但第二天以后则以 MM_1 为主。采用电泳法分离 CK-MB、$CK\text{-}MB_1$ 以及 $CK\text{-}MB_2$，在正常人血中 $CK\text{-}MB_2$ 极微。

知识点 4：抗原抗体分析的临床应用　　副高：掌握　正高：掌握

免疫固定电泳（IFE）包括琼脂糖凝胶蛋白电泳与免疫沉淀两个过程的操作，是免疫沉淀反应的一种混合技术，其检测标本可以是血清、尿、脑脊液或其他体液。该技术的最大优势是敏感性达 500~1500mg/L，操作周期短，仅需数小时，结果易于分析，分辨率高。现最常用于 M 蛋白的分型与鉴定。

知识点 5：脂蛋白分析的临床应用　　副高：掌握　正高：掌握

借助抗原、抗体反应将电泳分离的脂蛋白予以鉴别。血清经琼脂糖凝胶电泳，再经染色后可以出现不同脂蛋白的条带。因为凝胶中脂蛋白等电点不同，不仅可区分 α、前 β 和 p 区带，又由于介质中含有抗脂蛋白（a）[LP（a）] 抗体及阳离子存在，抗 LP（a）与患者血清中 LP（a）结合形成复合物，阳离子则抑制其他脂蛋白的泳动速度，LP（a）便同其他脂蛋白分离开来，使分辨非常清晰的 LP（a）条带呈现在前 β 与 γ 区域之间，扫描阳性条带后，可获得区带的面积及其百分含量，此种方法使电泳技术趋于完美，大大减少了手工操作的弊端。

知识点 6：尿蛋白分析的临床应用　　副高：掌握　正高：掌握

尿蛋白电泳可将尿液中各种蛋白质分离用来区分尿蛋白类型，可在无损伤的前提下，协助临床判断肾损伤的部位。SDS-PAGE 电泳不需预浓缩，尿蛋白电泳后呈现出中、高分子量蛋白区带，主要反映肾小球病变；混合性蛋白尿则可见到大、中、小各种分子量区带，显示肾小球及肾小管均受累及。呈现出低分子量蛋白区带，可见于肾小管病变及溢出性蛋白尿。扫描仪可对电泳后尿液中蛋白质条带进行扫描，求出百分比，以显示肾小球或肾小管损伤程度，其电泳图谱及扫描图形可作为资料进行保存，利于分析比较。该技术的最大优点是尿液不需预浓缩，操作十分简便，结果清晰，仅需 3 小时就可完成试验，还备有十分完整的定性标准，易于量化，便于分析，对肾脏疾病的诊断、鉴别诊断、治疗指导以及预后判断颇有价值。

知识点 7：血清蛋白质分析的临床应用　　副高：掌握　正高：掌握

采用毛细管电泳可分离血清蛋白，并能够准确计算各蛋白质的相对浓度，避免了凝胶电泳法染色、脱色过程中多种影响因素所导致的误差。毛细管电泳法的结果重复性好，可信度高。前清蛋白在血清中的浓度可表明营养状态，且是确定恶性肿瘤、肝硬化、炎症、霍奇金病的重要指标，多数电泳法难以分辨，而用毛细管电泳法很容易分离定量，检测波长为 214nm 或者 200nm。毛细管电泳增加了清蛋白部分的分辨率，对双清蛋白血症检测的灵敏度有了很大的提高。毛细管电泳提供了足够的在 α_1 区的分辨率以区分 α_1 酸性糖蛋白与 α_1 抗胰蛋白酶。在 α_2 区的球蛋白区，α_2 巨球蛋白和触珠蛋白不易区分，但在 β-球蛋白区具高分辨率。毛细管电泳法对慢性炎症、肾病综合征、自身免疫病和肝硬化等多克隆免疫球蛋白的分析显示出明确的优势。

知识点 8：血红蛋白分析的临床应用　　副高：掌握　正高：掌握

通过用等电聚焦毛细管电泳（CIEF）和区带电泳（CZE）可分离出十几种 Hb 变异链。对胎儿红细胞处理后，分离其血红蛋白，可分离出 α、β 与 γ 球蛋白链，若采用 pH3.2 的缓冲液，虽然分析时间延长，但变异体的分辨效果更佳。显然，毛细管电泳技术对鉴别诊断血红蛋白病起重要作用。

知识点 9：肌红蛋白分析的临床应用　　副高：掌握　正高：掌握

在急性心肌梗死后患者的血液与尿液中常出现肌红蛋白异常升高，而低浓度肌红蛋白很难用免疫比浊法测定。但是，毛细管电泳可在 8 分钟内快速分离尿中低浓度肌红蛋白，并同其他蛋白相鉴别。

知识点 10：脂蛋白分析的临床应用　　副高：掌握　正高：掌握

可以将血浆脂蛋白分离出 14 个亚组分，如在分离缓冲液中加入表面活性剂，可在短时间内对 2 个主要组分：高密度脂蛋白（HDL）与低密度脂蛋白（LDL）进行定量，对 LDL 进一步分离为 3 个亚组分：LDL、中密度脂蛋白（ILD）以及极低密度脂蛋白（VLDL），并对各组分的比例进行推算，从而会得到不同脂肪代谢的信息。

知识点 11：糖化血红蛋白分析的临床应用　　副高：掌握　正高：掌握

毛细管电泳能分离几种糖蛋白的糖基构型，可将糖化血红蛋白 A_1、A_{1c}和其他异构体鉴别，对糖尿病的监控具有重要意义。

知识点 12：同工酶分离的临床应用　　副高：掌握　正高：掌握

应用毛细管电泳技术成功地对多种同工酶进行了分离。其原理是先将样品在毛细管中电泳分离，待形成同工酶分离区带后，将电源切断，再加入含底物的液体缓冲液，酶可催化底物而显色，形成可检测的同工酶区带，再重新将电源接通，继续电泳，使同工酶形成的染色区带先后通过检测器，测定最大吸收处的光密度值，所以被分离同工酶可被分析并测定。例如，检测淀粉酶P（胰）与S（唾液）型等，均可采用HPCE技术分离其同工酶。

知识点13：免疫复合物分析的临床应用 副高：掌握 正高：掌握

毛细管电泳可迅速将免疫复合物从结合的抗原抗体中分离出来，应用荧光标记单克隆抗体，经LIF-CE检测，检测限可达毫克级，可以用于混合液体中低浓度的免疫复合物鉴定。

知识点14：DNA片段和染色体分析的临床应用 副高：掌握 正高：掌握

毛细管电泳分离DNA分子需多聚物交联剂如聚丙烯酰胺、聚乙二醇以及甲基纤维素等材料添加到缓冲液中作为分子筛，可对相差一个甚至几个碱基DNA进行高效分离。有研究人员应用毛细管电泳做X连锁隐性遗传病研究，成功地对DNA限制片段进行了基因多态性分析。研究表明毛细管电泳可用于分析携带者及胎儿产前诊断。

知识点15：在治疗药物监测中的应用 副高：掌握 正高：掌握

毛细管电泳可十分简便、快速分析生物样品中各种形式的药物成分。在法医学检查、药理学研究及临床毒理等方面也有广泛应用。例如：抗白血病药物阿糖胞苷（胞嘧啶-β-D阿拉伯糖苷），经简单有机溶剂提取样品，检测限为8μmol/L；催眠镇静类药物临床应用范围很广，品种多，易发生药物依赖性，且中毒剂量与治疗剂量接近，用毛细管电泳对药物浓度进行监测，最低检测限可达ng/L。二醋吗啡、可卡因等镇痛药也可进行监测。在糖尿病的治疗监测中，可检测血中格列本脲的浓度，以避免药物使用不当导致低血糖。

知识点16：芯片电泳的临床应用 副高：掌握 正高：掌握

芯片电泳从发展的初期就与其应用紧密相连。其应用已涉及药物筛选、小分子分析、DNA分析和基因检测，氨基酸、肽和蛋白质分析以及细胞分析等诸多方面，为疾病的诊断与治疗、分子生物学、药物筛选、食品监测等领域提供了一种重要的分析工具。

第十章 糖代谢检查

第一节 各型糖尿病及其发病机制

知识点1：糖尿病的定义 副高：熟悉 正高：掌握

糖尿病（DM）是一组由于胰岛素分泌绝对或相对不足或者（和）胰岛素作用低下而引起的代谢性疾病，其特征是高血糖。

糖尿病是一组复杂的代谢紊乱性疾病，主要是因为葡萄糖的利用减少导致血糖水平升高而引起，其发病率呈逐年上升趋势，并会随年龄增长而升高。

知识点2：糖尿病的分型 副高：熟悉 正高：掌握

按照病因不同糖尿病可分为四大类型，即1型糖尿病（T1DM）、2型糖尿病（T2DM）、其他特殊类型糖尿病以及妊娠糖尿病（GDM）。在糖尿病患者中，5%～10%为T1DM，90%～95%为T2DM，其他类型仅占较小的比例。

知识点3：糖尿病的发病机制 副高：熟悉 正高：掌握

糖尿病的发病机制主要有两种：一是机体对胰岛素的作用产生抵抗，最后致使胰腺功能受损；二是胰腺B细胞的自身免疫性损伤。其发生机制为多种因素共同参与共同作用，引起胰岛素分泌的绝对和（或）相对不足，致使糖尿病的发生。

第二节 代谢综合征及糖尿病的代谢紊乱

知识点1：代谢综合征 副高：熟悉 正高：熟悉

符合以下4项中的3项，通常就可诊断为代谢综合征。

（1）超重 肥胖指数≥25kg/m^2（体重除以身高的平方）。

（2）高血糖 空腹血糖≥6.1mmol/L，或者糖负荷后血糖≥7.8mmol/L。

（3）高血压 收缩压/舒张压≥140/90mmHg。

（4）血脂紊乱 空腹三酰甘油≥1.7mmol/L，或者空腹高密度脂蛋白胆固醇（HDL-C）男性<0.9mmol/L、女性<1.0mmol/L。

知识点 2：糖尿病时体内的代谢紊乱　　副高：熟悉　正高：熟悉

在糖代谢上，肝、肌肉和脂肪组织对葡萄糖的利用减少，糖原合成减少，而肝糖原分解和糖异生增多，造成血糖升高。

在脂肪代谢上，脂肪组织摄取葡萄糖及从血浆清除三酰甘油减少，脂肪合成减少；脂蛋白脂肪酶活性增加，脂肪分解加速，血浆游离脂肪酸和三酰甘油浓度升高；如果胰岛素极度不足，脂肪组织大量动员分解产生大量酮体，若超过机体对酮体的氧化利用能力，酮体堆积形成酮症，进一步发展为酮症酸中毒。

在蛋白质代谢上，蛋白质合成减弱，分解代谢加速，可导致机体出现负氮平衡、体重减轻、生长发育迟缓等现象。

知识点 3：糖尿病并发症时体内代谢紊乱　　副高：熟悉　正高：熟悉

按照并发症的起病快慢，可分为急性并发症与慢性并发症两大类。急性并发症除常见的感染外，还有以下几种。

（1）糖尿病酮症酸中毒性昏迷　如果机体代谢紊乱发展到脂肪分解加速、酮体生成增多、血浆中酮体积累超过 2.0mmol/L 时称为酮血症。酮体进一步积聚，发生代谢性酸中毒时称为酮症酸中毒，表现为严重失水、代谢性酸中毒、电解质紊乱以及功能紊乱。除尿酮呈强阳性外，血酮体常大于 5mmol/L、HCO_3^-降低、血 pH<7.35，病情严重时可导致昏迷，称为糖尿病酮症酸中毒性昏迷。

（2）糖尿病非酮症高渗性昏迷　多见于 60 岁以上 2 型糖尿病病情较轻者及少数 1 型糖尿病患者。比较常见的发病诱因有：口服噻嗪类利尿剂、糖皮质激素、苯妥英钠，行腹膜透析或血液透析，给予降温疗法行高浓度葡萄糖治疗，颅内压增高使用脱水剂治疗；患甲亢、急性胰腺炎，严重呕吐、腹泻、尿崩症、烧伤等各种原因引起的失水、脱水等。

（3）糖尿病乳酸性酸中毒性昏迷　患糖尿病之后，因为胰岛素的绝对和相对不足，机体组织不能够有效地利用血糖，丙酮酸大量还原为乳酸，使体内乳酸堆积增多。

（4）糖尿病慢性并发症　这种反应多发生在那些半衰期比较长的蛋白质分子上，如胶原蛋白、晶状体蛋白、髓鞘蛋白以及弹性硬蛋白等，引起血管基膜增厚、晶状体浑浊变性和神经病变等病理变化。由此而引起的大血管、微血管和神经病变，是造成眼、肾、神经、心脏和血管等多器官损害的基础。

第三节　糖尿病的诊断标准

知识点 1：一般糖尿病的诊断标准　　副高：掌握　正高：掌握

以下 3 种方法均可以用于诊断 DM，其中任何一种出现阳性结果，必须再用其他一种复查且仍呈阳性才能确诊为糖尿病。

（1）症状+随机血糖≥11.1mmol/L（200mg/dl）；随机是指 1 天内任何时间，不管上次用餐时间。

（2）空腹血糖（FPG）≥7.0mmol/L（126mg/dl）。

（3）口服葡萄糖耐量试验（OGTT） 2小时血糖（2h PG）≥11.1mmol/L（200mg/dl）。

知识点2：妊娠期糖尿病的诊断标准 副高：掌握 正高：掌握

诊断GDM采用100g和75g葡萄糖负荷试验均可，目前尚没有统一标准，多数采用100g试验；至少要符合表2-10-1中2项及2项以上指标才能诊断。

表2-10-1 妊娠期糖尿病的诊断标准

	100g葡萄糖负荷（mmol/L）	75g葡萄糖负荷（mmol/L）
FPG	5.3	5.3
1hPG	10.0	10.0
2hPG	8.6	8.6
3hPG	7.8	

知识点3：空腹血糖损害和糖耐量减退的诊断标准 副高：掌握 正高：掌握

空腹血糖损害（IFG）与糖耐量损害（IGT）反映了机体糖调节的受损，诊断标准见表2-10-2。

表2-10-2 空腹血糖损害和糖耐量损害的诊断标准

空腹血糖损害（同时满足以下2项）	
FPG	6.1~7.0mmol/L（110~126mg/dl）
OGTT-2h PG	<7.8mmol/L（140mg/dl）
糖耐量损害（同时满足以下2项）	
FPG	<7.0mmol/L（126mg/dl）
OGTT-2h PG	7.8~11.1mmol/L（140~200mg/dl）

IFG是血糖在基础状态的轻度障碍，反映出胰岛B细胞在基础状态下的分泌水平。IGT反映机体在糖负荷下对糖的利用障碍，为2型DM的前期阶段，约有30%成年人IGT者将会在10年内进展为2型DM。IGT是慢性心脏疾病的独立危险因子及标志，大多数IGT者已存在慢性心脏疾病。IGT和IFG二者均为正常糖代谢与DM之间的中间状态，二者可以共存，也可独立存在。

第四节 糖尿病生化指标的检测方法及临床应用

知识点1：糖尿病的生化指标　　副高：掌握　正高：掌握

糖尿病紊乱相关疾病检测指标是实验诊断的重要技术措施，血糖水平和临床症状相结合能对糖尿病进行诊断。临床实验室检测血糖以及血糖调节物、糖化蛋白以及与并发症相关的其他代谢产物等，有助于糖尿病及其并发症的早期诊断、鉴别诊断、指导治疗以及评估预后。

知识点2：空腹血糖（FPG）的检测方法　　副高：掌握　正高：掌握

血糖的测定方法主要分为三大类：氧化还原法以及缩合法、酶法，另外还可以采用葡萄糖脱氢酶法。借助分光光度法测定酶促反应中生成的产物，或检测酶促反应中产生的电流，产物的生成量与电流强度及葡萄糖浓度成正比关系。

知识点3：餐后2小时血糖的检测方法　　副高：掌握　正高：掌握

监测餐后2小时血糖有两种方法：口服75g无水葡萄糖后做葡萄糖耐量试验和吃100g面粉制成的馒头或方便面（含糖量相当于75g无水葡萄糖，也称为馒头餐试验）。从吃第一口饭开始计算时间，然后测量2小时后的血糖值。

知识点4：葡萄糖耐量试验的检测方法　　副高：掌握　正高：掌握

葡萄糖耐量试验包括口服葡萄糖耐量试验（OGTT）与静脉葡萄糖耐量试验（LGTT），是在口服或静脉注射一定量葡萄糖后2小时内做系列血糖测定，以评价个体的血糖调节能力的标准方法，对确定健康及疾病个体都有价值。临床上比较常用的是OGTT。

WHO推荐的标准化OGTT：试验前3天，受试者每日食物中含糖量不低于150g，并且维持正常活动，应在3天前停用影响试验的药物。试验前应空腹10~16小时，坐位取血之后5分钟内饮入250ml含75g无水葡萄糖的糖水（妊娠妇女用量为100g；儿童按照1.75g/kg计算，总量不超过75g）。之后，每隔30分钟取血检测血糖1次，共4次，历时2小时（必要时可延长血标本的收集时间，可长达服糖后6小时）。采血的同时，每隔1小时留取尿液做尿糖测定。整个试验过程中不可喝咖啡、吸烟、喝茶或进食。根据5次血糖水平（空腹时为0时间）绘制糖耐量曲线。

知识点5：糖化血红蛋白（GHb）的检测方法　　副高：掌握　正高：掌握

GHb的测定方法有多种。

（1）根据电荷差异 可采用离子交换层析、高效液相色谱分析（HPLC）、常规电泳以及等电聚焦电泳等方法。

（2）根据结构差异 可采用亲和层析与免疫测定法。

（3）化学分析技术 可采用比色法与分光光度法。

目前临床所使用的糖化血红蛋白自动分析仪多采用离子交换柱高效液相色谱法。不管什么方法，结果均表示为糖化血红蛋白占总血红蛋白的百分比。而化学分析技术已经很少使用。只要操作正确，大多数方法均有很好的精密度，但是不同方法在测定组分上存在差异。

知识点6：糖化血红/白蛋白的检测方法 副高：掌握 正高：掌握

目前应用最广的方法是借助碱性条件下果糖胺的 Amadori 重排产物具有还原性而设计的，它可与硝基四氮唑蓝（NBT）起呈色反应，其颜色深浅同果糖胺含量成正比。

还可采用酶联免疫吸附法（ELISA）法、HPLC 法以及酮胺氧化酶法等多种方法测定糖化白蛋白，而临床多用 KAOD 法。

知识点7：胰岛素及C肽的检测方法 副高：掌握 正高：掌握

临床上通常借助胰岛素和C肽的抗原性，采用免疫学方法进行检测。目前有放射免疫分析法（RIA）、ELISA 法、化学发光免疫分析法（CLIA）以及电化学发光免疫分析法等。

知识点8：胰岛素原的检测方法 副高：掌握 正高：掌握

借助胰岛素原的抗原性，采用免疫学方法进行检测。目前有 RIA 法、ELISA 法以及电化学发光免疫分析法（ECLIA）等多种方法。

知识点9：酮体的检测方法 副高：掌握 正高：掌握

酮体含有三种成分即乙酰乙酸、丙酮酸和β-羟丁酸，检测样本可来自血液与尿液。尿酮的检测多采用酮体检查片法以及尿酮体试纸条法做半定量测定。β-羟丁酸的测定方法包括酸氧化比色法、气相色谱法、酶法和毛细管电泳法。临床比较常用的是酶法。

知识点10：丙酮酸和乳酸的检测方法 副高：掌握 正高：掌握

乳酸的测定方法有化学氧化法、电化学法、酶催化法以及酶电极感应器法。化学氧化法使用高锰酸盐或二氧化锰将乳酸氧化成乙醛和 CO_2 或 CO；酶电极感应器法是在乳酸氧化酶催化下，乳酸生成丙酮酸和 H_2O_2，H_2O_2 在铂电极表面发生氧化还原反应，释放出电子，产生电流，用安培计测定 H_2O_2 生成量，计算出乳酸浓度；电化学法是在乳酸脱氢酶作用下铁氰基团氧化乳酸，同时自身被还原成为亚铁氰基团，亚铁氰基团在铂电极表面被氧化，产生的电流与亚铁氰基团量成正比，也与乳酸浓度呈正相关。

丙酮酸测定方法包括2，4-二硝基苯肼法、乳酸脱氢酶法以及高效液相色谱法等。

知识点11：尿微量白蛋白的检测方法　　副高：掌握　正高：掌握

尿微量白蛋白的测定方法有两类：一类是染料结合法，包括溴酚蓝染料结合法、凝胶过滤溴酚蓝结合法以及新开发的阴离子染料 Albumin blue 580 结合法等（目前国内无试剂供应），而另一类是免疫学方法，包括化学发光法、放射免疫法、酶联免疫吸附试验、免疫荧光法、免疫乳胶凝集试验、高效液相色谱法，以及目前普遍使用的免疫比浊法（包括散射比浊法和透射比浊法，前者需要专门设备，后者在临床应用比较广泛，适用于手工和各种生化分析仪）。报告方式不一，有的以每升尿中白蛋白量表示，有的以24小时排泄量表示，常用的报告方式是以白蛋白/肌酐比值报告。

知识点12：糖尿病生化指标的临床应用　　副高：掌握　正高：掌握

糖尿病生化指标的临床应用包括糖尿病的早期筛查、糖尿病的生化诊断、糖尿病的治疗效果评价以及糖尿病并发症的生物化学诊断。

知识点13：糖尿病的早期筛查　　副高：掌握　正高：掌握

糖尿病的早期筛查指标包括：免疫学标志物，包括胰岛细胞自身抗体（ICA）、胰岛素自身抗体（IAA）、谷氨酸脱羧酶（GAD）和胰岛素瘤相关蛋白2（IA-2抗体）等；血糖，包括IFG和IGT；胰岛素分泌，包括空腹分泌、脉冲分泌以及葡萄糖刺激分泌；基因标志物，如HLA的某些基因型。

这些指标不需要全部都应用在临床上，对于1型糖尿病而言，因为检查成本昂贵且尚无有效的治疗方案，所以不推荐使用免疫学标志物进行常规筛查，只有以下几种情况下才进行该项检查。

（1）某些最初诊断为2型糖尿病，却出现了1型糖尿病的自身抗体并发展为依赖胰岛素治疗者。

（2）准备捐赠肾脏或部分胰腺用于移植的非糖尿病家族成员。

（3）评估妊娠糖尿病妇女演变为1型糖尿病的风险。

（4）从儿童糖尿病患者中鉴别出1型糖尿病，以尽早进行胰岛素治疗。

对于2型糖尿病，因为在临床诊断时，30%已存在糖尿病并发症，说明至少在临床诊断的10年前疾病就已经发生了，所以，推荐对有关人群进行FPG或OGTT筛查（表2-10-3）。

表 2-10-3 建议进行空腹血糖或口服葡萄糖耐量试验筛查的人群

1. 所有年满 45 周岁的人群，每 3 年进行一次筛查
2. 对于较年轻的人群，如有以下情况，应进行筛查：
（1）肥胖个体，体重≥120%标准体重或者 BMI≥27
（2）存在与糖尿病发病高度相关的因素
（3）糖尿病发病的高危种族（如非裔、亚裔、土著美国人、西班牙裔和太平洋岛屿居民）
（4）已确诊妊娠糖尿病或者生育过 9kg 以上体重婴儿的患者
（5）高血压患者
（6）高密度脂蛋白胆固醇水平≤0. 90mmol/L（35mg/dl）或甘油三酯水平≥2. 82mmol/L（250mg/dl）
（7）曾经有糖耐量受损或者空腹血糖降低的个体

注：BMI 为体质指数，BMI=体重（kg）/身高的平方（m^2）

知识点 14：糖尿病治疗效果评价　　副高：掌握　正高：掌握

糖尿病是一种长期存在的疾病，所以必须对其进行监控，以观察疗效和疾病进程。HbA1c、GA（糖化白蛋白）等可反映不同时间段内血糖的控制情况。

知识点 15：糖尿病并发症的生物化学诊断　　副高：掌握　正高：掌握

DM 酮症酸中毒、高渗性非酮症糖尿病性昏迷以及乳酸性酸中毒糖尿病性昏迷是糖尿病最常见的急性并发症，但三者有截然不同的处理方式。

三者的鉴别诊断主要依据实验室检查结果。高渗性非酮症糖尿病性昏迷的诊断要点是体内的高渗状态，实验室检查结果为“三高”，即血糖高（≥33. 3mmol/L）、血钠高（≥145mmol/L）、血渗透压高［≥350mOsm/(kg·H_2O)］；诊断 DM 酮症酸中毒的要点是体内酮体增加和代谢性酸中毒，如尿、血酮体明显强阳性，后者定量多大于 5mmol/L；血 pH 和 CO_2 结合力降低，碱剩余负值增大，阴离子间隙增大，但血浆渗透压仅轻度上升；尿糖呈强阳性，血清酮体可稍增高，但是 pH 大多正常。乳酸性酸中毒糖尿病性昏迷的诊断要点为体内乳酸明显增加，尤其是血乳酸浓度>2mmol/L，pH 降低，乳酸/丙酮酸比值>10 并排除其他酸中毒原因时，可以确诊本病。

糖尿病慢性并发症的实验室监测指标如下。

（1）尿蛋白（微量白蛋白尿与临床蛋白尿）。

（2）糖化蛋白（包括 GHb 及 GA 等）。

（3）血糖与尿糖。

（4）其他并发症评估指标，如肌酐、胆固醇、三酰甘油等。

（5）胰腺移植效果评估指标，如 C 肽和胰岛素等。

第十一章 血浆脂蛋白及其代谢紊乱

第一节 血浆脂蛋白代谢的基本知识

知识点1：血浆脂蛋白的结构 副高：熟悉 正高：掌握

成熟的血浆脂蛋白为大小不同的球状颗粒，由两大部分组成，也就是疏水性的内核与亲水性的外壳，如图2-11-1所示。内核由不同量的胆固醇酯（CE）与三酰甘油（TG）组成，其表面由载脂蛋白（apo）、磷脂（PL）及游离胆固醇（FC）组成，FC及PL的极性基团向外露在血浆中，载脂蛋白属于兼性化合物，它的疏水部分隐蔽于脂蛋白中，而亲水部分突出于脂蛋白颗粒的表面。这种结构使脂蛋白能够溶于水，并可以接触酶和细胞表面的受体，在脂蛋白颗粒之间内核及外壳中各种成分不断地进行交换，脂蛋白的密度和颗粒大小也是连续变化的。所以，在进行血浆脂蛋白分离时，各种脂蛋白间常有重叠。

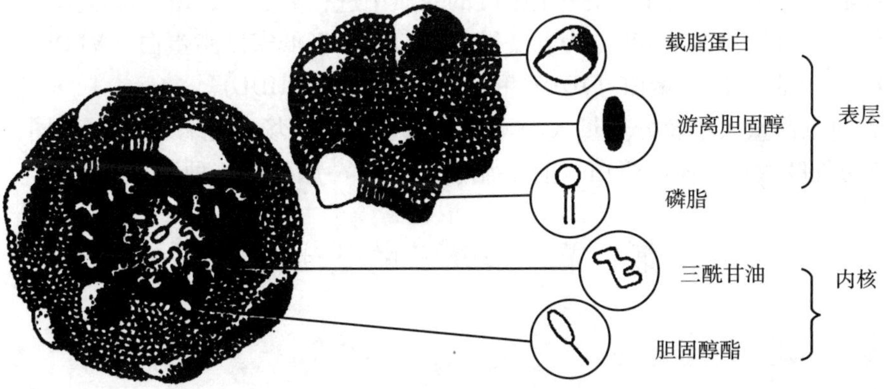

图2-11-1 血浆脂蛋白结构

知识点2：血浆脂蛋白的组成及特征 副高：熟悉 正高：掌握

各种脂蛋白的物理化学性质和组成成分均不相同，血浆脂蛋白的组成及特征如表2-11-1所示。

表 2-11-1 人血浆脂蛋白的组成及特征

分类	CM	VLDL	IDL	LDL	HDL	Lp（a）
密度（g/ml）	<0.95	0.95~1.006	1.006~1.019	1.019~1.063	1.063~1.210	1.040~1.130
电泳位置	原点	前α	α和前α之间	α	β	前β
主要脂质	外源性 TG	内源性 TG	内源性 TG、CE	CE	PL	CE、PL
主要载脂蛋白	apoAⅠ apoB48 apoCⅠ apoCⅡ apoCⅢ	apoB100 apoCⅠ apoCⅡ apoCⅢ E	apoB100 apoE	apoB100	apoAⅠ apoAⅡ apoD	（a） apoB100
合成部位	小肠黏膜细胞	肝细胞	血浆	血浆	肝、肠、血浆	肝细胞
功能	转运外源性 TG	转运内源性 TG	转运内源性 TG、CE	转运内源性 CE	逆向转运 CE	

知识点 3：血浆脂蛋白的分类 副高：熟悉 正高：掌握

血浆 LP 的构成不均一，很难按理化性质进行分类。目前主要依据各种 LP 的水化密度及电泳迁移率的不同分别利用超速离心法和电泳法进行分类。

超速离心法是根据各种 LP 在一定密度的介质中进行离心时，由于漂浮速率不同而进行分离的方法。一般可将血浆 LP 分为乳糜微粒（CM）、极低密度脂蛋白（VLDL）、低密度脂蛋白（LDL）、中间密度脂蛋白（IDL）和高密度脂蛋白（HDL）。

因其表面电荷量大小及分子量大小不同，脂蛋白在电场中迁移速率也不同，据此可将血浆 LP 分为乳糜微粒、β-脂蛋白、前 β-脂蛋白以及 α-脂蛋白 4 种。

第二节 血清三酰甘油检验

知识点 1：酶法测定三酰甘油 副高：掌握 正高：熟悉

（1）原理 通过高效的微生物脂蛋白脂肪酶（LPL）使血清中三酰甘油（TG）水解成甘油与脂肪酸，将生成的甘油用甘油激酶（GK）与三磷腺苷（ATP）磷酸化，以磷酸甘油氧化酶（GPO）氧化 3-磷酸甘油（G-3-P），之后用过氧化物酶（POD）、4-氨基比林（4-AAP）与 4-氯酚（三者合称 PAP）显色，测定所生成的 H_2O_2，因此本法简称 GPO-PAP 法。

（2）参考区间 正常人 TG 水平高低受到生活环境的影响较大，中国人低于欧美人，成年以后随年龄增长而上升。TG 水平的个体内和个体间差异都比 TC 大，人群调查的数据较为分散，呈明显正偏态分布。营养良好的中、青年 TG 水平的平均值去除游离甘油（FG）为 0.90~1.00mmol/L（80~90mg/dl），老年前期与老年人平均超过 1.13mmol/L（100mg/dl），95%中青年约为 1.69mmol/L（150mg/dl），老年人约为 2.26mmol/L（200mg/dl）。

知识点2：变色酸显色法测定三酰甘油 副高：掌握 正高：熟悉

变色酸显色法，为环庚直链淀粉-丹磺酰氯（CDC）参考方法。其原理是借助二氯甲烷抽提血清TG，同时加入硅酸去除磷脂、一酰甘油、游离甘油、部分二酰甘油及蛋白。TG经氢氧化钾皂化生成甘油，酯化后以过碘酸氧化甘油产生甲醛，利用亚砷酸还原过剩的过碘酸后，甲醛与变色酸在硫酸溶液中加热产生反应，产生紫红色物质，然后进行比色测定。

本法依据Van Handel等（1957）及Carlson法（1963）改进而来。反应式如图2-11-2。

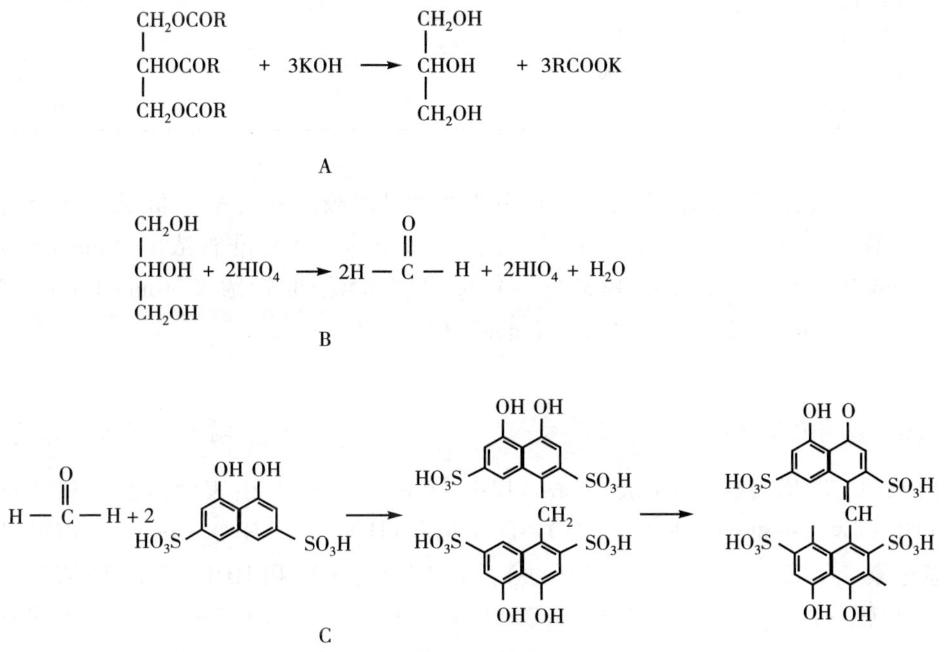

图2-11-2 变色酸显色法反应式

注：A：皂化反应；B：氧化反应；C：显色反应

第三节 血清低密度脂蛋白胆固醇检验

知识点1：聚乙烯硫酸（PVS）沉淀法 副高：掌握 正高：熟悉

（1）原理 依据聚乙烯硫酸选择沉淀血清中低密度脂蛋白（LDL），测出上清液中的胆固醇代表高密度脂蛋白胆固醇（HDL-C）与极低密度脂蛋白-胆固醇（VLDL-C）之和，因此TC减去上清液胆固醇即得低密度脂蛋白胆固醇（LDL-C）值。试剂中含EDTA用以除去两价阳离子，避免极低密度脂蛋白（VLDL）共同沉淀。适量的中性多聚物聚乙二醇单甲醚（PEGME）用来加速沉淀。胆固醇测定同总胆固醇（TC）测定。

（2）操作 用早晨空腹血清，若在4℃存放不得超过4天，深低温保存只能冷冻1次，融化后即须测定。在小离心管中加入沉淀剂100μl、血清200μl，混合，室温放置15分钟，离心（3000r/min，15分钟），取上清液按照表2-11-2进行操作。

表2-11-2 PVS沉淀法操作步骤

加入物	空白管	标准管	标本管
上清液（μl）	—	—	30
定值血清（μl）	—	30	—
蒸馏水（μl）	30	—	—
酶试剂（μl）	2.00	2.00	2.00
酶试剂（μl）	2.00	2.00	2.00

混合之后，放置37℃水浴5分钟，用分光光度计测吸光度（A），波长500nm。

（3）计算 ①TC（mmol/L）= TC测定管A/标准管A×校准管浓度（mmol/L）。②非LDL-C（mmol/L）=（非LDL-C测定管A）/标准管A×校准管浓度（mmol/L）。③LDL-C（mmol/L）= TC（mmol/L）-非LDL-C（mmol/L）。

知识点2：匀相测定法 副高：掌握 正高：熟悉

（1）原理 ①增溶法（Sol法）：a. VLDL、CM以及HDL由表面活性剂和糖化合物封闭。b. LDL-C表面活性剂+CEH和COD→胆甾烯酮+H_2O_2。c. H_2O_2+4-AAP+POD+HSDA→苯醌亚胺色素。②表面活性剂法（SUR法）：a. VLDL、CM和HDL+表面活性剂Ⅰ+CEH和COD→胆甾烯酮+H_2O_2，H_2O_2+POD→清除H_2O_2，无色。b. LDL-C+表面活性剂Ⅱ+CEH和COD→胆甾烯酮+H_2O_2。c. H_2O_2+4-AAP+POD+HSDA→苯醌亚胺色素。③保护法（PRO）：a. LDL+保护剂，保护LDL不被酶反应，非LDL-C+CEH和COD→H_2O_2+过氧化氢酶→H_2O_2。b. LDL-C+去保护剂CEH和COD→胆甾烯酮+H_2O_2。c. H_2O_2+4-AAP+POD+HDAOS→显色。④过氧化氢酶法（CAT法）：a. 非LDL-C+非离子表面活性剂+CEH和COD→胆甾烯酮+H_2O_2，H_2O_2+过氧化物酶→H_2O。b. LDL-C+离子型表面活性剂+CEH和COD→胆甾烯酮+H_2O_2过氧化氢酶+NaN_3→抑制。c. H_2O_2+4-AAP+POD+HSDA→苯醌亚胺色素。⑤紫外法（CAL法）：a. LDL+Calixarene→可溶聚合物，非LDL-C+CE和CO+肼→胆甾烯酮腙。b. LDL-C+去氧胆酸+β-NAD+CEH和CH→胆甾烯酮腙+β-NADH。

（2）参考区间 LDL-C水平随年龄增长而上升，中、老年人平均2.7～3.1mmol/L（105～120mg/dl）。①我国《血脂异常防治建议》提出的判断标准：理想范围为小于3.12mmol/L（<120mg/dl），边缘升高为3.15～3.61mmol/L（121～139mg/dl），升高为大于3.64mmol/L（>140mg/dl）。②NCEP（美国国家胆固醇教育计划），ATPⅢ提出的医学决定水平：理想水平为小于2.58mmol/L（100mg/dl），接近理想为2.58～3.33mmol/L（100～129mg/dl），边缘增高为3.64～4.11mmol/L（130～159mg/dl），增高为4.13～4.88mmol/L

（160～189mg/dl），很高为大于或等于 4.91mmol/L（≥190mg/dl）。

知识点 3：Friedewald 公式计算法 副高：掌握 正高：熟悉

Friedewald 原公式依照旧单位（mg/dl）计算，假设血清中 VLDL-C 为血清 TG 量的 1/5（以重量计），则：LDL-C＝TC-HDL-C-TG/5。

依照法定计量单位（mmol/L）计，则应为：LDL＝C-TC-HDL-C-TG/2.2

第四节 脂蛋白、血清载脂蛋白与血清脂蛋白检验

知识点 1：高密度脂蛋白检验 副高：掌握 正高：熟悉

高密度脂蛋白是血清中颗粒最小、密度最大的一组脂蛋白，被视为人体内具有抗动脉粥样硬化的脂蛋白，同时大量流行病资料表明，血清 HDL-C 水平与冠心病发病呈负相关，故将 HDL-C 叫作“好的胆固醇”。

（1）检测方法　参考方法为超速离心法，目前常规检测方法为均相测定法。

（2）参考区间　HDL-C 合适范围为 1.04～1.55mmol/L（40～60mg/dl）。1.04mmol/L（40mg/dl）以下为降低，1.55mmol/L（60mg/dl）以上为升高。2001 年全民胆固醇教育计划（NCEP）成人治疗计划（ATP）Ⅲ报告认为 HDL-C 的合适范围为大于 1.04mmol/L（40mg/dl）。

知识点 2：低密度脂蛋白检验 副高：掌握 正高：熟悉

LDL-C 超速离心法是低密度脂蛋白胆固醇测定的参考方法。可供选择的方法主要有：表面活性剂清除法（SUR 法），过氧化氢酶清除法（CAT 法），可溶性反应法（SOL 法），杯芳烃法（CAL 法）以及保护性试剂法（PRO 法）。应用 Friedewald 方程也可以得到 LDL-C 浓度，但是 Seyed-Ali Ahmadi 的研究认为，对于血清三酰甘油低或总胆固醇过高的患者，Friedewald 方程可能会过高估计 LDL-C 浓度，所以要用线性回归修正的公式计算。

（1）检测方法　参考方法为超速离心法，常规方法为第三代均相测定法。

（2）参考区间　2007 年《中国成人血脂异常防治指南》规定，LDL-C 合适范围：<3.37mmol/L（130mg/dl）；边缘升高（危险阈值）：3.37～4.12mmol/L（130～159mg/dl）：升高：>4.14mmol/L（160mg/dl）。NCEP ATPⅢ明确要求，高脂血症患者血 LDL-C 的治疗目标值定为 2.6mmol/L（100mg/dl）以下。

知识点 3：小而密低密度脂蛋白检验 副高：掌握 正高：熟悉

依据非变性梯度凝胶扫描测定 LDL 主峰颗粒直径（PPD）将 LDL 分成两种亚型：PPD>25.5nm为 A 型，也就是大 LDL，密度接近 1.02g/ml；LDL PPD<25.5nm 为 B 型，密

度接近 1.06g/ml，又称为小而密低密度脂蛋白（SD-LDL）。

检测方法：SD-LDL 的检测方法有多种，其中密度梯度超速离心法是检测 LDL 亚型的“金标准”，而梯度凝胶电泳法则是最为常用的方法，肝素-镁沉淀法是 SD-LDL 检测方法的研究热点，此法借助肝素-镁离子可选择性沉淀密度小于 1.044g/L 的脂蛋白的特点，分离得到密度大于 1.044g/L 的 SD-LDL 和 HDL 的上清液，利用自动生化分析仪选择性测定上清液中 SD-LDL-C 和 SD-LDL apoB 的含量，进而实现 SD-LDL 的定量。

知识点 4：脂蛋白（a）检验 副高：掌握 正高：熟悉

脂蛋白（a）［LP（a）］是一种密度介于 HDL 和 LDL 之间，并与两者重叠的特殊的脂蛋白。

（1）检测方法 目前尚没有公认的测定血清 LP（a）的参考方法。临床实验室测定血清 LP（a）常用的方法主要有免疫比浊法与 ELISA，其中以免疫透射比浊法最为常用。

（2）参考区间 健康成人血清 LP（a）<300mg/L。

知识点 5：脂蛋白电泳分型 副高：掌握 正高：熟悉

（1）检测方法 以琼脂糖凝胶为支持介质，先用脂类染料预染血清，使血清脂蛋白着色，然后进行电泳，再用光密度计直接扫描测定各区带，计算出 α-脂蛋白、β-脂蛋白以及前 β-脂蛋白的相对百分比。最近通过电泳技术的改进，根据 LP 的电泳图谱，可以对各组分的胆固醇、三酰甘油进行定量测定。

（2）参考区间 电泳法：α-脂蛋白占 26%~45%，β-脂蛋白占 43%~58%，前 β-脂蛋白占 6%~22%。

知识点 6：血清载脂蛋白检验 副高：掌握 正高：熟悉

（1）原理 血清 apoA Ⅰ与 apoB 分别与试剂中特异性抗人 apoA Ⅰ与 apoB 抗体相结合，形成非溶性免疫复合物，使反应液产生浑浊，以光度计在波长 340nm 测出吸光度，浊度高低同血清中 apoA Ⅰ和 apoB 含量成正比关系。

（2）参考区间 ①apoA Ⅰ平均值为 1.40~1.45g/L，女性比男性略高，年龄变化不明显。②apoB 值不论男女均随年龄增长而上升，70 岁以后不再上升或者开始下降。老年人平均 ApoB 值为 0.95~1.05g/L，中、青年人平均 apoB 值为 0.80~0.90g/L。

知识点 7：血清脂蛋白检验 副高：掌握 正高：熟悉

（1）脂蛋白（a）［Lp（a）］检验 ［Lp（a）］的结构相似于 LDL，可以携带大量的 CHO 结合于血管壁上，有促进动脉粥样硬化的作用。同时，Lp（a）与纤溶酶原有同源性，可以与纤溶酶原竞争结合纤维蛋白位点，从而抑制了纤维蛋白水解作用，促进血栓形成。所以 Lp（a）是动脉粥样硬化和血栓形成的重要独立危险因子。

Lp（a）测定有两类方法，一是免疫化学法测定其所含特殊的蛋白 apo（a），另一类方法则是测定其所含的胆固醇，结果以 Lp（a）-C 表示。目前大多采用免疫学方法测定 apo（a），现在常用的免疫测定是 McAb 酶标记法（ELISA）及免疫比浊法（透射或散射法），后者则受基质效应的干扰大，且灵敏度低。ELISA 法的优点是基质效应不明显，可以选择对 apo（a）分子大小不敏感的 McAb，也可以用 apoB McAb 代替 apo（a）McAb 作为酶标记（第 2）抗体，防止 apo（a）分子大小对结果的影响。下面以免疫透射比浊法来介绍 Lp（a）的测定。①原理：血清 Lp（a）同试剂中的特异性抗人 Lp（a）抗体相结合，能够形成不溶性免疫复合物，使反应液产生浊度，在波长 340nm 测出吸光度，浊度的高低反映血清标本中 Lp（a）的含量高低。②参考区间：正常人 Lp（a）数据呈明显偏态分布。80%的正常人 Lp（a）浓度<200mg/L，个别人可高达 1000mg/L 以上。一般以 300mg/L 为分界线，高于此水平者表明冠心病危险性明显增高。

（2）脂蛋白电泳　脂蛋白颗粒表面的载脂蛋白也同其他血清蛋白一样具有兼性离子，暴露在表面的极性基团在 pH 8.6 时因带负电荷而能向阳极移动，因为各种蛋白的等电点不同，所带电荷也不同，所以能在支持介质上对其进行分离。脂蛋白的泳动速度也在一定程度上受到颗粒大小的影响。

人血清脂蛋白成分比例的检测分析是高脂蛋白血症诊断（分型）十分重要的依据。

第五节　脂蛋白代谢紊乱

知识点 1：原发性高脂蛋白血症的分型　　副高：熟悉　正高：掌握

1970 年，世界卫生组织（WHO）以临床表型为基础分为 6 型，将原来的Ⅱ型分为Ⅱa 与Ⅱb 两型，见表 2-11-3。这一分型方案，除要求测定血脂指标外，还需要进行血清 LP 电泳图谱分析，并把血清置于 4℃过夜后，观察血清浑浊程度，再确定分型。

表 2-11-3　人高脂蛋白血症分型及其特征

指标	Ⅰ型	Ⅱ型		Ⅲ型	Ⅳ型	Ⅴ型
		Ⅱa	Ⅱb			
增加的 LP	CM↑↑	LDL↑	LDL↑ VLDL↑	IDL↑	VLDL↑	CM↑ VLDL↑
血浆脂质	TC 正常或↑ TG↑↑↑	TC↑↑↑ TG 正常	TC↑↑ TG↑↑	TC↑↑ TG↑↑	TC 正常或↓ TG↑↑	TC 正常或↑ TG↑↑↑
Ch/TG	<0.2	>1.6	>1.0	~1	>0.6 且<1.6	<0.6

续 表

指标	Ⅰ型	Ⅱ型		Ⅲ型	Ⅳ型	Ⅴ型
		Ⅱa	Ⅱb			
病因	LPL 缺失 Apo CⅡ缺失（外因性高脂血症）	LDL 受体异常	不明	apoE 异常（E2/2）等	不明（内因性高脂血症）	LPL 缺失（杂合子，部分）（外因性和内因性混合型高脂血症）
临床发病时期、症状	儿童期肝大、脾大、腹痛、胰腺炎	儿童期至成人肝大、脾大、角膜环		成人肝大、脾大（少见）、角膜环	成人肥胖、腹痛、脾大	儿童期至成人肥胖、肝大、脾大、腹痛、胰腺炎
冠状动脉疾病	稀少	发病率最高		发病率高	中等发病率	比较稀少
合并黄色瘤	丘疹	黄色斑块、结节状、腱黄色瘤		手掌条状、结节状发疹		发疹
糖耐量	正常	正常		异常（多见）	异常（多见）	异常（多见）
高尿酸血症	无	无		少见	多见	多见
遗传	隐性遗传	显性遗传		隐性遗传	显性遗传	不明
出现频率	稀少	多见		少见	最多见	稀少
血清静置试验	上层混浊 下层透明	透明	少有浑浊	浑浊 偶呈乳浊	浑浊	上层乳浊 下层浑浊

注：↑升高；↑↑明显升高；↑↑↑极度升高；↓降低。

知识点 2：常见遗传性脂代谢的载脂蛋白（apo）、受体和酶异常

副高：熟悉 正高：掌握

（1）apo AⅠ异常症 每 500 人中就会有 1 例 apoAⅠ结构基因杂合子出现，比野生型多一个或少一个正电荷或者负电荷。大多数变异体没有明显血脂的变化。apo AⅠ和 apo CⅢ基因重排造成的变异可引起家族性 apo AⅠ和 apo CⅢ缺陷者表现为高密度脂蛋白胆固醇（HDL-C）水平降低，易引起早期动脉粥样硬化。

（2）apoB 异常症 apoB 缺陷将出现无 β-脂蛋白血症或者低 β-脂蛋白血症。低 β-脂蛋白血症为显性遗传病，杂合子者血中低密度脂蛋白胆固醇（LDL-C）浓度低，同无 β-脂蛋白血症有区别。

（3）apo CⅡ异常症 apo CⅡ缺陷导致 LPL 活性降低。由于 apo CⅡ是 LPL 发挥催化作用不可缺少的辅因子，apo CⅡ异常会出现高 TG 血症，也就是高 CM 血症和高 VLDL 血症，发病率约为 1/10 万，现已发现 apo CⅡ有多种变异体。

（4）apo E 异常症 apo E 是 LDL 受体的配体，其表型不同，受体结合的能力也不同于 LDL，apo E4 和 apo E3 几乎相同，apo E2 几乎无结合能力。apo E2 纯合子由于第 158 位氨基酸残基突变，CM 残粒或 β-VLDL 滞留引起高 TC、TG 血症，此型高脂蛋白血症易出现早期动脉粥样硬化。

（5）LDL 受体异常　LDL 受体异常引起家族性高胆固醇血症（FH）发生，属显性遗传，遗传频率约为 1/500。杂合子的高 LDL 血症易引起动脉粥样硬化。FH 的 LDL 受体基因变异和 LDL 受体合成的过程中均可出现异常。

（6）脂蛋白脂肪酶（LPL）与肝脂肪酶（HTGL）异常症　LPL 与 apo CⅡ异常均会出现高乳糜微粒（CM）血症，但是血中 VLDL 并不升高，常会伴有胰腺炎。HTGL 缺乏，有类似于Ⅲ型高脂血症的症状，CM 残粒滞留。

（7）LCAT 异常症　LCAT 缺乏者，HDL 中 CE 比例增加，使 HDL 处于新生未成熟圆盘状态；相反，LDL 的 CE 减少，TG 增多，临床上表现为角膜浑浊、肾损害以及溶血性贫血等症状，鱼眼病就是 LCAT 基因突变，使 Cys 替代 Arg 引起 LCAT 活性降低，导致 HDL 结构变化，并使血浆中 apo AⅠ、apo AⅡ与 HDL 浓度仅是正常人的 20%。

（8）CETP 异常症　CETP 缺陷者或活性受到强烈抑制则呈现高 HDL 血症，血浆 LDL 浓度降低，同时还有可能会出现动脉粥样硬化症。

（9）高脂蛋白（a）血症　LP（a）水平≥30mg/dl 为高 LP（a）血症，为冠心病的独立危险因素。

知识点 3：溶酶体神经鞘脂贮积病　　副高：熟悉　正高：掌握

溶酶体内含多种水解酶，可分解出多种物质，其中酸性水解酶非常丰富。溶酶体因酶的缺陷或破裂或异常释放等均可引起疾病，如溶酶体水解酶遗传性缺陷，细胞内代谢物不能被分解而贮积于次级溶酶体内，从而引起贮积病。若先天缺乏 β-葡萄糖脑苷脂酶，则可导致戈谢病的产生，在骨髓细胞中均可见到体积大于红细胞数倍的泡沫细胞，称为戈谢细胞。

目前报道的有 60 余种溶酶体酶缺陷病。溶酶体因酶缺陷造成的疾病，主要是脂质代谢紊乱的疾病，以神经鞘脂代谢紊乱为特点的脂质贮积病发病率十分低，为 1/10 万~1/1 万。

知识点 4：继发性高脂蛋白血症　　副高：熟悉　正高：掌握

某些疾病及药物等导致继发性高脂血症，原发性疾病治疗取得一定效果之后，约有 40%的高脂血症患者血脂水平可以恢复正常。继发性高脂血症主要有下列几种原因。

（1）糖尿病　在肝脏，因为游离脂肪酸合成 VLDL 亢进，在胰岛素缺乏的状态下，LPL 活性降低，CM、VLDL 的分解量减少，出现以高 TG 血症与低 HDL 血症为特征的继发性高脂血症。另外，胰岛素依赖性糖尿病因为胰岛素的严重缺乏，致使糖利用障碍，从而引起脂肪组织分解加剧，导致显著的高 TG 血症。

（2）肥胖　游离脂肪酸增加与抗胰岛素作用促使胰岛素分泌亢进，出现 VLDL 增加现象。肥胖指标为体重指数（BMI）高低。正常：BMI 20~23.9；超重或偏胖：BMI 24~

26.9；肥胖：BMI 27 或者以上。

（3）甲状腺功能低下症　肝脏 LDL 受体减少，以出现高胆固醇血症为特征，LPL 与 HTGL 活性降低，使中密度脂蛋白（IDL）升高。

（4）Cushing 综合征　糖皮质激素促进脂肪分解，使肝脏合成 VLDL 增加，血中 VLDL、LDL 浓度升高，多以Ⅱa、Ⅱb 以及Ⅳ型高脂血症出现。

（5）肾病　由于低白蛋白血症的原因，使白蛋白、apoB 合成亢进，从而使 VLDL 合成也增加，血中 VLDL 及其代谢物 LDL 产生也增加，多以Ⅱ型高脂血症出现。另外，慢性肾功能不全，由于 LPL 活性降低，出现以 VLDL 升高为主的高脂血症呈现Ⅳ型高脂血症。

（6）药物性高脂血症　多由于肾上腺皮质激素使用不当所引起。

第六节　动脉粥样硬化

知识点1：动脉粥样硬化的概述　　副高：熟悉　正高：掌握

动脉粥样硬化（AS）指的是动脉内膜的脂质、血液成分的沉积，平滑肌细胞及胶原纤维增生，并伴有坏死及钙化等不同程度的病变的一类慢性进行性病理过程。动脉粥样硬化主要损伤动脉壁内膜，是血管壁纤维化增厚与狭窄的一种病理改变。凡能增加胆固醇内流和沉积的脂蛋白如 LDL、β-VLDL、ox-LDL 等，均是引起动脉粥样硬化的因素；凡能促进胆固醇外运的脂蛋白如 HDL，则具有抗动脉粥样硬化性作用，称为抗动脉粥样硬化性因素。

知识点2：动脉粥样硬化的危险因素　　副高：熟悉　正高：掌握

AS 的主要危险因素有：高血压、高脂血症、性别、吸烟、内分泌因素、遗传因素等。以上危险因素中高脂血症、高血压、吸烟是促进 AS 发病全过程的三大主要因素。AS 病因绝非一种因素所致，可能是多种因素联合作用引起。

知识点3：引起动脉粥样硬化的脂蛋白　　副高：熟悉　正高：掌握

（1）脂蛋白残粒　富含 TG 的 CM 及 VLDL 经 LPL 水解生成脂蛋白残粒（CM 残粒与 IDL），并转变成为富含胆固醇酯和 apo E 的颗粒沉积于血管壁。Ⅲ型高脂血症出现异常脂蛋白残粒即 β-VLDL，由于肝脏的残粒（apo E）受体结合率降低，apo E2/2 与 apo E 缺失等使血液中滞留的 LP 转变成为异常脂蛋白 β-VLDL，经清道夫受体介导摄取进入巨噬细胞引起动脉粥样硬化的增强作用。

（2）变性 LDL　LDL 的蛋白组分经过化学修饰，使其正常的立体构象发生改变，生物学活性也相应地发生变化，这种经化学修饰的 LDL 称为变性 LDL 或修饰 LDL，目前发现的变性 LDL 包括乙酰 LDL、氧化 LDL 以及糖化 LDL。其中乙酰 LDL 是 LDL 中的 apo B100 赖氨酸残基被乙酰化产生修饰 LDL，激活巨噬细胞，并通过清道夫受体介导，使巨噬细胞摄取乙酰 LDL 而转变成泡沫细胞，促进 AS 形成。

（3）B型LDL　血中LDL-C升高，LDL被氧化是动脉粥样硬化发生的前提条件，但是有部分冠心病（CHD）患者血清LDL-C在正常范围，若再分析其LDL亚组分，健康人和CHD患者可能会有差别，由于LDL亚组分不同和特性差异，其氧化易感性和被巨噬细胞摄取的量也不同，与CHD的发生、发展呈高度相关性。LDL一般分为A型与B型亚组分，其中B型是小而密的LDL，是动脉粥样硬化发生的高危险因素。

小而密LDL（SD-LDL）可能与遗传有关。同时TG含量也决定了SD-LDL表型。通常高TG的患者会有高SD-LDL和低HDL的表型，由于血浆中过高的TG会通过CETP转移到LDL和HDL中，成为LPL更好的底物，伴随着LDL中TG不断被水解，LDL颗粒被转化成为小而密LDL。富含TG的小而密LDL很难通过LDL受体介导途径从循环中清除，会在血浆中停留，并且抗氧化性弱，更易被氧化，并被巨噬细胞摄取，促进动脉粥样硬化的发生。

（4）LP（a）　目前已发现apo（a）基因位点中至少有26个等位基因同多态性有关。这些等位基因至少表达有34种apo（a）异构体。apo（a）的生理功能可能是转运脂质至末梢细胞，LP（a）是公认的引起动脉粥样硬化的独立危险因素。

第十二章　心脏疾病的生物化学标志物

第一节　心肌损伤的蛋白标志物

知识点 1：心肌酶谱　　副高：掌握　正高：掌握

心肌酶谱主要包括：血清天门冬氨酸转氨酶检测、血清乳酸脱氢酶及其同工酶检测、血清肌酸激酶及其同工酶检测。

知识点 2：血清天门冬氨酸转氨酶　　副高：掌握　正高：掌握

（1）检测方法　一般采用酶偶联速率法。

（2）参考范围　<40U/L（37℃）。

（3）临床意义　天门冬氨酸转氨酶（AST）在急性心肌梗死（AMI）发生后 6~12 小时升高，24~48 小时达峰值，持续 5 天或 1 周，之后降低。因为 AST 不具备组织特异性，血清单纯 AST 升高不能诊断心肌损伤。

知识点 3：血清乳酸脱氢酶及其同工酶　　副高：掌握　正高：掌握

（1）原理　乳酸脱氢酶（LD）常用速率法检测其总活性，而 LD 同工酶谱常用电泳法测定。

（2）参考范围　①LD：丙酮酸为底物，200~380U/L；乳酸为底物，109~245U/L。②LD 同工酶（琼脂糖凝胶电泳）：LD_1 为（28.4±5.3）%；LD_2 为（41.0±5.0）%；LD_3 为（19.0±4.0）%；LD_4 为（6.6±3.5）%；LD_5 为（4.6±3.0）%。

（3）临床意义　发生心肌损伤时，心肌细胞膜破裂，线粒体、胞质内物质外漏到细胞间液及外周血中。LD 和 LD_1 在急性心肌梗死发作后 8~12 小时出现在血中，48~72 小时达峰值，LD 的半衰期为 57~170 小时，7~12 天恢复正常，如果连续测定 LD，对于就诊较迟、肌酸激酶（CK）已恢复正常的 AMI 患者有一定的参考价值。

知识点 4：血清肌酸激酶及其同工酶　　副高：掌握　正高：掌握

（1）原理　检测肌酸激酶（CK）最为常用的方法为速率法。

（2）参考范围　CK：男性为 80~200U/L，女性为 60~140U/L；CK-MB 活性：<15U/L；CK-MB 质量：<5μg/L。

（3）临床意义　CK、CK-MB 对于诊断 AMI 的贡献卓著，是世界上应用最广泛的心肌损伤指标。既可用于较早期诊断 AMI，也可用于估计梗死范围大小或者再梗死。CK 和 CK-MB 在 AMI 发生后 4~6 小时即可超过正常上限，24 小时达峰值，48~72 小时恢复正常，CK 半衰期为 10~12 小时。

知识点 5：血清心肌肌钙蛋白　　副高：掌握　正高：掌握

血清心肌肌钙蛋白包括心肌肌钙蛋白 T（cTnT）、心肌肌钙蛋白Ⅰ、肌红蛋白（Mb）、心脏型脂肪酸结合蛋白（H-FABP）、糖原磷酸化酶同工酶 BB（GP-BB）、缺血修饰性白蛋白（IMA）。

知识点 6：心肌肌钙蛋白 T（cTnT）　　副高：掌握　正高：掌握

（1）检测方法　最初采用的 cTnT 检测试剂是由生物素标记的鼠抗人 cTnT 单克隆抗体制备的，此抗体与慢肌的骨骼肌肌钙蛋白 T（sTnT）有 3.6%的交叉反应，最低检测限为 0.04μg/L，第二代试剂减少了与慢肌的交叉反应，最低检测限为 0.02μg/L。而目前已有电化学发光检测试剂盒，该试剂盒所用的抗体和第二代相同，最低检测限为 0.01μg/L，试验可在 9 分钟内完成。第二代试剂 99.6%非心脏病患者 cTnT<0.1μg/L，心肌损伤的判断值（cut-off）>0.08μg/L。

（2）参考范围　<0.1μg/L。

（3）临床意义　cTnT 是诊断 AMI 的确定性标志物。AMI 发病后 3~6 小时血清 cTnT 即升高，10~24 小时达峰值，峰值可达参考值的 30~40 倍，恢复正常需要 10~15 天。对 Q 波性、亚急性心肌梗死或 CK-MB 无法诊断的患者更有价值。cTnT 在判断微小心肌损伤方面也有价值，还可用于评估溶栓疗法成功与否，观察冠状动脉是否复通，还常用于判断急性心肌梗死大小，对于诊断心肌炎，cTnT 是要比 CK-MB 敏感得多的指标。

知识点 7：心肌肌钙蛋白Ⅰ　　副高：掌握　正高：掌握

（1）检测方法　目前多采用化学发光法进行定量检测。

（2）参考范围　<0.03μg/L，AMI 诊断的 cut-off 值为 0.5μg/L。

（3）临床意义　cTnⅠ是一个十分敏感和特异的急性心肌梗死标志物。心肌内 cTnⅠ很丰富，心肌损伤后 4~6 小时释放入血，达到诊断决定值。

知识点 8：肌红蛋白（Mb）　　副高：掌握　正高：掌握

（1）检测方法　荧光免疫测定法、化学发光及电化学发光法等。

（2）参考范围　男性：28~72μg/L；女性：25~58μg/L。

（3）临床意义　Mb 的阴性预测价值为 100%，在胸痛发作 2~12 小时内，如 Mb 阴性可排除急性心肌梗死。心电图结合 Mb 能提高急性心肌梗死早期诊断的有效率，可从 72%升高到 82%。由于 Mb 消除很快，因而是判断再梗死的良好指标。

知识点 9：心脏型脂肪酸结合蛋白（H-FABP）　　副高：掌握　正高：掌握

（1）检测方法　主要有酶联免疫法、乳胶颗粒增强免疫测定、侧流免疫测定以及免疫传感器测定等方法。

（2）参考范围　<5μg/L。

（3）临床意义　血浆 H-FABP 可作为 AMI 损伤的早期标志物。Mb/H-FABP 比值可用于区分心肌损伤及骨骼肌损伤。此外，H-FABP 也可用于评估心肌梗死大小、冠状动脉再灌注及冠状动脉旁路手术，以及作为心肌缺血的标志物。

知识点 10：糖原磷酸化酶同工酶 BB（GP-BB）　　副高：掌握　正高：掌握

（1）检测方法　主要采用一步夹心酶联免疫法，同 GP-LL、GP-MM 交叉免疫反应均低于 1%。

（2）参考范围　<7μg/L。

（3）临床意义　血清（浆）GP-BB 检测可被用于心肌缺血或坏死的早期诊断。

知识点 11：缺血修饰性白蛋白（IMA）　　副高：掌握　正高：掌握

（1）检测方法　正常白蛋白在血清中以活性形式存在，加入氯化钴溶液之后，Co^{2+}可与白蛋白 N 端结合。心肌缺血患者血清中含有比较多的修饰白蛋白，加入同样浓度的氯化钴后，因为 IMA 与 Co^{2+}结合的能力减弱，所以使溶液中存在较高浓度的游离钴，二硫苏糖醇（DTT）可与游离钴发生颜色反应，测定其吸光度，即可推测 IMA 含量。

（2）参考范围　<85μ/ml。

（3）临床意义　2003 年 2 月，美国食品药品监督管理局已批准 IMA 测定作为早期心肌缺血的生化标志物，用于对低危患者辅助 ACS 的诊断。

第二节　心力衰竭的生物化学标志物

知识点 1：B 型利钠肽（proBNP）及 B 型利钠肽原 N 端肽（NT-proBNP）　　副高：掌握　正高：掌握

（1）检测方法　酶联免疫法、荧光免疫测定、化学发光或电化学发光免疫测定等。

（2）参考范围　BNP 判断值：100pg/L；NT-proBNP 判断值：<75 岁为 125pg/L，>75 岁为 450pg/L。

（3）临床意义　可以用于急性状态之下对心力衰竭体征和症状不典型患者或非急性情

况下对有疑似心力衰竭体征和症状的患者进行心力衰竭确认或者排除。

知识点2：A型利钠肽（ANP）及A型利钠肽原N端肽　　副高：掌握　正高：掌握

（1）检测方法　酶联免疫法、放射免疫法以及化学发光免疫测定等。

（2）参考范围　MR-proANP（心房钠尿肽前体中段）：18.4~163.9pmol/L。

（3）临床意义　虽然人们对ANP的认识远早于对BNP的认识，但因为ANP的稳定性及半衰期短等问题导致ANP检测一直无法应用于临床。近年来，鉴于NT-proANP的特性建立了可靠的MR-proANP检测方法，NT-proANP才在临床心力衰竭的危险性评估、诊断及预后判断等方面得以应用。

第三节　心肌缺血及损伤标志物检测的临床应用

知识点1：心肌缺血标志物的临床应用　　副高：熟悉　正高：熟悉

在动脉粥样硬化和血栓共同作用下，当冠状动脉管腔狭窄程度达50%~70%时，患者或有心电图缺血变化，或有临床症状。无典型症状的患者，临床早期诊断冠心病主要依靠静息心电图或者运动心电图（Holter）异常，结合血脂、IMA、hsCRP（检测超敏CRP）、H-FABP（心脏型脂肪酸结合蛋白）以及GPBB（糖原磷酸化酶同工酶BB）等综合判断。

大部分稳定型心绞痛患者不伴心肌损伤，但是心绞痛出现意味着冠状动脉阻塞加重，此时患者往往有典型的症状及心电图改变，临床诊断不难，如结合血小板异常指标、IMA、hsCRP、H-FABP以及GPBB等试验指标更易确诊。一些灵敏的心肌损伤标志物的测定可帮助临床判断是否有损伤。本阶段后期常发生不稳定型心绞痛或者无ST段升高的急性心肌梗死，这两种情况都视为急性心肌缺血，心肌损伤标志物如cTn常可呈阳性，需要紧急处理。

知识点2：急性心肌损伤标志物的临床应用　　副高：熟悉　正高：熟悉

急性心肌损伤标志物的临床应用包括急性冠状动脉综合征（ACS）的危险分层、心肌损伤标志物的检测频度、心脏标志物的判断值、再灌注、手术前后的急性心肌梗死几方面。

知识点3：急性冠状动脉综合征（ACS）的危险分层　　副高：熟悉　正高：熟悉

心肌梗死常表现为胸痛。目前，强调只要休息时发生的胸前区不适持续20分钟以上，就应做紧急状态处理，做12导联心电图及测定心肌损伤标志物。根据病史、体格检查、心电图以及心肌标志物将患者分为：①无心脏病；②慢性稳定型心绞痛；③疑似ACS；④确诊ACS。

Braunwald对非ST段抬高型的ACS患者分层。低危组：①近两周发生心绞痛伴高度或中度冠状动脉病变可能，但无自发性心绞痛持续发作20分钟以上者。②胸痛时心电图

（ECG）正常或者无改变。③cTnT 阴性。中危组：①既往有心肌梗死、外周血管或脑血管病变，或行冠状动脉旁路术。②自发性心绞痛持续发作 20 分钟以上，已缓解，但有高度或中度冠状动脉病变可能，或自发性心绞痛持续发作 20 分钟以下，经休息或用药缓解。③年龄<70 岁。④ECG 有病理性 Q 波或 T 波倒置>0. 2mV。⑤0. 01μg/L<cTnT<0. 06μg/L。高危组（具有以下特征之一）：①近 48 小时有加重的缺血性胸痛发生。②静息时心绞痛持续发作 20 分钟以上。③临床上有第三心音，奔马律，或左心室功能不全（EF<40%），二尖瓣反流，严重心律失常或低血压（SBP<90mmHg），或存在缺血所致的肺水肿，年龄>75 岁。④休息时心绞痛发作伴 ST 段改变>0. 1mV，或者新出现束支传导阻滞或持续性室性心动过速。⑤cTnT>0. 06μg/L。

为了提高诊断效率，在发病后短时间内迅速做出诊断，目前强调以下几方面。

（1）缩短测定周期（TAT） 指从采集血样标本到报告结果的时间。影响 TAT 的因素主要包括标本转送时间、分析前必要的标本预处理时间、分析时间以及送交结果到开单科室的时间。

（2）标志物的选择 目前心脏标志物分为：①早期标志物；②确诊标志物。每一位患者从疼痛发作到送至急诊室间期都不一样，所以以上两种标志物都需要，这样能保证检测出早到或者迟到的急性心肌梗死患者。

知识点 4：心肌损伤标志物的检测频度 副高：熟悉 正高：熟悉

心肌损伤标志物的敏感性常常与发作后的时间有密切关系，峰值浓度与判断梗死面积有关，这些都有赖于合理的检测频度。

（1）排除急性心肌梗死的抽血频率 每个医院的采血频度都不一样，对于想尽快排除 AMI 的患者，在缺少决定性心电图依据时推荐以下抽样频率检测生化标志物以明确有无急性心肌梗死：入院时即刻，入院后 4 小时、8 小时、12 小时或者第 2 天清晨各测 1 次。

（2）对已有能确诊急性心肌梗死的心电图改变者的抽血频度 有 50%的 AMI 患者在送急诊室时已有急性心肌损伤的心电图依据，也就是心电图示 2 个或者 2 个以上连续导联 ST 升高大于 0. 1mV。对这些患者应考虑采用溶栓疗法或经皮冠状血管成形术等应急治疗措施，没有必要为明确诊断再做过多的生化标志物检测。

知识点 5：心脏标志物的判断值 副高：熟悉 正高：熟悉

急性冠脉综合征（ACS）是一个包括动脉粥样斑块破裂、血栓形成以及冠状血管完全与不完全阻塞等复杂多样的病理过程。其临床表现轻重不一，从完全无症状到不稳定型心绞痛再到大面积心肌梗死。对肌钙蛋白那样的敏感、特异的心脏标志物，有必要设立两个决定限。高的异常值就是诊断 AMI 的传统标准，而低的异常值决定有无心肌损伤。

两个决定值在临床上有其实际价值。不稳定型心绞痛患者短期内发生严重心脏病的危险性很高。但是从社会、心理及经济学角度考虑，通常不把患者归入急性心肌梗死类。

根据两个决定值理论，如果胸痛患者肌钙蛋白测定值在急性心肌梗死决定值与参考范围上限之间，表明患者有心肌损害，根据治疗原则做合适的处理。

第一个临界值决定于合适健康人群测定结果的第 97.5 百分位值（单侧试验）。标准化的第二个值是通过 WHO 标准确诊的 AMI 患者在诊断时间窗内所收集到的标志物的浓度，根据建立的标准化操作特性曲线（ROC）确定。建议 cTnT 低临界值定为大于或等于 0.06μg/L。0.06~0.5μg/L 表明轻度心肌损伤，≥0.5μg/L 为急性心肌梗死标准。肌钙蛋白升高程度不同，预后不同。

知识点6：再灌注　　副高：熟悉　正高：熟悉

急性心肌梗死发生后，临床经常采取紧急的冠状血管置换术（俗称“搭桥”手术）、溶栓疗法以及经皮冠状动脉成形术（PTCA）等治疗措施。这些措施的目的是为使阻塞的动脉复通（再灌注），降低死亡率。再灌注的可靠判断依据应是冠状动脉造影，所测到的血流根据国际合作研究“急性心肌梗死患者的溶栓”（TIMI）的标准分级，0~2 级则表明血流不同状态阻塞，3 级表明再灌注，成功再灌注常常出现在治疗开始的 90 分钟内。

心肌标志物作为无创的再灌注成功与否的评估指标广泛应用于临床。不同于持续阻塞的患者，建立了新的冠状循环的急性心肌梗死患者，将释放大量的酶与蛋白质类物质进入循环（冲洗现象），出现一个小高峰。

最近的研究证明选择早期标志物，如肌红蛋白，结合临床资料或心电图改变可提高对治疗性再灌注的无创性评估价值。

知识点7：手术前后的急性心肌梗死　　副高：熟悉　正高：熟悉

心肌标志物还可用于检测接受非心脏手术患者在手术期是否有急性心肌梗死。因为非心肌组织也能释放非特异标志物，这些物质不宜用于术中急性心肌梗死的诊断。心肌肌钙蛋白特异性比较高，常用于检测非心脏手术患者在手术期是否有急性心肌梗死。

第十三章　肝胆疾病的生物化学诊断

第一节　概　　述

知识点1：肝的结构特点　　副高：掌握　正高：熟练掌握

（1）肝脏的解剖特点　肝脏是人体内最大的、多功能实质性器官；脆弱、易损伤；储备、代偿及再生能力极强；具有丰富的血管网。

（2）肝细胞形态结构、化学组成的特点　细胞表面有大量的微绒毛，有利于物质的转运、交换；细胞膜通透性较高，为物质交换提供重要通道；肝细胞含有众多的代谢酶；细胞内细胞器丰富。

知识点2：肝的主要功能　　副高：掌握　正高：熟练掌握

（1）合成与分泌　合成除γ-球蛋白之外的几乎所有的血浆蛋白质，如白蛋白、纤维蛋白原、凝血因子以及转运蛋白质等。肝脏还可以合成并分泌胆汁酸，此为肝脏所特有的功能，调节体内胆固醇水平并且促进脂类和脂溶性物质的消化、吸收。

（2）加工与储存　能加工从肠道吸收经门静脉进肝脏的营养物质，使之变成人体内自己的成分供应全身，并将多余的物质加以贮存，如氨基酸、糖、脂肪酸、脂类、胆固醇、维生素以及矿物质等；还可以对从动脉血带来的代谢产物进行加工利用。

（3）生物转化　在人体整个生命活动过程中，常伴有各种外界异物或者机体自身代谢产生的物质进入体内。这些物质一方面可逆地与血浆蛋白质结合，使其失活；另一方面经肝脏有关酶的作用，利用化学修饰增加其极性或水溶性，使其易于随胆汁或尿液排出体外，起到灭活、解毒作用，以此维持及调节人体内环境的稳定。但是一些物质经过处理后其毒性或药理作用会增强。所以，将来自体内外非营养物质在肝内经过代谢转变的过程称为生物转化。

（4）激素灭活　肝脏也是多种激素在发挥调节作用之后降解的主要部位，借此可以调节血浆激素水平，这一过程称为激素的灭活。

第二节　肝胆疾病的生物化学检测指标

知识点1：血清清蛋白　　副高：掌握　正高：掌握

临床生物化学检验血清清蛋白时采用的标本多为血清。通常情况下，机体血管内的血清清蛋白浓度维持在一定的范围之内，在肝脏疾病时血清清蛋白含量可以升高或降低，但在临床上诊断特异性比较差，通常仅作为常规检验项目。血清清蛋白电泳图谱是了解血清清蛋白全貌的有价值的方法，在某些疾病时可以作为较好的辅助诊断指标（表 2-11-1）。

表 2-11-1 肝病时的血清蛋白异常

血清蛋白	急性肝炎	肝硬化	慢性活动性肝炎	胆汁性肝硬化	阻塞性黄疸	原发或继发性肝癌
白蛋白	正常或↓	↓↓	↓↓	↓	N 或↓	↓
球蛋白	N 或↑	↑	↑	↑	N	N
α_1					↑	
α_2		N	N	↑	↑	↑↑
β	↑	↑	↑	↑↑↑	↑↑	N
γ	↑	↑↑	↑↑↑	↑	N	N

知识点 2：血氨　　副高：掌握　正高：掌握

体内各组织各种氨基酸分解代谢产生的氨以及由肠管吸收的氨进入血液，形成血氨。根据其来源主要分为内源性与外源性。前者主要来自氨基酸的脱氨基作用，其中部分来自肾小管上皮细胞中谷氨酰胺分解产生的氨，胺类的分解也可产生氨；而后者主要包括：①肠道内未被消化的蛋白质和未被吸收的氨基酸，经肠道细菌作用而产生的氨。②血中尿素扩散到肠道，经细菌尿素酶作用水解生成的氨。

知识点 3：血氨的检测方法及参考区间　　副高：掌握　正高：掌握

（1）检测方法　血氨的测定可以分为直接法与间接法。直接法指不需从全血中分离氨，包括酶法与氨电极法；间接法指先从全血中分离出氨再进行测定，包括微量扩散法与离子交换法。还有较新的干化学法。目前应用比较多的是谷氨酸脱氢酶速率法。

（2）参考区间　18～72μmol/L（酶法）。

知识点 4：血氨检测的临床意义　　副高：掌握　正高：掌握

血氨测定在诊断及治疗肝性脑病中有重要作用。高血氨有神经毒性，容易造成肝性脑病。血浆氨测定主要用于肝性脑病的监测和处理；重症肝病、门静脉侧支循环增强、先天性鸟氨酸循环的有关酶缺乏症等可见血氨增高。还可以用于儿童 Reye 综合征（脑病合并内脏脂肪变性综合征）的诊断，该病有严重低血糖、大块肝坏死、急性肝衰竭并且伴有肝脂肪变性，在肝酶谱增高前，血氨即增高。生理性血氨增高见于进食高蛋白饮食或者运动后，血氨降低见于低蛋白饮食、贫血。

知识点5：血氨检测的评价　　副高：掌握　正高：掌握

血氨检测结果的准确性主要取决于标本收集是否符合要求。床边取血后应立即分离血浆尽快进行检测，同时避免外源性氨的污染。因为80%～90%的肝性脑病患者有血氨增高，有的甚至增高到正常值的两倍以上，且血氨增高与神经精神症状严重程度相平行，所以常对肝性脑病的患者进行血氨水平检测作为临床依据。

知识点6：胆红素　　副高：掌握　正高：掌握

胆红素是血液循环中衰老红细胞在肝、脾及骨髓的单核-巨噬细胞系统中分解及破坏的产物。有结合胆红素与非结合胆红素之分，两者之和为总胆红素。在肝胆发生疾病时，胆红素代谢发生障碍，其各种成分在血清中可出现一系列变化，因此胆红素相关检测是临床上常用的肝功能检查项目之一。

知识点7：胆红素的检测方法　　副高：掌握　正高：掌握

血清胆红素及其组分测定分为重氮盐法、高效液相色谱法、胆红素氧化酶法、导数分光光度法、直接分光光度法及干片分光光度法等。其中重氮盐改良J-G法（J-G）与胆红素氧化酶法是临床最常用的方法。

知识点8：胆红素的参考区间　　副高：掌握　正高：掌握

血清总胆红素（STB）　成人：总胆红素为3.4～17.1μmol/L；结合胆红素（CB）为0～6.8μmol/L；未结合胆红素（UCB）为1.7～10.2μmol/L。新生儿：0～1天为34～103μmol/L；1～2天为103～171μmol/L；3～5天为68～137μmol/L。

知识点9：胆红素检测的临床意义　　副高：掌握　正高：掌握

（1）判断有无黄疸、黄疸程度及演变过程。

（2）根据黄疸程度对临床诊断提供依据。

（3）根据胆红素升高程度判断黄疸类型。

（4）根据结合胆红素与总胆红素比值协助鉴别黄疸类型。

知识点10：胆红素检测的评价　　副高：掌握　正高：掌握

胆红素测定对肝病诊断有重要价值，但是对于判断肝细胞损害程度不灵敏。血清胆红素水平与黄疸类型密切相关，可以根据胆红素水平并结合临床症状鉴别诊断黄疸为溶血性、肝细胞性或者阻塞性。在重氮试剂方法中，改良J-G法灵敏度与抗干扰能力均较好，为推荐的常规方法。要求标本避光、低温放置。胆红素标准品需妥善保存、正确配制，胆红素标准品的保存、鉴定以及配制是获得准确结果的前提。

知识点 11：血清总胆汁酸及结合胆酸　副高：掌握　正高：掌握

胆汁酸是肝细胞以胆固醇作为原料而合成的，是清除胆固醇的主要方式。由于胆汁酸的生成和代谢与肝脏有密切关系，胆汁酸的测定能反映肝脏合成、分泌、摄取功能及胆道排泄功能，因此血清胆汁酸水平是反映肝胆疾病的重要指标。

知识点 12：血清总胆汁酸及结合胆酸的检测方法及参考区间　副高：掌握　正高：掌握

（1）检测方法　比较常用的测定方法有高效液相色谱法、放射免疫分析法、酶免疫分析法。酶法中又可分为酶荧光法、酶比色法以及酶循环法。其中酶比色法可用于手工操作，也可用于自动分析，应用较广。酶循环法具有高敏感度、高特异性的优点，因此成为目前推荐的检测血清总胆汁酸的方法。

（2）参考区间　总胆汁酸为（4.9±2.38）μmol/L，餐后 2 小时总胆汁酸（TBA）为（8.22±2.91）μmol/L（酶法）。

知识点 13：血清总胆汁酸及结合胆酸检测的临床意义　副高：掌握　正高：掌握

血清总胆汁酸的测定是反映肝细胞损害的敏感指标，它不仅可用于临床诊断，而且还能反映病情及估计疾病预后。生理性胆汁酸升高见于进食后一过性升高；而病理性胆汁酸升高见于肝细胞损害、胆道梗阻（肝内外胆管梗阻）以及门脉分流（肠道中次级胆汁酸经分流的门脉系统直接进入体循环）。CA/CDCA（胆酸/鹅脱氧胆酸）比值可作为胆道梗阻性病变与肝实质细胞性病变的鉴别指标。其比值>1，见于胆道梗阻性病变；反之，则见于肝实质细胞性病变，其降低程度同肝损害的严重程度呈正相关。餐后 2 小时血清 TBA 测定对各种肝病诊断的敏感度要优于空腹血清 TBA，如果餐后 2 小时血清 TBA 不升高，则胆汁酸重吸收受阻，提示回肠部位有病变。

知识点 14：血清总胆汁酸及结合胆酸的检测评价　副高：掌握　正高：掌握

胆汁酸的合成、分泌、重吸收及加工转化等均与肝、胆、肠等密切相关，所以肝、胆或肠道疾病必然影响胆汁酸代谢，而胆汁酸代谢异常势必会影响到上述脏器功能及胆固醇的代谢水平。血清胆汁酸测定可以作为一项灵敏的肝清除功能试验，特别适用于有可疑肝病但其他生化指标正常或有轻度异常的患者诊断。此外，动态监测进餐之后血清 TBA 水平可以观察急性肝炎的慢性过程或慢性肝炎的纤维化过程。

知识点15：血清转氨酶及其同工酶 副高：掌握 正高：掌握

转氨酶或氨基转移酶是一组催化氨基在氨基酸与酮酸间转移的酶类，参与体内多种非必需氨基酸合成，血清中转氨酶浓度的测定对于多种疾病的诊断及病情监测具有重要作用。丙氨酸氨基转移酶（ALT）与天门冬氨酸氨基转移酶（AST）是其中最重要的两种，其中前者俗称为谷丙转氨酶（GPT），而后者俗称为谷草转氨酶（GOT）。

知识点16：血清转氨酶及其同工酶的检测方法及参考区间 副高：掌握 正高：掌握

（1）检测方法 转氨酶的测定方法有多种，其中以赖氏法最为常用，因为此法操作简便、经济，所以一些小型实验室仍在使用。目前，国内外实验室多采用连续监测法进行测定。

（4）参考区间 连续监测法健康成人参考区间：ALT：男性为5~40U/L，女性为5~35U/L（37℃）；AST：8~40U/L（37℃）。

知识点17：血清转氨酶及其同工酶检测的临床意义 副高：掌握 正高：掌握

ALT是反映肝损伤的十分灵敏的指标，临床上主要用于肝脏疾病的诊断。

急性肝损害时，血清ALT水平可在临床症状（如黄疸）出现之前就急剧升高，且ALT>AST。通常而言，急性肝炎时血清ALT高低与临床病情轻重相平行，并且往往是肝炎恢复期最后降至正常的酶，是判断急性肝炎恢复与否的很好指标。

计算DeRitis比值，也就是AST/ALT之比，对于急、慢性肝炎的诊断和鉴别诊断以及判断肝炎的转归也特别有价值。正常约为1.15，若有升高倾向，应注意是否有发展为慢性肝炎的可能，此比值对判断肝炎的转归十分有价值。急性肝炎时DeRitis比值<1，肝硬化时DeRitis比值≥2，肝癌时DeRitis比值≥3。尤其应注意的是，重症肝炎时由于大量肝细胞坏死，血中ALT逐渐下降，而胆红素却进行性升高，也就出现所谓“酶胆分离”现象，常是肝坏死的前兆。

ALT广泛存在于各组织中，机体器官有实质性损害时，ALT均可增高。发生胆道疾病时，肝细胞内ALT的一部分可通过肝细胞膜，经过肝窦状隙进入血液，故当各种原因引起胆道梗阻时，可造成ALT中度升高，梗阻缓解后1~2周即可恢复正常。其他肝胆疾病如胆囊炎、胆石症、肝癌和肝淤血时也可升高。但通常而言，这些疾病ALT升高很少超过正常上限的10倍，常以400U/L为界，超过此值绝大多数可以诊断为肝炎。

血清AST活性升高，多来自心肌或肝脏损伤；肾脏或者胰腺细胞损伤时，也可能出现很高的AST活性。慢性肝炎特别是肝硬化时，AST的升高程度超过ALT。

知识点18：血清转氨酶及其同工酶检测方法的评价 副高：掌握 正高：掌握

连续监测法是国际临床化学联合会（IFCC）的推荐方法，是目前公认的国际参考方法。因为肝富含 ALT 和 AST，并主要存在于肝细胞内，如果肝细胞变性坏死，可导致血清中转氨酶显著升高，所以，血清转氨酶检测一直被认为是反映肝细胞损害的标准试验；进一步检测 AST/ALT 与 AST 同工酶，可提高血清转氨酶测定的诊断及鉴别诊断价值。

知识点 19：血清碱性磷酸酶及其同工酶　　副高：掌握　正高：掌握

碱性磷酸酶（ALP）广泛存在于机体各组织器官中，其含量以肝脏为最多，其次为肾脏、胎盘、小肠以及骨骼等。通常认为 ALP 参与成骨作用，此外，还参与胆小管、肠黏膜以及肾小管等处物质的吸收及运转过程。正常人血清中的碱性磷酸酶主要来自肝与骨骼，生长期儿童血清内 ALP 大多数来自成骨母细胞及生长中的骨软骨细胞，少量来自肝。ALP 经肝胆系统进行排泄，如果 ALP 产生过多或排泄受阻，均可使血中 ALP 发生变化。而尿中 ALP 直接来自肾小管细胞。碱性磷酸酶测定主要被用于诊断肝胆和骨骼系统疾病，是反映肝外胆道梗阻、肝内占位性病变以及佝偻病的重要指标。

知识点 20：血清碱性磷酸酶及其同工酶的检测方法及参考区间　　副高：掌握　正高：掌握

（1）检测方法　ALP 的测定方法有多种，概括有两大类，化学法与连续监测法。比较常用的化学法有鲍氏法、金氏法以及皮氏法。磷酸苯二钠比色法曾在我国应用较广。目前国内应用比较多的方法为连续监测法。

（2）参考区间　男性：1～12 岁<500U/L，13～15 岁<750U/L，25 岁以上为 40～150U/L；女性：1～12 岁<500U/L，15 岁以上为 40～150U/L。

知识点 21：血清碱性磷酸酶及其同工酶检测的临床意义　　副高：掌握　正高：掌握

生理情况下，ALP 活性增高主要与骨生长、妊娠、生长、发育、成熟以及脂肪餐后分泌等相关。病理情况下，血清 ALP 测定常被用于肝胆疾病和骨骼疾病的临床诊断和鉴别诊断，特别是对黄疸的鉴别诊断。

（1）肝胆疾病　阻塞性黄疸、急性或者慢性黄疸性肝炎及肝癌等患者血清 ALP 都有不同程度的升高。

（2）骨骼疾病　因为骨的损伤或者疾病使成骨细胞内所含高浓度的 ALP 释放进入血液中，导致血清 ALP 活性增高，如纤维性骨炎、成骨不全症、佝偻病、骨软化病、骨转移癌以及骨折修复愈合期等，尤其是变形性骨炎，升高非常明显，可达到正常上限值的 50 倍。甲状腺功能亢进时 ALP 也可增高。

（3）其他　营养不良、重金属中毒、严重贫血、胃及十二指肠溃疡等时，ALP 也有不同程度的升高。血清 ALP 活性降低比较少见，常见于呆小病、ALP 过少症、维生素 C 缺乏症。

知识点22：血清碱性磷酸酶及其同工酶检测方法的评价　　副高：掌握　正高：掌握

速率法检测时，ALP 的酶促反应速率在不同缓冲体系中差异很大，所以，用不同缓冲液测定 ALP 活性时，其参考区间不同，且通常用血清或肝素抗凝血浆测定 ALP 活性。

知识点23：血清 γ-谷氨酰基转肽酶及其同工酶　　副高：掌握　正高：掌握

γ-谷氨酰基转肽酶（γ-GT 或 GGT）是一种含巯基的线粒体酶，能够催化 γ-谷氨酰基从谷胱甘肽（GSH）或者其他含 γ-谷氨酰基的物质中转移到另一个肽或氨基酸分子上。组织分布按含量多少依次为肾、胰、肺、肝等。血清中的 γ-GT 主要来自于肝胆，在红细胞中几乎没有 γ-GT。

知识点24：血清 γ-谷氨酰基转肽酶及其同工酶的检测方法及参考区间　　副高：掌握　正高：掌握

（1）检测方法　在目前国内外多采用连续监测法测定血清 γ-GT 活性。IFCC 参考方法采用 L-γ-谷氨酰-3-羧基-对硝基苯胺作为底物，利用甘氨酰甘氨酸（双甘肽）作为 γ-谷氨酰基的受体。在 pH7.7 的条件下，γ-GT 催化底物生成 γ-谷氨酰双甘肽与黄色的 2-硝基-5-氨基苯甲酸结合，在 410nm 处直接连续监测，吸光度的增高速率同 γ-GT 活性成正比。

（2）参考区间　男性：11~50U/L，女性：7~32U/L。

知识点25：血清 γ-谷氨酰基转肽酶及其同工酶检测的临床意义　　副高：掌握　正高：掌握

γ-GT 是肝胆疾病检出阳性率最高的酶，主要被用于胆汁淤积及肝占位性病变的诊断。

（1）阻塞性黄疸　肝内外阻塞性黄疸患者血清 γ-GT 均显著升高，其升高幅度同阻塞程度呈正相关，阻塞越严重，升高就越显著，甚至可达正常参考值的 5~30 倍。

（2）病毒性肝炎与肝硬化　急性肝炎、慢性活动性肝炎以及进行性肝硬化 γ-GT 亦可呈中度升高，但不及阻塞性黄疸明显。

（3）药物性、酒精性肝病、脂肪肝等 γ-GT 也见升高，显著性升高是酒精性肝病的重要特征，所以，对酒精性中毒的判定有一定的价值。

（4）肝癌患者 γ-GT 活性显著升高，特别是恶性肿瘤肝转移及肝癌手术复发时更明显，阳性率可达 90%。γ-GT 升高幅度同癌组织大小及范围有关，当肿瘤切除后，γ-GT 可降至正常，复发时又升高，因此动态观察可监测疗效、判断预后。

（5）γ-GT 同工酶分为 $\gamma\text{-GT}_1$、$\gamma\text{-GT}_2$、$\gamma\text{-GT}_3$ 以及 $\gamma\text{-GT}_4$ 四种。正常人只见 $\gamma\text{-GT}_2$ 与 $\gamma\text{-GT}_3$。重症肝胆疾病和肝癌时常有 $\gamma\text{-GT}_1$ 出现，酒精性肝坏死及胆总管结石时常有 $\gamma\text{-GT}_2$ 增加。$\gamma\text{-GT}_4$ 与胆红素升高密切相关。

知识点 26：血清 γ-谷氨酰基转肽酶及其同工酶检测的评价 副高：掌握 正高：掌握

血清 γ-GT 升高主要见于胆汁淤积和肝内占位性病变。相比于 ALP，其特点是骨病时不升高。因为 γ-GT 在体内分布广泛，且易受药物（如苯巴比妥、酒精等）诱导而升高，所以，它对肝病诊断的特异性不及 ALP。红细胞中几乎无 γ-GT，故溶血对其测定影响不大。

知识点 27：血清 5′-核苷酸酶 副高：掌握 正高：掌握

5′-核苷酸酶（5′-NT）是一种催化核苷-5′-单磷酸水解生成核苷与无机磷酸盐的酶，该酶最适 pH 为 6.6~7.0，受 Mg^{2+} 或者 Mn^{2+} 激活，为 Ni^{2+} 所抑制。

此酶广泛存在于人体各组织，如肝、胆、肠、心、脑、胰等，定位于细胞质膜上。在肝内，此酶主要存在于胆小管及窦状隙膜内。

知识点 28：血清 5′-核苷酸酶的检测方法及参考区间 副高：掌握 正高：掌握

（1）检测方法 5′-NT 的检测方法有多种，国内曾使用钼蓝显色法，目前应用比较多的为连续监测法。

（2）参考区间 健康成年人血清 5′-NT 活性为 0~11U/L。

知识点 29：血清 5′-核苷酸酶检测的临床意义 副高：掌握 正高：掌握

（1）5′-NT 活性升高常见于原发性和转移性肝癌、慢性肝炎、病毒性肝炎、肝硬化、胆结石、胆囊炎等，其活性升高可达 2~6 倍，并且与病情严重程度呈正相关。

（2）5′-NT 是诊断肝肿瘤及消化道肿瘤的十分灵敏的酶学指标。在病变早期，当肝功能、肝扫描等有关肝病检查阴性时，本酶活性已经明显升高，能提高甲胎蛋白（AFP）阴性肝癌的检出率。

（3）5′-NT 能协助判断 ALP 升高是肝胆系统疾病还是骨骼系统疾病所致，5′-NT 在骨骼系统疾病中通常不升高。

（4）有助于鉴别诊断肝细胞性黄疸与阻塞性黄疸，后者 5′-NT 明显高于前者。

此外，5′-NT 还在肺癌、白血病以及乳腺癌等疾病中具有重要诊断价值。

知识点 30：血清 5′-核苷酸酶检测的评价 副高：掌握 正高：掌握

5′-NT 对肝胆疾病诊断的特异性要高于 ALP。虽然其分布于多种脏器，但血清中该酶活性升高仅见于肝病患者。因为红细胞内含有大量的 5′-NT，所以溶血会使测定结果升高。

知识点 31：α-L-岩藻糖苷酶 副高：掌握 正高：掌握

α-L-岩藻糖苷酶（AFU）是溶酶体酸性水解酶，广泛分布于人体组织（肝、脑、肺、肾、胰、白细胞以及纤维组织等）细胞溶酶体中，血清及尿液中含有一定量。

知识点32：α-L-岩藻糖苷酶的检测方法及参考区间 副高：掌握 正高：掌握

（1）检测方法　血清AFU检测有荧光法与比色法两类。前者灵敏度高，但是需要专门的仪器设备，临床难以常规运用；而后者适用于手工法，根据所选用底物不同，可以将比色法改为速率法。

（2）参考区间　（27.1±12.8）U/L（速率法）。

知识点33：α-L-岩藻糖苷酶检测的临床意义 副高：掌握 正高：掌握

（1）AFU是原发性肝癌的诊断标志物　肝癌时AFU显著升高；其他肝占位性病变时AFU升高阳性率低于肝癌；肝细胞癌手术切除之后AFU降低，复发时又升高。AFU与AFP联合应用，可提高原发性肝癌的阳性诊断率。慢性肝炎与肝硬化患者血清AFU也升高，但通常仅轻度升高。

（2）用于岩藻糖苷蓄积病的诊断　遗传性岩藻糖苷酶缺乏症AFU降低，出现岩藻糖苷蓄积。

知识点34：单胺氧化酶 副高：掌握 正高：掌握

单胺氧化酶（MAO）为一种含铜的酶，分布于肝、肾、胰以及心脏等器官，肝中MAO来源于线粒体。血清MAO活性同体内结缔组织增生呈正相关，所以临床上常用MAO活性测定来观察肝纤维化的程度。

知识点35：单胺氧化酶的检测方法及参考区间 副高：掌握 正高：掌握

（1）检测方法　目前采用的检测方法有比色法、荧光法以及生物发光法。

（2）参考区间　12～40U/ml［（12～40）$\times 10^3$U/L］。

单位定义：1ml血清与底物在37℃孵育60分钟，催化单胺氧化产生1nmol苄醛偶氮-β-萘酚为一个MAO单位。

知识点36：单胺氧化酶检测的临床意义 副高：掌握 正高：掌握

肝硬化、肝纤维化时MAO活性明显升高。而在急性肝病时因为肝细胞坏死少，纤维化现象不明显，MAO活性正常或者轻度上升，但是在伴有急性重型肝炎时，因为肝细胞中线粒体破坏，其中MAO进入血清，血清中MAO活性明显升高。另外，某些肝外疾病，如糖尿病、甲状腺功能亢进以及系统硬化症等MAO测定也可升高。

知识点37：脯氨酰羟化酶的检测方法及参考区间　　副高：掌握　正高：掌握

脯氨酰羟化酶（PH）为胶原纤维合成的关键酶，能够将胶原肽链上的脯氨酸羟化为羟脯氨酸，羟化后的前胶原才能形成稳定的螺旋结构。可见，该酶同纤维组织的形成有关。在脏器发生纤维化时，PH在该器官组织内的活性增加。当肝纤维化时，肝脏胶原纤维合成亢进，血清中PH增高。所以，测定血中PH活性可作为肝纤维化的指标。

（1）检测方法　可采用RIA和酶联免疫（EIA）法。

（2）参考区间　（39.5±11.87）μg/L。

知识点38：脯氨酰羟化酶检测的临床意义　　副高：掌握　正高：掌握

（1）肝脏纤维化的诊断　原发性肝癌因大多伴有肝硬化，活性亦增高；而转移性肝癌、急性肝炎、轻型慢性肝炎，PH大多正常；当肝细胞坏死加重伴胶原纤维合成亢进时，PH活性增加；肝硬化和血吸虫性肝纤维化时，PH活性明显增高；而慢性中、重度肝炎因伴有明显肝细胞坏死及假小叶形成，PH活性也增加。

（2）肝脏病变随访及预后诊断　慢性肝炎、肝硬化患者PH活性进行性增高，提示肝细胞坏死及纤维化状态加重，如果治疗后PH活性逐渐下降，则提示治疗有效，疾病在康复过程中。

知识点39：脯氨酰羟化酶检测的评价　　副高：掌握　正高：掌握

PH活性能够反映肝纤维化的状态。该酶在肝活检组织中首先发现，其活性同纤维化程度平行，是一项良好的肝纤维化诊断指标，对了解慢性肝病的病理过程、疗效以及预后判断有参考价值。

知识点40：Ⅲ型前胶原氨基末端肽检测　　副高：掌握　正高：掌握

Ⅲ型前胶原氨基末端肽（PⅢP）为Ⅲ型前胶原经氨基内肽酶作用释放的肽，可以从组织中进入血液。利用检测血液中的Ⅲ型前胶原氨基末端肽含量能够反映机体胶原的代谢情况及组织内的纤维化程度。

（1）检测方法　目前临床上Ⅲ型前胶原氨基末端肽的测定大多采用放射免疫方法与酶联免疫吸附法。

（2）参考区间　41～163pg/L。

知识点41：Ⅲ型前胶原氨基末端肽检测的临床意义　　副高：掌握　正高：掌握

（1）鉴别慢性持续性肝炎与慢性活动性肝炎。

（2）诊断肝硬化。

（3）用药监护及预后判断。

（4）肺纤维化、骨髓纤维化及某些恶性肿瘤患者血清PⅢP也增高。

知识点42：Ⅲ型前胶原氨基末端肽检测的评价 副高：掌握 正高：掌握

已证实血清PⅢP含量与肝炎症、坏死以及肝纤维化有关，但以与肝纤维化相关为主，所以血清PⅢP仍然是肝纤维化的重要标记物。PⅢP对于诊断儿童肝疾病没有意义，它随儿童年龄增长而有所升高。有学者报道，血清PⅢP是反映成人肝纤维化活动的良好指标，可以弥补肝活检不能动态观察等不足。

知识点43：Ⅳ型胶原及其片段（7S片段和NC片段）的检测方法及参考区间 副高：掌握 正高：掌握

Ⅳ型胶原（CⅣ）存在于肝门静脉血管区、中央静脉周围，沿窦状隙分布，是肝基膜的主要成分。7S片段是CⅣ氨基末端的四聚体，而NC片段是CⅣ羧基末端的二聚体。血清7S、CⅣ以及NC片段主要从基膜降解而来，而非胶原合成产生，因此可作为反映胶原降解的指标。目前认为在肝纤维化早期已有CⅣ沉积，所以血清CⅣ及其产物的增加是肝纤维化早期的表现。

（1）检测方法　同血清PⅢP测定方法。

（2）参考区间　血清CⅣNC片段为（5.3±1.3）μg/L。

知识点44：Ⅳ型胶原及其片段（7S片段和NC片段）检测的临床意义 副高：掌握 正高：掌握

（1）用药疗效及预后判断。

（2）肝硬化的早期诊断。

（3）其他　与基膜相关的疾病可出现CⅣ水平升高，如甲状腺功能亢进、中晚期糖尿病以及硬皮病等。

知识点45：Ⅳ型胶原及其片段（7S片段和NC片段）检测的评价 副高：掌握 正高：掌握

近年有关评估和监测肝纤维化的无创性诊断方法的研究非常活跃，但迄今仍无一种检查能完全替代肝活检用于动态监测病情发展及评估药物疗效。有研究报道肝纤维化早期7S升高早于PⅢP，认为7S与NC含量在反映肝细胞坏死和纤维化发展趋势方面优于PⅢP，则提示CⅣ合成增多是肝纤维化的早期表现之一。

知识点 46：靛氰绿（ICG）滞留率试验 副高：掌握 正高：掌握

肝细胞损害时，许多内源性物质如胆红素、胆汁酸、胆固醇等，以及外源性物质如某些毒物、药物、染料等，在肝内代谢及由肝细胞排泄至胆汁的功能减退。据此人工给予某些外源性色素来测定肝脏排泄功能变化，可以作为灵敏的肝功能试验方法之一。

知识点 47：靛氰绿滞留率试验的检测方法 副高：掌握 正高：掌握

按照患者每千克体重计算靛氰绿剂量，将此溶液静脉注射，静注后 2~3 分钟即达到动态平衡，约 20 分钟其血中浓度被肝细胞以一级速率消失，即成指数函数下降。一般在注射后 15 分钟采血测定血浆中的靛氰绿滞留量，以此来判断患者是否有肝细胞损害。

知识点 48：靛氰绿滞留率试验的参考区间 副高：掌握 正高：掌握

（1）15 分钟血中滞留率（R_{15ICG}） 0~10%。年龄大者，滞留率会稍增加，每增加 5 岁，滞留率可增加 0.2%~0.6%。

（2）血中清除率（K） 0.168~0.206/分钟。

（3）肝最大移除率（Rmax） 正常值为（3.18±1.62）mg/(kg·min)。

知识点 49：靛氰绿滞留率试验的临床意义 副高：掌握 正高：掌握

（1）急慢性肝炎的诊断。

（2）肝硬化的诊断。

（3）先天性靛青绿排泄异常症和 Rotor 综合征的诊断。

（4）肝癌的诊断。

知识点 50：靛氰绿滞留率试验的评价 副高：掌握 正高：掌握

通常认为 ICG 试验与 BSP（骨唾液蛋白）试验的临床意义基本相同。有学者认为 ICG 试验对诊断无黄疸型肝炎或随访其转归，诊断隐匿性或者非活动性肝硬化可能较 BSP 更敏感。而且 ICG 经胆汁排泄率高，从血中消失快，从肝反流少，不良作用少，仅约 1.68%的患者可发生恶心、头痛、呕吐、血管炎、荨麻疹等不良反应。

知识点 51：利多卡因试验 副高：掌握 正高：掌握

肝脏对利多卡因摄取率较高，利多卡因经肝脏内细胞色素 P450 酶系作用，在肝内代谢为单乙基甘氨酰二甲苯（MEGX），后者的生成决定于肝药酶的总体数量及代谢功能。利多卡因肾脏清除率低，血清中 MEGX 浓度不受肾功能损害的影响，所以测定 MEGX 浓度可反映肝功能状态。

正常人及慢性肝病患者中，静脉注射利多卡因后血清 MEGX 的浓度将迅速升高，15 分钟之后达到峰值，然后可维持稳态至少 60 分钟。所以，测定 MEGX 浓度可以反映肝功能状态。

知识点 52：利多卡因试验的检测方法及参考区间 副高：掌握 正高：掌握

（1）检测方法 静脉注射利多卡因 1mg/kg，15 分钟之后采血测定血清 MEGX 浓度。MEGX 检测可以采用荧光偏振免疫测定法或高效液相色谱法。

（2）参考区间 （100±18）μg/L。

知识点 53：利多卡因试验的临床意义 副高：掌握 正高：掌握

（1）利多卡因试验对肝脏贮备功能的评价 肝硬化患者中 MEGX 浓度降低的原因可能是：①随着慢性肝病的进展，有功能的肝细胞总数减少，代谢活性及药酶数量减弱，利多卡因的清除能力也降低。②肝硬化患者，门体分流导致利多卡因在肝脏中的摄取率大为降低，清除率主要决定于肝脏的内在清除能力。

（2）利多卡因试验在肝移植中的应用 利多卡因试验一方面可以作为选择供肝的依据，另一方面，肝移植术后可被用于预测移植肝的存活期。

知识点 54：利多卡因试验的评价 副高：掌握 正高：掌握

利多卡因试验同另一个反映肝脏功能状态的定量肝功能试验（ICG 试验）相比，R_{15ICG} 随着肝功能损害程度的加深而逐步增高，与 Child-Pugh 积分有良好的相关性，与利多卡因试验也有良好的相关性。但是用血清 MEGX 浓度诊断肝硬化时，其敏感性、特异性以及准确性较 R_{15ICG} 似乎更有价值。利多卡因试验更能够反映有功能肝细胞的总体数量及不同程度的肝功能损害。

第三节 肝胆疾病主要生物化学检测指标的临床应用

知识点 1：急性肝损伤主要生物化学指标 副高：掌握 正高：掌握

在较短时间内迅速发生的肝细胞损伤统称为急性肝损伤，主要包括各种急性缺血性肝损伤、急性病毒性肝炎及急性毒性肝损伤等。

（1）血清酶 急性肝损伤的主要实验室指标变化特征就是转氨酶显著升高，同时伴有血清胆红素升高。

（2）胆红素 急性肝损伤时血清胆红素同阻塞性黄疸一致，是以结合胆红素升高为主，儿童急性病毒性肝炎很少发生黄疸，只有 1% 的急性肝炎患儿血清总胆红素峰值超过

171μmol/L。在成年患者中有70%的急性甲型肝炎、33%~50%的急性乙型肝炎、20%~33%的急性丙型肝炎出现黄疸。黄疸型肝炎血清直接胆红素与间接胆红素均升高，但是前者高于后者，尿胆红素与尿胆原也增加。

（3）血清清蛋白　当急性肝炎时，蛋白质合成代谢变化不大，血清清蛋白可在正常范围之内。但是在急性缺血性肝损伤及急性毒性肝损伤时则发生改变。慢性肝炎中度以上、肝硬化以及（亚急性及慢性）重型肝炎时清蛋白下降，γ-球蛋白升高，A/G下降甚至倒置。

（4）血浆凝血酶原时间　血浆凝血酶原时间（PT）是急性肝损伤预后最重要的预测指标，肝病时PT时间长短与肝损害程度呈正相关。

知识点2：慢性肝损伤主要生物化学指标　副高：掌握　正高：掌握

在比较长时间内（>6个月）肝细胞发生持续性损伤称为慢性肝损伤，主要包括慢性病毒性肝炎、肝豆状核变性（Wilson病）、α_1-抗胰蛋白酶缺乏症、血色素沉着症、原发性胆汁性肝硬化、自身免疫性肝炎、原发性硬化性胆管炎等。这里主要介绍慢性病毒性肝炎。

（1）血清酶检测　大多数慢性病毒性肝炎转氨酶轻度上升（100~200U/L），血清ALT升高往往比AST升高（AST/ALT<1）。但是若AST升高比ALT显著（AST/ALT>1）时，则提示慢性肝炎可能进入活动期。

酒精性肝炎患者可能因为酒精具有线粒体毒性及酒精抑制吡哆醛活性导致血清AST显著升高，甚至超过ALT的升高（AST/ALT>1）。若患者有饮酒史，并且血清AST为ALT的两倍以上，则可诊断为酒精性肝炎。

γ-GT在反映慢性肝细胞损伤及其病变活动时较转氨酶敏感。

（2）胆红素　肝细胞慢性受损，胆红素处理能力降低，血清直接与间接胆红素均不同程度地升高；重型肝炎患者则可出现ALT快速下降，黄疸进行性加深，而胆红素不断升高的“胆酶分离”现象。

（3）蛋白质　血清清蛋白可反映肝脏合成功能，代表肝的储备功能，借以判断慢性肝细胞损伤的病变程度。

（4）其他　可以出现凝血酶原时间（PT）显著延长、血氨升高，提示肝细胞大量坏死，预后不佳。进行病毒血清学实验，若病毒血清标志物为阴性，且血清ALT长期轻度升高，则应考虑其他原因造成的慢性肝损伤。

知识点3：肝硬化主要生物化学指标　副高：掌握　正高：掌握

肝硬化是一种常见的慢性肝损伤性改变，其病理基础是肝纤维化，可由一种或者多种原因引起。

（1）血清酶类　①转氨酶：肝硬化患者常有ALT与AST升高；AST/ALT可以反映肝细胞损伤的程度；ALT与AST在代偿期或不伴有活动性炎症的肝硬化可不升高。②胆碱酯酶（ChE）：ChE在肝硬化失代偿期时活力常明显下降，其下降程度平行于血清清蛋白，此酶反映肝脏贮备能力，若明显降低则提示预后不良。③单胺氧化酶（MAO）：MAO 活性可反映肝纤维化形成过程及程度。④腺苷脱氨酶（ADA）：ADA 活性同肝纤维化程度有关。⑤脯氨酸羟化酶（PH）：PH 为胶原合成的关键酶，肝纤维化时其活性与含量均明显升高，因此对诊断肝纤维化是一个较好的指标。

（2）血白蛋白类　肝硬化时，因为肝细胞坏死和再生，甲胎蛋白（AFP）可以升高，通常在 300μg/L 以下，当肝功能好转后，AFP 逐渐下降至正常，如果继续升高，应警惕有无肝癌的可能。

（3）血清学指标　纤维化的血清学检查指标主要有透明质酸、层粘连蛋白、Ⅲ型前胶原以及Ⅳ型胶原。其中 2~3 项若有显著增高，可以考虑早期肝硬化的可能。

（4）其他　肝硬化患者肝功能代偿期大多不出现黄疸，肝功能失代偿期约 1/2 以上出现黄疸；有活动性肝炎存在或者胆管梗阻时，直接胆红素及总胆红素增高；当肝性脑病时，血氨可以升高。

凝血酶原时间测定在早期肝硬化患者中多正常，而晚期活动性肝硬化及肝细胞严重损害时，则明显延长，如果经维生素 K 治疗不能纠正者，提示预后欠佳。

ICG 试验：靛氰绿注入人体 15 分钟之后取血测定其滞留率。肝硬化时滞留率明显升高，可以达 20%以上。

知识点 4：肝脏储备功能判断　　副高：掌握　正高：掌握

肝脏储备功能是指肝细胞最大功能的总和，能够反映肝脏功能潜力的大小。准确估计肝脏储备功能，对于预测进行人工肝和肝移植的疗效以及指导临床医师选择正确的治疗方案具有指导意义。肝脏储备功能判断指标主要有下列实验：

（1）肝细胞能量代谢测定　肝细胞能量由肝细胞内线粒体所产生，肝脏线粒体产能能力也即代表了肝功能的储备。①动脉血酮体比例（AKBR）测定；②口服葡萄糖耐量试验（OGTT）；③胰高血糖素负荷试验（GLT）。

（2）肝细胞代谢清除功能测定　①氨基比林呼吸试验（ABT）；②利多卡因试验。

（3）肝脏排泄功能试验　ICG 清除试验是用来反映肝细胞排泄功能改变的试验，ICG 排泄的快慢取决于肝细胞受体的量及肝细胞的功能，可反映肝脏血流量及主动转运功能，从而间接地推测有效肝细胞总数，是判断肝脏储备功能的敏感指标。一般以 15 分钟血中 ICG 滞留率（R_{15ICG}）作为衡量指标。

（4）肝功能指标的检测　①血清前白蛋白（PA）的检测；②胆汁酸（TBA）的检测；③胆碱酯酶（ChE）的测定。

第十四章 胃肠胰疾病的生物化学诊断

第一节 胃肠胰的基础知识

知识点1：胃生理学 副高：掌握 正高：掌握

胃具有贮存、消化食物及分泌的功能。借助平滑肌的运动，胃将食物与胃液充分混合形成食糜，然后逐步排到十二指肠进一步消化。解剖学上一般将胃分为4部分：贲门及附近的贲门部、胃底、胃体以及幽门部。胃液由胃黏膜分泌，对食物具有初步的消化作用。胃黏膜存在3种主要的腺体：贲门腺、胃腺（泌酸腺）以及幽门腺，此外还有多种内分泌细胞。贲门腺与幽门腺主要分泌碱性黏液；胃腺分布在占全胃黏膜2/3的胃底和胃体部，由壁细胞、主细胞以及黏液细胞组成，它们分别分泌盐酸（HCl）、胃蛋白酶原和黏液。胃液就是由这3种腺体及胃黏膜上皮细胞的分泌液构成。另外，胃黏膜内还有其他内分泌细胞，比如分泌促胃液素的G细胞、分泌生长素的D细胞等。

（1）胃液成分　胃液是pH值为0.9～1.5的无色酸性液体，正常人每天的分泌量为1.5～2.5L。胃液的成分除水外，主要含有消化酶、盐酸、碱性黏液以及内因子等。

（2）胃液分泌的调节　胃液分泌受到许多因素的影响，有的起抑制性作用，有的起兴奋性作用。进食是胃液分泌的自然刺激物，它通过神经及体液因素调节胃液的分泌。

知识点2：胰腺生理学 副高：掌握 正高：掌握

胰腺具有内分泌与外分泌两种功能。其内分泌功能主要与代谢调节有关。胰腺外分泌功能为利用腺泡细胞和小导管细胞产生和分泌具消化作用的胰液。

（1）胰岛的内分泌　散布于胰腺的腺泡组织之间的细胞群呈岛状，叫作胰岛。其分泌的肽类激素在糖类、脂类、蛋白质代谢调节及正常血糖水平维持中发挥重要作用。在人胰腺中有100万～200万个胰岛。胰岛细胞至少可以分为5种功能不同的细胞类型：占胰岛细胞20%的A细胞，分泌胰高血糖素；约占75%的B细胞数量最多，分泌胰岛素；占胰岛细胞的5%左右的D细胞，分泌生长抑素（生长激素释放抑制素）；D_1细胞可能分泌血管活性肠肽（VIP）；PP细胞数量很少，分泌胰多肽（PP）。

（2）胰腺的外分泌　胰液为略带黏性、无色无臭的碱性液体。pH值7.8～8.4，相似于渗透压与血浆，正常每天分泌量1～2L。胰液主要含有水、电解质及各种消化酶。

知识点3：肠生理学 副高：掌握 正高：掌握

肠道各段在食物消化吸收的过程中发挥不同作用。

（1）小肠 小肠是食物消化吸收的主要部位。在小肠内，食糜中的糖（淀粉）、蛋白质、脂肪以及核酸等物质受到胰液、胆汁以及小肠液的化学消化及小肠运动的机械消化。许多营养物质也均在小肠内被吸收。食物通过小肠之后，消化过程基本完成，未被消化和吸收的物质则从小肠进入大肠。食物在小肠内停留的时间随食物的性质不同而异，通常为3~8小时。

（2）大肠 人的大肠内无重要的消化活动。其主要功能是吸收水分、无机盐及由大肠内细菌合成维生素B、维生素K等物质，是消化后的残渣提供暂时贮存的场所。食物摄取后直到其消化残渣大部分被排出约需72小时。

第二节 胃肠胰功能实验检查技术

知识点1：胃酸分泌量 副高：熟悉 正高：熟悉

胃酸即壁细胞分泌的HCl。胃液中的胃酸有两种形式：游离酸与蛋白结合的盐酸蛋白盐（结合酸），两者统称为总酸。在纯胃液中，绝大部分胃酸是游离酸。基础胃酸分泌量、最大胃酸分泌量以及高峰胃酸分泌量测定法如下。

（1）检测方法 先把晨间空腹残余胃液抽空弃去。连续抽取1小时胃液后，一次皮下注射五肽胃泌素6μg/kg。注射之后每15分钟收集一次胃液标本，连续4次，分别测定每份胃液标本量与氢离子浓度。

计算：①基础胃酸分泌量（BAO）：注射胃泌素前1小时胃液总量同胃酸浓度的乘积（胃酸量）即为BAO（mmol/h）。②最大胃酸分泌量（MAO）：注射五肽胃泌素之后，每隔15分钟连续收集4次胃液，分别计算其胃液量与胃酸浓度的乘积（胃酸量），4份标本胃酸量之和即为MAO。③高峰胃酸分泌量（PAO）：取MAO测定中最高分泌量之和再乘以2的胃酸分泌量，即为PAO（mmol/h）。

（2）参考区间 BAO：（3.9±1.98）mmol/h；MAO：3~23mmol/h，女性稍低；PAO：（20.6±8.37）mmol/h；BAO/MAO：0.2。

知识点2：胃蛋白酶原Ⅰ、胃蛋白酶原Ⅱ 副高：熟悉 正高：熟悉

胃蛋白酶原（PG）是胃蛋白酶的前体，分泌进入胃腔的PG在胃液的酸性环境中转化成为有活性的胃蛋白酶，发挥其消化蛋白质的作用。根据生化和免疫活性特征可将人胃蛋白酶原分为两种不同的胃蛋白酶原亚群：胃蛋白酶原Ⅰ（PGⅠ）与胃蛋白酶原Ⅱ（PGⅡ），它们均为分子量42kD的单链肽链。PGⅠ与PGⅡ均由分布于胃底腺的主细胞及颈黏液细胞分泌，PGⅡ还由胃窦黏液细胞与近端十二指肠的1BRUNNER腺等合成。大部分PG经细胞分泌后直接进入消化道，约有1%经胃黏膜毛细血管进入血液。除血清之外，PG还可在胃液和24小时尿液中测定，但是血清最为方便快捷，应用最为广泛。PGⅠ是检测胃泌

酸腺细胞功能的指标，PGⅡ与胃底黏膜病变的相关性较大。PGⅠ与PGⅡ，不受饮食与季节、昼夜的影响，个体有较稳定的值。

（1）检测方法　血清PG可用酶免疫测定法、放射免疫测定法、时间分辨荧光免疫分析法以及乳胶增强免疫比浊法等检测。

（2）参考区间　不同测定方法、不同地域的参考区间存在一定差异。放射免疫测定法：血清PGⅠ>70μg/L，PGR（PGI/PGⅡ）>3。

知识点3：胃泌素（GAS）　　副高：熟悉　正高：熟悉

胃泌素按其氨基酸残基组成数目可分为大胃泌素（G-34）、小胃泌素（G-17）以及微胃泌素（G-14）三类，它们是由胃窦和十二指肠黏膜G细胞分泌的多肽类激素。2/3的G细胞分布于胃窦黏膜腺体的颈部与基底之间，产生的胃泌素约有90%是G-17。胃泌素几乎对整个胃肠道均有作用：它可以促进胃肠道的分泌功能；促进胃窦、胃体收缩，增加胃肠道的运动，同时促进幽门括约肌舒张，从而促进胃排空；促进胃及上部肠道黏膜细胞的分裂增生；促进胰岛素和降钙素的释放。胃泌素还能刺激胃泌酸腺区黏膜与十二指肠黏膜的DNA、RNA和蛋白质合成，促进其生长。

（1）检测方法　血清胃泌素常用放射免疫测定法检测。

（2）参考区间　血清胃泌素15～100pg/ml。

知识点4：小肠消化与吸收试验　　副高：熟悉　正高：熟悉

小肠消化与吸收试验主要包括：^{131}I标记脂肪消化吸收试验、乳糖耐量试验、右旋木糖吸收试验及乳糖酶加乳糖试验、β-胡萝卜素检测、肠α_1-抗胰蛋白酶清除率检测、维生素B_{12}检测。

知识点5：^{131}I标记脂肪消化吸收试验　　副高：熟悉　正高：熟悉

患吸收不良综合征时，脂肪的消化吸收障碍最为明显。中性脂肪（三酰甘油）需在肠管内经胆汁乳化，受胰酶消化后才吸收，因此肝、胆、胰功能也影响其吸收。但是脂肪酸可直接被小肠黏膜吸收，不受肝、胆、胰功能影响。

（1）检测方法　试验前口服复方碘溶液（Lugol溶液）以封闭甲状腺吸收^{131}I功能。服^{131}I-三酰甘油及花生油与水各0.5ml/kg之后，留72小时内的粪便，并计算出由粪便排出的放射量占摄入放射量的百分比。

（2）参考区间　粪便^{131}I-三酰甘油排出率<5%。

知识点6：右旋木糖吸收试验　　副高：熟悉　正高：熟悉

右旋木糖与淀粉不同，不需要消化就可在小肠直接吸收，肾小管不重吸收，约有40%

由尿液中排出。右旋木糖在小肠中被动吸收的能力很大程度上依赖于胃肠道黏膜的完整性，如果吸收则相当大的一部分迅速由尿排出。所以，口服木糖后尿中排出的右旋木糖与小肠的被动吸收能力成正比。

（1）检测方法 邻甲苯胺法、对溴苯胺法及间苯三酚法。

（2）参考区间 成人口服 25g 右旋木糖之后 5 小时尿中至少排出 25%。

知识点 7：乳糖耐量试验及乳糖酶加乳糖试验 副高：熟悉 正高：熟悉

乳糖耐量试验主要用来评价乳糖不耐受性。饮食中摄入的乳糖在小肠乳糖酶的作用下分解为葡萄糖和半乳糖，乳糖酶活性下降会导致乳糖的不耐受。

（1）检测方法 取乳糖 20g，配成 10%（W/V）溶液，再加入 3g 乳糖酶，于清晨空腹时服下一半，服前及服后 30、60、120 分钟分别取血，测定血糖，共 4 次。

（2）参考区间 血糖上升幅度<0. 56mmol/L。

知识点 8：β-胡萝卜素 副高：熟悉 正高：熟悉

同维生素 A 相反，β-胡萝卜素很少储存在人体内，若有持续 1~4 周的脂肪吸收不良，血清 β-胡萝卜素水平就会降低。

（1）检测方法 血清样本采用乙醚提取后用分光光度法或者高效液相色谱法测定。

（2）参考区间 0. 47~4. 1mg/L。

知识点 9：肠 α_1-抗胰蛋白酶清除率 副高：熟悉 正高：熟悉

α_1-抗胰蛋白酶（α_1-AT）在肝脏合成，既不会被胰蛋白酶消化，也不在小肠与大肠吸收，其分子量与清蛋白相当，肠 α_1-抗胰蛋白酶清除率可代表肠蛋白的丢失。

（1）检测方法 患者试验前无需进行特殊准备，但不可进行吸收试验或内镜检查的肠道准备，且最近未做钡餐造影检查。收集至少完整 72 小时的粪便，称重。采用单向免疫扩散法测定血清和大便 α_1-AT 浓度，计算清除率。

（2）参考区间 <35mg/d。

知识点 10：维生素 B_{12} 副高：熟悉 正高：熟悉

维生素 B_{12}在动物体内由微生物所合成，营养性缺乏很少见，其缺乏的主要原因是肠道吸收不足。在脂肪和氨基酸代谢过程中，甲基丙二酰 CoA 变位酶和同型半胱氨酸甲基转移酶为维生素 B_{12}依赖酶，维生素 B_{12}缺乏时酶活性被抑制，甲基丙二酸和同型半胱氨酸水平升高。测定二者的水平可以反映维生素 B_{12}缺乏，但是不特异。维生素 B_{12}缺乏可见于胃体部慢性萎缩性胃炎、巨幼细胞贫血、回肠末段疾病、酗酒、多年素食。

（1）检测方法 测定患者口服放射性维生素 B_{12}之后 24 小时尿排出百分比。

（2）参考区间　参考值>10%口服剂量。

知识点11：淀粉酶　　副高：熟悉　正高：熟悉

淀粉酶又称α-1,4-葡聚糖水解酶淀粉酶，主要由唾液腺及胰腺分泌，属水解酶类，催化淀粉及糖原水解。淀粉酶分为α与β两类。β淀粉酶又称为淀粉外切酶，仅作用于淀粉的末端，每次分解一个麦芽糖。人体中的淀粉酶属α-淀粉酶，又称为淀粉内切酶，不仅作用于末端，还可以随机地作用于淀粉分子内部的α-1,4糖苷键，降解产物为麦芽糖、葡萄糖及含有α-1,6糖苷键支链的糊精。血清中的淀粉酶主要有同工酶P（来源于胰腺）和同工酶S（来源于唾液腺和其他组织）两种同工酶，另一些少量的同工酶为两者的表型或翻译后的修饰物。同工酶用来提高淀粉酶诊断胰腺炎的特异性。

（1）检测方法　现在大多使用分子组成确定的淀粉酶底物、辅助酶与指示酶组成的淀粉酶测定系统，能够改进酶促反应的化学计量关系，更好地控制和保持酶水解条件的一致性。这些底物使小分子寡聚糖（含3~7个葡萄糖单位）与对硝基苯酚-糖苷等。其中，麦芽戊糖和麦芽庚糖是很好的淀粉酶底物，试剂稳定，水解产物确定，化学计量关系明确。血清淀粉酶的同工酶检测可使用等电聚焦法、电泳法、层析法及选择性抑制法（使用单克隆抗体抑制S型淀粉酶的活性，测定P型淀粉酶的活性）。

（2）参考区间　健康成年人（4NP-G7）：血清淀粉酶（37℃）≤220U/L；尿液淀粉酶（37℃）≤1200U/L。

知识点12：脂肪酶　　副高：熟悉　正高：熟悉

脂肪酶（LPS）分子量约为38kD，是一群低度专一性的酶。主要来自于胰腺，其次为胃及小肠，能够水解多种含长链（8~18碳链）脂肪酸的甘油酯。

（1）检测方法　测定脂肪酶的方法目前有多种，如滴定法、pH电极法、比浊法、分光光度法以及荧光光度法等。

（2）参考区间　偶联法：1~54U/L；色原底物法：13~63U/L。

知识点13：尿胰蛋白酶原Ⅱ　　副高：熟悉　正高：熟悉

胰蛋白酶原是胰蛋白酶的非活性前体，分子量为24kD，由胰腺泡细胞分泌进入胰液，它能够水解精氨酸或者赖氨酸间的肽键，也能够水解由肽键相连的其他天然氨基酸或化合物。它还具有酯酶的活性，能水解连接于赖氨酰或精氨酰肽的酯键。人体有两种形式的胰蛋白酶原，胰蛋白酶原Ⅰ与胰蛋白酶原Ⅱ。尿胰蛋白酶因为分子量比较小，所以很容易由肾小球滤出，但是肾小管对两者的重吸收却不同，对于胰蛋白酶原Ⅱ的重吸收低于胰蛋白酶原Ⅰ，所以，尿中前者的浓度较大。在急性胰腺炎时尿中胰蛋白酶原Ⅱ浓度明显升高。

（1）检测方法　定性常用免疫层析法，定量常采用免疫荧光法。

（2）参考区间　阴性（免疫层析法）；0.3~11.0μg/L（免疫荧光法）。

知识点 14：胰腺外分泌功能评价试验 副高：熟悉 正高：熟悉

测定胰外分泌功能的方法，可以分为两大类：直接法与间接法。

（1）直接胰功能试验 直接法：通过静脉给予一种或者几种促胰分泌激素，收集胰液测定体积、成分和酶活性。

（2）间接胰功能试验 间接法：利用试验检测十二指肠引流物样本中胰酶的量，有关胰酶消化底物生成的产物，或者测定血浆中相关激素的浓度及其他反映胰分泌功能不足的标志物。

各种胰外分泌功能试验见表 2-14-1。可依据临床要求和试验本身的特点来选择。

表 2-14-1 胰外分泌功能试验

试验名称		方法	优点	缺点	意义
直接试验	胰泌素试验	静脉注射（iv）胰泌素后，测胰分泌量及 HCO_3^- 浓度	能对胰外分泌功能进行敏感和特异性测定	需十二指肠插管和静脉给予激素，非普遍易行	能对轻、中、重度胰外分泌功能紊乱进行测定
	缩胆囊素试验	静脉注射（iv）缩胆囊素，测胰淀粉酶、蛋白酶和脂肪酶	—	—	—
	胰泌素加缩胆囊素	静脉注射（iv）这两种激素，测胰液量、HCO_3^- 浓度及胰酶	—	—	—
间接试验（需插管）	Lundh 餐试验	试验餐后测十二指肠液中胰蛋白酶浓度	无需静脉注射（iv）给予激素	需十二指肠插管；需消化道结构正常、小肠黏膜正常；难广泛推广	直接试验不能做时用本法；可测中、重度胰外分泌功能失常
	必需氨基酸十二指肠灌注试验	十二指肠混合必需氨基酸灌注后测胰酶分泌状况	无需静脉给药	临床使用尚未标准化	
间接试验（不需插管）	粪便脂肪试验	经口摄入脂肪餐，然后测粪便中脂肪残量	能进行定量检测	需对脂肪用餐和粪便脂肪进行测定	测定脂肪痢
	NBT-PABA 试验	随餐摄 NBT-PABA，然后测定 PABA 吸收量	为胰外分泌功能严重失常提供了一种简单的检测方法	不能检测轻、中度功能失常；小肠黏膜疾病时可致结果异常	测定重度胰外分泌功能失常

注：Lundh：设计该试验的人名；NBT-PABA：N-benzoyl-L-tyrosyl-para-amino-benzoic acid。

胰外分泌有着十分大的功能贮备，如用缩胆囊素刺激消化酶分泌试验检测胰功能，只有当该功能降到正常的10%时，才会出现吸收不良。所以，只有在中、重度胰外分泌功能紊乱时，一些依赖消化酶把底物转化为产物的试验才会出现异常的结果。而间接试验方法则可提供比较敏感和特异的检测，但是该方法的主要缺点是需要十二指肠插管，操作要求比较高。

知识点15：双标记Schilling试验 副高：熟悉 正高：熟悉

仅在小肠内与唾液中R蛋白结合的维生素B_{12}经胰蛋白酶降解之后；释放出的维生素B_{12}才能转移至内因子（IF）上，形成维生素B_{12}-IF复合物而被机体吸收。因此胰腺功能不全者常有维生素B_{12}吸收不良。依据以上原理设计了本试验。分别服用^{57}Co标记的维生素B_{12}-IF与^{58}Co标记的维生素B_{12}-R，根据维生素B_{12}-IF与维生素B_{12}-R的相对吸收率，测定尿内二者比值（R-维生素B_{12}/IF-维生素B_{12}），就可推测胰腺功能情况。

（1）检测方法　口服人内因子［^{57}Co］-维生素B_{12} 0.2nmol；游离人内因子0.4nmol；猪R蛋白［^{58}Co］-维生素B_{12} 0.2nmol；维生素B_{12}衍生物钴宾酰胺（cobinamide）200nmol（可与R蛋白结合，阻止内源性R蛋白从内因子上移除［^{57}Co］-维生素B_{12}）。收集24小时尿，并测定其中的^{58}Co/^{57}Co放射活性比值。

（2）参考区间　0.45~0.86。

第三节　胰腺炎实验室检查项目及临床应用

知识点1：急性胰腺炎（AP）的检查项目 副高：掌握 正高：掌握

急性胰腺炎检查项目包括：淀粉酶、脂肪酶及白细胞、血糖、肝功能、血钙、血气分析及DIC等项目。

知识点2：淀粉酶检测的临床应用 副高：掌握 正高：掌握

（1）血清淀粉酶　测定具有重要的临床意义，尿淀粉酶变化仅作参考，血清淀粉酶活性高低同病情不呈相关性。急性胰腺炎发病8~12小时血清淀粉酶开始升高，可以为参考值上限的5~10倍，12~24小时达高峰，可为参考值上限的20倍，2~5天下降到正常。若超过500U即有诊断意义。尿淀粉酶在发病之后12~24小时开始升高，达峰值时间较血清慢，当血清淀粉酶恢复正常后，尿淀粉酶可持续升高5~7天，因此在急性胰腺炎的后期测尿淀粉酶更有价值。当血清淀粉酶升高而P-同工酶不高时则可除外急性胰腺炎的诊断。血清淀粉酶持续增高要注意：病情反复、肾功能不全、并发假性囊肿或脓肿、疑有结石或肿瘤、巨淀粉酶血症等。要注意鉴别其他急腹症导致的血清淀粉酶增高。

（2）脂肪酶　血清脂肪酶活性测定也具有重要的临床意义，特别是当血清淀粉酶活性已经下降到正常，或其他原因造成血清淀粉酶活性升高，血清脂肪酶活性测定有互补作用。

同样，血清脂肪酶活性同疾病严重度不呈正相关。

（3）其他项目　包括白细胞、血糖、血钙、肝功能、血气分析及 DIC 等。暂时性血糖升高（>10mmol/L）则反映胰腺坏死，预示预后严重。暂时性低钙血症同临床严重程度平行。患者多有轻重不等的脱水现象，呕吐频繁可有代谢性碱中毒。重症者脱水明显并出现代谢性酸中毒，伴有血钾、血镁以及血钙下降，血钙低于 1.75mmol/L 时将出现手足搐搦，可见于出血坏死性胰腺炎。发病 72 小时之后 CRP>150mg/L 提示胰腺组织坏死。动态测定血清白细胞介素-6 水平，增高则提示预后不良。

知识点 3：慢性胰腺炎（CP）的检查项目及临床应用　　副高：掌握　正高：掌握

（1）苯甲酰-酪氨酰-对氨基苯甲酸（BT-PABA）试验　也叫胰功肽试验，是一种间接测定胰腺外分泌功能的方法，其敏感性及特异性均较高。

（2）Lundh 餐试验　国外自 20 世纪 40 年代已应用至今，国内在 1981 年首次由吴云林教授报道其临床应用。

（3）促胰液素试验或促胰酶素-促胰液素试验（P-S 试验）　此试验较为精确，但需要特别的双腔管（Dreiling 管），试剂需进口，所以仅在科研上采用，在临床上尚未推广。

（4）^{131}I-三油酸酯和^{131}I-油酸对比吸收试验　可反映胰脂肪酶的含量，该试验虽不如化学测定法敏感，但是方法简便，且可用于随访病情和观察药物疗效，因此在临床上可推广应用。

（5）粪便中脂肪球检测　慢性胰腺炎时，粪便经苏丹Ⅲ染色之后，镜下可见大量脂肪球，若高倍视野下脂肪球超过 100 个，可以考虑脂肪吸收不良的诊断。

（6）胰腺内分泌功能测定　CP 晚期，如胰岛 B 细胞分泌功能受损，胰岛素分泌不足时，可引发继发性糖尿病。表现为空腹血糖多次>7.2mmol/L，或者餐后 2 小时血糖>11.1mmol/L及口服葡萄糖耐量曲线（OGTT）异常。

第十五章　肾脏疾病的生物化学诊断

第一节　概　　述

知识点1：肾的基本结构　　副高：掌握　正高：掌握

肾是实质性器官，肾实质分为皮质与髓质两部分，其基本功能单位叫作肾单位。人体每个肾大约含有100万个肾单位。每个肾单位均由肾小体与肾小管组成。肾小体包含肾小囊与肾小球，肾小囊则为包被肾小球的2层上皮细胞形成的囊腔，肾小球是成团的毛细血管簇，肾小囊腔开口处延续为肾小管。肾小管的两端弯曲，分别叫作近端（曲）小管和远端（曲）小管，同肾小体共同位于肾皮质部，远端小管同集合管相连；中间段则为呈“U”形折返走行在髓质部的肾小管髓襻。

- 肾单位
  - 肾小体
    - 肾小球
    - 肾小囊：囊腔开口处延续为近端小管
  - 肾小管
    - 近端（曲）小管
    - 髓襻
    - 远端（曲）小管：与集合管相连

图2-15-1　肾单位示意图

知识点2：肾的生理功能　　副高：掌握　正高：掌握

肾的生理功能是排泄代谢产物及调节水、电解质以及酸碱平衡，维持内环境稳定。主要利用肾小球滤过、肾小管和集合管的重吸收及分泌（排泌）完成。

肾小球滤膜由毛细血管内皮细胞、基膜以及足细胞（肾小囊脏层上皮细胞）构成。足细胞借助稀疏的足突附着于基膜上，可以允许血液中除细胞及大分子蛋白外的其他物质自由通透，形成“孔径屏障”。在基膜上富含带负电荷的糖蛋白，可以阻止血浆中直径接近小孔径但带负电荷的蛋白滤过，这就是肾小球滤膜的“电荷屏障”。肾小球毛细血管直接渗透压（25mmHg）与肾小囊腔静水压10mmHg之和形成有效滤过压。当有足够的血液流经肾小球时，在有效滤过压的作用之下，大量水和小分子物质及少数分子量较小的蛋白滤入肾小囊腔，形成原尿。在单位时间内两肾生成的原尿量叫作肾小球滤过率。

各段肾小管可对原尿中的成分选择性地重吸收，并利用离子交换或直接分泌某些物质。近端小管可以重吸收原尿中约70%的Na^+、K^+、Cl^-和水，以及几乎全部葡萄糖、氨基酸及蛋白。原尿中约有 70% $NaHCO_3$ 在近端小管利用 H^+-Na^+交换的方式被重吸收，同时有等摩尔 H^+被分泌入原尿，这是维持体内酸碱平衡的机制之一。除此之外，近端小管还可主动分泌有机酸、碱类代谢物。

髓襻降支段几乎仅对水通透而不重吸收溶质，可以重吸收约 15%的水。升支段对水的通透性极低，却可以主动重吸收原尿中约 20%的 Na^+、K^+、Cl^-及绝大部分 Ca^{2+}与 Mg^{2+}等离子。另外，升支段对尿素有良好通透性，在此约有 50%的原尿中的尿素被重吸收。髓襻段在尿液浓缩稀释等功能中起重要作用。

远曲小管与集合管在醛固酮与抗利尿激素（血管加压素）的调节之下，主要进行离子交换及水的重吸收，在决定终尿质及量方面起重要作用。远端小管与集合管还分泌 NH_3^+，NH_3^+ 同 H^+结合成不被重吸收的 NH_4^+ 排出。铵盐的生成不仅促进排 H^+，同时也促进 HCO_3^- 重吸收，调节机体酸碱平衡。

通过以上作用，最终形成的尿仅约占原尿量的 1%，汇集于肾小盏、肾盂，通过输尿管流入膀胱储存。

肾脏还是内分泌器官，能够分泌一些生物活性物质调节机体的功能，如肾素、活性维生素 D_3、前列腺素、促红细胞生成素等。肾功能调节包括自身调节与神经-体液调节两种机制。肾主要通过交感神经支配。参与体液调节的物质主要有抗利尿激素、醛固酮以及尿钠肽等。

第二节　肾脏疾病的生物化学检测指标

知识点 1：肾小球滤过功能检查　　副高：掌握　正高：熟悉

（1）内生肌酐清除率（Ccr）是肾脏在单位时间内将肌酐从一定量血浆中全部清除并由尿排出时被处理的血浆量。

检测方法：根据肾清除试验原理，收集一段时间内的尿量，同时测定血及尿中肌酐浓度，依据公式可计算出 Ccr。

Ccr(ml/min)=［尿肌酐浓度(μmol/L)×每分钟尿量（ml/min）］/血肌酐浓度（μmol/L）。

标准化 Ccr(ml/min·1.73m²)=Ccr×标准体表面积(1.73m²)/体表面积（m²）。

（2）估算肾小球滤过率　检测方法：以血肌酐值作为基础，依据患者年龄、性别、身高、体重以及种族等参数，采用公式计算肾小球滤过率估算值（eGFR）。

（3）血清肌酐　检测方法：血清肌酐（Scr）测定的方法主要有 Jaffe 法、酶法以及高效液相色谱法。

（4）血清尿素　尿素是体内蛋白质的终末小分子代谢产物。血清尿素（Urea）的浓度决定于机体蛋白质的分解代谢速度、食物中蛋白摄取量及肾脏的排泄能力。

检测方法：血尿素测定的方法可以分为两大类。①尿素酶法：借助尿素酶催化血尿素水解生成氨，氨可以用纳氏试剂，酚-次氯酸盐或者酶偶联反应显色测定。②直接法：血尿素直接与某试剂作用，测定其产物。最为常见的方法是二乙酰一肟法。

（5）血胱抑素 C　胱抑素 C（CysC）可以自由地透过肾小球滤过膜，在近曲小管全部重吸收并迅速代谢分解；CysC 不与其他蛋白形成复合物，其血清浓度变化不受炎症、感染、肿瘤及肝功能等因素的影响，同性别、饮食、体表面积以及肌肉量无关，是一种反映 GFR 变化的理想的内源性标志物。

检测方法：血 CysC 多采用胶乳颗粒增强免疫浊度法检测。

知识点 2：近曲小管重吸收功能检查　　副高：掌握　正高：熟悉

（1）β_2-微球蛋白（β_2-MG）　是由人体有核细胞，尤其是淋巴细胞与肿瘤细胞产生的一种小分子球蛋白，分子量仅为 11.8kD。β_2-MG 可以从肾小球自由滤过，约 99.9%被近端肾小管上皮细胞重吸收并且分解破坏，因此正常情况下 β_2-MG 由尿排出的量极低。

检测方法：血清与尿液 β_2-MG 目前可采用免疫比浊法、ELISA 法测定。

（2）α_1-微球蛋白（α_1-MG）　是肝细胞与淋巴细胞产生的一种糖蛋白，分子量为 26～33kD。α_1-MG 有游离型及与免疫球蛋白、白蛋白结合型。游离型可自由透过肾小球滤膜，结合型不能通过肾小球滤膜，原尿中 α_1-MG 绝大部分被肾小管重吸收降解，尿中含量极微。

检测方法：血清与尿液 α_1-MG 目前可采用免疫比浊法测定。

（3）视黄醇结合蛋白（RBP）　是肝脏合成分泌到血液中的一种低分子量蛋白，分子量约为 22kD。游离 RBP 可被肾小球滤过，但是在近曲小管几乎全部被重吸收分解，正常人尿中 RBP 排量极少。

检测方法：目前可采用免疫学方法测定血清与尿液 RBP。

（4）尿钠和滤过钠排泄分数　尿钠排泄量的多少决定于钠的胞外液量及肾小管重吸收的变化。滤过钠排泄分数（FeNa）指的是尿钠排出部分占肾小球滤过钠总量的比率。

检测方法：分别检测出血清钠、血肌酐和尿钠、尿肌酐浓度，根据下式计算 FeNa：FeNa（%）：尿钠排出量/滤过钠总量 =（尿钠/血钠）/（尿肌酐/血肌酐）×100%。

式中尿钠与血钠的单位为 mmol/L，尿肌酐与血肌酐的单位为 μmol/L。

知识点 3：近曲小管排泄功能检查　　副高：掌握　正高：熟悉

评价肾小管排泄功能的试验主要是酚红排泄试验（PSP）及对氨基马尿酸最大排泄率试验（TmPAH），而本知识点介绍 PSP。

检测方法：酚红又名酚磺酞，是一种对于人体无害的染料。酚红注入体内后，同血浆白蛋白结合，只有少量从肾小球滤过，绝大部分（约 94%）在近端小管同血清清蛋白解离，并被近端小管上皮细胞主动排泌，从尿液排出。因此尿液中的排出量可作为判断近端小管排泌功能的指标。试验时静脉注射 6g/L 的酚红 1ml，测定 2 小时内尿酚红排泄量，计算出酚红排泄率。

知识点 4：近曲小管细胞损伤检查　　副高：掌握　正高：熟悉

近端小管细胞损伤时，除肾小管重吸收及排泌功能改变外，还可以出现尿酶含量的变化。正常人尿液中含酶量非常少，可来自血液、肾实质以及泌尿生殖道，但主要来源于肾小管，特别是近端小管细胞。各种肾脏疾病，特别是肾小管细胞受损时，肾组织中的某些酶排出量增加或者在尿中出现，从而使尿酶活性发生改变。在此主要介绍 N-乙酰-p-D-氨基葡萄糖苷酶（NAG）。

NAG 是一种广泛分布在哺乳动物身体各组织细胞中的溶酶体水解酶，同黏多糖类及糖蛋白代谢有关。在近曲小管上皮细胞中含量比较高。NAG 分子量约为 140kD，不能通过肾小球屏障，因此尿中 NAG 主要来自肾近曲小管上皮细胞。此酶在尿中稳定，是反映肾小管实质细胞损害的指标。

检测方法：通常以酶法测定其活性。

知识点 5：远曲小管功能检查　　副高：掌握　正高：熟悉

远曲小管和集合管的主要功能是在抗利尿激素及醛固酮的作用下，参与机体尿液浓缩稀释，以及调节水、电解质及酸碱平衡等，维持机体内环境的稳定。

远曲小管功能检查包括尿液浓缩稀释试验、肾小管性酸中毒检测两方面。

知识点 6：尿液浓缩稀释试验　　副高：掌握　正高：熟悉

尿液浓缩稀释试验指在日常或者特定饮食条件下观察患者尿量及尿比重等指标的变化。

（1）尿比重与尿渗量　尿比重指的是在 4℃条件下尿液与同体积纯水的重量之比，它决定于尿中溶解物质的浓度，同固体总量成正比。尿渗量（Uosm）指的是溶解在尿液中具有渗透作用的全部溶质微粒总数量（含分子和离子）。

检测方法：目前尿比重多采用化学试带法测定；Uosm 多是采用尿液冰点下降法测定，也可以用蒸气压渗透压计算法测定。

（2）渗量溶质清除率（Cosm）　表示在单位时间内肾脏能将多少血浆中的渗透性溶质清除出去。

检测方法：根据肾清除试验原理，同时测定血浆和尿渗量，可计算出渗量溶质清除率。

（3）自由水清除率（C_{H_2O}）　指在单位时间内从血浆中清除到尿中不含溶质的水量。任何尿液均可以视为等渗尿和纯水两部分，即尿量＝等渗尿尿量＋C_{H_2O}。稀释尿量等于等渗尿尿量加上血浆中清除的纯水量；浓缩尿量等于等渗尿尿量减去被吸收的纯水量。因为正常人排出的均为含有溶质的浓缩尿，所以 C_{H_2O} 为负值。

检测方法：根据肾清除试验原理，同时测定血浆和尿渗量，可计算出 C_{H_2O}。

计算公式：$C_{H_2O} = L1-(Uosm/Posm)\times V$。

知识点 7：肾小管性酸中毒检测　　副高：掌握　正高：熟悉

肾小管性酸中毒是因为肾小管尿液酸化功能失常而发生的一种慢性代谢性酸中毒。

（1）氯化铵负荷（酸负荷）试验　检测方法：给患者服用一定量的酸性药物氯化铵，引起机体产生急性代谢性酸中毒，增加远端肾小管排泌 H^+ 的量，如远端肾小管泌 H^+ 产生 NH_3 及重吸收 HCO_3^- 发生障碍，酸性物质不能排出，尿液酸化受损。利用观察尿 pH 的变化，即可判断有无远端小管酸化功能障碍。

（2）HCO_3^- 负荷（碱负荷）试验　检测方法：正常人通过肾小球滤过的 HCO_3^- 85%～90%由近端肾小管重吸收，10%～20%由远端肾小管重吸收。服用一定量的碱性药物碳酸氢盐，碱化尿液，以增加肾小管重吸收 HCO_3^- 的负担。当近端小管受损时，其重吸收 HCO_3^- 的功能减退。利用观察 HCO_3^- 的排泄分数，有助于近端小管酸中毒的诊断。计算公式：

HCO_3^-的排泄分数＝[（尿 HCO_3^-－血 HCO_3^-）/（尿肌酐/血肌酐）]×100%。

知识点 8：肾血流量检测　　副高：掌握　正高：熟悉

肾血流量（RBF）或者肾血浆流量（RPF）是指单位时间内流经肾脏的全血或血浆量。而目前多采用对氨基马尿酸（PAH）清除率试验和放射性核素法来检测。

第三节　肾脏疾病主要生物化学检测指标的临床应用

知识点 1：肾功能检测指标的分类　　副高：掌握　正高：熟练掌握

临床实验室肾功能检查项目比较多，可依据肾功能检查的部位及功能分类。肾功能检查项目的分类见表 2-15-1。

表 2-15-1　肾功能检查项目的分类

检查部位	检测功能	标准试验项目	临床首选项目	临床次选项目
肾小球	滤过功能	菊粉清除率	内生肌酐清除率	血尿素、血肌酐
			血胱抑素 C	血尿素/血肌酐比值
	屏障功能		尿蛋白定性	尿微量白蛋白
			24 小时尿蛋白定量	尿蛋白选择性指数
			尿蛋白电泳	
近端小管	重吸收功能	TmG	尿钠、FeNa	尿小分子蛋白质
	排泌功能	TmPAH		PSP

续 表

检查部位	检测功能	标准试验项目	临床首选项目	临床次选项目
远端小管	水、电解质调节功能		尿比重、尿渗量	浓缩稀释试验
				渗量溶质清除率
				自由水清除率
肾血管	酸碱平衡功能	HCO_3^- 排泄分数	尿 pH	氨滴定测定
			尿总酸测定	酸、碱负荷试验
	肾血流量	PAH 清除率		肾放射性核素扫描
		碘锐特清除率		

知识点2：肾功能检测指标的选择　　副高：掌握　正高：熟练掌握

临床选择肾功能检测指标时应注意下列几点。

（1）首先应确定进行肾功能检查的目的，是为了疾病的早期诊断、预后估计以及病情观察，还是为了确定治疗方案。

（2）应了解各种诊断方法的设计原理及用途，以及这些方法的敏感性、特异性及诊断价值；了解同类方法各自在筛查、协助诊断以及确诊等方面的实际作用。

（3）按照所需要检查的肾脏病变部位，选择同其相应的功能试验，在检测方法应用上，应由简到精、由易到难；同时也要结合患者的病情、文化特点、经济情况以及接受程度等合理选择有效、经济的诊断项目。

（4）欲分别了解左、右肾的功能时，需插入导尿管分别进行收集左、右肾尿液。

（5）在评价检查结果时，必须结合患者的病情及其他临床资料，进行全面分析，最后作出判断。

知识点3：急性肾小球肾炎　　副高：掌握　正高：熟练掌握

急性肾小球肾炎简称为急性肾炎，是以蛋白尿、血尿、高血压，水肿、肾小球滤过率降低为主要表现，并可有一过性氮质血症的肾小球疾病。经常急性起病，多数为急性链球菌感染1~3周后，由于变态反应而引起双侧肾弥漫性的肾小球损害。

知识点4：急性肾小球肾炎的学诊断依据　　副高：掌握　正高：熟练掌握

（1）临床上有少尿、水肿、血尿、高血压表现。

（2）伴随链球菌感染的证据，抗“O”（或 ASO）明显升高，2周之内血清补体 C3 下降。

知识点5：急性肾小球肾炎的实验室检查 副高：掌握 正高：熟练掌握

（1）尿常规检查 尿量减少，并且尿渗量大于350mOsm/(kg·H_2O)；血尿为急性肾炎的重要表现，可见肉眼血尿或者镜下血尿；尿蛋白定量通常为1~3g/24h，多属非选择性蛋白尿。

（2）血液生化检查 血清清蛋白轻度下降，由于水、钠潴留，血容量增加，血液稀释所致；血浆蛋白电泳大多见清蛋白降低，γ-球蛋白升高；尿钠减少，通常可有轻度高血钾。

（3）肾功能检查 急性期肾小球滤过一过性受损，而肾血流量多数正常，Ccr降低。肾小管功能相对良好，TmG（血清总镁）与TmPAH正常或轻度下降，肾浓缩功能仍多保持正常。

（4）免疫学及其他检查 急性肾炎病程早期，血总补体及补体C3明显下降，可降到正常的50%以下。其后逐渐恢复，6~8周时恢复正常，此种动态变化是链球菌感染之后急性肾炎的典型表现，可视为急性肾炎病情活动的指标。尿FDP的测定能够正确反映肾血管内凝血。

知识点6：急性肾小球肾炎的临床常规检查项目 副高：掌握 正高：熟练掌握

尿常规、血常规、大便常规；补体、ASO；肝肾功能、血糖、电解质、凝血功能、抗核抗体（ANA）、C反应蛋白（CRP）、ESR；24小时尿蛋白定量、尿红细胞位相；腹部超声、胸片以及心电图。

知识点7：肾病综合征 副高：掌握 正高：熟练掌握

肾病综合征（NS）是以大量蛋白尿、低白蛋白血症、严重水肿以及高脂血症为特点的综合征。NS是在许多疾病过程中损伤了肾小球毛细血管滤过膜的通透性而产生的一组症状。

知识点8：肾病综合征的诊断依据 副高：掌握 正高：熟练掌握

（1）尿蛋白定量 尿蛋白（+++）以上，尿蛋白定量>50mg/(kg·d)或>3.5g/d或者晨尿尿蛋白/尿肌酐比值>2。

（2）血液生化检查 血清清蛋白<30g/L，伴或者不伴血清胆固醇>5.72mmol/L。

（3）眼睑、颜面以及四肢、全身水肿，水肿为可凹陷性。

（4）若排除继发性疾病，则诊断为原发性肾病综合征。

知识点9：肾病综合征的实验室检查 副高：掌握 正高：熟练掌握

（1）尿蛋白测定 肾病综合征最为主要的实验室诊断依据是大量蛋白尿，并一般为肾小球性蛋白尿。用 C_{IgG}/C_{Tf}表示尿蛋白选择性，$C_{IgG}/C_{Tf}\leqslant 0.1$ 提示高选择性，$\geqslant 0.2$ 提示非选择性。

（2）血液生化检查 血浆总蛋白，尤其是清蛋白显著下降；IgG 水平可显著下降，而 IgA、IgM 以及 IgE 水平多正常或升高。血浆蛋白电泳呈特征性改变：清蛋白下降至 50%以下，γ-球蛋白亦相对减少，α_1-球蛋白可正常或降低，α_2-球蛋白与 α-球蛋白比例明显升高，出现两端下陷、中间增高的电泳图谱。胆固醇或三酰甘油升高，VLDL 与 LDL 升高。

（3）纤维蛋白原降解产物检测 高凝状态是 NS 的重要并发症。所以，抗凝治疗是 NS 的重要治疗措施，临床上通常多采用纤维蛋白原定量测定、凝血酶原时间以及 FDP 测定作为监测指标，C_{D-d}/C_{IgG}测定是指导肾病局部抗凝治疗更为理想的实验室指标。

知识点 10：肾病综合征的临床常规检查项目 副高：掌握 正高：熟练掌握

血常规、尿常规、大便常规以及大便潜血；24 小时尿蛋白定量或晨尿尿蛋白/尿肌酐比值；肝肾功能、血电解质、血脂、血糖、血浆蛋白；乙肝病毒标志物；免疫球蛋白、补体；PPD 试验；腹部 B 超；胸片，心电图。

知识点 11：糖尿病性肾病 副高：掌握 正高：熟练掌握

糖尿病性肾病（DN）仅指糖尿病所特有的同糖代谢异常有关的糖尿病性肾小球硬化症，临床上以糖尿病患者出现持续性蛋白尿作为主要标志。它是糖尿病全身性微血管病变的一部分，其发病同遗传因素及糖代谢异常有关。

知识点 12：糖尿病性肾病的诊断依据 副高：掌握 正高：熟练掌握

（1）有糖尿病病史。

（2）早期糖尿病性肾病诊断 6 个月之内连续 2 次尿微量清蛋白检查，其尿清蛋白排出率（UAER）>20μg/min，但小于 200μg/min，或者在 30~300mg/24h。

（3）临床期糖尿病性肾病诊断 间歇性或者持续性临床蛋白尿（尿蛋白阳性），UAER >200μg/min 或者常规尿蛋白定量>500mg/24h；可伴有肾功能不全，或伴发视网膜病变；或者肾活检证实。

（4）排除其他可能导致尿蛋白增加的原因，如泌尿系统感染、原发性高血压、运动、心力衰竭及水负荷增加等。

知识点 13：糖尿病性肾病的实验室检查 副高：掌握 正高：熟练掌握

（1）尿蛋白测定 尿微量清蛋白测定是早期糖尿病性肾病的重要诊断指标，同时也是判断糖尿病性肾病预后的重要指标。

（2）肾功能 早期可以做 GFR 测定。临床期糖尿病性肾病可选用肾病综合征的肾功能检查指标。

（3）糖尿病视网膜病变检查　出现糖尿病性眼底改变，表明很有可能已有肾小球病变（≥90%）。

（4）肾形态检查与活检　肾脏影像学可见肾大小增大或正常，尿毒症时也只有部分肾影缩小。肾活检不仅可以确定诊断，而且有助于鉴别诊断。

知识点 14：糖尿病性肾病的临床常规检查项目　副高：掌握　正高：熟练掌握

尿常规（包括酮体）、血常规、大便常规和大便潜血；血糖及动态血糖监测；24 小时尿蛋白定量或晨尿尿蛋白/尿肌酐比值；肝肾功能、血脂、电解质、血黏度；口服糖耐量试验和同步胰岛素或者 C 肽释放试验；糖化血红蛋白（HbA_{1c}）和糖化血白蛋白（果糖胺）；眼底检查、颈动脉和下肢血管彩色多普勒超声；胸片、心电图以及腹部 B 超。

知识点 15：肾小管性酸中毒　副高：掌握　正高：熟练掌握

肾小管性酸中毒（RTA）指因为近端肾小管重吸收 HCO_3^- 或远端肾小管排泌 H^+ 功能障碍所导致的代谢性酸中毒临床综合征。按照肾小管受损部位及其病理生理基础分为 4 型：Ⅰ型为远端肾小管酸中毒，Ⅱ型为近端肾小管酸中毒，Ⅲ型为Ⅰ型与Ⅱ型的混合型，Ⅳ型为全远端肾小管酸中毒。

知识点 16：肾小管性酸中毒的诊断依据　副高：掌握　正高：熟练掌握

（1）Ⅰ型　①多见于 20~40 岁成年人，70%~80% 为女性。②有低钙、低磷血症及高钙尿症，临床上肾钙化、肾结石多见，部分伴有软骨病或者佝偻病。③不完全型氯化铵负荷试验阳性。④高氯、低钾性酸中毒，伴尿 pH>5. 5。

（2）Ⅱ型　①多于幼儿期发病，以男性多见。②高氯、低钾性酸中毒。③临床上低钾明显，而低钙与骨病较轻，表现为骨软化及骨质疏松。④HCO_3^- 负荷试验阳性，尿中 HCO_3^- 排泄分数>15%。

（3）Ⅲ型　兼有Ⅰ型与Ⅱ型的临床特征，尿可滴定酸及铵离子排出减少，当血浆 HCO_3^- 浓度正常时，尿中 HCO_3^- 排泄分数>15%。

（4）Ⅳ型　①多有慢性肾小管间质病史，并伴有中等程度肾小球滤过率降低。②肾小管酸化功能障碍，类似于Ⅱ型肾小管酸中毒，但是尿中 HCO_3^- 排泄分数<10%。③高氯性酸中毒并伴高钾血症。④尿铵离子减少，血肾素及醛固酮水平降低。

知识点 17：肾小管性酸中毒的实验室检查　副高：掌握　正高：熟练掌握

（1）尿常规　连续监测尿常规，尤其是尿 pH 及尿比重。

（2）血液生化　血气分析，血钾、钠、钙、氯、磷，血尿素氮、肌酐。

（3）尿液生化　24 小时尿钾、钠、钙、氯、磷、镁。

（4）尿碳酸氢盐、可滴定酸及铵离子定量测定　通常远曲肾小管性酸中毒患者尿可滴定酸度（TA）与 NH_4^+ 均下降。

（5）酸碱负荷试验　利用氯化铵负荷试验，观察尿 pH 的变化，可判断有无远端小管酸化功能障碍。利用 HCO_3^- 负荷试验观察 HCO_3^- 的排泄分数有助于近端小管酸中毒的诊断。

（6）激素及其代谢物检查　血浆皮质醇，17-羟类固醇、尿 17-酮类固醇、游离皮质醇或者血醛固酮。

知识点 18：肾小管性酸中毒的临床常规检查项目　副高：掌握　正高：熟练掌握

血常规、尿常规、大便常规以及大便潜血；血气分析；肝肾功能、血电解质、血脂、血糖、血浆蛋白；24 小时尿钾、钠、氯、钙、磷、镁；酸碱负荷试验；24 小时尿蛋白定量或晨尿尿蛋白/尿肌酐比值；腹部 B 超、胸片、心电图。

知识点 19：急性肾损伤（AKI）　副高：掌握　正高：熟练掌握

急性肾损伤（AKI）由导致肾脏结构或功能变化的损伤造成的肾功能突然（48 小时以内）下降，表现为血肌酐（Scr）绝对值增加≥0. 3mg/dl（≥26. 4μmol/L）或者 Scr 增加≥50%（达到基线值的 1. 5 倍），或尿量<0. 5ml/(kg · h)，且持续超过 6 小时，称为急性肾损伤。

知识点 20：急性肾损伤的诊断标准　副高：掌握　正高：熟练掌握

（1）AKI 分级诊断标准　见表 2-15-2。

表 2-15-2　AKI 的 RIFLE 分级诊断标准

分级	Scr 或 GFR	尿量
危险（risk）	Scr 上升至或超过原来的 1. 5 倍或 GFR 下降>25%	<0. 5ml/(kg · h) 时间>6 小时
损伤（injury）	Scr 上升至或超过原来的 2 倍或 GFR 下降>25%	<0. 5ml/(kg · h) 时间>12 小时
衰竭（failure）	Scr 上升至或超过原来的 3 倍或 GFR 下降>75% 或 Scr>4mg/dl，急性增加>0. 5mg/dl	<0. 3ml/(kg · h) 时间>24 小时或无尿>12 小时
肾功能丧失（loss）	持续肾衰竭 4 周以上	
终末期肾病（ESRD）	持续肾衰竭 3 个月以上	

（2）我国 AKI 的诊断标准　①突发肾功能减退（在 48 小时内）。②急性肾损伤 1 期（危险期）：血清肌酐升高≥0. 3mg/d1（26. 4μmol/L,）或为基线值的 1. 5～2 倍；或尿量

<0.5ml/(kg·h)，持续6小时以上。③急性肾损伤2期（损伤期）：血清肌酐升高到基线值的2~3倍；或尿量<0.5ml/(kg·h)，持续12小时以上。④急性肾损伤3期（衰竭期）：血清肌酐升高至基线值的3倍或者在血清肌酐>4mg/dl（354μmol/L）基础上急性增加0.5mg/dl（44μmol/L）；或尿量<0.3ml/(kg·h）持续24小时以上，或者无尿持续12小时以上。

知识点21：AKI的诊断依据　　副高：掌握　正高：熟练掌握

（1）血肌酐和尿量　根据ADQI（透析质量指导组）的建议，血肌酐和尿量是目前诊断AKI唯一可靠的检测指标，同时也是目前AKI分期的依据。血肌酐虽能反映GFR，但是并非一个敏感的指标，受其分布及排泌等综合作用的影响。尿量则更易受到容量状态及药物等非肾脏因素的影响。

（2）目前正在研究的AKI早期诊断　标志物主要有胱抑素C、肾脏损伤分子-1（KIM-1）、中性粒细胞相关载脂蛋白（NGAL）、白细胞介素-18（IL-18）以及高半胱氨酸蛋白-61（Cyr61）等。

知识点22：AKI的临床常规检查项目　　副高：掌握　正高：熟练掌握

尿常规、血常规、大便常规；肝肾功能、电解质、血糖、血型、感染性疾病筛查、血气分析、凝血功能、免疫指标；24小时尿蛋白定量、尿电解质、尿肌酐、尿红细胞位相、尿白细胞分类、尿渗透压或者自由水清除率；胸片、腹部超声、心电图。

知识点23：慢性肾病（CKD）　　副高：掌握　正高：熟练掌握

肾脏受损后可通过不同的诱因及发病机制发展为慢性肾脏病（CKD），不同于慢性肾衰竭（CRF）概念，CKD是由各种原因引起的慢性肾脏结构及功能障碍（肾脏损伤病史≥3个月），包括肾小球滤过率（GFR）正常与不正常的病理损伤、血液或者尿液成分异常，以及影像学检查异常，或不明原因的GFR下降［GFR<60ml/(min·1.73m^2)］3个月或3个月以上，称为慢性肾病。

知识点24：慢性肾病（CKD）的分期　　副高：掌握　正高：熟练掌握

依据肾功能指标，CKD共分5期，CKD1~3期为CKD早期。CKD分期及防治建议见表2-15-3。

表 2-15-3 慢性肾病分期及防治建议

分期	特征	GFR *	防治目标和措施
1 期	肾损害伴 GFR 正常或升高	>90	CKD 诊治，缓解症状，延缓 CKD 进展
2 期	肾损害伴 GFR 轻度降低	60~89	评估、延缓 CKD 进展，降低心血管疾病的患病危险
3 期	GFR 中度降低	30~59	减慢 CKD 进展，评估、治疗并发症
4 期	GFR 重度降低	15~29	综合治疗，透析前准备
5 期	ESRD（肾衰竭）	<15	如出现尿毒症，需及时替代治疗 **

注：* 单位为［ml/(min·1.73m^2)］；** 透析治疗的相对指征为：GFR = 8~10ml/min，绝对指征为 GFR<6ml/min；晚期糖尿病肾病患者 GFR 为 10~15ml/min 时，则可进行透析治疗。

知识点 25：CKD 的早期筛查方法　　副高：掌握　正高：熟练掌握

CKD 早期阶段筛查方法是随访及定期检查。

常规实验室检查项目包括血肌酐和肌酐清除率、24 小时尿蛋白定量、尿微量白蛋白、血清胱抑素 C、血尿、尿沉渣镜检等。以上指标中，以血肌酐为基础计算的 eGFR 是评价肾功能的最好指标。24 小时尿蛋白定量或随机尿样的尿蛋白/肌酐比值是 CKD 患者随诊中的必选指标。在必要时，CKD 患者与 CKD 高危人群应进行尿沉渣检测和肾脏影像学检查。

知识点 26：终末期肾病的诊断　　副高：掌握　正高：熟练掌握

（1）诊断依据　①是否有慢性肾脏病史。②实验室检查：肾小球滤过率或者 eGFR 小于 15ml/(min·1.73m^2)，残余肾功能每周 Kt/V<2.0。

（2）临床常规检查项目　①血常规、尿常规以及大便常规。②肝肾功能、电解质、血糖、血型、血脂、凝血功能、感染性疾病筛查（乙肝、丙肝、HIV、梅毒等）、铁代谢、iPTH。③胸片、心电图以及超声心动图。④双上肢动脉、深静脉彩色多普勒超声（血液透析）。⑤依据患者病情，必要时行浅静脉数字减影血管造影（DSA）、磁共振血管造影（MRA）或者 CT 血管造影（CTA）。

第十六章 内分泌疾病的生物化学诊断

第一节 概 述

知识点1：内分泌及其调控 副高：了解 正高：熟悉

为了保持机体内激素间的平衡，在中枢神经系统的作用之下，机体有一套复杂的监测及调控系统调节机体内的激素水平。激素通常以相对恒定的速度或一定节律释放，生理或病理因素都可影响激素的分泌。激素传送到靶细胞的方式有以下三种。

（1）远距分泌　大多数激素是经血液循环运输到远距离的靶细胞而发挥调节作用。

（2）旁分泌　有的激素是通过扩散入周围组织液而作用于邻近细胞。

（3）神经分泌方式　下丘脑某些神经元分泌的神经激素沿神经纤维轴浆运输到神经垂体或经垂体门脉系统运至腺垂体。

知识点2：内分泌功能常用的生物化学检验 副高：了解 正高：熟悉

（1）激素调节的特异性生理、生化过程及其生化标志物检测　如甲状旁腺功能紊乱时血钙的检测，甲状腺功能紊乱时^{131}I摄取试验。这类方法仅提供间接证据，并且大多特异性不高，往往只起辅助诊断作用。

（2）直接测定激素或其代谢物水平　这类方法比较简便、适用性广，可为判断有无某种内分泌疾病直接提供客观依据，并且有利于疾病的早期诊断及病因定位，在临床中应用普遍。

（3）动态功能试验　动态功能试验就是应用激素分泌反馈调节轴中某一环节的特异性刺激物或者抑制物，分别测定使用前后相应靶激素水平的动态变化。按照作用物不同，可以分兴奋试验与抑制试验。两类动态功能试验对确定内分泌疾病的病变部位及性质都很有价值。

（4）其他　检测激素作用介导物，如生长激素介导物——生长调节素；或者对某些半衰期短的激素可检测其前体物质，如阿片皮质素原（促肾上皮质素前体物）；对于某些高血浆蛋白结合率激素，有时需检测其转运蛋白水平。因为现已证实多种内分泌病的发病机制中有自身免疫反应参与，所以对有关自身抗体的检测也得到了广泛应用。

知识点3：激素的作用机制 副高：了解 正高：熟悉

根据激素受体在细胞内定位的不同，一般将激素的作用机制分为两种：通过细胞膜受体起作用与通过细胞内受体起作用。但两种机制之间没有截然界限，某些激素作用可涉及两种机制。

蛋白质及肽类激素、氨基酸衍生物类激素主要是借助细胞膜受体起作用，膜受体与激素特异性结合后，能够将激素的信息向细胞的其他部位传递导致膜通透性的改变和膜上某些酶活性的改变。尤为重要的是，许多激素能够激活细胞膜上的腺苷酸环化酶（AC），增高细胞内3′,5′-环磷酸腺苷（cAMP）的浓度，从而导致一系列代谢变化。由于cAMP在细胞内能传递激素的信息，所以被称为激素作用的第二信使，激素本身则被视作第一信使。

借助细胞内受体发挥作用的激素主要为类固醇激素，这类激素疏水性较强，易穿透靶细胞膜而进入细胞内同特异性受体结合，形成激素-受体复合物。在一定条件下，受体发生变构，复合物转变成“活性复合物”，或者转移到细胞核内再转变成活性复合物。活性复合物同核内染色质的亲和力很高，能同染色质特定部位的DNA结合，将结合位点的基因活化，从而转录出特异的mRNA。后者转移到细胞质，在核糖体上翻译成酶蛋白或者功能性蛋白质，最终显示出激素特有的生物学效应。

第二节　内分泌功能紊乱的生物化学检测指标

知识点1：生长激素（GH）及相关检测指标　　副高：了解　正高：熟悉

（1）生长激素　检测方法：GH在血液中有多种，分子量不同，但均有GH活性的异构体存在，血液中含量甚微，用一般化学方法很难准确测定。近几年，随着免疫学检测技术的高速发展，化学发光免疫分析法（CLIA）、时间分辨荧光免疫分析法（TrFIA）以及电化学发光免疫分析法（ECLIA）的相继诞生，已能特异、快速以及准确地测定其在血液中的浓度。目前实验室大多采用免疫分析技术检测其含量。

参考区间：婴幼儿为15~40μg/L，2岁儿童约为4μg/L，4岁以上儿童及成人为0~5μg/L，女性略高于男性。

（2）生长激素依赖性胰岛素样生长因子（IGF）　也就是生长调节素（SM）。IGF为一族化学结构同胰岛素相近，有促进生长作用和一定胰岛素样作用的细胞因子。

知识点2：催乳素（PRL）检测指标　　副高：了解　正高：熟悉

（1）检测方法　PRL又叫泌乳素，外周血中的PRL有单体、二聚体以及三聚体三种形式，后两者活性极低。PRL的分泌呈脉冲式波动，有明显的昼夜节律变化，情绪波动及创伤等对PRL的释放有明显影响。常用的检测方法有放射免疫测定法（RIA法）与ELISA法等。

（2）参考区间　女性：2.5~14.6ng/ml；男性：2.3~11.5ng/ml。

知识点3：促黄体生成素（LH）检测指标　　副高：了解　正高：熟悉

（1）检测方法　LH是垂体嗜碱性粒细胞所分泌的一种激素。LH测定通常采用放射免疫分析法和化学发光免疫分析法，ELISA法较少应用。通常按照购买商品试剂盒说明书操作。

（2）参考区间　CLIA法：女性卵泡期2~30U/L，排卵期40~220U/L，黄体期0~20U/L，绝经期40~200U/L；男性成人5~20U/L。

知识点4：促卵泡激素（FSH）检测指标　　副高：了解　正高：熟悉

（1）检测方法　FSH与LH联合检测通常用于下丘脑-垂体-性腺轴功能的判断，因此FSH测定往往采用与LH测定相同的方法，通常采用放射免疫分析法和化学发光免疫分析法，临床实验室大多采用化学发光免疫分析法。

（2）参考区间　CLIA法：女性卵泡期5~20U/L，排卵期12~30U/L，黄体期6~15U/L，绝经期20~320U/L；男性成人5~20U/L。

知识点5：抗利尿激素（ADH）检测指标　　副高：了解　正高：熟悉

（1）检测方法　ADH（又称为血管加压素）是由下丘脑视上核与室旁核的神经细胞分泌的9肽激素，其主要作用是提高远曲小管及集合管对水的通透性，促进水的吸收，是尿液浓缩与稀释的关键性调节激素。血液中含量甚微，用一般化学方法很难准确测定。目前实验室多采用放射免疫分析技术检测其含量。

（2）参考区间　1.0~1.5ng/L。

知识点6：血清促甲状腺激素（TSH）测定　　副高：了解　正高：熟悉

（1）检测方法　TSH为腺垂体合成及分泌的糖蛋白，是下丘脑-垂体-甲状腺调节系统的主要调节激素。TSH测定均采用免疫化学法，根据标记物不同有放射免疫、酶联免疫、化学发光、荧光免疫、电化学发光等多种试剂盒可供选用。目前国内外均推荐以血清TSH测定作为甲状腺功能紊乱的首选筛查项目。

（2）参考区间　0.63~4.19μU/ml。

知识点7：血清甲状腺激素测定　　副高：了解　正高：熟悉

（1）检测方法　血清甲状腺激素测定包括TT_3、TT_4、rT_3与FT_3、FT_4。其测定方法有竞争性荧光免疫分析法、化学发光检测法以及电化学发光免疫分析法，目前实验室多采用标记免疫的方法直接测定血清中的激素浓度。

（2）参考区间　TT_3：1.3~2.5nmol/L，TT_4：69.0~114.0nmol/l，rT_3：0.15~0.45nmol/L，FT_3：4.7~7.8pmol/L，FT_4：8.7~17.3pmol/L。

知识点 8：血清甲状腺素结合球蛋白（TBG）测定　　副高：了解　正高：熟悉

（1）检测方法　TBG 是肝细胞合成的一种 α-球蛋白，TBG 是血液中甲状腺激素的主要结合蛋白，临床上大多采用化学发光免疫分析法或者放射免疫测定法检验血清 TBG 含量。

（2）参考区间　220~510mmol/L（12~28mg/L）。

知识点 9：甲状腺功能动态试验　　副高：了解　正高：熟悉

甲状腺功能动态试验包括促甲状腺素释放激素（TRH）兴奋试验与 ^{131}I 摄取试验及 T_3 抑制试验。

知识点 10：TRH 兴奋试验　　副高：了解　正高：熟悉

TRH 可以迅速刺激腺垂体合成及释放贮存的 TSH，所以分别测定静脉注射 200~400μg（儿童按 4~7μg/kg）TRH 前及注射后 0.5 小时（必要时可加测 1 小时及 1.5 小时）的血清 TSH 水平，可了解垂体 TSH 合成及贮备能力。

正常阳性反应判断标准为：注射 TRH 之后 0.5 小时，女性血清 TSH 较基础水平（注射前）升高 4~12mIU/L，男性升高 3~9mIU/L。升高值<2mIU/L 为阴性反应，表明垂体无足够合成及贮存 TSH 的功能。如果升高值远远超过正常阳性反应的上限，通常大于 25mIU/L，为强阳性反应，提示垂体合成与贮存 TSH 的能力异常活跃。阳性反应不在 0.5 小时出现，而在 1 小时或 1.5 小时才出现，则称为延迟反应，表明垂体本身无病变，但由于长期缺乏足够的 TRH 刺激，TSH 贮存减少。甲状腺病变所引起的甲状腺功能亢进者，不但 TSH 基础值低，而且垂体 TSH 贮存少，注射 TRH 之后血清 TSH 无明显升高。

知识点 11：^{131}I 摄取试验及 T_3 抑制试验　　副高：了解　正高：熟悉

^{131}I 摄取试验及 T_3 抑制试验（T_3 借助甲状腺主动摄取浓集碘的功能，给受试者一定剂量的 ^{131}I 后，定时连续观察甲状腺区的放射性强度。利用甲状腺摄取碘的速度（峰时间）与量（摄取率），间接反映其合成分泌甲状腺激素的功能。但该法粗糙，影响因素多，特异性低，已很少用。T_3 抑制试验则是借助 T_3 对下丘脑-腺垂体-甲状腺调节轴的负反馈抑制作用，给受试者口服 T_3，每次 20pg，每天 3 次，连续 6 天，分别进行用药前与用药后的 ^{131}I 摄取试验。

知识点 12：自身抗体检测　　副高：了解　正高：熟悉

甲状腺功能紊乱常常与自身免疫反应有关，患者血中常可测得多种针对甲状腺自身抗原的抗体，含 TSH 受体抗体（TRAb）、甲状腺过氧化酶抗体（TPOAb）以及甲状腺激素抗体（THAb）。在自身免疫性甲状腺疾病中可以检测到相应的抗体。

（1）检测方法　检测甲状腺自身抗体的方法有间接免疫荧光分析法、电化学发光免疫分析法、放射免疫分析法及酶联免疫法等，各实验室应根据自身条件选择测定方法，有条件的实验室大多选用电化学发光免疫分析法。

（2）参考区间　由于实验方法不同参考值各不相同，应依据试剂盒提供的参考值，各实验室结合自身的情况，用固定的试剂盒建立自己的参考值范围。

知识点13：肾上腺髓质激素功能检测指标　　副高：了解　正高：熟悉

（1）检测方法　肾上腺髓质分泌的激素包括肾上腺素（E）、去甲肾上腺素（NE）以及多巴胺（DA），统称为儿茶酚胺类激素。肾上腺素与去甲肾上腺素的主要终产物为VMA。多巴胺的主要终产物为HVA。尿儿茶酚胺测定较为敏感可靠，但是技术要求较高。近年来，应用敏感性与特异放射酶分析法或者敏感可靠的HPLC分析技术，可开展血去甲肾上腺素、肾上腺素以及多巴胺的单独测定，虽然实验条件要求高，并且价格较昂贵，但目前仍是确切诊断嗜铬细胞瘤最敏感的方法，特别是借助此检查可以发现血压正常的嗜铬细胞瘤。尿儿茶酚胺及其代谢产物VMA与HVA通常可采用分光光度法或荧光光度法进行测定。

（2）参考区间　HPLC法：血浆NE 80～498pg/ml，E 4～83pg/ml，尿儿茶酚胺以NE计算为15～80μg/24h，以E计算为0～20μg/24h。分光光度法：尿VMA 3～7mg/24h。

知识点14：血、尿、唾液中糖皮质激素及其代谢物测定　　副高：了解　正高：熟悉

（1）检测方法　临床生化检验指标主要包括血、尿、唾液中糖皮质激素及其代谢物测定，尿、唾液游离皮质醇测定，尿17-羟皮质类固醇（17-OHCS）、17-酮皮质类固醇（17-KS）测定。其相关指标的测定方法有荧光光度法、HPLC（高效液相色谱法）、化学发光免疫分析法以及放射免疫法等。化学发光免疫法简便、快速、灵敏，为目前临床实验室最常用的方法。

（2）参考区间　①血清（浆）皮质醇：上午8：00为170.0～440.0nmol/L（60～160μg/L）；下午为60.0～250.0nmol/L（20～60μg/L），峰值同谷值之比>2。②尿、唾液游离皮质醇：上午8：00为4～28nmol/L（1.4～10.1μg/L）；午夜为2～6nmol/L（0.7～2.2μg/L）。成人尿游离皮质醇为55～248nmol/24h（20～90μg/24h）。③尿17-羟皮质类固醇（Porter-silber化学法）：成年女性为（23.74±4.47）μmol/24h［（8.6±1.62）mg/24h］，成年男性为（27.88±6.6）μmol/24h［（10.1±2.40）mg/24h］。④尿17-酮皮质类固醇（Zimmerman法）：成年女性为20.8～52.1μmol/24h（6.0～15.0mg/24h），成年男性为28.5～61.8μmol/24h（8.2～17.8mg/24h）。

知识点15：血浆促肾上腺皮质激素（ACTH）及N-POMC测定　　副高：了解　正高：熟悉

（1）检测方法　外周血中 ACTH 仅以 pg/ml 水平微量存在，临床经常采用免疫分析法测定。测定时多选用针对 ACTH 肽链 C 端和 N 端的单克隆抗体，其双抗夹心法有较高的灵敏度和特异性。

（2）参考区间　血浆 ACTH：成人上午 8：00 为 2. 2 ~ 12. 0pmol/L （10 ~ 55. 1ng/L）；24：00<2. 2pmol/L （<10ng/L）；二者的比值>2。

知识点 16：肾上腺激素动态功能试验　　副高：了解　正高：熟悉

肾上腺皮质功能紊乱诊断常需利用相关动态功能试验，用于病变部位及性质的鉴别诊断。

（1）ACTH 兴奋试验　此试验适用于诊断原发或继发性皮质功能减退。因为 ACTH 可迅速刺激肾上腺皮质合成释放皮质醇，因此可通过静脉注射 ACTH 评价肾上腺皮质的可兴奋性。

（2）地塞米松抑制试验　该试验适用于诊断及鉴别诊断库欣综合征。地塞米松（DMT）为人工合成的强效糖皮质激素（GC）类药，可以对促肾上腺皮质激素释放激素（CRH）、ACTH 分泌产生强大的皮质醇样负反馈抑制作用，进而影响到肾上腺皮质分泌 GC 的功能。

在健康人中，地塞米松利用负反馈机制抑制 ACTH 的分泌，从而也抑制了内源性类固醇的产生。在任何类型的库欣综合征中皮质醇的释放均不受小剂量（2mg）地塞米松的抑制。临床怀疑患者有皮质醇增多症时，此抑制试验是适宜的筛选方法。若血浆皮质醇水平能抑制到小于 83nmol/L（30μg/L）则基本可以排除库欣综合征。

对于下丘脑-垂体-肾上腺系统疾病的诊断，应从两个步骤考虑，首先就是确诊病理性皮质醇增多或者皮质醇分泌不足，其次鉴别诊断病变部位是丘脑、垂体、肾上腺或者异位性分泌。皮质醇水平的单次测定对诊断价值不大，由于皮质醇的分泌有显著的昼夜节律。为了诊断及鉴别诊断下丘脑-垂体-肾上腺系统的各种疾病，必须采用功能试验正确评价系统的整体或者部分功能。

知识点 17：血清（浆）性激素检验　　副高：了解　正高：熟悉

目前性激素大多采用免疫化学法测定，包括游离与结合两部分的总浓度。血中性激素水平尤其是雌激素水平，在不同的发育阶段及女性月经周期的不同时期存在比较大的差异（表 2-16-1）。单次测定结果，并不一定能真实地反映性腺的内分泌功能，大多数需进行必要的动态功能试验，才可以对性腺内分泌功能状态做出诊断。雄性激素分泌虽没有明显的昼夜节律，但是每天中仍有一定波动。通常清晨高于下午，青春期这种波动更明显。为便于比较，通常均在上午 8∶00 取血。

表 2-16-1 血清主要性激素水平参考区间

激素		男		女
睾酮	儿童	0.1～1.1nmol/L		<0.7nmol/L
	成人	14～25.4nmol/L		1.3～2.8nmol/L
雌二醇	成人	29～132pmol/L	卵泡期	110～330pmol/L
			排卵期	370～850pmol/L
			黄体期	184～881pmol/L
			绝经后	<37pmol/L
孕酮	成人	0.38～0.95nmol/L	卵泡期	0.6～1.9nmol/L
			排卵期	1.1～11.2nmol/L
			黄体期	20.8～103.0nmol/L
			绝经后	<3.2nmol/L
				1.5～2.3IU/L
LH	儿童	1.6～2.0IU/L	卵泡期	3～15IU/L
	成人	2～8IU/L	排卵期	20～200IU/L
			黄体期	5～10IU/L
			绝经后	>20IU/L
FSH	儿童	2.0～2.5IU/L		2.1～2.91U/L
	成人	3～15IU/L	卵泡期	2～10IU/L
			排卵期	8～20IU/L
			黄体期	2～8IU/L
			绝经后	>20IU/L

知识点18：性腺内分泌功能的动态试验　　副高：了解　正高：熟悉

性腺内分泌功能的动态试验主要包括促性腺激素释放激素（GnRH）兴奋试验、绒毛膜促性腺激素（HCG）兴奋试验、氯米芬间接兴奋试验以及雌-孕激素试验。GnRH兴奋试验主要检测腺垂体促性腺激素的储备功能。HCG兴奋试验是借助其可促进睾丸间质细胞合成释放睾酮的作用，了解睾丸间质细胞睾酮合成及贮存的状况。氯米芬间接兴奋试验用来了解调节性腺功能的下丘脑-腺垂体轴的功能状况，常同GnRH兴奋试验配合，用于性腺功能减退症的定位诊断。雌-孕激素试验是使用雌激素及孕激素类药物，人工造成与月经周期中性激素水平近似的变化，观察有无月经出现，以协助诊断育龄期女性闭经的原因。动态功能试验的正确、合理使用，有利于判断性腺内分泌功能紊乱的原因及确定病变的部位。

第三节 内分泌功能紊乱的生物化学诊断

知识点1：生长激素功能紊乱 副高：掌握 正高：熟练掌握

（1）生长激素缺乏症 生长激素缺乏症（GHD）又称垂体性侏儒。躯体生长受阻，骨骼发育不全，性器官发育受阻及第二性征缺乏为GHD突出的临床表现。若未伴发甲状腺功能减退，智力一般正常，有别于呆小症。患儿大多血糖偏低，若伴促肾上腺皮质激素（ACTH）缺乏者更显著，甚至会发生低血糖昏迷或抽搐。

（2）巨人症及肢端肥大症 巨人症及肢端肥大症均由GH过度分泌所致。两者起病年龄不同，在生长发育期GH过度分泌可导致巨人症，而成年后GH过度分泌则可导致肢端肥大症。持续GH过度分泌，巨人症也可发展为肢端肥大症。其病因多为垂体腺瘤、腺癌或垂体嗜酸性粒细胞异常增生而致。而少数为异源性GHRH或GH综合征，见于胰腺瘤、胰岛细胞癌以及类癌等。

知识点2：生长激素功能紊乱的生物化学诊断 副高：掌握 正高：熟练掌握

（1）血清（浆）GH测定 GH分泌具有昼夜时间节律性，并且具有脉冲式分泌特点，半衰期仅20~30分钟，通常采血时间应在午夜或清晨起床前安静平卧时，目前临床实验室用免疫法测定血清或者血浆中GH浓度，两者无明显差异。

（2）生长激素的激发试验（动态功能试验） ①药物激发试验：主要包括胰岛素低血糖激发试验、精氨酸激发试验、左旋多巴激发试验、可乐定激发试验及生长激素释放激素激发试验。②运动激发试验：运动试验适合于4岁以上儿童，因为该试验较难标准化，所以其结果常表现不稳定。

（3）抑制试验 对GH基础水平高，疑为巨人症或者肢端肥大症者，应进行高血糖抑制GH释放试验。

（4）血清（浆）IGF-1及IGFBP-3测定 目前有学者认为，IGF-1同IGFBP-3在诊断的灵敏度和特异性上均优于上面介绍的其他试验。

知识点3：催乳素功能紊乱的生物化学诊断 副高：掌握 正高：熟练掌握

催乳素的功能主要是促进乳腺的发育及泌乳，此外，它在性腺的发育与调节水盐代谢中都有重要作用。催乳素瘤是最为常见的垂体腺瘤，血清PRL显著升高为该类患者突出的实验室检查特征。催乳素瘤多发于女性，多为微小腺瘤，临床表现主要为溢乳、闭经及不育。目前实验室多采用免疫法检测PRL，用于诊断催乳素瘤。

知识点4：肾上腺功能紊乱的生物化学诊断 副高：掌握 正高：熟练掌握

肾上腺功能紊乱的生物化学诊断包括嗜铬细胞瘤、肾上腺皮质功能亢进症、慢性肾上腺皮质功能减退症、先天性肾上腺皮质增生症几方面内容。

知识点5：嗜铬细胞瘤的生物化学诊断 副高：掌握 正高：熟练掌握

嗜铬细胞瘤是发生于嗜铬细胞组织的肿瘤，其中绝大多数为良性。嗜铬细胞瘤能自主分泌儿茶酚胺，肾上腺素（E）、去甲肾上腺素（NE）以及多巴胺。因过量的E及NE释放入血，产生持续或者阵发性高血压，并且伴有血糖、血脂肪酸升高，并导致一系列临床表现。此病的生物化学检查主要有血浆和尿中儿茶酚胺类及其代谢物测定与动态功能试验。

知识点6：肾上腺皮质功能亢进症的生物化学诊断 副高：掌握 正高：熟练掌握

肾上腺皮质功能亢进者，由于GC病理性持续高水平，导致前述生理作用异常增强，引发一些共同的临床表现：向心性肥胖、高血压、骨质疏松，以及皮肤和肌肉因蛋白质大量分解而萎缩，并因此造成皮下微血管显露呈对称性紫纹等。由于同时伴有肾上腺皮质性激素（主要是雄激素）分泌增多，女性可见多毛、痤疮以及月经失调，甚至男性化。

常规临床生物化学检查除GH升高之外，还可见血糖升高，葡萄糖耐量降低，血K^+、Ca^{2+}降低，血Na^+升高，甚至低钾性代谢性碱中毒的血气指标改变，血尿素与肌酐显著升高的负氮平衡表现。高浓度的GC还可影响造血功能，抑制免疫反应与炎症反应而易感染，实验室检查可见各种体液和细胞免疫功能检查指标低下，血红蛋白、红细胞、血小板及中性粒细胞均增多，而淋巴细胞与嗜酸性粒细胞减少。

知识点7：慢性肾上腺皮质功能减退症的生物化学诊断 副高：掌握 正高：熟练掌握

原发性者又称艾迪生病，指的是自身免疫反应、结核等感染、转移性癌肿、手术切除等破坏肾上腺皮质，致使GC并常伴有盐皮质激素分泌不足而致病。原发性者因为低GC水平可负反馈地促进ACTH和等分子y-MSH释放，因此出现特征性皮肤黏膜色素沉着，可借此与继发性者相鉴别。

继发性者则是因肿瘤压迫或者浸润、缺血、手术切除、放疗等破坏下丘脑、腺垂体，导致CRH、ACTH释放不足，影响肾上腺皮质GC分泌所致。此时常为多内分泌腺功能减退，极少数仅表现为肾上腺皮质功能减退。临床可见全身各系统功能低下，低血糖、高血钾、低血钠、高血钙等生物化学检查改变，以及红细胞、血小板、血红蛋白、中性粒细胞减少，淋巴细胞与嗜酸性粒细胞增多等。

知识点8：先天性肾上腺皮质增生症的生物化学诊断 副高：掌握 正高：熟练掌握

先天性肾上腺皮质增生症（CAH）为常染色体隐性遗传病。系因为肾上腺皮质激素合成中某些酶先天性缺陷，肾上腺皮质激素合成受阻，分泌不足，反馈性地促进 CRH 及 ACTH 释放，后者则刺激肾上腺皮质弥漫性增生。

CAH 多会伴有肾上腺性激素分泌增多，表现为性征异常，因此曾称为肾上腺性变态综合征。因为酶缺陷将导致底物堆积，血与尿中此类物质可作为有关酶缺陷的生化标志物。

知识点 9：甲状腺功能亢进症的生物化学诊断　　副高：掌握　正高：熟练掌握

甲状腺功能亢进症简称为甲亢，指由于各种原因所致甲状腺激素分泌增多，功能异常升高，导致机体各系统兴奋性增高，以代谢亢进为主要表现的临床综合征。以毒性弥漫性甲状腺肿伴甲状腺功能亢进即 Grave 病最为常见，约占 75%，现已确定为一种自身免疫性疾病。其次是腺瘤样甲状腺肿伴甲状腺功能亢进（近 15%）、亚急性或者慢性淋巴细胞性甲状腺炎早期（近 10%），垂体肿瘤、甲状腺癌性甲状腺功能亢进以及异源性 TSH 综合征均少见。

血清 TT_4、TT_3、FT_3 以及 FT_4 测定对甲状腺功能紊乱的类型、病情评估以及疗效监测均有重要价值，尤其是和 TSH 检测联合应用，对绝大部分甲状腺功能紊乱的类型、病变部位均可以做出诊断。不同年龄段及妊娠期血清 TSH 和 TT_4、TT_3、FT_3、FT_4 参考值见表 2-16-2。

表 2-16-2　不同年龄段及妊娠期血清 TSH 和甲状腺激素参考值

年龄	TSH（mIU/L）	TT_4（nmol/L）	TT_3（nmol/L）	FT_4（pmol/L）	FT_3（pmol/L）
胎儿（脐血）	2.3~13.2	77~167	0.6~2.0	13~23	1.6~3.2
1~3 天	3.5~20	138~332	1.2~4.0	21~49	5.2~14.3
3 天~1 个月	1.7~9.1	15~30	1.1~3.1	14~23	4.3~10.6
1 个月~1 岁	0.9~8.1	11~18	1.7~3.5	12~22	5.1~10.0
1~13 岁	0.7~7.5	68~158	1.8~3.1	12~22	5.2~10.2
13~18 岁	0.5~6.8	63~138	1.5~2.8	12~23	5.2~8.6
成人	0.4~5.0	77~142	1.4~2.2	10~23	5.4~8.8
妊娠前 3 个月	0.3~4.5	82~151	1.5~2.5	9~21	5.2~8.1
妊娠后 6 个月	0.5 ~5.3	81~148	1.4~2.3	10~22	5.3~8.9

注：TT_4 换算为 μg/L 或 FT_4 换算为 ng/L 惯用单位的换算因子为 0.77；TT_3 换算为 μg/L 或 FT_3 换算为 ng/L 惯用单位的换算因子为 0.65。

知识点 10：甲状腺功能减退症的生物化学诊断　　副高：掌握　正高：熟练掌握

甲状腺功能减退症简称甲减。是由多种原因所引起的甲状腺激素合成、分泌不足或者致生物学效应异常低下的一组内分泌疾病。其中以慢性或亚急性甲状腺炎中后期、甲状腺切除、抗甲状腺功能亢进药或者放射性碘治疗过量、缺碘或者高碘等原因，直接影响甲状腺合成与分泌 T_4、T_3 所致的原发性甲状腺功能减退最为常见。其次为肿瘤、手术以及放疗等损伤下丘脑或垂体，TRH 与（或）TSH 释放不足所致的继发性甲状腺功能减退。抗甲状腺激素抗体及遗传性甲状腺激素受体缺陷所引起的甲状腺功能减退罕见。

甲状腺激素血清水平异常升高，有助于诊断甲状腺功能亢进；而异常低下，应考虑甲状腺功能减退。但因为甲状腺激素高血浆蛋白结合率的特点，血浆蛋白特别是 TBG 浓度的改变，将造成 TT_4、TT_3 水平产生相应的同向变化。此外，循环中的 T_3 主要来自 T_4 在外周组织脱碘，因此在使用胺碘酮等脱碘酶抑制剂以及严重心、肝、肾功能损害时，可由于干扰 T_4 脱碘生成 T_3，出现血清 TT_4、FT_4 升高，而 TT_3、FT_4 降低，T_3/T_4 比值下降的分离现象。在以上情况下，TT_4、TT_3 水平改变往往同甲状腺功能状态不符。若出现临床表现为甲状腺功能减退，而 TT_4、TT_3、FT_3、FT_4 均升高，应警惕存在抗甲状腺激素自身抗体的可能。常见甲状腺功能紊乱的主要临床生物化学检查结果见表 2-16-3。

表 2-16-3 常见甲状腺功能紊乱的主要临床生物化学检查结果

项目	甲状腺功能亢进				甲状腺功能减退		
	Grave 病	甲状腺腺样瘤	垂体腺瘤	异源性 rSH	甲状腺性	垂体性	下丘脑性
血清甲状腺激素	升高	升高	升高	升高	降低	降低	降低
血清 TSH*	降低	降低	升高	升高	升高	降低	降低
TRH 兴奋试验	阴性	阴性	阳性	阴性	强阳性	阴性	延迟反应

*：以血清 TSH 为甲状腺功能紊乱首选筛查指标。

知识点 11：性腺功能紊乱的生物化学诊断　　副高：掌握　正高：熟练掌握

性腺功能紊乱的生物化学诊断包括性发育异常、青春期后性功能减退症及继发性闭经、酶缺陷性性功能紊乱几方面内容。

知识点 12：性发育异常的生物化学诊断　　副高：掌握　正高：熟练掌握

性发育异常是各种原因所致后天性性腺、性器官及第二性征发育异常的统称，有性早熟、青春期延迟及性幼稚症。

（1）性早熟　性早熟即青春期提前出现。性早熟者血中性激素均明显升高，达到青春期或成人水平，甚至会更高。若同时测定促性腺激素 LH 及 FSH 水平仍在正常范围或更低，则提示假性性早熟。当性激素与促性腺激素水平均达到或者超出青春期或成人水平，则应进一步做动态功能试验。如果 GnRH 兴奋试验或氯米芬间接兴奋试验出现正常成人样阳性反应或更强，提示为真性性早熟；若以上兴奋试验无反应或仅有弱反应，则应考虑为假性性早熟，需进一步确定并治疗原发病灶。

（2）青春期延迟及性幼稚症　青春期延迟多为特发性（体质性），并常常有家族史，少数可由各种全身慢性消耗性疾病或营养不良造成。青春期延迟者有关性激素及促性腺激素 LH、FSH 测定，虽同下述的继发性性幼稚症者一样，均显示低于同龄同性别的正常值，但是对 GnRH 和氯米芬兴奋试验，青春期延迟者都有正常反应。据此可以同包括继发性性幼稚症在内的各种性幼稚症鉴别。

性幼稚症包括由性腺各种先天缺陷及后天病变引起的原发性性腺功能低下，以及由各种下丘脑或者腺垂体病变所致的继发性性腺功能不足。性幼稚症根据临床所见不难诊断，但是通过检测性激素和促性腺激素血清水平及动态功能试验，可以帮助确定病变部位，以指导治疗。

知识点 13：青春期后性功能减退症及继发性闭经的生物化学诊断

副高：掌握　正高：熟练掌握

青春期后性功能减退症可由于靶组织中不能产生雄激素受体激动效应（雄激素抵抗综合征）、睾丸、腺垂体及下丘脑病变而导致。临床表现为阳痿、第二性征减退。临床生物化学检查可帮助确定病因或病变部位。雄激素抵抗综合征者，血睾酮、促性腺激素改变类似于 50α-还原酶缺陷症改变，即血 T、FSH、LH 均正常或反而升高。若同时出现血清睾酮与二氢睾酮（T/DHT）比值明显增大，则可能是 Sa-还原酶缺陷所致。其他原因产生的青春期后性功能减退症均会出现血睾酮水平低下，此时应结合 LH 及 FSH 测定，并配合必要的动态功能试验，按照性幼稚症中确定病变部位的方法和标准，判断病变是发生在睾丸还是腺垂体或者下丘脑。

继发性闭经除外妊娠、哺乳等生理性因素之后，则应考虑为子宫内膜、卵巢、腺垂体或者下丘脑病变所致。雌-孕激素试验仍不能诱发月经，则提示可能为子宫内膜萎缩等子宫内病变所致；如果有月经形成，则病因为下丘脑-腺垂体-卵巢轴中某一环节发生病变或者功能失调。可参照性幼稚症确定病变部位的方法，借助检测血清雌激素、孕激素及 LH、FSH 水平，配合动态功能试验，协助诊断可能的致病环节，以指导治疗。

知识点 14：酶缺陷性性功能紊乱的生物化学诊断

副高：掌握　正高：熟练掌握

性激素属于类固醇激素，体内都是以胆固醇为原料，经过一系列酶促反应合成的。只是催化某些旁路反应与终末步骤的酶活性存在组织、器官的差异，才导致肾上腺皮质、睾丸和卵巢分别合成不同的类固醇激素。缺陷酶催化的底物在血、尿中大量出现，可以作为其特异的生物化学诊断标志物。

第十七章 肿瘤标志物

第一节 肿瘤标志物的分类

知识点1：肿瘤标志物的分类 副高：熟悉 正高：掌握

肿瘤标志物根据其特异性，可分为两类：一类是肿瘤特异性标志物，它是由某一种肿瘤产生的特异性物质，比如前列腺特异性抗原为前列腺癌的特异性标志物，甲胎蛋白是原发性肝细胞癌的特异性标志物，这类肿瘤标志物目前还比较少；而另一类为肿瘤非特异性标志物，它是一类组织类型相似却是不同类型的肿瘤产生的物质，在目前临床应用的大多数肿瘤标志物属于此类，这类标志物在良性肿瘤与正常组织中也可出现，但在肿瘤发生时，其水平明显增高。因为这类标志物没有肿瘤特异性，所以也将其称为广谱性肿瘤标志物。

根据肿瘤标志物本身的化学特性，可以将其分为：胚胎抗原类肿瘤标志物、激素类肿瘤标志物、糖类抗原肿瘤标志物、受体类肿瘤标志物、酶类肿瘤标志物、蛋白质类肿瘤标志物、基因类肿瘤标志物。

知识点2：肿瘤标志物测定的临床意义 副高：熟悉 正高：掌握

肿瘤标志物的检测具有重要的临床意义，表现在下列几个方面：

（1）用于高危人群恶性肿瘤的筛查。

（2）用于肿瘤的辅助诊断及鉴别诊断。

（3）用于肿瘤的预后判断。

（4）用于肿瘤的疗效判断及治疗监测。

（5）评估治疗方案。

第二节 肿瘤标志物的临床应用

知识点1：胃癌及其类型 副高：熟悉 正高：掌握

胃癌的发病率及死亡率在我国居首位。胃癌可以发生于任何年龄，但以40~60岁多见，并且男多于女，比例约为2∶1。其发病原因不明，可能与多种因素，如生活习惯、饮食种类、遗传素质、环境因素、精神因素等有关，也同慢性胃炎、胃息肉、胃黏膜异形增生，以及长期幽门螺杆菌感染等有一定的关系。根据组织结构可以分为4种类型：

（1）腺癌　包括乳头状腺癌、管状腺癌以及黏液腺癌，依据其分化程度分为高分化、中分化以及低分化三种。

（2）未分化癌。

（3）黏液癌（即印戒细胞癌）。

（4）特殊类型癌　包括腺鳞癌、鳞状细胞癌以及类癌等。

知识点2：胃癌的实验室检查及诊断　　副高：熟悉　正高：掌握

（1）胃癌患者粪便潜血试验可为阳性，约有50%的患者呈反复阳性，由于本试验方便、快速，临床可以作为胃癌的筛查试验，持续阳性者应进一步做肿瘤标志物检查，并结合胃镜及病理活检等检查。

（2）胃癌可致失血性贫血，患者血红蛋白、血清铁蛋白等可降低，部分患者因维生素B_{12}吸收障碍致大细胞贫血，对于近期出现原因不明贫血伴粪便潜血试验持续阳性者应尤其注意。

（3）幽门螺杆菌检测可辅助胃癌的诊断。

知识点3：胃癌的肿瘤标志物检验　　副高：熟悉　正高：掌握

同胃癌相关的肿瘤标志物包括糖链抗原72-4（CA72-4）、癌胚抗原（CEA）、糖类抗原19-9（CA19-9）等。

（1）CA72-4对胃癌的特异性比较高，是胃癌的首选标志物，同CEA联用可提高检测的敏感性。

（2）ras基因激活，早期胃癌阳性率为11%，晚期可达50%，ras基因激活还同肿瘤侵犯的深度和淋巴结转移有关。

知识点4：肝癌　　副高：熟悉　正高：掌握

肝癌是我国高发的恶性肿瘤之一，死亡率高。在我国每年约11万人死于肝癌，占全世界肝癌死亡人数的45%。肝癌可分为原发性肝癌、肝细胞癌、胆管细胞癌、转移性肝癌以及继发性肝癌。

知识点5：肝癌的实验室检验及诊断　　副高：熟悉　正高：掌握

当肝细胞发生癌变时：

（1）肝细胞严重损伤，致使丙氨酸氨基转移酶（ALT）释放入血，血清ALT水平明显升高。

（2）肝细胞对胆红素的摄取、结合以及排泄出现障碍，血清中胆红素浓度增高。

（3）癌细胞浸润致使正常的肝组织细胞受到损伤，γ-GT释放入血致血清中浓度升高。

（4）肝癌组织压迫附近胆小管并使其阻塞，癌组织与细胞还可刺激周围细胞过多产生

ALP，使血清 ALP 升高。

（5）在乙型肝炎或者丙型肝炎基础上发展成为肝癌的患者，血清 HBsAg 以及抗 HCV 可阳性。

（6）其他指标，如血清铁蛋白、α_1-酸性糖蛋白以及 β_2-微球蛋白等在肝癌时均可升高。

知识点 6：肝癌的肿瘤标志物检验　　副高：熟悉　正高：掌握

同肝癌相关的肿瘤标志物包括 AFP 及异质体、AFU、ALP 及其同工酶、γ-GT 及其同工酶等。

（1）AFP 常用作肝细胞癌的检测与肝癌高危人群的监测，有 70%～90%的原发性肝癌患者 AFP 升高。

（2）AFP 异质体亚型对于良性肝病、原发性肝癌以及继发性肝癌的鉴别诊断有价值。

（3）对于 AFP 阴性的肝癌患者，AFU、γ-GT 以及 ALP 等指标的检测具有一定的参考价值。

知识点 7：大肠癌的实验室检验及诊断　　副高：熟悉　正高：掌握

大肠癌为结肠癌与直肠癌的总称。大肠癌指的是大肠黏膜上皮在环境或遗传等多种致癌因素作用之下发生的恶性病变，预后不良，死亡率较高，是最为常见的消化道恶性肿瘤之一。

（1）大肠癌的常规实验室检验　①粪便潜血试验对于大肠癌的筛查具有重要意义。②大肠癌时，肠黏膜发生不同程度的渗血与出血，导致失血性贫血，血红蛋白、血清铁蛋白以及铁浓度均降低。③血清 ALP 与 LDH 活性升高可能是大肠癌肝转移的第一指征。

（2）大肠癌的肿瘤标志物检验　同大肠癌相关的肿瘤标志物有 CEA、CA19-9 以及糖类抗原 CA242（CA242）等。①CEA 升高常见于大肠癌中晚期，用于肿瘤的疗效判断、预后判断以及监测复发与转移。②CEA 常与 CA19-9、CA242 联合检测，提高检出的阳性率，其中以 CEA 与 CA242 组合较好。③有遗传倾向的患者应进行 APC 与结直肠癌缺失基因（DCC）基因检测，p53 基因突变可发生在良性腺瘤转变为癌的阶段，检测 p53 基因可以了解腺瘤的癌变倾向，有利于早期发现大肠癌。

知识点 8：肺癌的实验室检验及诊断　　副高：熟悉　正高：掌握

在我国城市居民中，男性肺癌发生率及死亡率居首位。肺癌多起源于支气管黏膜上皮，主要可分为两个细胞类型：小细胞肺癌（SCLC）与非小细胞肺癌（NSCLC）。SCLC 侵袭性强、预后差，大约占肺癌总数的 20%，化疗及放疗效果好；NSCLC 包括鳞癌、腺癌以及大细胞癌等，约占肺癌总数的 75%，手术切除是最好的办法。

（1）肺癌的常规实验室检验　包括血液一般检验、血清清蛋白以及酶类测定等常规检验。

（2）肺癌的肿瘤标志物检验 同肺癌相关的肿瘤标志物有神经原特异性烯醇化酶（NSE）、细胞角蛋白19片段（Cyfra21-1）、CEA、鳞状细胞癌抗原（SCCA）以及组织多肽抗原（TPA）等。①NSE是小细胞肺癌的首选肿瘤标志物，多数小细胞肺癌患者血清NSE明显升高。NSE特别适合于小细胞肺癌的疗效监测。②Cyfra 21-1是非小细胞肺癌的首选指标，很适合其疗效评估。③CEA亦可用于肺癌，特别是非小细胞肺癌的疗效监测。④SCCA可以协助诊断肺鳞癌，阳性率为40%～80%，主要用于疗效监测。⑤癌基因K-ras、N-myc及抑癌基因Rb、p53在肺癌中均会异常表达。

知识点9：前列腺癌（PCa）的实验室检验及诊断　　副高：熟悉　正高：掌握

前列腺癌是男性生殖系统最为常见的恶性肿瘤，发病率随年龄增长而升高，其发病率有明显的地区差异，欧美地区较高。我国以前发病率较低，但因为人口老龄化，近年来发病率有所增加。前列腺癌98%为腺癌，多数前列腺癌为激素依赖型，其发生及发展同雄激素有关。

（1）前列腺癌的常规实验室检验 ①前列腺液常规检验对于诊断前列腺癌有一定帮助。正常前列腺液为乳白色液体，当前列腺癌时，前列腺液中出现较多红细胞；②其他实验室常规检验如尿液常规检验、血液一般检验以及常规生物化学检验也应该进行。

（2）前列腺癌的肿瘤标志物检验 ①前列腺特异性抗原（PSA）为诊断前列腺癌的首选指标，它可被用于筛查、诊断、治疗检测及预后等多个方面。②前列腺特异性抗原游离与总量（f-PSA/t-PSA）对于总前列腺特异性抗原（t-PSA）在4～10μg/L之间的灰色区域的鉴别诊断非常有价值。

知识点10：乳腺癌的实验室检验及诊断　　副高：熟悉　正高：掌握

乳腺癌是女性最为常见的恶性肿瘤之一。乳腺癌的病理类型分为非浸润性癌、早期浸润性癌、浸润性特殊癌以及浸润性非特殊癌等。

（1）乳腺癌的常规实验室检验 ①与乳腺癌有关的女性激素有人胎盘催乳素，此激素在正常男性与未妊娠女性血液中不存在，乳腺癌患者血液中可检测到人胎盘催乳素。②常规血液一般检验与生物化学检验对于乳腺癌患者也是必需的。

（2）乳腺癌的肿瘤标志物检验 同乳腺癌相关的肿瘤标志物有CA15-3、CEA、ER（雌激素受体）/PR（孕激素受体）、Her-2/neu以及BRCAl/BRCA2等。①CA15-3是乳腺癌的重要标志物，主要被用于乳腺癌的疗效监测，治疗后CA15-3浓度下降，提示治疗有效。CA15-3也可以用于乳腺癌复发的监测。②CEA同CA15-3联用可以增加监测乳腺癌的灵敏度。③ER、PR检测有利于治疗方案的选择，只有受体阳性才会适合内分泌治疗。④Her-2/neu基因扩增预示恶性程度高，预后差，并且生存期短。⑤BRCA1与BRCA2是乳腺癌的易感基因，主要被用于乳腺癌的预测预防，评估患者亲属的患癌风险。

知识点 11：宫颈癌的实验室检验及诊断 副高：熟悉 正高：掌握

宫颈癌是最为常见的妇科恶性肿瘤。患者年龄呈双峰状分布：35~39 岁和 60~64 岁，平均 52.2 岁。宫颈癌可分为宫颈上皮内瘤样病变与宫颈浸润癌。

（1）宫颈癌的常规实验室检验 ①血性白带：阴道分泌物俗称“白带”，宫颈癌时出现血性白带，有特殊臭味。②人乳头瘤病毒（HPV）DNA 及亚型检测：HPV 有多个亚型，其中 HPV16、18 型与宫颈癌的发生高度相关，称为高危型 HPV，高危型 HPV 感染使患宫颈癌的风险增加 250 倍，有 99%以上的宫颈癌患者可出现高危型 HPV，而在一般正常妇女中，HPV 感染者则低于 4%。③人乳头瘤病毒抗体的检测：HPV 感染早期，在体内可产生抗 HPV 抗体，而且抗体的持续存在及滴度同病毒感染的数量和机体免疫反应的状态密切相关，所以，检测抗 HPV 抗体有助于早期发现感染者并且预警宫颈癌的发生。

（2）宫颈癌的肿瘤标志物检验 ①SCCA（鳞状细胞癌抗原）对宫颈癌有比较高的诊断价值，可用于宫颈癌的疗效判断、监测复发。现已明确，SCCA 能够在早期监测到宫颈癌的复发病灶，SCCA 首次升高时间较临床上发现复发病灶的时间提前 6 个月。②检测宫颈标本的 HER-2/neu 癌基因，发现其阳性表达率随着病情发展、病理分级以及临床期别的升高而上升，正常宫颈为阴性。HER-2 阳性者对放疗敏感。

第三节 肿瘤标志物的检测方法和质量控制

知识点 1：放射免疫分析法 副高：掌握 正高：熟悉

放射免疫分析法（RIA）是一种借助特异抗体与标记抗原的竞争结合反应，通过测定放射性复合物来计算出非标记抗原量的超微量分析技术。它是 Berson 与 Yalow 在研究胰岛素的抗体时发展起来的。

（1）原理 定量的特异抗体（Ab）与一定量的特异性标记抗原（＊Ag），在一定条件下结合，形成一定量的标记抗原抗体复合物（＊AgAb）。此种复合物的结合服从可逆反应的质量作用定律。若在系统中加入非标记特异性抗原（Ag），Ag 也能和抗体结合，同＊Ag 竞争结合 Ab。理论与实践证明，反应平衡后，＊Ag、＊AgAb 或＊AgAb 与＊Ag 的比值和 Ag 的量呈函数关系，可以将 AG 的量计算出。基本过程包括加样、孵育、分离结合和游离部分、测放射性以及数据处理。

（2）特点 放射免疫分析技术是一种超微量分析技术，它具有很高的精密度、灵敏度以及准确度。标记物是抗原，反应条件要求一般，但该技术所用试剂具有放射性，对于人体有一定的危害，实验人员应加强防护。同时试剂存在半衰期，所以试剂必须在半衰期内用完，否则试剂会作废，这需要科学地做好试剂计划。另外在反应过程中抗原的含量低到一定程度时会出现不确定因素，使灵敏度受到影响。

知识点 2：免疫放射分析法 副高：掌握 正高：熟悉

免疫放射分析法（IRMA）是在1968年由Miles与Hales首先提出，所用标记物是抗体。

（1）原理 用过量的^{125}I标记抗体同非标记抗原形成复合物，用免疫吸附剂将多余的游离抗体去除，复合物的放射性与非标记抗原的量呈正相关。

（2）特点 此反应属于非竞争性抗原抗体结合反应；抗原抗体复合物的量同所加非标记抗原的量呈正相关；在低剂量区不会有不确定因素；IRMA的非特异结合对低剂量区影响大，对分离条件的要求十分严格。灵敏度较IRA有很大提高。另外该技术还存在一些不足之处：应用范围小，仅限于肽类及蛋白质，很多小分子半抗原不能应用。本实验方法还可能出现“倒钩现象”，即当待测抗原的浓度很高时，复合物反而会降低。

知识点3：酶标记免疫分析技术 副高：掌握 正高：熟悉

酶标记免疫分析技术（EIA）是用酶分子替代放射性核素标记抗原或抗体分子，进行竞争性或者非竞争性免疫分析的技术，酶联免疫吸附分析法（ELISA）现在被广泛应用在实验诊断中。

（1）原理 在抗体分子上连接酶分子，进行夹心法免疫反应，当反应结束之后，将结合的复合物和游离抗体分开，取结合部分，借助酶的催化活性，利用结合部分上的酶将特定的底物转化为特定的颜色，借助分光光度计测定，颜色的深浅同酶的量呈正比，而酶的量又和复合物的量呈正比，由此给出复合物的量。比较常用的酶是辣根过氧化物酶，常用的底物是四甲基联苯胺。

（2）特点 ELISA的优点是普通的分光光度计即可工作，仪器的灵敏度较放免仪有所降低，但是酶分子可形成大量有色产物，会对灵敏度有所补偿。所以ELISA法也具有很高的灵敏度。同时本方法没有应用放射线，防止了放射线对人员的危害。

ELISA的不足之处是可能会出现“倒钩”现象，使实验出现假阴性或者抗原、抗体的实际含量减低。另外，ELISA法实验是一次性的，显色反应常常需要在一定时间内读数，无法重复测量。

知识点4：化学发光免疫分析技术 副高：掌握 正高：熟悉

（1）免疫化学发光分析（CLIA） 是把标记物改为能产生化学发光的化合物，代替放射性标记物，最终按照发光信号的强弱来反映复合物的量。①原理：发光化合物在碱性条件之下遇到过氧化物便发生单光子发射，光子的数量与发光化合物的量呈正比，而发光化合物的量是结合在抗原抗体复合物上的，依此反映复合物的量。②特点：免疫化学发光分析的优点是有很高的灵敏度，没有放射性元素对人体的危害。而主要缺点是发光时间短，需要严格掌握测量的时间，否则会影响到实验结果，同时实验产生的发光分子只能利用一次。

（2）化学发光酶免疫分析技术（CLEIA） 标记物是碱性磷酸酶标记的抗体，底物是金刚烷。通过夹心法免疫反应，复合物带有酶标记，加入底物，酶促反应使底物断裂，同时产生发光。CLEIA 因为酶的存在，发光时间比 CLIA 长，结果更加可靠，但是实验产生的光子也只能利用一次。

（3）电化学发光免疫分析技术（ECLIA） 标记物是三丙胺，实验形成的复合物含三丙胺，三丙胺在电极周围失去电子成为还原剂。底物是三价钌的化合物，此化合物在还原性三丙胺的作用之下还原成二价钌，同时发出光子。发射光子后的二价钌就复原成三价，又可再次被还原，再发射光子，从而使信号明显增强。相比于 CLIA 及 CLEIA 法具有结果稳定可靠、信号明显增强发射的光子能反复利用等特点。

知识点 5：肿瘤标志物检测的质量控制 副高：掌握 正高：熟悉

（1）分析前 分析前，指的是临床医师提出检测申请直到样本在检测前的时间段，所受的影响因素主要包括患者因素、样本采集运送因素以及实验室检测前准备因素。

（2）分析中 分析中的准确性由检测体系自身、是否有内外部干扰，及是否有良好的质量管理体系所决定。所受的影响因素主要包括：检测体系因素、干扰因素以及质量控制体系。

（3）分析后因素 在认真审核检验结果并且发出报告后，临床医师和患者对该检验结果的解读及评价，是分析后最主要的部分。

第十八章 体液和酸碱平衡紊乱检验

第一节 钾、钠、氯检测技术

知识点1：血清钠检测 副高：熟悉 正高：掌握

（1）检测方法 血清钠测定可利用原子吸收分光光度法（AAS）、火焰发射分光光度法（FES）、离子选择电极法（ISE）或者紫外可见光分光光度法进行。临床实验室经常采用的是ISE和FES。

（2）参考区间 135.0~145.0mmol/L。

（3）血清钠常用的测定方法及方法评价 ①离子选择电极法：ISE法是目前临床检测中最为常用的方法，其原理是借助电极电位和离子活度的关系来测定离子活度的一种电化学技术，其核心是采用对被测离子选择性相应的敏感膜。钠电极离子交换膜的主要成分为硅酸锂，对Na^+选择性要比K^+高数千倍。钾电极离子交换膜采用含有缬氨霉素的中性载体膜，对于K^+具有很高的选择性。②火焰分光光度法：此法是测定钠、钾的参考方法，其原理是利用火焰作为激发光源的原子发射光谱分析法，也称为火焰发射光谱法。火焰光度计的种类及型号繁多，但基本结构相同，均由喷雾燃烧系统、分光系统以及光度测量系统三部分组成。

知识点2：血清钾检测 副高：熟悉 正高：掌握

（1）检测方法 同血清钠测定一样，血清钾测定可通过AAS、FES、ISE或者紫外可见光分光光度法进行。临床实验室常采用ISE与火焰发射分光光度法。

（2）参考区间 3.5~5.5mmol/L。

（3）评价 见血清钠评价内容。

知识点3：血清氯检测 副高：熟悉 正高：掌握

（1）检测方法 测定血清氯的方法有同位素稀释质谱法、库仑滴定法、ISE法、硫氰酸汞比色法、硝酸汞滴定法和酶法。同位素稀释质谱法是氯测定的决定性方法，临床比较常用的检测方法为ISE法。

（2）参考区间 96~108mmol/L。

（3）评价 血清氯分析方法主要有硫氰酸汞比色法及离子选择电极法。

第二节 血液气体的特性

知识点1：血液中的气体 副高：熟悉 正高：掌握

血液中的气体主要指的是血液中的 O_2 和 CO_2。有机体与外界环境进行气体交换的过程称为呼吸。呼吸过程中有机体从外界环境摄取氧气，并将代谢过程中所产生的二氧化碳排出体外。血液的功能是把肺吸入的 O_2 运至组织，同时把代谢过程中产生的 CO_2 运至肺部而排出体外。

知识点2：血液中的酸碱度 副高：熟悉 正高：掌握

血液的酸碱度一般用 pH 表示，pH 为氢离子浓度的负对数值。血液和细胞外液的氢离子浓度约是 40nmol/L，与之对应的 pH 为 7.40。血液 pH 主要决定于 $[HCO_3^-]$ / $[H_2CO_3]$ 缓冲对，据 H-H 公式：

$$pH = pK_a + \lg\frac{[HCO_3^-]}{[H_2CO_3]} = pK_a + \lg\frac{[HCO_3^-]}{\alpha \times PaCO_2}$$

式中 pK_a 值是 6.1（37℃），α（CO_2 溶解常数）为 0.03mmol/(L·mmHg)（37℃）。当血浆 HCO_3^- 为 24.0mmol/L，PCO_2 为 40mmHg（5.3kPa）时，血浆 pH 为 7.40。通过 H-H 公式可以看出，$[HCO_3^-]$ /(α·PCO_2) 只要维持在 20∶1，血液 pH 即可维持正常。任何原因导致 $[HCO_3^-]$ 或 PCO_2 改变而使该比例变化都将伴随 pH 的改变。

第三节 酸碱平衡紊乱

知识点1：酸碱平衡紊乱的判断 副高：熟悉 正高：掌握

酸碱平衡紊乱的判断必须结合相关病史，从病史中了解诱发酸碱平衡紊乱的原因。酸碱平衡紊乱实验诊断指标主要是 pH、PCO_2 以及 HCO_3^- 三项。pH 是判定酸碱度的指标，$pH<7.35$ 是酸中毒，$pH>7.45$ 是碱中毒，但 pH 在正常参考区间也可能存在代偿性或者混合性酸碱失衡。根据 HCO_3^- 和 PCO_2 的变化，结合 pH 及病史可确定是呼吸性还是代谢性酸碱失衡。

第十九章 诊断酶学

第一节 酶促反应的动力学

知识点1：底物浓度对酶促反应速度的影响 副高：了解 正高：熟悉

在酶促反应中，其他因素不变的情况之下，底物浓度与酶促反应速度呈双曲线型。

当底物浓度极低时，反应速度（V）随着底物浓度（［S］）的增高而成正比例上升，称为一级反应；当底物浓度继续增高时，反应速度增高，但不成正比例，称为混合级反应；当［S］相当高时，反应速度不再随［S］增高而增高，达到了极限最大值，即最大反应速度（V_{max}），称为零级反应。这是由于在酶促反应中，决定反应速度的是底物与酶二者的浓度。在酶量恒定的情况下，当反应初始［S］很低时，游离的酶极多，随着［S］增高，酶同底物结合产生的中间复合物（ES）量也随着增高，所以V随［S］增高而呈直线上升。随之，当大部分酶与底物结合后，所余的游离酶已经不多，故随着［S］增高，ES生成速度比反应初始时增高的幅度小，反应速度增高也趋于缓和。最后，［S］继续增高，所有游离酶均同底物结合成ES，反应速度达到V_{max}，这就是底物浓度同反应速度的关系。

知识点2：酶浓度对酶促反应速度的影响 副高：了解 正高：熟悉

在酶促反应体系中，如果所用的酶制品中不含抑制剂，底物的浓度又足够大，使酶达到饱和，则反应速度同酶浓度成正比。在临床工作中，试剂底物的浓度是一定的，病理情况之下，酶大量地释放，底物很快就被消耗，反应速率不能够反映酶活性，这时需要用生理盐水或者其他缓冲液进行适当的稀释后重新进行测定。

知识点3：pH对酶促反应速度的影响 副高：了解 正高：熟悉

酶活性受其所在环境pH所影响而有显著差异。只在某一pH时，酶活性最大，此pH称为该酶的最适pH。pH偏离最适pH时，无论偏酸或偏碱，都会使酶的活性降低。各种酶的最适pH不同，人体内大多数酶的最适pH在7.25~7.45，pH活性曲线与钟罩形近似。但少数酶的最适pH远离中性，如胰蛋白酶的最适pH为7.8，胃蛋白酶的最适pH为1.5，其活性曲线只有钟罩形的50%。同一种酶的最适pH可由于底物的种类及浓度不同，或者所用缓冲剂不同而稍有改变，因此最适pH不是酶的特征性常数。

知识点4：温度对酶促反应速度的影响　　副高：了解　正高：熟悉

酶对温度的变化十分敏感。随温度逐渐增高，则酶反应速度也随之增加。但当到达某一温度后，如果继续增加温度，酶促反应速度反而下降。这是由于温度对酶促反应有双重影响。

升高温度一方面可以加速反应的进行，另一方面又能加速酶变性而降低催化作用。人体内酶的最适催化温度通常在37℃，仅有极少数酶能耐受较高的温度，比如，Taq DNA（扩增型耐热DNA）聚合酶在90℃以上仍具有活性；而大多数酶加热至60℃已不可逆地变性失活。酶的最适催化温度不是它的特征性常数，而同酶反应时间有关，如果酶反应进行的时间短暂，则其最适催化温度可能比反应进行时间较长者高。

酶在低温下活性微弱但是不易变性，而温度回升时酶活性立即恢复。低温能大大延缓酶变性的速度，因此含酶制剂和标本应放在冰箱中保存。

测定酶活性的温度全球未得到统一，不同协会推荐不同的温度：25℃、30℃和37℃。我国推荐37℃，IFCC最近也将测定温度由30℃改为37℃。为确保结果的准确性，测定所用温度误差控制在±0.1℃内。

知识点5：抑制剂对酶促反应速度的影响　　副高：了解　正高：熟悉

凡是能降低或停止酶活性但并不使酶变性的物质，称为酶的抑制剂。

（1）不可逆性抑制作用　抑制剂同酶活性中心的必需基团形成共价结合，不能用简单的透析及稀释等方法除去，这一类抑制剂称为不可逆性抑制剂，所引起的抑制作用是不可逆性抑制作用。

酶的不可逆抑制剂必须用特殊的化学方法才能够解除抑制。如解磷定可解除有机磷化合物对羟基酶的抑制作用。

（2）可逆性抑制作用　抑制剂利用非共价键与酶或中间复合物发生可逆性结合，使酶活性降低或消失，应用简单的透析及稀释等方法可解除抑制，这种抑制剂称为可逆性抑制剂。可逆性抑制剂引起的抑制作用为可逆性抑制作用。可逆性抑制又可分为竞争性抑制、非竞争性抑制、反竞争性抑制以及混合型抑制。它们之间的差别在于抑制剂与酶的结合方式不同，从而对酶促反应动力学参数K_m与V_{max}的影响作用不同，见表2-19-1。

表2-19-1　各种可逆性抑制与K_m及V_{max}的关系

抑制类型	K_m	V_{max}
竞争性抑制	增大	不变
反竞争性抑制	减小	降低
非竞争性抑制	不变	降低
混合型抑制	增大或减小	降低

知识点6：激活剂对酶促反应速度的影响 副高：了解 正高：熟悉

凡使酶从无活性变为有活性或者使酶活性增强的物质称为酶的激活剂。激活剂大多为金属离子，比如 Mg^{2+}、K^+、Mn^{2+}等，少数为阴离子，如 Cl^-能增强唾液淀粉酶的活性。有些酶甚至需要两种金属离子激活，如丙酮酸激酶需要 K^+和 Mg^{2+}，ALP 需要 Mg^{2+}与 Mn^{2+}。绝大多数金属离子激活剂对酶促反应必不可少，这类激活剂称为必需激活剂；有些激活剂当其不存在时，酶仍有一定活性，这类激活剂称为非必需激活剂。酶的激活剂使酶的活性由低至高，不伴有一级结构的改变。

第二节 酶活性浓度的测定技术

知识点1：定时法测定酶活性 副高：了解 正高：熟悉

定时法是依据固定时间内底物消耗量或产物的生成量计算酶活性，这是早期测定酶活性浓度的方法，这类方法有多种命名，比如“取样法”、“终点法”或者“两点法”。图 2-19-1 所示为定时法中酶促反应的三种可能过程。虽然从 t_1到 t_2 三种反应所生成的产物量相同，但是实际反应过程有很大差别。通过曲线 1 说明酶促反应速率到 t_2 时间时已经减慢，曲线 2 说明在反应早期存在一个延滞期，只有曲线 3 用定时法可以准确地测定代表酶活性浓度的反应速率。所以，用定时法准确测定酶活性浓度，必须了解不同酶促反应速率和时间的关系，应要先做预试验找出酶促反应速率恒定的时期，以确定线性时间，然后在这段时间进行测定，避开延滞期和一级反应。

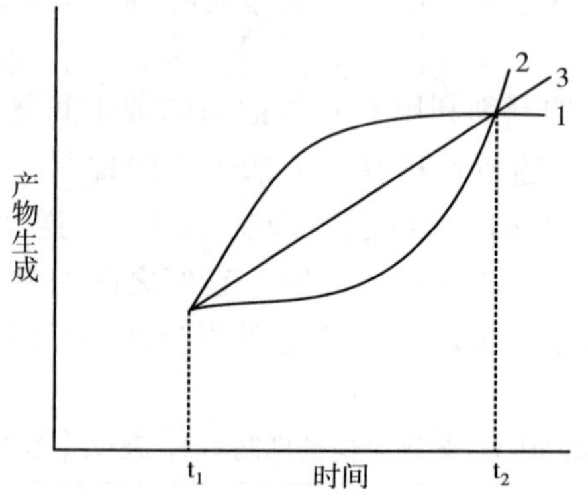

图 2-19-1 定时法中可能引起的误差

知识点2：连续监测法测定酶活性 副高：了解 正高：熟悉

连续测定酶反应过程中某一反应产物或者底物的浓度随时间变化的多点数据，将酶反应初速度求出，间接计算酶活性浓度的方法称为连续监测法。随着各种自动生化分析仪的广泛使用，连续监测法已经逐步取代定时法而成为临床实验室测定酶活性浓度最为常用的方法。连续监测法分直接法与间接法两类。

知识点3：酶活性浓度的单位 副高：了解 正高：熟悉

（1）酶活性单位 酶活性单位有旧制单位、国际单位以及Katal单位。

（2）酶活性浓度单位 在临床上测定的不是酶的绝对量而是浓度。酶活性浓度利用每单位体积所含的酶活性单位数来表示。

第二十章　临床生物化学自动化分析技术

第一节　自动生化分析仪

知识点1：自动生化分析仪的类型　　副高：熟悉　正高：熟悉

自动生化分析仪按照不同分类标准，可分成不同的种类：

（1）根据反应装置的不同可以分为连续流动式或管道式、离心式、分立式以及干片式4类。

（2）根据可测定项目数量的不同可以分为单通道与多通道两类，单通道每次可以检测一个项目，但是项目可以更换；多通道每次可以同时检测多个项目。

（3）根据自动化程度可分为全自动与半自动两类。

（4）根据仪器的复杂程度分为小型、中型、大型以及超大型4类。

（5）也可根据程序的可否更改分为程序固定与程序可变两类。根据反应装置的结构分类是最常用的分类方法，其中连续流动式与离心式现已很少使用。

知识点2：自动生化分析仪的基本结构　　副高：熟悉　正高：熟悉

自动生化分析仪由样品处理系统、检测系统以及计算机系统组成（图2-20-1）。其样品

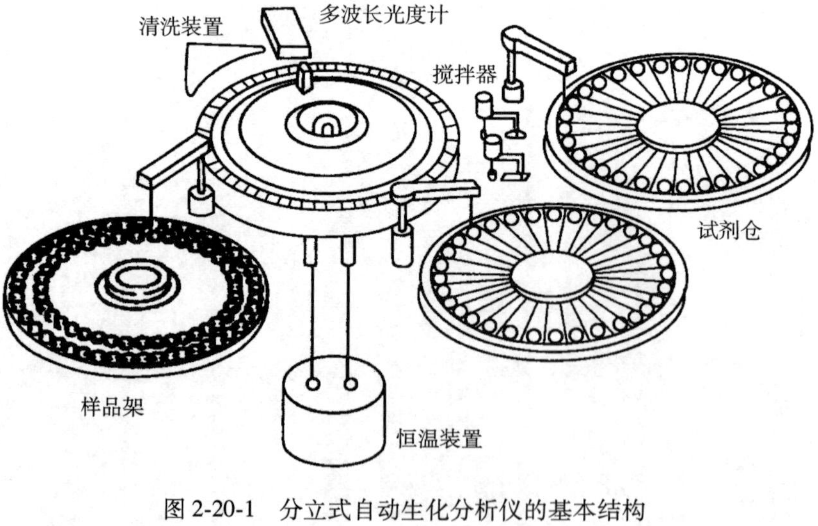

图2-20-1　分立式自动生化分析仪的基本结构

处理系统包括样品架和试剂盘、搅拌器、加液器，其检测系统由光源、比色杯、分光装置、恒温装置及清洗系统等组成，其计算机系统同仪器结合在一起，是自动生化分析仪的核心。

知识点3：自动生化分析仪的性能评价指标 副高：熟悉 正高：熟悉

自动生化分析仪是一种高度自动化、高精度以及高准确度的分析仪器，通常不需要操作者进行调节和校正。但在仪器开始使用之前，有必要了解一些技术指标，熟悉仪器的各种性能，比较常用性能评价指标有精密度、波长准确性、线性以及同其他仪器的相关性等。

知识点4：自动生化分析仪的选择与应用 副高：熟悉 正高：熟悉

（1）自动化程度 自动化程度指的是仪器能够独立完成生化测定操作程序的能力。对于一台生化分析仪来说，自动化程度越高，仪器的功能就越强。其自动化程度的高低取决于仪器所使用微机处理功能的大小，通常可分为全自动与半自动生化分析仪，即使同是全自动分析仪，不同规格型号的仪器自动化程度也是有差异的。

（2）分析效率 提高工作效率是人们选用自动分析仪的主要目的之一。是否能快速向临床提供大量实验诊断数据，提高分析效率是使用者普遍关心的问题。不同类型的分析仪，因为其结构和设计原理及微机应用程度不同，导致有自动化程度的差异，同时也直接影响其分析效率。

（3）应用范围 仪器的应用范围是仪器的一个综合性指标，主要包括仪器所能进行的分析方法以及可测定项目的种类，应用范围同仪器的设计原理及结构有关。

（4）精度与准确度 精度与准确度是自动生化分析仪提供实验分析结果的精密度和准确度的基础。自动生化分析仪的精度与准确度决定于仪器各部件的加工精度与精确的工作状态。

（5）其他性能 除以上指标外，仪器的取液量、最小反应液体积以及测试速度也是我们评价仪器性能的指标。

第二节 自动生化分析仪常用分析方法

知识点1：终点分析法（平衡法） 副高：熟悉 正高：熟悉

终点分析法是利用测定反应开始至反应达到平衡时的产物或底物浓度的总变化量求出待测物质浓度或者活性的方法。它的反应是基于反应达到平衡时反应产物的吸收光谱特征及其对光吸收强度的大小，对物质进行定量分析的一类方法。依据时间-吸光度曲线变化，反应到达平衡时吸光度不再变化。终点法参数设置简单，反应时间通常较长，精密度较好。

知识点2：固定时间法 副高：熟悉 正高：熟悉

固定时间法指的是在时间、吸光度曲线上选择两个测光点，此两点既非反应初始吸光度，亦非终点吸光度，这两点的吸光度差值用于结果计算。该方法有助于解决某些反应的非特异性问题。也就是样品和试剂混合后分别读取延滞期后的吸光度 A_1 与反应一定时间的吸光度 A_2，$A=A_2-A_1$，然后比较标准与测定的 A 值，计算待测物质的浓度，如图 2-20-2 所示。

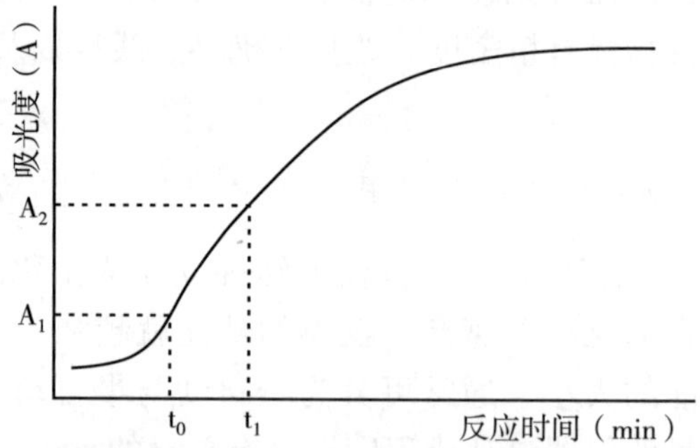

图 2-20-2　固定时间法反应曲线

知识点 3：连续监测法　　副高：熟悉　正高：熟悉

连续监测法是利用连续测定反应过程中某一反应产物或底物的吸光度，依据吸光度的变化速率（ΔA/min）来计算待测物浓度或活性的方法，又称为速率法、动态分析法或动力学法。酶活性测定常用连续监测法，其检测原理是在酶促反应的最适条件下，利用物理、化学或酶促反应的分析方法，在反应速度恒定期（零级反应期）连续观察及记录一定反应时间内底物的消耗量或者产物生成量的变化。通过单位时间酶促反应初速度计算出酶活力的大小或代谢物的浓度。此法主要适用于酶活性及其代谢产物的测定，可将多点测定结果连成线，自动选择线性反应期计算酶活性或者浓度。由于其可观察反应的过程，相对减少了误差，大大提高了分析速度和准确性。

知识点 4：比浊测定法　　副高：熟悉　正高：熟悉

比浊法是一种利用检测物质对光的散射或透射强度来测定物质的方法。比浊法可分为化学比浊法与免疫比浊法，免疫比浊法又可分为透射比浊法和散射比浊法。自动生化分析仪通常只能做透射比浊分析。透射比浊法是在光源的光路方向测量透光强度，它经常用于终点法测定。目前自动生化分析仪常用的比浊法是免疫透射比浊法，主要被用于血清特种蛋白的检测，如免疫球蛋白、载脂蛋白、微量蛋白、急性时相反应蛋白以及某些药物监测等。

知识点 5：分析参数设置　　副高：熟悉　正高：熟悉

自动生化分析仪操作者需进行设置的参数包括温度、波长、样品量和试剂量、测定方法、校正方法、反应时间以及控制因素等。

（1）波长的选择　测定波长的选择有三个主要条件：①待测物质在该波长下的光吸收最大。②其吸收峰宜较宽而钝，而不是处于尖峰或者陡肩，通常不选光谱中的末端吸收峰，换句话说，该吸收峰处的吸光度随着波长变化较小。③常见干扰物在该波长下的光吸收最小。试剂盒说明通常已提供波长参数。实际波长选择需要了解待测物质及干扰组分对不同波长单色光的吸收程度，也就是以波长为横坐标、吸光度为纵坐标作吸收光谱曲线（光吸收曲线）。

（2）温度的选择　自动生化分析仪通常设有25℃、30℃以及37℃三种温度，为了使酶反应的温度与体内温度一致，一般固定为37℃。此项通常在系统参数中设置。

（3）样品量与试剂量　各种分析仪的最小反应液总体积是80～500μl不等，样品量与试剂量的设置主要由样品体积分数（SVF）来决定。样品量与试剂量通常可按照试剂说明书上的比例，并且结合仪器的特性进行设置。

（4）试剂的选择　①单试剂法：反应体系中只加一种试剂的方法称为单试剂法。常见的有：单试剂单波长法、单试剂双波长法以及样品空白法。②双试剂法：在反应过程中试剂分开配制及加入反应系统，可以将一些干扰和非特异性反应消除，确保检测结果的准确性。常见的有：双试剂单波长一点法。双试剂两点法以及双试剂双波长法。

（5）测定方法的选择　已介绍了几种比较常用的分析方法，半自动生化分析仪一般具备其中的一点终点、两点终点（单试剂）以及连续监测法（只能是一种固定方法）。

（6）分析时间的选择　分析时间的选择与设定是自动生化分析仪参数设定的重要环节，直接影响检测结果的准确性。生化反应的时间是某一项目所特有的，依据所采用的测定方法不同而异。对终点分析，测定时间的选择应充分考虑到干扰的问题。

（7）线性范围的选择　当反应吸光度处于线性范围之内时，检测结果同吸光度变化成正比，准确反映待测物的浓度。若吸光度设置过小，则非线性机会出现会增多，或者观察时间延长，工作效率降低；若吸光度设置过大，则失去了判断线性的意义。线性范围应选择数据收集窗时间内吸光度变化的允许范围，对于全自动生化分析仪而言，主要是设定吸光度的最大值与最小值。

（8）校正方法　自动生化分析仪内设置的校正方法通常包括一点校正、二点校正、多点校正、线性校正以及非线性（对数、指数法、量程法）校正等。

第二十一章 临床生物化学检验质量控制

第一节 控制物的种类及其应用

知识点1：控制血清的种类 副高：掌握 正高：熟悉

（1）液态控制血清 有动物血与人血制备的控制血清。目前液态控制血清多为实验室自己制备，其中各种成分的含量经实验室多次测定之后确定。

（2）冻干控制血清 多是由动物血清（猪、牛、马等）制备，分定值与未定值两种。未定值控制血清多被用于室内质控，其成分含量由该实验室多次测定后确定。定值血清多是由厂家测定或者由邀请某些设备及技术水平比较好的实验室协助共同测定，此种血清多供室内核对数值使用。

（3）参考血清 其成分通过几种参考方法测定。用冻干血清时其瓶间变异小于0.25%，通常是先经透析，除去某些成分，再加入已知量的所需纯品。可被用于校正仪器及评价试验方法。

知识点2：控制物的应用 副高：掌握 正高：熟悉

（1）使用自制冷冻血清 分装后应注意冷冻保存或低温-10℃～-20℃。如果在一天内连续使用，应注意加盖，防止蒸发。液体血清的优点是不存在分装的问题。但是液体血清容易发生细菌污染，细菌污染会改变许多生化成分。

（2）使用冷冻混合血清 由低温情况之下取出后，应放置使之全溶解，注意混匀之后再使用。

（3）使用冻干血清 应严格按说明书规定操作，注意冻干血清的均一性。即各瓶间差异应在允许范围内，若有怀疑，则可随机抽取二三瓶互作测定，观察瓶间差异。若怀疑血清变质或不能较长时间保存，投入使用前应做稳定性试验。通常采用-10℃或-20℃，室温及37℃三种温度保存，连续定期做测定，将所得数值进行比较，观察差异情况。

（4）定值及定限问题 目前都有市售定值控制血清供应。用户往往容易盲目采用产品商所给的数值，但是各实验室所用的实验方法不同，所以，在使用前还应作校对。

第二节 室内质量控制的主要方法

知识点1：常规质控图（X-S图） 副高：掌握 正高：熟悉

X-S 图法由于它只需要单一浓度的未定值血清，绘图方法十分简单易懂，有较为成熟的理论和实际经验。所以，成为国内外目前采用最广泛的一种常规室内质量控制方法。

知识点 2：改良 Monica 质控图　　副高：掌握　正高：熟悉

改良 Monica 质控图用于室内常规项目的质控，能够同时监测精密度和准确度，及时指示存在的误差大小与性质，制作简便，应用及时，形象直观，能将室内质控与室间质评有机地直接联系起来，从质控图上就可以基本预测参加室间质评的变异指数得分情况。

第三节　室间质量评价的计划

知识点 1：室间质量评价计划的类型　　副高：掌握　正高：熟悉

室间质量评价计划一般分为 6 种类型，即实验室间检测计划、测量比对计划、已知值计划、分割样品检测计划、定性计划以及部分过程计划，我国各级临床检验中心组织的室间质量评价是实验室间检测计划，已知值计划和分割样本检测计划也可在临床实验室应用。

第二十二章 临床生物化学实验室基本技术

第一节 常用临床生物化学分析技术

知识点1：光谱分析技术 副高：掌握 正高：熟悉

光谱分析技术属于光学分析法的范畴，是基于能量与物质作用时，测量由物质内部发生量子化的能级之间的跃迁而产生的发射、吸收或者散射辐射的波长及强度进行分析的方法。

知识点2：色谱分析技术 副高：掌握 正高：熟悉

色谱法是一种对混合物所进行分离分析的方法。它是一种物理或者物理化学分离分析方法，它集分离分析于一体，包括多种操作形式与分离机制。

色谱法的分离原理是：溶于流动相中的各组分通过固定相时，因为与固定相发生作用（吸附、分配、离子吸引、排阻、亲和）的大小以及强弱不同，在固定相中滞留时间不同，从而先后从固定相中流出。又称为色层法、层析法。

知识点3：生物质谱技术 副高：掌握 正高：熟悉

质谱是带电分子或分子碎片按照质荷比的大小顺序排列的图谱。质谱仪是一类能够使物质粒子在离子源中离子化并通过适当的电场、磁场将它们按空间位置、时间先后或者轨道稳定与否实现质荷比分离进行检测后物质分析的仪器。质谱分析法是利用对被测样品进行离子化，并对离子化离子的质荷比进行测定来对样品进行定性及定量分析的一种方法。

第二节 生物芯片和生物传感技术

知识点1：生物传感器技术 副高：掌握 正高：熟悉

生物传感器是近几十年内才发展起来的一种新的传感器技术。生物传感器同传统的各种物理传感器和化学传感器的最大区别，在于生物传感器的感受器中含有生命物质。能够感应相应的生物学反应，并按照一定规律将其转换成可用信号（包括电、热以及光等信号）输出。

知识点 2：生物芯片技术 副高：掌握 正高：熟悉

生物芯片具有芯片相似的微型化及分析、处理生物信息的特点。生物芯片指采用光导原位合成或者微量点样等方法，将生物大分子样品有按一定顺序地固化于支持物表面所组成的微阵列。在其同已标记靶分子杂交后，通过特定的仪器对杂交信号强度进行检测分析，能快速、高效判断样品中各种靶分子的数量，可以实现对蛋白质、细胞、DNA 以及其他生物组分的准确、快速、大信息量地检测。因为常用玻片、硅片、聚丙烯酰胺凝胶、尼龙膜等载体片作为固相支持物，并且在制备过程模拟计算机芯片的制备技术，所以称为生物芯片技术。

第三节 酶蛋白分离纯化技术

知识点 1：酶蛋白分离纯化技术 副高：掌握 正高：熟悉

酶是具有催化活性的蛋白质，蛋白质能很轻易变性，因此在酶的提纯过程中应避免用强酸强碱，保持在较低的温度下操纵。在提纯的过程中利用测定酶的催化活性可以较为轻易跟踪酶在分离提纯过程中的去向。酶的催化活性又可以作为选择分离纯化方法及操纵条件的指标，在整个酶的分离纯化过程中的每一步骤，始终要测定酶的总活力与比活力，这样才能知道经过某一步骤回收到多少酶，纯度进步了多少，进而决定着这一步骤的取舍。

第二十三章　治疗药物监测

第一节　治疗药物的基本概念

知识点1：治疗药物监测的概念　副高：熟悉　正高：熟悉

治疗药物监测是在临床药理学、药代动力学以及临床化学基础上，应用现代先进的体内药物分析技术，测定血液或者其他体液中的药物浓度，获取有关药代动力学参数，使临床给药方案个体化，以提高疗效、防止或减少毒副作用的一门应用性学科。

知识点2：药物吸收的概念　副高：熟悉　正高：熟悉

药物吸收指的是药物从给药部位进入体循环的过程。血管内给药不存在吸收。

知识点3：药物分布的概念　副高：熟悉　正高：熟悉

药物分布是指药物随着血液循环输送至各器官、组织，并通过转运进入细胞间液、细胞及细胞器内的过程。

知识点4：药物生物转化的概念　副高：熟悉　正高：熟悉

机体对药物进行的化学转化与代谢称药物生物转化。药物生物转化主要在肝细胞微粒体混合功能氧化酶（肝药酶）的催化之下进行。

知识点5：药物排泄的概念　副高：熟悉　正高：熟悉

药物排泄指的是药物及其代谢物排出体外的过程。药物排泄的主要途径是经肾脏随尿排出。

第二节　治疗药物浓度测定的常用方法

知识点1：光谱法　副高：熟悉　正高：熟悉

光谱法常用紫外-可见及荧光分光光度法等。紫外-可见分光光度法快速，并且方法简便，但灵敏度较低、特异性差，易受内源性物质、代谢产物以及联用药物的干扰。在治疗药物监测（TDM）中样品通常经过萃取纯化等方法处理或结合示差、双波长以及导数分光光度法等来提高其特异性及灵敏度。荧光分光光度法与紫外可见分光光度法比较具有较高的选择性及灵敏度，但多数药物不能发射荧光，样品需衍生处理之后才能测定。光谱法需要的仪器一般临床实验室都具备，检测成本低，并且技术简单，便于推广，对于一些治疗药物浓度水平比较高的药物来说，仍为一种可行的方法。

知识点2：色谱法　　副高：熟悉　正高：熟悉

色谱法主要包括高效液相色谱法（HPLC）、气相色谱法（GC）以及液相色谱-质谱联用（HPLC-MC）等。色谱法的主要特点就是各组分经分离后测定，专一性好，准确性、分辨率、灵敏度高，并且可同时测定多种药物。在TDM的应用中，HPLC是最为常用的方法，其样品处理简单，多数样品只需经简单的去蛋白处理就可以直接进样测定；应用范围广，HPLC常配备有紫外与荧光检测器，大多数有机化合物药物在紫外光范围内有较强的吸收，或者可经衍生为具有荧光吸收的化合物，在经常需进行TDM的药物中，除地高辛、锂盐之外的药物几乎都可以应用该方法；重复性好，如果采用内标法定量，还可以消除样品处理过程中的误差，方法精密度的变异系数通常小于5%。HPLC法为TDM的推荐方法，并且常作为评价其他方法的参考方法。

知识点3：免疫化学法　　副高：熟悉　正高：熟悉

依据标记物性质不同，免疫化学法可分为酶免疫法、荧光免疫法以及放射免疫法三类，其中放射免疫法虽灵敏度高，检测成本低，但由于重复性较差，并且有放射性污染，目前在TDM中已很少应用。免疫化学法的特点是灵敏度高，可达纳克甚至皮克水平；所需标本量少，样品通常不需要预处理，操作简便，有商品化药物检测试剂盒供应。但是免疫化学的专一性不太高，干扰因素除来自于内源性物质外，还有抗原性未发生改变的待测药物代谢产物的影响等，常会出现检测结果假性偏高。荧光偏振免疫分析法在TDM中应用广泛，其重现性好、灵敏度高、速度快，特别适合于急救和常规监测。均相酶免疫分析法的灵敏度比荧光免疫法低，但已可满足绝大多数药物TDM的要求，酶标仪及生化分析仪等可检测标记物，易推广应用。

知识点4：其他技术　　副高：熟悉　正高：熟悉

（1）毛细管电泳技术　毛细管电泳技术（CE）采用高电场强度的电泳方式，具有微量、高效以及灵敏并可进行自动化检测等特点。CE与HPLC虽然分离原理不同，但都是液相分离技术，并且均可一次同时完成对样本中多组分的分离、检测。但CE分离效率和灵敏度更高，几乎不消耗溶剂，并且借助改变缓冲液、检测器及其他电泳条件，应用范围更广。

（2）抑菌试验　曾被用于体液中抗菌药物浓度测定，该方法简便易行，利用临床细菌室即可开展。但因为其仅为分级式半定量，且易受同时使用的其他抗菌药物的干扰，灵敏度、特异性、重复性都差，现已基本淘汰。

应当指出，一种药物常常有多种检测方法，此时应根据该药物最小治疗浓度水平要求的灵敏度、是否需同时测定多组分、可以供使用的仪器与检测成本等综合考虑，来确定一种检测方法。

第三篇

临床医学检验
临床免疫学专业

第二十四章　概　　述

第一节　免疫学发展现状及发展趋势

知识点1：免疫学发展现状　　副高：熟悉　正高：熟悉

现代临床免疫学检验是由传统的临床免疫学检验继承发展而来，免疫学理论、分子生物学及其他现代科学技术日新月异的发展，促使临床免疫学检验极大的发展，并具有如下特点：

（1）免疫学检验的应用领域不断扩大。

（2）临床免疫学检验技术日益先进。

知识点2：免疫学发展趋势　　副高：熟悉　正高：熟悉

21世纪免疫学的研究近期可能会注重下列几个方面的研究：

（1）防治及诊断疾病方面的研究。

（2）更重视整体水平免疫机制的研究。

（3）基因表达调控、顺序及其表达产物功能的研究。

（4）免疫系统及功能的生物进化方面的研究。

免疫学的许多重大问题尚待深入探讨，许多领域的研究还尚待开展。

第二节　传 染 病 学

知识点1：传染病学概述　　副高：熟悉　正高：掌握

传染病学是一门临床医学，它是研究传染病在人体内发生、发展以及转归的原因、规律及其诊断和防治措施，达到控制传染病的发生、发展以及流行的科学。它是内科学的一部分，相比于内科其他方面的疾病，又有自己的特点。由于它具有明确的病原，并有传染性、流行性和病后的免疫性，并与流行病学、神经病学、免疫学、微生物学、寄生虫学和生物化学等临床和基础医学具有密切的联系。

知识点2：研究范围 副高：熟悉 正高：掌握

（1）病毒性肝炎：急性、慢性、重型以及瘀胆型肝炎的病原学、发病机制、流行病学、诊断、治疗、预防及预后。

（2）艾滋病的病原学、流行病学、发病机制、诊断、治疗以及预防。

（3）流行性出血热（肾综合征出血热）：病原学、发病机制、流行病学、诊断、治疗以及预后。

（4）肠道传染病、虫媒传染病、呼吸道传染病、医院内感染等的基础和临床研究。

知识点3：临床研究 副高：熟悉 正高：掌握

（1）抗感染药物包括抗生素、抗病毒药和抗菌药的基础和临床研究。

（2）传染病的流行必须具备三个基本环节，就是传染源、传播途径以及人群易感性。三个环节必须同时存在，方能构成传染病流行。若其中的任何一个环节缺少，新的传染就不会发生，不可能形成流行。

第三节 内 科 学

知识点1：内科学简介 副高：熟悉 正高：掌握

内科学是对医学科学发展产生十分重要影响的临床医学学科。它是一门涉及面广和整体性强的学科。它是临床医学各科的基础学科，所阐述的内容在临床医学的理论及实践中有其普遍意义，是学习和掌握其他临床学科的重要基础。其主要任务是掌握内科常见病的发病机制、多发病的病因、临床表现、诊断和防治的基本知识、基本理论以及实践技能。医科大学生的内科学课程，分为系统学习和毕业实习两个阶段。

知识点2：内科学在学科中的位置 副高：熟悉 正高：掌握

它是临床医学各科的基础学科，其所阐述的内容在临床医学的理论和实践中有其普遍意义，是学习和掌握其他临床学科的重要基础。它涉及面广，包括呼吸、循环、泌尿、消化、血液、内分泌及代谢等系统常见疾病以及理化因素所致的疾病。同外科学一起并称为临床医学的两大支柱学科，为临床各科从医者必须精读的专业。

第四节 免疫预防与免疫治疗的概念

知识点1：免疫预防 副高：熟悉 正高：掌握

免疫预防指的是机体抵抗和清除病原微生物或其他异物的功能。免疫预防功能发生异常可引起疾病，比如反应过高可出现超敏反应，反应过低可造成免疫缺陷病。

知识点2：免疫治疗 副高：熟悉 正高：掌握

免疫治疗包括免疫细胞的治疗与药物的治疗，免疫细胞的治疗指的是将病人的细胞从血里面分离出来，在体外用一些细胞因子，使它变成一种杀伤细胞，再回输至血液中去，这种杀伤细胞可以识别肿瘤细胞进行杀伤。还有一种方法是给病人直接用一些免疫制剂，像干扰素还有白介素-2等等，都称为免疫治疗。免疫治疗指的是刺激人体自身免疫系统来抵抗癌症的治疗方法。也称为生物反应修正剂或者生物疗法。免疫系统是人体抵抗疾病的自身的防卫系统。

第五节 临床检验诊断学

知识点1：临床检验诊断学研究方向 副高：掌握 正高：掌握

目前临床检验诊断学的研究主要集中在分子肿瘤诊断学、分子遗传诊断学及神经内分泌免疫学三个方向。

知识点2：诊断的基本过程 副高：掌握 正高：掌握

诊断的基本过程：临床诊断的基本步骤，一般可分为以下三个阶段：

（1）调查病史，检查病人，收集症状资料，是取得正确诊断的客观基础。

（2）分析、综合全部症状、资料，并作出初步诊断。

（3）实施防治，观察经过，验证并且完善诊断，临床初步诊断可以作为制定防治措施的依据，而初步诊断正确与否，还要经防治实践的效果来验证。

第二十五章　临床免疫学检验技术

第一节　凝集反应与沉淀反应

知识点1：凝集反应　　副高：掌握　正高：掌握

凝集反应的发生分为两个阶段：

（1）抗原抗体的特异性结合阶段，此阶段反应快，只需数秒至数分钟，但不出现可见反应。

（2）出现可见的凝集反应阶段，此阶段反应慢，通常需要数分钟至数小时。实际上这两个阶段难以严格区分，反应时间也受多种因素的影响。

在免疫学技术中，凝集反应可分为直接凝集反应与间接凝集反应两大类。

知识点2：直接凝集反应　　副高：掌握　正高：掌握

在适当电解质参与下，细菌、螺旋体以及红细胞等颗粒抗原直接与相应抗体结合出现肉眼可见的凝集现象，称为直接凝集反应。常用的凝集试验有玻片法与试管法两种。

（1）玻片凝集试验　玻片凝集试验为定性试验方法，也就是用已知抗体作为诊断血清，与菌液或红细胞悬液等受检颗粒抗原在玻片上进行反应，可用于从患者标本中分离得到的菌种的诊断或者分型、人类ABO血型的鉴定。

（2）试管凝集试验　试管凝集试验为半定量试验方法，把受检血清在试管中进行系列稀释，加入已知颗粒抗原，保温后观察每管内抗原凝集程度。此实验易引起抗原的非特异性凝集，出现假阳性反应，所以必须设不加抗体的稀释液做对照组。

知识点3：间接凝集反应　　副高：掌握　正高：掌握

根据致敏载体用的是抗原或者抗体以及凝集反应的方式，间接凝集反应可以分为：正向间接凝集反应、反向间接凝集反应、间接凝集抑制反应、协同凝集反应。

知识点 4：间接血凝试验　　副高：掌握　正高：掌握

间接血凝试验是以红细胞作为载体的间接凝集试验，也就是用已知的抗原（或抗体）致敏红细胞，同标本中相应的抗体（或抗原）特异结合，出现红细胞凝集现象，最常用的红细胞为绵羊、家兔、鸡及人 O 型红细胞。结果判断：红细胞沉积于孔底，集中呈一边缘光滑圆点的为不凝集（-）。若红细胞凝集，则分布于孔底周围。依据凝集程度判断阳性反应的强弱，以++凝集的孔为滴度终点。

自身红细胞凝集试验的不同之处在于，反应中的红细胞是未经致敏的受检者新鲜红细胞。该方法的特点是受检标本是全血，无需分离血清，可采指血或者耳垂血进行试验，可即刻知道检测结果。该试验已经成功地用于抗 HIV 抗体及乙型肝炎病毒表面抗原（HBsAg）的检测，其敏感度相仿于间接血凝试验。

知识点 5：胶乳凝集试验　　副高：掌握　正高：掌握

胶乳凝集试验也是一种间接凝集试验，也就是将抗原（或抗体）致敏胶乳颗粒，直接与待测标本中的抗体（或抗原）发生凝集反应，比较常用的载体颗粒为聚苯乙烯胶乳。

胶乳凝集试验分试管法与玻片法，需保温或反应时间较长的试验通常采用试管法，可进行半定量测定。玻片法操作简便，多为定性测定。胶乳为人工合成的载体，性能较为稳定，均一性好。

知识点 6：明胶凝集试验　　副高：掌握　正高：掌握

明胶凝集试验也是一种间接凝集试验，试验利用粉红色明胶颗粒吸附病毒抗原或重组抗原，再与待检血清作用，出现肉眼可见的粉红色凝集，说明血清中含抗病毒抗体，此试验简便、灵敏度高、快速，比较常用于抗 HIV-1 抗体和抗精子抗体检测等。

知识点 7：球蛋白参与的血凝试验　　副高：掌握　正高：掌握

抗球蛋白试验是抗球蛋白参与的间接血凝试验，经常用于试验的有两类方法。

（1）直接 Coombs 试验　用于检测吸附于红细胞表面的不完全抗体，也就是将含抗人球蛋白试剂直接加到表面结合抗体的受检红细胞中，即可见细胞凝集。常被用于检测新生儿溶血症、自身免疫性溶血症、特发性自身免疫性贫血以及医源性溶血等疾病的患者红细胞上不完全抗体。

（2）间接 Coombs 试验　用于检测血清中游离的不完全抗体，也即是将受检血清和具有相应抗原性的红细胞相结合，再加入抗人球蛋白抗体，即可出现可见的红细胞凝集。多被用于检测母体 Rh（D）抗体和由于红细胞不相容的输血所产生的血型抗体；也可用专一特异性抗球蛋白血清分析与红细胞结合的不完全抗体的人体免疫球蛋白（Ig）亚类。

知识点 8：沉淀反应　　副高：掌握　正高：掌握

沉淀反应是指可溶性抗原与相应抗体在适当条件下发生特异性结合而出现可见的沉淀现象。根据反应介质和检测方法的不同，沉淀反应可分为液体内沉淀试验与凝胶内沉淀试验。液体内沉淀试验包括环状沉淀反应、絮状沉淀反应以及免疫浊度分析，凝胶内沉淀试验包括免疫扩散试验与免疫电泳技术。沉淀反应分两个阶段：

（1）抗原抗体特异性结合。

（2）形成可见的免疫复合物。

知识点 9：液体内沉淀试验　　副高：掌握　正高：掌握

经典液体内沉淀试验包括环状沉淀反应与絮状沉淀反应，由于环状沉淀反应与絮状沉淀反应样品需要量大，临床几乎不用。

知识点 10：免疫浊度测定　　副高：掌握　正高：掌握

免疫浊度测定是利用抗原抗体结合在液体中形成的免疫复合物干扰光线可用仪器检测的特点，将现代光学测量仪器同自动分析检测系统相结合，应用于沉淀反应，对各种液体介质中的微量抗原、抗体和药物及其他小分子半抗原物质进行定量测定。其原理为：可溶性抗原同相应抗体特异结合，两者在比例适宜和增浊剂作用下，可快速形成一定大小的免疫复合物，而使反应液出现浊度。它的最大优点是稳定性好、敏感度高、精确度高、简便快速、易于自动化，无放射性核素污染。

知识点 11：凝胶内沉淀试验　　副高：掌握　正高：掌握

凝胶内沉淀试验是利用可溶性抗原与相应抗体在凝胶中扩散，形成浓度梯度，在抗原抗体相遇并且浓度比例适当的位置形成肉眼可见的沉淀线或沉淀环。比较常用的凝胶有琼脂、琼脂糖、聚丙烯酰胺凝胶等，适宜浓度的凝胶实际上就是一种固相化的缓冲液，呈网络结构，将水分固相化，抗原与抗体蛋白质在凝胶内扩散如在液体中自由运动。分子量在200kD以上的大分子物质在凝胶中扩散较慢，据此特性可识别分子量的差别。此外，抗原抗体形成的复合物由于分子量超过凝胶网孔的限度而被网络在凝胶中，形成沉淀，经盐水浸泡也只能将游离的抗原或抗体去除，便于后面的分析。根据抗原与抗体反应的方式和特性，凝胶内沉淀试验可分为单向免疫扩散试验与双向免疫扩散试验。

知识点 12：单向免疫扩散试验　　副高：掌握　正高：掌握

单向免疫扩散试验是先把一定量的抗体混于琼脂凝胶中，使待测的抗原溶液在琼脂内由局部向周围自由扩散，并在一定区域内形成可见的沉淀环。根据试验形式可分为试管法与平板法两种。试管法因沉淀环不易观察及定量，目前已较少应用。

知识点13：双向免疫扩散试验　　副高：掌握　正高：掌握

双向免疫扩散试验是将抗原与抗体加在同一琼脂板对应孔中，各自向对方扩散，在浓度比例恰当处形成沉淀线，观察沉淀线的位置、形状及对比关系，可对抗原或抗体进行定性分析。此法灵敏度低，出现结果比较慢，不能精确定量，这些弱点在相当程度上限制了它的应用。

根据试验形式可分为试管法和平板法。试管法操作繁琐，并且只能测定一个标本，临床检验中很少用。平板法基本步骤是：在制成的琼脂板上打孔，孔径通常为3mm，孔间距通常在3~5mm，在各对应孔中加入抗原或抗体，放置湿盒37℃18~24小时后，抗原与相对应的抗体在琼脂中各自扩散并在浓度比例适当处形成可见的沉淀线。

第二节　免疫电泳技术

知识点1：免疫电泳　　副高：掌握　正高：掌握

免疫电泳是先把蛋白质抗原在凝胶中做区带电泳，依据其所带电荷、分子量以及构型不同分成不可见的若干区带，然后，沿电泳方向挖一与之平行的抗体槽，并加入相应抗血清，进行双向扩散，两者比例适宜处形成弧形沉淀线。利用对沉淀线的数量、位置和形态与已知标准抗原抗体生成的沉淀线比较，可对待测样品中所含成分的种类与性质进行分析。

知识点2：对流免疫电泳　　副高：掌握　正高：掌握

对流免疫电泳实质上就是将双向免疫扩散与电泳相结合在直流电场中的定向加速的免疫扩散技术。在pH8.6的缓冲液中，大部分蛋白质抗原等电点低，带较强的负电荷，分子量小，受到电渗作用小，在电场中向正极移动；而且抗体绝大多数为IgG，等电点偏高，在pH8.6时带负电荷比较少，并且分子量较大，移动速度慢，它向正极移动缓慢甚至是不移动，而在电渗作用之下，随水流向负极移动，电渗引向负极移动的速度超过了IgG向正极的移动速度，所以抗体移向负极，在抗原抗体浓度比例最适宜处形成沉淀线，依据沉淀线相对于两孔的位置可大致判断出抗原抗体的比例关系。

知识点3：火箭免疫电泳　　副高：掌握　正高：掌握

火箭免疫电泳是单向免疫扩散同电泳相结合的一项定向加速的单向扩散试验。它是将抗体混合于琼脂中，电泳时，抗体不移动，抗原从负极向正极泳动，并随抗原浓度的减少，抗原泳动的基底区也逐渐变窄，抗原抗体免疫复合物形成的沉淀线也越来越窄，从而形成一个火箭状的不溶性复合物沉淀峰。当琼脂中抗体浓度不变时，沉淀峰的高度与抗原量呈正相关，用已知标准抗原作对照，绘制标准曲线，就可依据沉淀峰的高度在标准曲线中计算出待测样品浓度。反之，固定抗原的浓度，便可检测抗体的含量（称为反向火箭电泳）。火箭电泳只能测定 μg/ml 以上的含量，如低于此水平则难以形成可见的沉淀峰。但借助加入 ^{125}I 标记的标准抗原共同电泳，经 X 线胶片显影，可出现放射显影的原理建立的免疫自显影技术，其灵敏度可达到 ng/ml，常被用于 IgA、IgG 等蛋白定量。

知识点 4：免疫固定电泳　　副高：掌握　正高：掌握

免疫固定电泳是区带电泳与沉淀反应相结合的一项免疫化学分析技术。此方法的原理为，先将血清蛋白质在琼脂糖凝胶介质上经区带电泳分离，再将固定剂与各型免疫球蛋白及轻链抗血清加于凝胶表面的泳道上，经孵育，固定剂与抗血清在凝胶内渗透并扩散，抗原抗体直接发生沉淀反应，洗脱游离的抗体，形成的抗原抗体复合物则保留在凝胶中。经氨基黑，参考泳道与抗原抗体沉淀区带被着色，依据电泳移动距离分离单克隆组分，可以对各类免疫球蛋白及其轻链进行分型。

知识点 5：交叉免疫电泳　　副高：掌握　正高：掌握

交叉免疫电泳是区带电泳同火箭免疫电泳结合的一项免疫电泳分析技术，是一种有效的抗原蛋白定量技术。一次可对多种抗原进行定量，分辨率较高，适用于比较各种蛋白组分，定性分析蛋白质遗传多态性、微小异质性、裂解产物以及不正常片段等。

知识点 6：自动化免疫电泳　　副高：掌握　正高：掌握

近年自动化免疫电泳仪的推出，使得自动化免疫电泳技术得到了广泛的推广，它使传统电泳技术手工操作不易标准化和耗时长的问题解决了，只需人工加标本、固定剂和抗血清，其余步骤均实现自动化，它包括电泳系统（自动化电泳仪）与光密度扫描系统，具有分辨率高及重复性好等优点。

知识点 7：免疫电泳临床应用　　副高：熟悉　正高：熟悉

对流免疫电泳技术与火箭免疫电泳技术由于存在电渗作用，所以目前已不推荐使用。免疫电泳可用于分析分离纯化抗原和抗体的成分及正常和异常免疫球蛋白的识别与鉴定，但其扩散时间长，影响因素多，结果较难分析。免疫固定电泳因其分辨率强、敏感度高、操作周期短、结果易于分析等优点。现常用于鉴定迁移率相近的蛋白与 M 蛋白，免疫球蛋白轻链，尿液、脑脊液等微量蛋白，游离轻链，补体裂解产物等；临床最常被用于 M 蛋白的鉴定与分型，并且已列入临床常规检测工作。

第三节 荧光免疫技术

知识点 1：基本原理 副高：掌握 正高：掌握

荧光免疫显微技术是以荧光显微镜作为检测工具，用荧光素标记特异性抗体或抗抗体，检测固定组织细胞上的抗原或者血清中的抗体，常被用于定性和定位检查的一门技术。

知识点 2：技术类型 副高：掌握 正高：掌握

根据标记物及反应程序的不同，可将荧光免疫显微技术分为直接法、间接法、补体结合法以及双标记法等四类。

知识点 3：技术要点 副高：掌握 正高：掌握

荧光免疫显微技术主要包括标本的制作、荧光抗体染色以及荧光显微镜检查等步骤。

（1）荧光免疫显微技术主要通过观察标本上荧光抗体的染色结果作为抗原的鉴定和定位，所以标本制作的好坏直接影响到检测结果。

（2）在已固定的标本上滴加经适当稀释的荧光抗体，放置于带盖的湿盒内，在一定温度下温育一定时间，通常以 25～37℃ 温育 30 分钟。不耐热抗原的检测则以 4℃ 过夜为宜。温育之后充分洗涤、干燥。

（3）经过荧光抗体染色的标本，需要在荧光显微镜下观察。最好在染色当天即做镜检，避免荧光消退，影响结果。

第四节 放射免疫技术

知识点 1：放射免疫分析 副高：掌握 正高：掌握

（1）分析原理 放射免疫分析就分析原理而言属于竞争性分析，基于标记抗原和非标记抗原对同一抗体有相同亲和力，则二者在同一系统中发生与特异性抗体的竞争性结合。当特异性抗体限量并且总结合位点数大于 Ag 或者 * Ag 量，但小于 Ag 与 * Ag 的总和时，Ag 与 * Ag 与特异性抗体发生竞争性结合。当标本中无待检 Ag 时，抗体全部同 * Ag 结合，并有游离的 Ag 存在；当标本中存在待检 Ag 时，* Ag 与抗体结合将受到抑制，标本中待测 Ag 的量与可以测量的结合标记物（* AgAb）的量形成某种反比函数关系。

（2）技术要点 ①选择适当的反应条件；②有效的分离结合与游离标记物。

（3）分离技术 常用的分离技术有：活性炭吸附法、聚乙二醇沉淀法以及双抗体法。

知识点2：免疫放射分析 副高：掌握 正高：掌握

（1）基本原理 免疫放射分析有单位点与双位点两种类型，双位点（或双抗体夹心法）在实际工作中最为常用。双抗体夹心法采用两种抗体：一种已知抗体作为捕获抗体，同固相载体连接，并保留抗体活性；另一种已知抗体标记放射性核素^{125}I，制备成标记抗体。

（2）技术要点 免疫放射分析技术要点主要包括标记抗体、固相抗原与固相抗体制备、B和F分离以及结果测定等。

（3）分离技术 不同于放射免疫分析，免疫放射分析采用固相吸附分离方法。免疫放射技术通常以塑料（聚苯乙烯）试管作为反应容器和固相吸附材料。固相分离技术具有操作简便、省时、无离心步骤的优点。此技术的重点不是分离，而是吸附（也称为包被）。

第五节 酶免疫技术

知识点1：酶免疫技术原理 副高：掌握 正高：掌握

酶免疫技术以酶标记抗体（抗原）作为主要试剂，是把抗原抗体反应的特异性和酶催化底物的高效性相结合的一种免疫检测技术。酶蛋白能作为示踪剂（或标记物）是因为其催化底物的高效性，也就是微量酶分子可催化大量底物，显色后借助检测光密度实现对微量标记物的检测。把酶蛋白与抗体（抗原）结合成酶标抗体（抗原），此种结合物既保留抗体（抗原）的免疫学活性，又保留酶对底物的催化活性。在酶标抗体（抗原）同抗原（抗体）的特异性反应完成后，加入相应底物，借助酶对底物的显色反应，对抗原（抗体）进行定位、定性或定量分析。

知识点2：酶免疫分析技术分类 副高：掌握 正高：掌握

酶免疫技术的分类可概括如下：

- 酶免疫技术
  - 酶免疫组化
  - 酶免疫分析
    - 均相酶免疫分析
    - 异相酶免疫分析
      - 固相酶免疫分析
      - 液相酶免疫分析

知识点3：均相酶免疫分析技术 副高：掌握 正高：掌握

均相酶免疫分析是借助酶标记物与相应的抗原或抗体结合后，标记酶的活性会发生改变的原理，可以在不将结合酶标记物和游离酶标记物分离的情况下，利用测定标记酶活性的改变，从而确定抗原或者抗体的含量。均相酶免疫测定主要被用于小分子激素、药物等半抗原的测定。均相酶免疫分析的优点是适合于自动化测定，但是反应中被抑制的酶活力比较小，需要高灵敏的光度计测定，反应的温度也需严格控制，其应用相对比较局限。最早的临床实际应用的均相酶免疫分析是酶放大免疫分析技术，随着新的均相酶免疫试验的发展，目前最成功的是克隆酶供体免疫分析技术。

知识点4：异相酶免疫分析技术　　副高：掌握　正高：掌握

异相酶免疫分析的基本原理是抗原抗体反应平衡后，需采用合适的方法分离游离酶标记物和结合酶标记物，然后对底物的显色程度测定，再推算出样品中待测抗原（或抗体）的含量。依据测定方法使用固相支持物与否，又分为液相与固相酶免疫分析两类。

（1）液相酶免疫分析　要用于检测样品中极微量的短肽激素与某些药物等小分子半抗原，其灵敏度可达 ng 至 pg 水平，与放射免疫测定灵敏度相近。

（2）固相酶免疫分析　是借助固相支持物作载体预先吸附抗原或抗体，使测定时的免疫反应在其表面进行并形成抗原抗体复合物，洗涤将反应液中无关成分丢弃并加入底物，通过测定固相载体上的酶标记物催化底物生成的有色产物，确定样品中抗原或抗体的含量。

在目前应用最广泛的是以聚苯乙烯等材料做固相载体的酶联免疫吸附试验。

第六节　生物素-亲和素免疫测定技术

知识点1：生物素-亲和素系统　　副高：掌握　正高：掌握

（1）生物素　生物素是在动植物中广泛分布的一种生长因子，常由含量较高的卵黄和肝组织中提取。生物素分子有两个环状结构，其Ⅰ环为咪唑酮环，是同亲和素结合的主要部位，Ⅱ环则为噻吩环，其环上的戊酸侧链末端羧基是结合抗体和其他生物大分子的惟一结构，通过化学修饰后，生物素可以成为带有多种活性基团的衍生物——活化生物素。

（2）亲和素与链霉亲和素　亲和素又称为抗生物素蛋白，是由卵清蛋白中提取的一种由四个相同亚基组成的碱性糖蛋白，分子量为68kD，pI 为 10.5，耐热并耐受多种蛋白水解酶的作用，尤其是与生物素结合后，稳定性更好。

链霉亲和素是同亲和素有类似生物学特性的一种蛋白质，系由链霉菌属细菌在培养过程中分泌的一种蛋白质产物，现也可由基因工程技术生产。链霉亲和素分子量为65kD，由4 条相同肽链构成，每条肽链可以结合 1 个生物素分子，也就是每个链霉亲和素具有 4 个生物素分子结合位点，其结合常数相同于亲和素。

（3）生物素-亲和素系统的特点　具有高特异性、高敏感性、实用性强、稳定性强的特点。

知识点2：生物素标记物的制备　　副高：掌握　正高：掌握

下面分别以标记 IgG（抗体）与标记 HRP（酶蛋白）为例阐述生物素标记物的制备

过程。

（1）生物素化抗体（IgG）的制备　①原料准备：生物素 N 羟基丁二酰亚胺酯（BNHS），抗体须通过蛋白 A 亲和层析获得 IgG。②标记原理：BNHS 分子酯键中的-C=O 基团可与蛋白质（IgG）分子中赖氨酸的-NH_2 形成肽键，从而使 IgG 标记上生物素。③标记过程：将待偶联的抗体以适当浓度溶解于 0.1mol/L pH 9.5 碳酸氢钠溶液中（或者透析平衡）；用二甲基甲酰胺（DMF）溶解 BNHS（常用浓度 10mg/ml）；按照一定摩尔浓度比（1∶8）将生物素同待偶联的抗体混合，在室温下搅拌反应 4 小时；标记之后装入透析袋，放在 PBS 溶液中透析 24 小时，充分将游离生物素除去。

（2）生物素化辣根过氧化物酶的制备　①原料准备：生物素 N 羟基丁二酰亚胺酯（BNHS），辣根过氧化物酶（HRP）RZ>3.0。②标记原理：同标记 IgG。③标记过程：用 0.1mol/L pH8.4 碳酸氢钠溶液溶解 HRP（10mg/ml），用二甲基甲酰胺（DMF）溶解 BNHS（1mg/ml）；按照 BNHS/HRP 体积比 1∶8 混合室温下搅拌 4 小时；标记之后装入透析袋，置于 PBS 溶液中透析 48 小时，充分除去游离生物素。

知识点 3：链霉亲和素标记物的制备　　副高：掌握　正高：掌握

现通过过碘酸钠法制备 HRP-SA 结合物为例说明制备方法。

（1）原料准备　链霉亲和素和辣根过氧化物酶。

（2）标记原理　过碘酸钠可将 HRP 分子中与酶活性无关的羟基氧化为醛基；此醛基很活泼，能同链霉亲和素分子中的游离氨基结合，形成 HRP-CH_2-NH-SA；再加入硼氢化钠（$NaHB_4$）还原之后，即生成稳定的 HRP-SA 结合物。

（3）标记过程　活化酶：配制 HRP 溶液（10mg/ml），加入 60mmol/L $NaIO_4$ 0.5ml，4℃氧化 20 分钟；加入 0.16mol/L 乙二醇溶液 0.5ml，置于 4℃作用 30 分钟终止反应；氧化之后的酶经 Ssephadex G25 除盐。标记与纯化：用 0.05mol/L 碳酸盐缓冲液溶解 SA，并同活化后的 HRP 按照一定比例混合，室温反应 2 小时，加 KBH_4（5mg/ml）终止连接反应。将标记后溶液装入透析袋，放在 PBS 溶液中透析平衡，再用 Sephadex G200 层析方法分离标记物（收集最先洗脱峰）。

第七节　免疫组化和金标免疫技术

知识点 1：酶标记抗体免疫组化技术　　副高：掌握　正高：掌握

利用交联剂共价键将酶直接连接在抗体上，酶标记抗体与靶抗原反应后，借助酶对底物的特异性催化作用，生成不溶性有色产物，沉淀在靶抗原位置，实现对抗原定位及定性、定量检测的目的。常用的方法有直接法与间接法。

（1）直接法　将酶直接标记在特异性抗体上，同组织细胞内相应的抗原进行特异性反应，形成抗原抗体、酶复合物，最后用酶底物显色。直接法的优点在于操作简便并且特异性强，缺点是敏感性低，制备的抗体种类有限。

（2）间接法　将酶标记在第二抗体上，先将第一抗体（特异性抗体）同相应的组织抗原结合，形成抗原抗体复合物，再用第二抗体（酶标记的抗体）同复合物中的特异性抗体结合，形成抗原-抗体，酶标记抗体复合物，最后用底物显色剂进行显色。间接法的优点是检测敏感性高，制备一种酶标二抗可用于检测多种抗原或抗体。缺点是特异性不如直接法，操作比较繁琐。

知识点2：非标记抗体酶免疫组织化学染色　副高：掌握　正高：掌握

非标记抗体酶免疫组织化学技术中，酶不是标记在抗体上，而是首先利用酶免疫动物，制备效价高、特异性强的抗酶抗体，利用免疫学反应将抗酶抗体与组织抗原联系在一起。该方法避免了酶标记时对抗体的损伤，同时也使方法的敏感性提高了。它有下列几种技术类型：

（1）酶桥法　抗酶抗体作为第三抗体，利用桥抗体（第二抗体），将特异性识别组织抗原的第一抗体与第三抗体连接起来，形成酶联的抗原-抗体复合物，并加底物显色。

（2）过氧化物酶抗过氧化物酶（PAP）法　PAP法是在酶桥法基础上加以改良。PAP法首先把酶桥法的第三抗体（抗酶抗体）与酶组成可溶性复合物（PAP复合物）。该复合物由2个抗酶抗体与3个过氧化物酶分子组成，呈五角形结构，十分稳定。

（3）双桥PAP法　该法建立在PAP法的基础上。其基本原理是在PAP法中利用两次连接桥抗体和PAP复合物而建立起来的，通过双桥可结合更多的PAP复合物于抗原分子上，以增强敏感性。这种放大方式重复使用桥抗体，使桥抗体同PAP复合物中抗酶抗体的未饱和的Fc段结合，或桥抗体同特异性第一抗体尚未饱和的Fc段结合。

（4）碱性磷酸酶抗碱性磷酸酶（APAAP）法　辣根过氧化物酶（HRP）是免疫组织化学的首选用酶，但是有些组织细胞含内源性过氧化物酶限制了HRP的广泛应用，尽管用甲醇、过氧化氢进行处理可以抑制内源性过氧化物酶活性，但是同时也会影响抗原的显示。

知识点3：荧光免疫组化技术　副高：掌握　正高：掌握

荧光免疫组织化学技术是利用荧光素标记的已知抗体（或抗原）作为探针，检测待测组织、细胞标本中的靶抗原（或抗体），形成的抗原抗体复合物上带有荧光素，在荧光显微镜下，可以分辨出抗原（或抗体）所在位置及性质，并可通过荧光定量技术计算其含量，以达到抗原（或抗体）定位、定性和定量测定的目的。荧光免疫组织化学技术包括组织处理（标本类型、标本的保存），荧光的标记及染色。

知识点4：亲和免疫组化技术　副高：掌握　正高：掌握

亲和组织化学是基于某种物质，比如生物素、葡萄球菌A蛋白和凝集素，对某种组织成分具有高度亲和力，结合免疫细胞化学分析而建立的检测技术。酶标记亲和素-生物素技术借助各自的特性将亲和组织化学同抗原抗体免疫反应结合起来即构成了亲和素-生物素免疫组织（细胞）化学技术——亲和组织化学染色中最为常用的方法。

（1）亲和素-生物素-过氧化物酶技术（ABC） 是把亲和素作为“桥”，利用“桥”的作用将生物素化的抗体同生物素结合的酶（如HRP）连接。因为ABC复合物的分子量较PAP小，更易于渗透，使检测方法的敏感性及特异性均较LAB法与BRAB法更高。

（2）酶标记链霉亲和素-生物素技术（LSAB） 是借助生物素结合的二抗与酶标记的链霉亲和素蛋白具有高度亲和力的特性。相比于ABC法，LSAB法最大的优点在于链霉亲和素等电点（PI）为6.0~6.5，而亲和素的等电点为10，使LSAB法所带负电荷要比ABC法少得多，染色时组织片中的结缔组织成分所带正电荷的静电吸引就少，由此可使非特异性着色减少，背景更加清晰。

（3）亲和组织化学染色的方法学评价 是亲和素-生物素免疫组织（细胞）化学技术运用生物素-亲和素的放大作用增加了检测敏感性、保证了检测特异性，目前广泛应用于荧光免疫组化、酶免疫组化、胶体金（银）组化及免疫电镜技术。

知识点5：免疫标记电镜技术标本的制备要求 副高：掌握 正高：掌握

制备要求是既要保存良好的细胞超微结构，又要注意保持组织抗原性，所以在组织固定与取材时选用固定剂不宜过强，在取材方面，免疫电镜技术比光镜免疫化学技术要求更迅速、更精细。

在免疫染色方面，又分为包埋前染色、包埋后染色和超薄切片染色三种。

知识点6：常用的免疫标记电镜技术 副高：掌握 正高：掌握

（1）免疫胶体金染色法 是以胶体金作为示踪标志物被应用于抗原抗体检测的一种新型的免疫标记技术。胶体金是由氯金酸在还原剂如白磷、枸橼酸钠、维生素C、鞣酸等作用下，聚合成为特定大小的金颗粒，并由于静电作用成为一种稳定的胶体状态。胶体金在弱碱环境之下带负电荷，可同蛋白质分子的正电荷基团形成牢固的结合，这种结合是静电结合，因此不影响蛋白质的生物特性。胶体金除了与蛋白质结合以外，还可以同许多其他生物大分子结合。

（2）免疫胶体铁细胞化学染色法 胶体铁是一种阳离子胶体，把抗体分子标记上胶体铁，利用普鲁士蓝反应呈色，胶体铁颗粒有一定大小，具有一定的电子密度，可以用在电镜和光镜水平上的抗原（抗体）定位研究。

（3）酶免疫电镜技术 酶免疫电镜技术是借助酶的高效率催化作用，对其底物的反应形成不同的电子密度，借助于电子显微镜观察，通过对酶的定位实现对抗原（抗体）定位。

知识点7：免疫胶体金标记技术特点 副高：掌握 正高：掌握

（1）免疫胶体金的制备 制备胶体金最常用的化学方法为还原四氯金酸法。四氯金酸在白磷及枸橼酸三钠等还原剂的作用之下，还原成胶体金。不同还原剂及其用量可制备直径大小不同的胶体金颗粒。

（2）免疫胶体金标记的技术要点 ①标记效果的影响因素：a. 待标记物的电解质、胶体金颗粒大小、蛋白质及其分子量等因素影响标记效果。b. pH 值影响胶体金对蛋白质的吸附，调整胶体金 pH 至标记蛋白质的等电点略偏碱时易形成牢固的结合物。c. 胶体金与待标记物用量的比例，需经预试验确定最适比例。d. 为使标记物稳定，常会加入牛血清蛋白（BSA）溶液或者聚乙二醇（PEG）等稳定剂。②胶体金标记物的纯化和鉴定：主要采用超速离心法与凝胶过滤法分离纯化胶体金标记物；采用有支持膜的镍网沾取金标记蛋白，在电镜下测量颗粒的平均直径或者采用免疫组化滤纸模型鉴定胶体金标记物特异性和敏感性。

第八节 免疫细胞的分离与功能检测

知识点1：外周血单个核细胞的分离　　副高：熟悉　正高：熟练掌握

外周血单个核细胞（PBMC）主要指淋巴细胞和单核细胞，是免疫学实验中最常用的细胞群。人 PBMC 主要来自于外周静脉血，实验动物则大多从其脾脏或者淋巴组织中获得单个核细胞。获取 PBMC 是进一步分离纯化 T、B 淋巴细胞的基础，是开展免疫细胞检验的重要前提条件。比较常用的方法是密度梯度离心法，对于人 PBMC，依据其细胞密度与其他细胞不同的特点，利用密度介于 1.075～1.092、近于等渗的分层液进行密度梯度离心，可以使不同密度的血细胞按其相应密度梯度重新分布、聚集、分层，从而分离出 PBMC 来。

知识点2：淋巴细胞的分离　　副高：熟悉　正高：熟练掌握

根据密度离心分离原理得到的淋巴细胞主要是在单个核细胞中，因为淋巴细胞占单个核细胞的大多数，所以，单个核细胞有时也可以大致地代表淋巴细胞直接用于某些实验，但严格地讲，将采用以上方法获得的单个核细胞去除单核细胞才能较为准确地代表淋巴细胞用于实验。除去单核细胞的主要方法有贴壁黏附法、吸附柱过滤法以及 Percoll 分离液法。

知识点3：T、B 细胞和 T 细胞亚群的分离　　副高：熟悉　正高：熟练掌握

其基本原理是依据相应细胞的不同标志加以选择性纯化，凡是根据细胞的标志进行选择纯化得到所需要的细胞为阳性选择法；而选择性将不需要的细胞去除，仅留下所需要的细胞则为阴性选择法。类似的方法也可以用于淋巴细胞的分离、T 细胞与 B 细胞的分离以及其他细胞的分离。有关新的方法和技术不断出现，比较成熟的有：磁性微球分离法和荧光激活细胞分离仪分离法。

知识点 4：T 细胞表面标志的检测 副高：熟悉 正高：熟练掌握

T 细胞是参与机体细胞免疫反应并且起主导调节作用的一组免疫细胞。外周血中成熟的 T 淋巴细胞主要属于 $TCR_{\alpha\beta}^{+}$T 细胞，所有的 T 细胞均有共同的标志性抗原，通常认为是 CD3 分子，不同功能的 T 细胞亚群又有各自的标志性抗原。依据 T 细胞的免疫效应功能和表面 CD 分子表达至少可以把 T 细胞分为 $CD3^{+}CD4^{+}CD8^{-}$辅助性 T 细胞、$CD3^{+}CD4^{+}CD8^{+}$细胞毒性 T 细胞以及 $CD4^{+}CD25^{+}Foxp3^{+}$调节性 T 细胞等亚群。

知识点 5：B 细胞表面标志的检测 副高：熟悉 正高：熟练掌握

B 细胞活化后转化为浆细胞，分泌抗体，执行体液免疫功能。B 细胞表面的膜免疫球蛋白（mIg）、Fc 受体、补体受体、EB 病毒受体以及小鼠红细胞受体是 B 细胞的重要表面标志，其中以 mIg 为 B 细胞所特有，是鉴定 B 细胞可靠的指标。B 细胞表面较特异的 CD（簇分化抗原）分子有 CD19、CD20、CD21、CD22 以及 CD23 等，其中一些属全体 B 细胞共有的标志，而一些仅是活化 B 细胞特有，据此可用单克隆抗体，利用间接荧光免疫法、酶免疫组化法或者流式细胞计数对其进行检测。

知识点 6：自然杀伤（NK）细胞表面标志的检测 副高：熟悉 正高：熟练掌握

NK 细胞是参与机体免疫应答反应、特别是肿瘤免疫应答的重要淋巴细胞。因为 NK 细胞极少有表面受体，所以过去主要以检测 NK 细胞活性来了解 NK 细胞的功能。随着流式细胞仪的普及与单克隆抗体技术的发展，加之对 NK 细胞的生物学特性了解得更加深入，临床上目前常采用三色荧光标记单克隆抗体标记 NK 细胞，在流式细胞仪上进行计数分析。

知识点 7：淋巴细胞功能的检测 副高：熟悉 正高：熟练掌握

淋巴细胞功能测定可分为体内实验与体外实验。体内试验主要是进行迟发型超敏反应，借此间接了解淋巴细胞对抗原、半抗原或者有丝分裂原的应答反应；体外实验主要包括淋巴细胞对抗原或者有丝分裂原刺激后的增殖反应、细胞毒性试验及淋巴细胞分泌产物的测定。

知识点 8：T 细胞功能的检测 副高：熟悉 正高：熟练掌握

T 细胞的功能检测包括：T 细胞增殖试验、T 细胞介导的细胞毒试验、体内试验以及 T 细胞亚群功能检测。

知识点 9：T 细胞增殖试验 副高：熟悉 正高：熟练掌握

T细胞增殖试验又叫做淋巴细胞转化试验，是检测细胞免疫功能的经典试验。能刺激淋巴细胞增殖的物质可分为两大类：非抗原性刺激物与抗原性刺激物。非抗原性刺激物可引起正常人外周血中淋巴细胞的转化，同机体是否被某种抗原致敏无关，主要有植物血凝素（PHA）、刀豆素A（ConA）以及美洲商陆（PWM）等；抗原性刺激物是指针对已被相应抗原致敏并且再次被该刺激物刺激后的淋巴细胞发生的转化。检测T细胞增殖反应的刺激物可以分为非特异性丝裂原与特异性抗原两类。

知识点10：T细胞介导的细胞毒试验　　副高：熟悉　正高：熟练掌握

T细胞介导的细胞毒试验。细胞毒性T淋巴细胞（CTL或Tc）的主要作用是特异性直接杀伤靶细胞。凡是致敏的T细胞再次遇到相应的靶细胞抗原，就表现出对靶细胞的破坏及溶解作用，这是评价机体细胞免疫水平的一种常用指标。

试验的原理是选用合适的靶细胞，常用可传代的已建株的人肿瘤细胞如人食管癌、肝癌、胃癌等细胞株，经培养后制成单个细胞悬液，按照一定比例与待检的淋巴细胞混合，共育一定时间，观察肿瘤细胞被杀伤情况，常用检测方法有：形态学检查法、放射性核素释放法、四聚体技术。

知识点11：体内试验　　副高：熟悉　正高：熟练掌握

正常机体对某种抗原建立了细胞免疫之后，如果用相同的抗原做皮肤试验时，常出现阳性的迟发型超敏反应。本实验不仅可以检查受试者是否对某种抗原具有特异性细胞免疫应答能力，而且可以检查受试者总体细胞免疫状态。常用的试验有：特异性抗原皮肤试验、PHA皮肤试验、接触性超敏反应。

知识点12：T细胞亚群功能检测　　副高：熟悉　正高：熟练掌握

T细胞亚群的功能检测对于了解机体的免疫状态及探讨免疫调节与自身免疫性疾病和肿瘤发生发展的关系有重要的临床意义。目前对于体外T细胞亚群功能检测主要方法有：

（1）混合淋巴细胞培养后，检测淋巴细胞分泌于上清中的相关细胞因子水平，依据不同类型细胞因子的浓度，了解T细胞亚群的功能。

（2）淋巴细胞培养之后，采用荧光素标记的单克隆抗体标记淋巴细胞，利用流式细胞仪检测培养后淋巴细胞内细胞因子合成状况，了解T细胞亚群功能。

（3）检测外周血细胞因子水平。

知识点13：B细胞功能的检测　　副高：熟悉　正高：熟练掌握

B细胞的主要功能是产生各类抗体。检测血清中各类抗体的水平实际是对B细胞的功能的判定。

（1）反向溶血空斑试验（RHPA） 是一种体外检测人类Ig分泌细胞的方法。该方法把待测细胞、抗Ig抗体、SPA-SRBC以及补体4种成分与琼脂糖凝胶混合，注入小室内，经过温育后，抗体生成细胞产生的Ig同抗Ig抗体结合形成复合物，复合物中的IgG Fc片断又与连接在SRBC上的SPA结合，激活补体，致使SRBC溶解，在Ig分泌细胞周围形成溶血空斑。

（2）酶联免疫斑点试验（ELISPOT） 基本步骤为：用已知抗原包被固相载体，再加入待检测的抗体形成细胞（B细胞），就可以诱导相应抗体的分泌；分泌的抗体同已包被抗原结合，在抗体分泌细胞周围形成抗原抗体复合物，这样细胞就吸附于载体上；再加入酶标记的第二抗体与细胞上的抗体（一抗）结合，利用底物显色反应的深浅，就可检测出生成的抗体量，并可以在显微镜下计数着色的斑点形成细胞。该方法可同时定量检测不同抗原诱导的抗体分泌，并且稳定性好，特异性高。

知识点14：NK细胞功能的检测　　副高：熟悉　正高：熟练掌握

NK细胞活性是一种细胞介导的细胞毒作用，它不需特异性抗体参与，也没有MHC限制性，不经抗原活化即能直接杀伤靶细胞。所以可用传代培养的肿瘤细胞作为靶细胞，将PBMC和肿瘤细胞共同培养，肿瘤细胞的存活情况可以反映出NK细胞的活性，肿瘤细胞存活率低，NK细胞的活性则高。多以K562细胞株作为靶细胞来测定人NK细胞活性，而测小鼠NK细胞活性则用YAC细胞株作为靶细胞。常用的方法有酶释法、放射性核素法、荧光分析法以及流式细胞术等。

知识点15：中性粒细胞功能的检测　　副高：熟悉　正高：熟练掌握

中性粒细胞功能的检测包括中性粒细胞趋化功能的测定及中性粒细胞吞噬、杀菌功能的测定。

知识点16：巨噬细胞功能的检测　　副高：熟悉　正高：熟练掌握

（1）吞噬功能的检测 将受检细胞同适量的颗粒抗原混合，振荡温育（37℃、0.5～1小时）之后，离心取待测细胞制成涂片，染色镜检，计数200个细胞，分别计算出吞噬细胞的吞噬率与吞噬指数。该方法可在一定程度上反映吞噬细胞的吞噬功能，但影响因素比较多。

（2）巨噬细胞溶酶体酶的测定 巨噬细胞富含溶酶体酶，测定这些酶的活性也是衡量巨噬细胞功能的实用指标之一。现只介绍非特异性酯酶中的α-醋酸萘酚酯酶（α-NAE）染色法。α-醋酸萘酚酯酶染色法的原理如下：巨噬细胞内α-NAE可以把α-醋酸萘酚分解成α-萘酚和醋酸，萘酚再迅速与坚牢蓝-B偶联，形成不溶性棕黑色或灰黑色沉淀，定位于胞质内。α-NAE较为稳定，酶活性丧失较慢，细胞经涂片干燥后，置室温下至少可保存0.5～1天，非常适用于临床。

（3）巨噬细胞促凝血活性的测定　激活巨噬细胞可产生一种同膜结合的凝血活性因子，能加速正常血浆的凝固。取已经37℃预温的正常兔血浆与$CaCl_2$的混合液，加入黏附有单层巨噬细胞的试管中，移置37℃，即时记录血浆凝固时间。实验证明当巨噬细胞先同LPS、肿瘤相关抗原或HBsAg等温育时，血浆凝固时间明显缩短。

知识点17：免疫细胞检测的临床意义　　副高：熟悉　正高：熟练掌握

（1）淋巴细胞功能检测的临床意义　对淋巴细胞计数与功能检测是评价免疫功能的重要指标。

（2）NK细胞功能检测的临床意义　NK细胞活性下降见于大多数肿瘤患者，尤其是中晚期或伴有转移的癌症患者；某些白血病与白血病前期患者，NK细胞活性随病情进展而逐渐降低，其中以急性期降低最为明显，缓解期患者的NK细胞活性也仍低于正常健康对照；某些细菌和真菌感染疾病患者也见NK细胞活性低下；柯萨奇病毒、心肌炎病毒、流感病毒等感染性疾病NK细胞活性下降；免疫缺陷症Chediak-Higashi综合征患者伴有先天性NK细胞缺陷；重症联合免疫缺陷征患者体内T细胞、B细胞、NK细胞的功能同时缺陷。

（3）中性粒细胞功能检测的临床意义　趋化能力显著下降鉴于Chediak-Higashi综合征、Lasy白细胞综合征、慢性皮肤黏膜白色念珠菌感染、糖尿病以及烧伤等。吞噬能力明显低下者见于补体或抗体缺陷症时。正常新生儿中性粒细胞趋化能力亦明显低下。

（4）巨噬细胞功能检测的临床意义　单核巨噬细胞系统具有直接吞噬及杀伤病原体和肿瘤细胞的功能，还具有参与抗原加工、提呈以及免疫调节的重要作用，因此检测巨噬细胞吞噬功能对于判断巨噬细胞的功能，了解机体的特异性与非特异性免疫状态有重要作用。

第九节　细胞因子及其受体检测

知识点1：细胞因子的检测方法　　副高：熟悉　正高：熟练掌握

目前细胞因子的主要检测方法包括三大类：

（1）生物活性检测法。

（2）免疫学检测法。

（3）分子生物学检测法。

知识点2：细胞因子生物活性测定法　　副高：熟悉　正高：熟练掌握

本法基于测定细胞因子的生物活性，比较常用的方法有：

（1）依赖性细胞株增殖实验。

（2）功能检测实验。

知识点3：免疫学检测法 副高：熟悉 正高：熟练掌握

本法基本原理是细胞因子同相应的特异性抗体（单克隆抗体或多克隆抗体）结合，借助放射性核素、荧光或者酶等标记技术加以放大和显示，从而定性或定量显示细胞因子的水平。较为常用的方法有：酶联免疫吸附法（ELISA）、流式细胞分析法（FCM）以及酶联免疫斑点法（ELISPOT）、放射免疫法（RIA）及免疫印迹法（Western Blot）等。

知识点4：ELISA法 副高：熟悉 正高：熟练掌握

检测细胞因子时绝大多数ELISA法使用下列三种策略，试验中选用何种形式取决于试验的目的，尤其是待测标本的类型。

（1）间接ELISA 用于筛检抗体（抗特定抗原成分的特异性抗体）。此法是测定抗体最为常用的方法。

（2）夹心ELISA 用来检测目的抗原。其优点是避免了对特异性抗体的直接标记，但使操作步骤和测定时间增加了。

（3）竞争ELISA 用来确定抗原特异性或待检标本中含交叉反应成分时为提高实验的特异性而使用的一种方法。依据标记抗原和同以未标记待测抗原与抗体间发生竞争性结合的原理，主要用于测定小分子抗原。

知识点5：酶联免疫斑点法 副高：熟悉 正高：熟练掌握

酶联免疫斑点法（ELISPOT）是从单细胞水平检测分泌细胞因子细胞（计数）的一项细胞免疫学检测技术。此方法优点为：敏感性高、易操作、成本相对流式细胞分析术也较低。

ELISPOT的原理很简单，从本质上说与ELA的原理是一样的。细胞受到刺激后局部分泌细胞因子，此细胞因子被特异单克隆抗体所捕获。细胞分解后，被捕获的细胞因子同生物素标记的二抗结合，其后再与碱性磷酸酶标记的亲和素结合。5溴4氯3吲哚磷酸盐（BCIP）/四氮唑蓝（NBT）底物孵育后，聚二偏氟乙烯（PVDF）孔板出现“紫色”的斑点表明细胞分泌了细胞因子，利用ELISPOT酶联斑点分析系统对斑点的分析得出结果。传统的ELISA与ELISPOT均是根据酶免疫学检测原理，借助酶的高催化频率，放大反应效果，从而达到很高敏感度的检测效果。

知识点6：流式细胞分析法 副高：熟悉 正高：熟练掌握

细胞因子能够调节多种细胞产生生理效应，在异常情况下也可导致病理反应，是机体免疫应答的重要元素。

（1）细胞内细胞因子测定法（ICS） ICS是应用细胞内累积细胞因子的染色与多色参数法，其操作的大体步骤是：分离制备细胞、活化细胞、封闭细胞表面Fc受体、细胞表面抗原染色、固定和通透、细胞内细胞因子染色、流式细胞仪测定以及结果分析。

（2）流式细胞小球微阵列术（CBA）检测法　是一个基于流式细胞检测系统的多重蛋白定量检测方法，它能够同时对单个样品中的多个指标进行检测。对应受检系统中的每一个检测指标都设有不同的捕获微球，而不同的捕获微球上包被有特异的捕获抗体，并且具有不同的荧光强度，利用捕获微球与待测样品溶液混合后，微球上的特异性抗体就同样品中的相应抗原或者蛋白结合，最后，加入荧光的检测抗体以形成“三明治”夹心复合物，利用流式细胞仪进行荧光检测，通过对应各种不同检测物的特异微球上所带有荧光强度不同，同时测定分析出样本中多种可溶性成分的数量。

知识点7：分子生物学测定法　副高：熟悉　正高：熟练掌握

这是一类通过细胞因子的基因探针检测特定细胞因子基因表达的技术。利用核酸标记技术可将细胞因子 cDNA 作为基因探针检测细胞内细胞因子基因组 DNA 或者 mRNA，主要有以下几种方法。

（1）分子杂交实验。

（2）细胞或组织原位杂交。

（3）反转录-聚合酶链反应（RT-PCR）法。

知识点8：细胞因子测定的临床应用　副高：熟悉　正高：熟练掌握

细胞因子测定的临床应用主要有：特定疾病的辅助诊断、评估机体的免疫状态、判断治疗效果以及预后、细胞因子临床治疗应用的监测、病理变化及损伤机制研究。

知识点9：细胞黏附分子的检测　副高：熟悉　正高：熟练掌握

正常情况下血液循环中可溶性黏附分子含量低，某些病理情况下黏附分子在各种细胞因子、内毒素、凝血酶等作用下，细胞黏附分子由细胞内贮存池转移至细胞膜或合成增加，导致细胞表面的黏附分子数量增多。因此在某些疾病中细胞黏附分子的数量有改变。此外，细胞黏附分子经磷酸化、糖基化等修饰作用可发生构象改变，表达黏附分子的改变导致其亲和力和扩散速率改变而影响其功能，因此定量检测细胞黏附分子的数量、亲和力、扩散速率及基因结构对探索某些疾病的发病机制、监视疾病的发生、发展过程和指导临床治疗有重要意义。目前的检测方法，大多限于用免疫学技术检测其数量，而有关分子的亲和力及扩散速率的检测正在建立中。

知识点10：可溶性黏附分子的测定　副高：熟悉　正高：熟练掌握

（1）酶联免疫吸附试验　可溶性黏附分子的测定标本是血清或者其他体液，检测可溶性黏附分子通常用酶联免疫测定法，主要为双抗体夹心 ELISA。

（2）其他免疫测定方法　因为免疫测定方法对蛋白和多肽抗原测定的通用性，从理论上说，任一种免疫测定方法均可用于可溶性黏附分子的测定，在实际应用中，可依据检测标本种类、检测目的及可得到的检测手段而采用具体的测定模式。

知识点 11：细胞（可溶性）黏附分子测定的临床应用

副高：熟悉　正高：熟练掌握

机体免疫应答的强弱可通过细胞因子或者黏附分子的表达水平来反映，其过高或者过低表达均系免疫调节异常的结果。细胞黏附分子测定的临床意义主要有：

（1）疾病早期诊断。

（2）探讨疾病发生发展机制。

（3）相关黏附分子的检测有助于疾病的临床诊断。

（4）黏附分子提示疾病进展。

（5）黏附分子的水平作为观察治疗效果及判断预后的重要指标。

第十节　临床免疫检验的质量控制

知识点 1：分析前质量控制

副高：熟悉　正高：了解

分析前阶段又叫做检验前过程，按时间顺序该阶段始于临床医师的申请，至检验分析过程开始时结束。所以，分析前质量保证包括：保证检验项目申请的科学、合理性；患者的正确准备；样本的正确采集及运送。

知识点 2：分析中质量控制

副高：熟悉　正高：了解

分析中的准确度（正确性）和精密度（重复性）受多种因素的影响，如仪器和试剂的质量、检验人员的经验、仪器性能、素质等。因此要建立一套健全的室内质控系统，注意质控品、质控方法以及计划的选择，质控结果的分析、处理，可能影响因素的分析及相关人员的培训等。常规开展室内质控，检测及控制实验室常规工作的精密度，提高准确度。对于失控结果，要进行回顾、检查，重复测定或者更换质控品分析，或者检查试剂、仪器和操作等，以纠正失控。

在实验室质量管理中，室间质量评价（EQA）越来越受到临床实验室的重视。EQA 是多家实验室分析同一标本并通过外部独立机构收集和反馈实验室上报结果，评价实验室操作的过程。其目的是利用实验室间的比对，观察各实验室结果的准确性、一致性，并采取一定措施，使各实验室结果趋于一致。

知识点 3：分析后质量保证

副高：熟悉　正高：了解

分析后阶段又叫检验后过程，包括授权者应系统评审检验结果，评价其与可利用的患者有关临床信息的符合程度，并授权发布；结果、原始样品及其他实验室样品的保存应符合经批准的政策；不再用于检验的样品安全处置应符合当地有关医疗废弃物处置法规和有关废弃物管理的建议。做好分析后质量保证，其主要工作有：

（1）检验结果的正确发出　要做到检验报告规范化管理，符合完整、正确、有效、及时的基本要求。所有检验结果必须是室内质控“在控”时，方可发出，同时建立严格的检验报告单签发审核制度，并做好检验后标本的留验。

（2）提供查询与咨询服务　临床实验室应该与临床医师、护士及患者经常交流，开展咨询服务。

第十一节　流式细胞术

知识点1：流式细胞术及流式细胞分析仪　　副高：熟悉　正高：熟悉

流式细胞术（FCM）是利用流式细胞仪为检测手段的一项能快速、精确地对单个细胞理化特性进行多参数定量分析和分选的新技术。流式细胞仪的发展综合了计算机技术、激光技术、显微荧光光度测定技术、流体喷射技术、分子生物学以及免疫学等多门学科的知识，使细胞生物学和生物医学领域中对研究细胞的发生、发育以及发展所需进行的定量分析成为可能。流式细胞仪由液流系统、光学与信号转换测试系统和信号处理及放大的计算机系统三大基本结构组成，对细胞悬液中的单个细胞或特定细胞或者其超微结构进行多参数快速分析，带分选系统的流式细胞仪还可以按实验设计要求分选出具相同特征的同类型细胞，以用于培养或进一步研究。

知识点2：流式细胞仪的工作原理　　副高：熟悉　正高：熟悉

流式细胞术所具有的分析和分选功能主要涉及光学原理、光电转换原理以及测试原理三部分。流式细胞仪的工作原理是采用激光作为激发光源，确保其具有更好的单色性与激发效率；利用荧光染料与单克隆抗体技术结合的标记技术，确保检测的灵敏度与特异性；通过计算机系统对流动的单细胞悬液中单个细胞的多个参数信号进行数据处理分析，确保了检测速度与统计分析精确性。通过流式细胞仪进行细胞分选主要是在对具有某种特征的细胞需进一步培养与研究时进行的。带有分选装置的流式细胞仪才能进行分选工作。

知识点3：免疫检测样品制备　　副高：熟悉　正高：熟悉

流式细胞术分析的对象必须是单细胞悬液或生物颗粒，所以制备合格的样品是分析的关键一环。主要包括外周血淋巴细胞样品、培养细胞样品以及新鲜实体组织的单细胞悬液制备。细胞重叠、粘连会导致分析结果误差、分选失败，甚至造成仪器管道阻塞，不能正常运行。此外，如果制备的样品中杂质碎片过多，亦会导致信噪比过高，分析结果出现偏差。对于已制备好的单细胞样品，若不能立即上机检测，需采用适当的保存方法避免细胞自溶破坏。常用的几种保存样品的方法有深低温保存法、醇类固定保存法以及醛类固定保存法。

知识点 4：免疫分析中常用的荧光染料与标记染料

副高：熟悉　正高：熟悉

（1）常用的荧光染料　最常用的染料有异硫氰酸荧光素、藻红蛋白以及罗丹明。

（2）免疫荧光标记　定量细胞荧光染色，要求对细胞成分的染色均匀，并确保荧光染料分子数与被染色的细胞成分间有一定的量效关系，以保证荧光分子被激发时，产生最大的量子产额与稳定的荧光强度。当激发光功率增强时，荧光强度相应按照比例增加，当量子产额达到 1.0 时，若继续增加激发光强度，其荧光强度也不会增加，反而会由于一个荧光分子发射的荧光被邻近的分子吸收猝熄而出现荧光猝灭现象。此时如加大荧光染料浓度不能增加量子产额和荧光强度，所以掌握荧光染料在应用时的适当浓度，十分重要。

荧光标记抗体特异性结合方式为流式免疫荧光分析所常用：荧光分子和单克隆抗体的 $F(ab')_2$ 片段氨基发生化学反应而形成荧光标记基团，被标记抗体同抗原特异性结合而发射荧光，该方法结合紧密，荧光分子不易丢失，如一个抗体分子可结合 15～20 个 FITC 分子。在进行流式细胞分析之前，首先应把已调好细胞比例［通常为 $(2\sim4)\times10^6$/ml］的细胞悬液进行免疫荧光标记染色。通常应用的标记染色包括直接免疫荧光染色与间接免疫荧光染色两种方法。

（3）细胞自发荧光　大部分哺乳动物细胞内的吡啶或者黄素类核苷酸都存在自发荧光，用紫外光或蓝光激发可出现蓝色荧光或者绿色荧光。在免疫检测中，淋巴细胞的自发荧光强度易造成信号干扰，出现假阳性结果，这种干扰在临床检测工作中应引起重视。

知识点 5：流式细胞术在免疫学检查中应用

副高：熟悉　正高：熟悉

由于流式细胞术具有快速、准确以及定量的特性，目前已广泛地被应用于免疫学基础研究及逐步进入临床应用各方面，用流式细胞仪对细胞表面的抗原成分进行标记分析，可以区别多种细胞的特性，为细胞免疫的研究增加了有效的手段与帮助。

（1）淋巴细胞及其亚群的分析。

（2）淋巴细胞功能分析。

（3）淋巴造血系统分化抗原及白血病免疫分型。

（4）肿瘤耐药相关蛋白分析。

（5）艾滋病检测中的应用。

（6）自身免疫性疾病相关人类白细胞抗原分析。

（7）移植免疫中的应用。

第十二节 免疫自动化仪器分析

知识点1：自动化免疫浊度分析系统 副高：掌握 正高：熟悉

自动化免疫浊度分析系统包括免疫透射比浊法、免疫散射比浊法等内容。

知识点2：免疫透射比浊法 副高：掌握 正高：熟悉

（1）将待检标本与标准抗原做适当稀释。

（2）将稀释后的待检标本和标准抗原溶液（5个浓度抗原标准品）同适当过量的抗血清混合，在一定条件之下，抗原抗体反应完成后，在340nm处测定各管吸光度。

（3）按log-logit转换或$y=ax^3+bx^2+cx+d$方程进行曲线拟合，制备剂量-反应曲线，通过计算机计算出标本中的待测抗原浓度。

知识点3：免疫散射比浊法 副高：掌握 正高：熟悉

（1）方法技术要点 ①散射颗粒与散射光：悬浮在反应溶液中固体或者胶体粒子都是散射中心，当入射光通过时，若颗粒直径小于入射光波长的1/10，散射光强度在各个方向的分布均匀一致，叫做Rayleigh散射；颗粒直径大于入射光波长的1/10到接近入射光波长，随着颗粒直径增大，向前散射光强于向后散射光，叫做Debye散射；当颗粒直径等于或大于入射光波长，而向前散射光远远大于向后散射光，叫做Mie散射。在自动散射检测过程中，形成颗粒大小不等的抗原-抗体不溶性复合物，但是大多数蛋白质分子的波长比光的波长要小得多（5～10nm），所以只产生Rayleigh散射，在散射比浊分析检测中多采用Rayleigh原理。此原理下提示所用的光源功率与波长，及光线折射后的散射夹角的最佳搭配是提高检测敏感性的关键。②反应物含量与散射浊度：抗原-抗体结合反应中，遵守典型的Heidelberger曲线，也就是当抗体量恒定时，抗原与抗体结合，形成免疫复合物的反应与散射信号响应值的上升呈正比关系。当抗原量与响应值上升至一极限值时，如果再增加抗原量，已形成的抗原-抗体复合物会发生溶解而使散射响应值迅速下降。所以，基于抗原-抗体结合反应进行散射浊度分析时，一定要保持抗体过量，维持抗原-抗体复合物的相对不溶解性，以确保测定的散射信号值在散射信号响应值曲线的上升部位。

（2）定时散射比浊分析 抗原过量检测，定时散射比浊分析中采用了两项措施以确保检测所获信号峰值是由被检抗原产生的。①抗体过量：保证每一检测项中抗体结合抗原的能力达到相应待测样本正常血清浓度的50倍以上，以确保在异常状态下的高浓度抗原均能同抗体形成复合物而产生特异性散射光信号。②对抗原过量进行阈值限定：在预反应时间段中先加入患者的1/10的样本同抗体反应，当预反应时间段内抗原-抗体复合物的光散射信号超过预设阈值，则提示该待测样本浓度过高，反应不再继续进行需把待检样本进一步稀释后重做，若散射光信号未超过预设阈值，提示该样本浓度符合设计要求，继续进行第二时间段的全量样本测定，以防止检测中出现因抗原过量导致的不准确检测。

（3）速率散射比浊分析　为保证整个反应过程中抗体过量，以准确检测样本中抗原含量，必须进行抗原过量检测。抗原过量检测的基本原理为：抗原抗体反应过程中，在规定时间内反应介质中的抗体应把待测抗原全部结合，无游离抗原存在，此时再次加入已知的相应抗原，该抗原同剩余游离抗体结合再形成复合物，而出现第二个速率峰值信号，据此可证明第一次速率峰值信号全部由待测抗原产生；如果再加入已知相应抗原后不出现第二速率峰值信号，则说明反应介质中已没有游离抗体存在，可能由于待测标本中抗原浓度过高，致反应介质中抗原量大于抗体量，第一速率峰值信号可能仅由部分的待测抗原所产生，其测定结果有不准确因素，提示应将待测样本进一步稀释，重新进行检测，以获取全部抗原的真实浓度，确保检测的准确性。

知识点4：化学发光免疫分析原理　　副高：掌握　正高：熟悉

化学发光是指伴随化学反应过程产生光的发射现象，其发光反应绝大多数属于氧化反应。化学发光免疫分析（CLIA）是一种化学发光反应同免疫反应相结合的非放射标记测定技术。根据所采用的标记物的不同化学发光免疫分析可分为发光物标记、酶标记和元素标记化学发光免疫分析三大类。

CLIA是以发光物质代替放射性核素或酶作为标记物，比如吖啶酯，发光物质在碱性反应体系中氧化并且释放大量自由能，产生激发态的中间体，该激发态的中间体由最低振动能级回到稳定的基态的各个振动能级时产生辐射和能量，能量则形成发射光子（hγ），产生发光现象。检测发光信号，利用计算机分析系统获得被测物质浓度。

知识点5：化学发光免疫分析的标记物及类型　　副高：掌握　正高：熟悉

化学发光免疫分析所使用的标记物根据其参与的化学反应不同分为三类：

（1）直接参与发光反应的标记物　在化学结构上有产生发光的特殊基团，在发光免疫分析过程中直接参与发光反应。一般这类物质没有本底发光，在反应中能用于检测低浓度或者微量浓度的样品。

（2）以催化反应或能量传递参与发光的酶标记物　①辣根过氧化物酶（HRP）；②碱性磷酸酶（ALP）。

（3）以能量传递参与氧化反应的非酶标记物　这类标记物不直接参与化学发光反应。此类反应中参与能量传递反应的标记物含量同免疫反应中抗原-抗体复合物形成的量呈正比关系，并直接同反应底物产生的光子强度相关，该体系中的发光物质在激发态与基态的活动越强，产生的光子就越多，其发射光的强度与被检测物的浓度呈正相关。

知识点6：化学发光免疫分析的类型　　副高：掌握　正高：熟悉

化学发光免疫分析根据发光免疫分析中所采用的发光反应体系的不同和标记物不同，可分为：

（1）直接化学发光免疫分析（CLIA）。

（2）化学发光酶免疫分析（CLEIA）。

（3）微粒子化学发光免疫分析（MLIA）。

（4）电化学发光免疫分析（ECLIA）。

知识点7：直接化学发光免疫分析（CLIA）的基本原理　　副高：掌握　正高：熟悉

用化学发光剂（如吖啶酯）直接标记抗体（抗原），在与待测标本中相应的抗原（抗体）发生免疫反应之后，形成固相包被抗体-待测抗原-吖啶酯标记抗体复合物，这时仅需加入氧化剂（H_2O_2）和pH纠正液（NaOH）使溶液成碱性环境，吖啶酯在不需要催化剂的情况下分解和发光。由集光器和光电倍增管接收，记录单位时间内所产生的光能，光信号同待测抗原的量成正比，可从标准曲线上计算出待测抗原的含量。

知识点8：化学发光酶免疫分析（CLEIA）的基本原理　　副高：掌握　正高：熟悉

用参与催化某一化学发光反应的酶，比如辣根过氧化物酶（HRP）或碱性磷酸酶（ALP）来标记抗体（或抗原），待与待测标本中相应的抗原（抗体）发生免疫反应后，形成固相包被抗体-待测抗原-酶标记抗体复合物，经过洗涤后，加入底物（发光剂），经酶催化与分解底物发光。通过光量子阅读系统接收，光电倍增管将光信号转变为电信号并放大，再将它们传送至计算机数据处理系统，计算出测定物的浓度。按照标记物不同，临床常见的化学发光酶免疫分析系统主要有辣根过氧化物酶标记的化学发光免疫分析与碱性磷酸酶标记的微粒子化学发光免疫分析。

微粒子化学发光免疫分析（ECIA）最常用的是双抗体夹心法，标记酶为碱性磷酸酶（ALP），利用顺磁性微球作为载体包被第一抗体，借助磁性微球能被磁场吸引，在磁力的作用下发生力学移动的特性，迅速将被测抗原捕捉。当加入标本后，标本中的抗原与磁珠抗体形成复合物，在磁力作用下，促使该复合物快速地同其他非特异性物质分离，使抗原-抗体结合反应的时间缩短，测定时间减少，使交叉污染的概率降低了，而此时再加入碱性磷酸酶标记的第二抗体，形成磁珠包被抗体-抗原-酶标记抗体复合物，经洗涤将未结合的抗体去掉后，加入ALP的发光底物AMPPD，AMPPD被复合物上ALP催化，迅速地去磷酸基团，生成不稳定的中间体AMPD，AMPD快速分解，当从高能激发态回到低能稳定态时，持续稳定地发射出光子（hγ），发射光所释放的光子能量被光量子阅读系统所记录，通过计算机处理系统将光能量强度在标准曲线上转换为待测抗原的浓度。

知识点9：电化学发光免疫分析（ECLIA）的基本原理　　副高：掌握　正高：熟悉

原理是在电极表面由电化学引发的特异性化学发光反应。分析中比较常用的方法是双抗体夹心法，反应中生物素标记的抗体同标本中抗原结合形成抗原-抗体复合物，再同三联吡啶钌或其衍生物 N-羟基琥珀酰胺（NHS）酯标记的二抗结合形成生物素抗体-抗原-钌标记抗体复合物，加入亲和素化的顺磁性微粒之后，形成亲和素微粒-生物素化抗体-抗原-钌标记抗体复合物，生物素-亲和素微粒双抗体夹心复合物在检测反应池中，同碱性溶液中的三丙胺（TPA）反应，此反应中磁性微粒被电极板下的磁铁吸附而留在电极板表面。在加压的阳性电场条件之下，复合物上的吡啶钌与 TPA 发生氧化还原反应，NHS 和 TPA 两种电化学活性物质可同时失去电子发生氧化反应，从激发态回到基态的过程中发射光子（hγ），这一过程中在电极表面的循环反应产生多个光子，使光信号增强。ECLIA 的检测范围很广泛，检测灵敏度达 pg/ml 水平。

知识点 10：ECLIA 技术要点　　副高：掌握　正高：熟悉

（1）标记物的制备　一般以直接偶联和间接偶联两种方法制备标记结合物。直接偶联是标记物和被标记物直接连结，包括碳二亚胺法、过碘酸盐氧化法以及重氮盐耦联法等。间接耦联是标记物与被标记物之间利用“桥”连结成结合物，包括琥珀酰亚胺活化法、O-（羧甲基）羧胺法以及戊二醛法等。

（2）发光剂的选择　根据实际需要及客观条件限制选择发光剂，依据发光剂的结构性质选择相应的标记方法。

知识点 11：发光分析技术在临床免疫检测中应用　　副高：掌握　正高：熟悉

发光分析技术目前已广泛用于内分泌激素、心肌标志物、肿瘤标志物、病毒标志物、治疗性药物浓度以及骨代谢指标等微量物质的检测。

第二十六章　临床免疫性疾病及检验

第一节　超敏反应性疾病与免疫学检验

知识点1：超敏反应的常见类型　　副高：了解　正高：熟悉

超敏反应常见的类型有：Ⅰ型超敏反应、Ⅱ型超敏反应、Ⅲ型超敏反应以及Ⅳ型超敏反应。

知识点2：Ⅰ型超敏反应的临床特征　　副高：了解　正高：熟悉

人类Ⅰ型超敏反应可表现为全身性超敏反应与局部性超敏反应两种。

（1）全身超敏反应　①药物过敏性休克：以青霉素引发的过敏性休克最为常见，青霉素的分子质量较小，具有抗原表位，但没有免疫原性，其降解产物青霉噻唑醛酸或青霉烯酸，同体内组织蛋白共价结合，形成青霉噻唑蛋白或青霉烯酸蛋白后，获得免疫原性，可以刺激机体产生特异性IgE抗体，使肥大细胞和嗜酸性粒细胞致敏。当机体再次接触青霉素时，青霉噻唑蛋白或青霉烯酸蛋白可通过交联结合靶细胞表面特异性IgE分子而触发过敏反应，严重时可发生过敏性休克甚至死亡。②血清过敏性休克：临床应用动物免疫血清等进行治疗或紧急预防时，有些患者可能由于曾经注射过同种动物的血清制剂而发生过敏性休克，重者甚至在短时间内死亡。

（2）局部性超敏反应　①呼吸道过敏反应：主要表现为过敏性鼻炎与过敏性哮喘。过敏性哮喘发病的最基本机制在于气管的高反应性，当接触到特异性抗原或者非特异性物质就会出现较强的支气管痉挛反应。有早期与晚期反应两种类型，其中前者发生快，消失也快；后者发生慢，持续时间长，同时局部出现以嗜酸性粒细胞与中性粒细胞浸润为主的炎症反应。②消化道过敏反应：有些人进食鱼、虾、蟹、蛋以及牛奶等食物或服用某些药物后，可发生过敏性胃肠炎，主要表现为呕吐、恶心、腹痛和腹泻等症状，严重者甚至发生过敏性休克。有研究发现，患者胃肠道黏膜表面分泌型IgA含量明显减少时及蛋白水解酶缺乏时易发生消化道过敏反应。③皮肤过敏反应：可由药物、食物、油漆以及肠道寄生虫或冷热刺激等引起。主要表现为皮肤荨麻疹、湿疹以及血管神经性水肿等。病变以皮疹为主，特点是剧烈瘙痒。

知识点3：Ⅰ型超敏反应的免疫检测　　副高：了解　正高：熟悉

Ⅰ型超敏反应的发生与过敏原和特异性IgE有关，因此应侧重在寻找过敏原和测定血清中特异性 IgE。

（1）皮肤试验 皮内试验方法有Ⅰ型超敏反应皮内试验与挑刺试验两种。其中Ⅰ型超敏反应皮内试验的阳性结果以风团为主，挑刺试验的阳性结果以红晕为主。

（2）血清总 IgE 检测 测定方法：血清总 IgE 是血清中各种抗原特异性 IgE 的总和。正常人血清 IgE 含量极微，20～200U/m1（1U=2.4ng）。临床上通常选用敏感性较高、稳定性较好的免疫比浊法、化学发光免疫法以及酶联免疫吸附法等进行检测。

（3）特异性 IgE（sIgE）检测 测定方法：sIgE 指的是能与某种过敏原特异结合的 IgE。人工合成或纯化特异的变应原，通过纯化的特异变应原与 sIgE 相结合的特点检测特异性的 IgE。常用的方法是放射免疫技术与免疫印迹法。

知识点 4：Ⅰ型超敏反应免疫检测的临床意义　　副高：了解　正高：熟悉

（1）皮肤试验 ①寻找变应原：皮肤试验阳性表明对该过敏原过敏，阴性则表明对该过敏原不过敏。防止接触应变原是防治超敏反应的重要手段。②预防药物或疫苗过敏：某些药物如链霉素、青霉素、普鲁卡因等易引起过敏反应。

（2）血清总 IgE 检测 IgE 升高常见于过敏性哮喘、过敏性鼻炎、湿疹、特发性皮炎、药物性间质性肺炎、支气管肺曲菌病、寄生虫感染、急慢性肝炎以及 IgE 型多发性骨髓瘤等。

（3）特异性 IgE（sIgE）检测 sIgE 的增高对Ⅰ型超敏反应疾病的诊断有重要价值。

知识点 5：Ⅱ型超敏反应常见疾病　　副高：了解　正高：熟悉

（1）输血反应 多发生于 ABO 血型不合的输血。

（2）新生儿溶血症 母婴之间血型不合是引起新生儿溶血症的主要原因。

（3）自身免疫性溶血性贫血 某些病毒比如流感病毒、EB 病毒感染或长期服用某些药物如甲基多巴后，使红细胞膜表面抗原发生改变，刺激机体产生红细胞自身抗体。

（4）药物过敏性血细胞减少症 磺胺、青霉素、安替比林、奎尼丁和非那西汀等药物抗原表位能与血细胞膜蛋白或者血浆蛋白结合获得免疫原性，从而刺激机体产生抗药物抗原表位特异性的抗体。这种抗体与结合有药物的红细胞、粒细胞或血小板作用，或者与药物结合，形成抗原-抗体复合物后，再与具有 Fc 受体的血细胞结合，可造成药物性溶血性贫血、粒细胞减少症和血小板减少性紫癜等。

（5）肺出血肾炎综合征 即 Goodpasture 综合征，是由自身抗体（抗Ⅳ型胶原抗体）造成的以肺出血及肾小球肾炎为特征的疾病。

（6）甲状腺功能亢进 又称为 Graves 病，患者体内可产生抗甲状腺上皮细胞表面促甲状腺激素（TSH）受体的自身抗体。此种抗体与甲状腺细胞表面 TSH 受体结合，可以刺激甲状腺细胞合成分泌甲状腺素，造成甲状腺功能亢进，而不使甲状腺细胞破坏。很多人认为它是Ⅱ型超敏反应的一种特殊表现形式。

知识点 6：Ⅱ型超敏反应免疫检测　　副高：了解　正高：熟悉

（1）Rh 抗体的检测。

（2）抗球蛋白检测　通常用抗球蛋白试验（AGT），又叫做 Coombs 试验。Coombs 试验又分直接 Coombs 试验和间接 Coombs 试验。

知识点 7：Ⅱ型超敏反应免疫检测的临床意义　　副高：了解　正高：熟悉

Rh 血型抗原主要有 5 种，即 D、C、c、E、e，其中 D 抗原的抗原性最强，出现频率高。凡是带有 D 抗原者称 Rh 阳性，不带 D 抗原者则称 Rh 阴性。汉族人中 Rh 阴性者极少，约为 0. 34%。若 Rh 阴性的个体接受了 D 抗原的刺激（输血、妊娠、器官移植等）后，可以产生 D 抗体，若该个体再次接受 D 抗原阳性血液就可发生溶血反应。因此在贫血患者 ABO 血型一致的输血中，如贫血现象始终得不到缓解或原无溶血征象者，输血之后出现溶血，以及在原有溶血的基础上溶血有所加重等，均应检测患者血清中是否有 Rh 抗体。如 Rh 抗体阳性，应改输同 ABO 血型一致的 Rh 阴性血。

在 Rh 血型不合所致的新生儿溶血症中，母亲是 Rh 阴性血型，但体内产生了抗 Rh 抗体。为及早发现胎儿有宫内溶血，则应尽早对孕妇 Rh 抗体进行监测。通常妊娠 16 周应作首次 Rh 抗体检测，如结果为阴性则每 6~8 周复查一次。如结果为阳性，则第 20 周重复检测，之后每隔 2~4 周复查一次，直至分娩。Rh 抗体滴度≥1 : 16 或 1 : 32 时，胎儿很有可能发生水肿。Rh 抗体超过 1: 64 即应采取措施，比如孕妇血浆置换术等。

伴有溶血性贫血的患者，Coombs 试验检测为阳性，则说明体内出现抗红细胞抗体，可以帮助自身免疫性溶血性贫血的诊断。

知识点 8：Ⅲ型超敏反应常见疾病　　副高：了解　正高：熟悉

（1）局部免疫复合物病　①Arthus 反应：是一种实验性局部Ⅲ型超敏反应。②类 Arthus 反应：见于胰岛素依赖型糖尿病患者，其局部反复注射胰岛素后可刺激机体产生相应 IgG 类抗体，如果此时再次注射胰岛素，就可在注射局部出现红肿、出血以及坏死等类似于 Arthus 反应的局部炎症反应。

（2）全身免疫复合物病　①血清病：一般是在初次大量注射异种动物来源的抗毒素（免疫血清）后 1~2 周发生，其主要临床症状是发热、淋巴结肿大、皮疹（风疹为主）、关节肿痛以及一过性蛋白尿等。②链球菌感染后肾小球肾炎：通常多发生于 A 族溶血性链球菌感染后 2~3 周内，体内产生抗链球菌抗体，该抗体同链球菌可溶性抗原结合形成循环免疫复合物，沉积在肾小球基膜上，造成免疫复合物肾炎。③类风湿关节炎：自身变性 IgG 与类风湿因子结合形成免疫复合物，沉积于关节滑膜，导致类风湿关节炎。④系统性红斑狼疮：系统性红斑狼疮是由于体内持续出现 DNA-抗 DNA 复合物，沉积于肾小球、关节或其他部位血管基膜，引起肾小球肾炎、关节炎等多脏器损害。

知识点9：Ⅲ型超敏反应的免疫检测　副高：了解　正高：熟悉

借助于对免疫复合物的检测诊断疾病、疗效观察、判断预后。

免疫复合物在体内可以固定在组织中，亦可以在血液中循环。前者常用免疫组织化学技术，利用光学显微镜或电镜观察它们在局部组织中的沉着情况。

循环免疫复合物（CIC）的检测方法分为抗原特异性方法与非抗原特异性方法。因为免疫复合物中抗原性质不清，所以抗原特异性方法不常用。临床上多采用抗原非特异性方法。

抗原非特异性循环免疫复合物的检测只是检测血清中循环免疫复合物，其检测的方法种类较多，大致可分为物理法、补体法、抗球蛋白法以及细胞法（表3-26-1）。

表3-26-1　常见抗原非特异性循环免疫复合物的检测

类别	原理	方法	敏感度（mg/L）
物理法	溶解度	PEG比浊试验	20
补体法	结合Clq	Clq固相试验	0.1
抗球蛋白法	结合RF	mRF固相抑制试验	1～20
细胞法	补体受体	Raji细胞试验	6

知识点10：Ⅲ型超敏反应检测的临床意义　副高：了解　正高：熟悉

免疫复合物阳性或者浓度升高主要见于感染性疾病和自身免疫性疾病。CIC的消长通常可反映病情的严重程度、监测、治疗效果，但一次检测的意义不大。WHO建议首次检测后数周必须复测，才能够证实其与疾病的相关性。C1q结合法检测时，CIC在系统性红斑狼疮中的阳性率为75%～80%，类风湿关节炎为80%～85%，血管炎为73%～78%。

知识点11：常见Ⅳ型超敏反应性疾病　副高：了解　正高：熟悉

（1）感染性迟发型超敏反应　多发生于胞内寄生病原体感染。当胞内感染有结核分枝杆菌时，巨噬细胞在$CD4^+$Thl细胞释放的细胞因子γ-干扰素（IFN-γ）作用之下被活化，可将结核分枝杆菌杀死。若结核分枝杆菌抵抗活化巨噬细胞的杀伤效应，则可以发展为慢性炎症，形成肉芽肿。肉芽肿中心是由巨噬细胞融合而成，在缺氧与巨噬细胞的细胞毒作用下，可形成干酪样坏死。结核菌素试验就是典型的传染性迟发型超敏反应的局部表现。

（2）接触性皮炎　接触性皮炎为典型的接触性迟发型超敏反应。一般是由于接触小分子半抗原物质，如油漆、染料、农药、化妆品以及某些药物如磺胺和青霉素等引起。这些小分子半抗原同体内蛋白质结合成完全抗原，使T细胞致敏。当机体再次与相同抗原接触可发生接触性皮炎，出现Ⅳ型超敏反应。皮损表现为局部皮肤出现皮疹、红肿、水疱，严重者甚至出现剥脱性皮炎。

（3）移植排斥反应　移植排斥反应是迟发型超敏反应的一个典型的临床表现，在同种异体间的移植排斥反应中，受者的免疫系统首先被供者的组织抗原（HLA）致敏，受者体内的致敏T细胞识别移植器官上的异体抗原，引起淋巴细胞和单核细胞局部浸润等炎症反应，形成移植排斥反应，可导致移植器官的坏死。

知识点12：Ⅳ型超敏反应的免疫检测　　副高：了解　正高：熟悉

有结核菌素皮试与斑贴试验两种方法。

（1）结核菌素皮试　其中Ⅳ型超敏反应皮内试验的阳性结果以红肿和硬结为主，而Ⅳ型超敏反应斑贴试验的阳性结果以红肿和水疱为主，具体判定标准见表3-26-2。

表3-26-2　Ⅳ型超敏反应皮肤试验结果的判定标准

反应程度	皮内试验	斑贴试验
-	无反应或小于对照	无反应或小于对照
+	仅有红肿	轻度红肿、瘙痒
++	红肿伴硬结	明显红肿，时有红斑
+++	红肿、硬结、水疱	红肿伴皮疹、水疱
++++	大疱和（或）溃疡	红肿、水疱、溃疡

（2）斑贴试验　主要用于检测Ⅳ型超敏反应，寻找接触性皮炎的变应原。取数层1cm^{2}大小或者直径1cm的圆形纱布浸蘸变应原溶液，贴敷于受检者前臂内侧或背部正常皮肤上，用玻璃纸或蜡纸遮盖住药纱后，再用纱布等固定，待24~72小时观察结果。若有明显不适，随时打开查看，并进行适当处理。

第二节　自身免疫病与免疫学检验

知识点1：常见的自身免疫性疾病分类　　副高：了解　正高：熟悉

常见自身免疫性疾病类型有：

（1）由Ⅱ型超敏反应引起的自身免疫性疾病　抗细胞表面受体抗体引起的自身免疫性疾病、抗血细胞表面抗原抗体引起的自身免疫性疾病、细胞外抗原自身抗体引起的自身免疫性疾病。

（2）自身抗体-免疫复合物引起的自身免疫性疾病　系统性红斑狼疮（SLE）、类风湿关节炎、干燥综合征、多发性肌炎以及硬化症。

（3）T细胞对自身抗原应答引起的自身免疫性疾病　1型糖尿病（DMl）、多发性硬化症（MS）。

知识点2：抗血细胞表面抗原抗体引起的自身免疫性疾病　　副高：了解　正高：熟悉

(1) 自身免疫性溶血性贫血（AIHA） AIHA 的特点是：①体内出现抗红细胞自身抗体，抗人球蛋白试验阳性。②红细胞寿命缩短，AIHA 的发病率约 10/1000 万，多发生于中年女性。临床上按照是否有明确的发病原因又分为原发性自身免疫性溶血性贫血与继发性自身免疫性溶血性贫血两类。其中继发性自身免疫性溶血性贫血多继发于淋巴系统恶性疾病、结缔组织性疾病、细菌病毒感染以及应用某些药物。

(2) 免疫性血小板减少性紫癜（ITP） 一种常见的血小板减少症，其主要表现为皮肤黏膜紫癜，血小板减少，骨髓中巨核细胞正常或增多。本病多发生于儿童和青壮年，女性较多，发病率约为 1/10000。在患者血清中存在抗血小板抗体，该抗体可以缩短血小板寿命。根据病因及临床表现可分为特发性免疫性血小板减少性紫癜与继发性免疫性血小板减少性紫癜。

知识点 3：抗细胞表面受体抗体引起的自身免疫性疾病　　副高：了解　正高：熟悉

(1) 重症肌无力 患者体内存在神经肌肉接头乙酰胆碱受体自身抗体。这种自身抗体结合到横纹肌细胞的乙酰胆碱受体上，使之内化并且降解，致使肌细胞对乙酰胆碱的反应性不断降低，引起骨骼肌运动无力。该疾病可发生于任何年龄，最先出现的症状就是眼肌无力，进而累及机体其他部位，常呈进行性加重。

(2) 毒性弥漫性甲状腺肿 患者血清中有抗促甲状腺激素受体（TSHR）的 IgG 型自身抗体。正常情况下促甲状腺激素的产生受负反馈调节，高水平的甲状腺激素可以抑制垂体释放促甲状腺激素，但是不能抑制抗促甲状腺激素受体自身抗体的产生。毒性弥漫性甲状腺肿患者体内该抗体持续存在，可刺激甲状腺激素持续分泌，导致甲状腺功能亢进。

知识点 4：细胞外抗原自身抗体引起的自身免疫性疾病　　副高：了解　正高：熟悉

(1) 抗肾小球基膜肾炎 抗肾小球基膜肾炎大部分为肺出血肾炎综合征，也就是肾小球肾炎与出血性肾炎同时发生。患者血液中可检测到抗肾小球基膜Ⅳ型胶原抗体，抗体滴度与肾组织损害的严重程度呈正相关。因为肺泡基膜与肾小球基膜有共同抗原，所以该抗体可同时作用于肺组织。该病发病率不高，可发生于任何年龄，多见于青少年男性。

(2) 抗肾小管基膜肾炎 抗 TBM 抗体单独导致肾小管损伤性肾炎的概率较小，50%～70%的抗肾小球基膜肾炎患者同时出现抗 TBM 抗体，并且伴有肾小管间质性肾炎。

知识点 5：系统性红斑狼疮（SLE）的自身抗体　　副高：了解　正高：熟悉

SLE 易发于中青年女性，病程中往往复发和缓解交替出现。患者体内可产生针对核酸、核蛋白和组蛋白的抗核抗体及其他自身抗体，这些自身抗体与相应抗原结合形成的免疫复合物可沉积在心血管结缔组织、肾小球基膜、浆膜、关节滑膜以及多种脏器小血管壁上，免疫复合物在局部激活补体，吸引中性粒细胞浸润，致使局部组织的慢性炎性损伤。因此 SLE 患者常有多系统、多器官的损害。按照损害的器官不同，患者可出现发热、皮疹、关节痛、肾损害、浆膜炎、心血管病变、贫血、精神症状等多种临床表现。

知识点6：类风湿关节炎（RA）的自身抗体 副高：了解 正高：熟悉

RA的特征是手、脚小关节向心性对称发病，老年患者可能存在远端大关节受累，病程长者常会出现关节畸形。关节外表现包括血管炎、皮肤和肌肉萎缩、浆膜炎、皮下结节、（局限型）肺炎、淋巴结病、脾大以及白细胞减少等。RA多发于青壮年，并且女性多于男性。患者体内产生的变性IgG作为自身抗原刺激免疫系统产生多种抗变性IgG的自身抗体，即类风湿因子（RF）。变性IgG同类风湿因子结合，形成免疫复合物沉积于关节滑膜等部位，激活补体，在局部造成慢性渐进性免疫炎症性损害，部分病例可累及心、肺及血管等。

知识点7：干燥综合征（SS）的自身抗体 副高：了解 正高：熟悉

该疾病典型特征为分泌腺体功能异常导致皮肤与黏膜的干燥，泪腺与唾液腺最常被侵犯，从而产生眼干和口干。约50%的患者有如鱼鳞样的皮肤干燥，女性患者阴道黏膜可干燥、萎缩，有瘙痒感。其中部分患者可出现皮肤坏死性静脉炎，表现为紫癜或者荨麻疹，多发于下肢，多在运动后出现，伴色素沉着与溃疡。抗SSA/Ro抗体、抗SSB/La抗体一般为阳性，本病常与高丙种球蛋白血症性紫癜、SLE、硬皮病、胆汁性肝硬化以及淋巴增生性疾病伴随发生。

知识点8：多发性肌炎及皮肌炎的自身抗体 副高：了解 正高：熟悉

多发性肌炎是以肌肉损害为主要表现的自身免疫性疾病，若同时有皮肤损害，则称为皮肌炎。多发性肌炎多见于成人，皮肌炎在儿童有较高的发生率。该病一般表现为近端肌群无力、伴有触痛，随病情发展患者可有呼吸困难甚至危及生命。多发性肌炎及皮肌炎患者自身抗体有多种，其中较特异的抗Jo-l、抗Mi抗体主要见于多发性肌炎，而抗Ku抗体则多见于多发性肌炎伴硬皮病。

知识点9：硬化症的自身抗体 副高：了解 正高：熟悉

硬化症最为典型的表现为皮肤变紧及变硬。当病变仅累及皮肤而不伴有内脏损害时，称为局限性硬化症，而当病变累及皮肤和内脏器官时则称为系统性硬化症（PSS）。抗Scl-70抗体是PSS的特异性抗体，有80%~95%的局限性硬化症患者抗着丝点抗体阳性。

知识点10：1型糖尿病（DMl）的自身抗体 副高：了解 正高：熟悉

在DM1的发病过程中，局部抗原提呈细胞与CTL相互作用产生IL-1β和NO可以使原本不表达Fas的胰岛B细胞表达Fas，激活的CTL表达FasL，因为Fas与FasL相互作用，使表达 Fas 的 B 细胞受到破坏。患者体内产生了针对胰岛 B 细胞的 $CD8^+$CTL，并对胰岛 B 细胞发生免疫应答，损伤胰岛 B 细胞，致使其最终丧失分泌胰岛素的功能。

知识点 11：多发性硬化症（MS）的自身抗体 副高：了解 正高：熟悉

研究结果表明髓鞘碱性蛋白（MBP）作为自身抗原可致敏 Th 细胞，当 Th 细胞进入中枢神经系统之后，再次与 MBP 接触而发生免疫应答反应，导致脊髓鞘破坏，引起疾病。现认为该病的发生同患者 T 细胞上 Fas/FasL 信号表达异常密切相关。

知识点 12：自身免疫性疾病的检测技术 副高：掌握 正高：掌握

随着对自身免疫病流行病学的调研和对自身抗体本身的不断研究，已知相当多的自身抗体与某些特定的疾病相关联，有些自身抗体则是某种疾病的标志抗体。所以，自身抗体的检测已成为诊断自身免疫性疾病乃至某些肿瘤的重要工具。自身抗体的检测技术方法有对流免疫电泳（CIE）、免疫扩散分析（IDA）、酶标、金标、免疫荧光测定法（IFA）、化学发光免疫标记（CTT-A）以及核素标记等新技术。

（1）免疫荧光测定法（IFA） 免疫荧光法分为直接免疫荧光法（DI-FA）与间接免疫荧光法（IIFA 或 IIF）。最为常用的是间接免疫荧光法，在临床上主要用于对自身抗体进行初筛。

（2）对流免疫电泳（CIE）及免疫双向扩散法（ID） 在实际工作中，用间接免疫荧光法对自身抗体进行初筛之后，针对可溶性核抗原相应的自身抗体，往往采用这两种方法进行进一步的确认或鉴定。

（3）酶联免疫吸附测定法（ELISA） 该法检测自身抗体敏感、快速、特异性高。

（4）免疫印迹法（IB） 在自身抗体的研究中发挥着重要作用，但其检测结果有时会依赖所选用试剂盒的质量。

（5）放射性核素法 自身抗体的测定可以采用直接结合法，也即是待测标本直接与放射性核素标记的抗原进行反应；也可使用间接或者竞争性测定法。尽管此法不作为测定自身抗体的首选方法，但在有些试验中仍然用它来检测自身抗体（如抗内因子抗体等）的相对水平。

（6）免疫沉淀法 该法高度敏感、特异，可以用于 Sm、Ul-RNP、SS-A、SS-B 等检测。

（7）胶乳颗粒凝集试验 该法非常简便、快速，最常用于类风湿因子的检测，但是只能半定量测定 IgM 型的类风湿因子。

知识点 13：自身免疫性疾病的相关实验检测 副高：掌握 正高：掌握

（1）免疫球蛋白检测及临床意义 自身免疫性疾病患者体内免疫功能紊乱，产生大量自身抗体，因此血清中免疫球蛋白含量往往高于正常值。

（2）补体检测的意义 检测补体含量的变化对了解疾病的进展及治疗效果具有重要

意义。

（3）淋巴细胞检测及临床意义　虽然自身免疫性疾病多与自身抗体有关，但是在发病机制中起主导作用的是淋巴细胞。

（3）细胞因子检测及临床意义　在疾病病程中检测某些细胞因子，不但对于疾病发生机制的研究有作用，也可以了解病程进展及指导治疗。

（4）循环免疫复合物检测及临床意义　检测体内免疫复合物，对某些疾病的诊断、病情演变、发病机制的探讨、疗效观察以及预后判断等具有重要意义。

第三节　免疫增殖病与免疫学检验

知识点1：多发性骨髓瘤（MM）的临床表现　　副高：了解　正高：熟悉

MM起病缓慢，可以有数月至十多年无症状期，早期易被误诊。MM的临床表现繁多，主要有：

（1）MM瘤细胞浸润表现　①骨痛、骨骼变形以及病理骨折。②贫血与出血。③肝和脾轻度、中度肿大，颈部淋巴结肿大，骨髓瘤肾。④其他症状：部分患者在早期或者后期可出现肢体瘫痪、昏迷、嗜睡、复视、失明、视力减退。

（2）骨髓瘤细胞分泌大量M蛋白引起的症状　①继发感染：感染多见于细菌，亦可见真菌和病毒，最常见为细菌性肺炎、泌尿系感染以及败血症，病毒性带状疱疹也可见。②肾功能损害。③高黏滞综合征：有2%～5%发生率。表现为头晕、眼花以及视力障碍，并可突发晕厥、意识障碍，多见于IgM型MM。④淀粉样变：发生率为5%～10%，常发生于舌、心脏、皮肤、胃肠道等部位。

知识点2：多发性骨髓瘤（MM）的实验室诊断　　副高：了解　正高：熟悉

（1）血象　血液检查为正色素正细胞性贫血，外周血片中有明显的钱串形成现象；白细胞和血小板计数常正常，ESR常明显加快，有时可>100mm/h；血清β_2微球蛋白及血清乳酸脱氢酶活力两者均高于正常；血尿素氮、血清肌酸以及血清尿酸常增高；大约有10%的初诊患者发生高钙血症。

（2）骨髓象　通常呈增生性骨髓象，主要是浆细胞异常增生伴质的改变。浆细胞至少占有核细胞的15%以上。并且浆细胞形态大小不一，成堆出现，IgA型骨髓瘤细胞胞质可呈火焰状。瘤细胞形态近似成熟浆细胞者病情进展缓慢，而瘤细胞形态呈分化不良者病程进展较快。

（3）免疫学检查　①免疫球蛋白测定：相应的单克隆IgG、IgA、IgM、IgD、IgE升高。②血、尿轻链测定：相应轻链κ或λ升高，κ/λ比值异常。③血清蛋白电泳：出现狭窄浓集的异常区带，其区带宽度同Alb带大致相等或者较其狭窄，即M蛋白带。④免疫固定电泳：免疫固定电泳不同泳道出现相应的异常条带，可对多发性骨髓瘤进行进一步的鉴定及分型。

知识点3：巨球蛋白血症的临床表现 副高：了解 正高：熟悉

原发性或 Waldenstrom 巨球蛋白血症是由淋巴细胞和浆细胞无限制的增生，并产生大量单克隆 IgM 所引起，以肝脾大、高黏滞血症为特征，男性患者要多于女性，平均发病年龄为 65 岁。

大多患者没有症状。较多见的高黏滞综合征的症状包括疲劳、虚弱、视力障碍、皮肤和黏膜出血、头痛以及各种各样的其他神经症状。以心、肺功能异常为主时，是因为血浆容量的增加造成患者外周循环损害所致。对寒冷过敏或雷诺现象可能同冷球蛋白或冷凝集素有关。有的患者主要表现为反复发生的细菌感染。在检查时可发现全身淋巴结肿大、紫癜、肝脾大、视网膜静脉明显充血和局限性狭窄。有 5%的患者发生淀粉样变性。

知识点4：巨球蛋白血症的实验室诊断 副高：了解 正高：熟悉

（1）血象　血液检查为正色素正细胞性贫血，外周血片中有明显的缗钱样现象；ESR 常明显加快；约 10%患者可以检出冷球蛋白。

（2）骨髓象　可见淋巴细胞、浆细胞以及介乎两者之间的浆细胞样淋巴细胞明显增多，肥大细胞也常增加。淋巴结活检亦见浆细胞样淋巴细胞弥漫性浸润。

（3）血清蛋白电泳　在 γ 区带内可见高而窄的尖峰或者密集带，免疫电泳证实为单克隆 IgM，75%的 IgM 带为 κ 轻链，也可有低分子量 IgM 存在。

（4）尿液有单克隆轻链存在。

知识点5：重链病的临床表现 副高：了解 正高：熟悉

（1）IgA 重链（α 链）病　这是最常见的一种重链病，10~30 岁患者常见。其临床症状十分一致：几乎所有患者都有弥漫性的腹部淋巴瘤及吸收不良综合征。

（2）IgG 重链（γ 链）病　发病者主要是老年男性。其临床表现酷似恶性淋巴瘤，通常会有淋巴结肿大和肝脾大。常见贫血、血小板减少、白细胞减少、嗜酸性粒细胞增多以及外周血中常出现不典型的淋巴细胞或浆细胞。

（3）IgM 重链（μ 链）病　临床上常表现为病程漫长的慢性淋巴细胞性白血病或者其他淋巴细胞增殖性疾病的征象。患者主要有内脏（脾、肝、腹部淋巴结）受侵犯，但几乎无外周淋巴结病。其中 2/3 的患者骨髓出现特征性含有空泡的浆细胞，这是真正的病理依据。本-周蛋白尿（κ 型）多见于 10%~15%患者，病理性骨折以及淀粉样变性都可能发生。

（4）IgD 重链（δ 链）病　本病罕见。其临床表现相似于多发性骨髓瘤，骨髓浆细胞明显增多及颅骨溶骨性病损。

（5）lgE 重链（ε 链）病　至今还未发现。

知识点6：重链病的实验室诊断 副高：了解 正高：熟悉

（1）IgA重链（α链）病实验室检查　组织病理学检查可见小肠固有层绒毛的萎缩以及淋巴细胞、浆细胞或者免疫母细胞的大量浸润。骨X线检查未见溶骨性病损。血清蛋白电泳中可能不会出现孤立的M峰，常在α_2和β区出现一条宽带或γ组分减少。免疫学诊断需在免疫电泳上检测到只与抗IgA抗血清而不与抗轻链抗血清起反应的异常成分。此异常蛋白常存在于肠道分泌物中，并且可在浓缩尿中检出。本-周蛋白阴性。

（2）IgG重链（γ链）病　诊断的依据是免疫电泳或者免疫固定法检查在血清和尿中检出游离的单克隆IgG重链碎片，未检出同单克隆轻链的生成有关的证据。骨髓和淋巴结的组织病理学表现多变，并且骨X线检查溶骨性病损罕见，淀粉样沉着在尸检中也罕见。

（3）IgM重链（μ链）病　常规血清蛋白电泳通常正常或者显示低丙种球蛋白血症。诊断若发现迅速移动的一种血清成分，该成分可同抗p链的抗血清起反应，但不与抗轻链的抗血清起反应，可以作出诊断。

（4）IgD重链（δ链）病　在血清蛋白电泳中证实有小M成分，该成分可与单一特异性抗IgD的抗血清起反应，而不与抗重链或抗轻链的其他抗血清起反应。无蛋白尿。

知识点7：轻链病（LCD）的临床表现 副高：了解 正高：熟悉

本病起病多缓慢。临床可表现为不明原因的发热、贫血、周身无力、出血倾向，浅表淋巴结及肝、脾大，继而会出现局限性或多发性骨痛、病理性骨折或者局部肿瘤。X线检查：骨骼局限性骨质破坏或者缺损，易合并且反复呼吸系统及消化系统感染。不少LCD患者会发展为明显的骨髓瘤。LCD的临床表现会随着单克隆蛋白在器官沉积的部位和程度的不同而不尽相同，大多数典型病例存在心脏、神经、肝以及肾脏受累。肾脏受累时常伴有明显的肾小球病变，半数以上患者表现为肾病综合征。

知识点8：轻链病（LCD）的实验室诊断 副高：了解 正高：熟悉

（1）血液检查　可见程度轻重不一的贫血，晚期常见严重贫血。白细胞计数可以正常、增多或者减少，血小板计数大多减低。并发骨髓瘤的患者，会出现少数骨髓瘤细胞。患者会出现巨球蛋白血症，大多数骨髓瘤患者本-周蛋白可阳性。

（2）生化检查　高钙血症，肾功能异常时肌酐、尿素氮增高。

（3）免疫学检查　各种免疫球蛋白减少或正常，轻链κ/λ比值异常；血清蛋白电泳可能会出现轻链带；免疫固定电泳各重链泳道均无免疫沉淀带，仅轻链出现异常免疫沉淀带。

（4）尿液检查　不伴或伴镜下血尿，尿中可排出单克隆轻链蛋白，尿轻链κ/λ比值异常。

知识点9：意义不明的单克隆丙种球蛋白血症（MGUS）的临床表现

副高：了解　正高：熟悉

意义不明的单克隆丙种球蛋白血症（MGUS）患者多无明显症状，常由于其他疾病就诊发现。M蛋白多为IgG，IgA和IgM共占1/4左右。

知识点10：意义不明的单克隆丙种球蛋白血症（MGUS）的实验室诊断

副高：了解　正高：熟悉

（1）血象　无贫血，肌酐、血钙、尿素氮也正常。

（2）骨髓象　浆细胞增多，但比例<5%，并且均为成熟浆细胞，形态正常。

（3）血清蛋白电泳　在γ区带内可见高而窄的尖峰或者密集带，免疫电泳证实为单克隆M带，M蛋白成分以IgG型最多，约占M蛋白的60%，IgA与IgM型各占20%，未见IgD和IgE型MGUS的报道；M蛋白浓度增高，但IgG通常<30g/L，如为IgA或IgM则<10g/L。

（4）尿液　没有或仅有微量M蛋白。

（5）细胞遗传学检测。

知识点11：淀粉样变性的临床表现

副高：了解　正高：熟悉

淀粉样变性指的是患者体内产生的淀粉样蛋白质沉积到一处或者多处组织器官的细胞间，压迫组织，影响其功能的一组疾病。临床上可分为系统性（主要是淋巴细胞和浆细胞相关的淀粉样变性）与非系统性（即器官或系统的局限性淀粉样变性）。

淀粉样变性的临床表现与病程决定于淀粉样蛋白沉积的部位、沉积量、受累器官与系统损伤的程度及原发病的状况。常见受累器官包括肾脏（蛋白尿）、心脏（心脏扩大，心衰及心律失常）、肝脏（肝大）、消化道（食管动力异常、舌肥大）、皮肤（半透明改变）及肺（局限性肺结节、气管支气管损伤或者肺泡沉积）。

知识点12：淀粉样变性的实验室检查

副高：了解　正高：熟悉

（1）血液检查　血象多不异常，但是有毛细血管脆性增加、凝血异常及纤维蛋白溶解异常；疾病晚期生化检查会发现肝肾功能异常。

（2）骨髓检查　有60%的原发性系统性淀粉样变性患者骨髓中浆细胞不足10%。

（3）免疫学检查　约有80%原发性系统性淀粉样变性患者血清及尿中有单克隆免疫球蛋白成分，最常见为游离单克隆轻链。AL型淀粉样变性患者的λ链与κ链之间的比率为3∶1。

（4）病理学检查　组织标本刚果红染色，可见特征性的绿光双折射或者红绿双折射。有单克隆轻链存在。

知识点13：淀粉样变性的实验室诊断　　副高：了解　正高：熟悉

（1）临床诊断　淀粉样变性临床表现多样，缺乏特异性，诊断必须借助活体组织病理检查及刚果红染色证实。组织标本刚果红染色，可见特征性的绿光双折射或者红绿双折射。诊断确定之后需进行特异的免疫组织化学技术检测，以明确淀粉样变性的生化类型。

（2）鉴别诊断　本症必须注意同重链沉积病、轻链沉积病及重链淀粉样蛋白等疾病相鉴别

第四节　免疫缺陷病与免疫学检验

知识点1：原发性B细胞缺陷病的临床表现　　副高：了解　正高：熟悉

原发性B细胞缺陷病是因为B细胞先天性发育不全或由于B细胞不能接受T细胞传递的信号，而引起抗体产生减少的一类疾病。该病以患者体内Ig水平降低或缺陷为主要特征，外周血B细胞可减少或者缺陷，T细胞数量正常。主要临床表现为反复化脓性感染。以下阐述其中几种常见原发性B细胞缺陷病。

（1）X连锁无丙种球蛋白血症（XLA）　是一种最常见的原发性B细胞缺陷病，多见于男性婴幼儿。

患儿多在出生6个月之后反复发生化脓性细菌感染。血清中各类Ig含量明显降低，外周血成熟B细胞与浆细胞数量几乎为零。

（2）X连锁高IgM综合征（XLHM）　是一种罕见的免疫球蛋白缺陷病，为X连锁隐性遗传。

患儿易反复感染，特别是呼吸道感染，比低水平免疫球蛋白缺陷病表现更为严重。血清IgM升高而IgG、IgA以及IgE水平低下，外周血和淋巴组织中有大量分泌IgM的浆细胞。

（3）选择性IgA缺陷病　是最常见的选择性Ig缺陷，为常染色体隐性或显性遗传。

患者多无明显症状，或者仅表现为呼吸道、消化道和泌尿道反复感染，少数患者可出现严重感染，常伴有自身免疫病与超敏反应性疾病。血清IgA水平异常低下（<50mg/L），sIgA缺乏，其他各类Ig水平均正常。

知识点2：原发性B细胞缺陷病的实验室诊断技术　　副高：掌握　正高：掌握

（1）血清Ig的测定　Ig测定方法很多，IgG、IgM和IgA主要采用的是免疫浊度法，基层单位也可采用单向免疫扩散法；IgD和IgE由于含量甚微，可以采用RIA和ELISA等技术测定；IgG亚类可以用ELISA和免疫电泳法测定。

（2）同种血型凝集素的测定　同种血型凝集素，也即是ABO血型抗体，是出生后对红细胞A物质或B物质的抗体应答，所以检测同种血型凝集素滴度是判定体液免疫应答能力的简单而有效的方法。

（3）特异性抗体产生能力测定　正常人接种疫苗或菌苗后5~7天可以产生特异性抗体（IgM），若再次免疫会使抗体滴度更高（IgG）。所以，在接种疫苗之后检测抗体产生情况也是判断体液免疫缺陷的一种有效方法。

（4）噬菌体试验　人体清除噬菌体的能力被认作是目前观察抗体应答能力的最敏感的指标之一。

（5）B细胞表面膜免疫球蛋白（SmIg）的检测　SmIg是B细胞最具特征性的表面标志。检测SmIg不但可以测算出B细胞的数量，还可依据SmIg类别判断B细胞的成熟情况。

（6）CD抗原检测　B细胞表面存在着CD10、CD19、CD20以及CD22等抗原。CD10只出现在前B细胞，CD19、CD20从原始到成熟的B细胞都存在，而CD22只在成熟B细胞表达。因此检测这些B细胞标志可了解B细胞数量、亚型和分化情况。

（7）免疫球蛋白亚类测定　为了明确体液免疫缺陷的类型，有时需要做免疫球蛋白亚类的测定。目前多采用免疫浊度与ELISA方法，用各亚类单克隆抗体进行测定。

（8）抗体IgA测定　选择性IgA缺陷的患者体内存在一种IgA自身抗体，很有可能是致病原因，检测这种抗体可以作为该病的诊断依据之一。测定方法可以用间接血凝技术。

知识点3：原发性B细胞缺陷病的实验室诊断　副高：了解　正高：熟悉

（1）血清Ig的测定　判断体液免疫缺陷病时应该注意的是：①患者多是婴幼儿，应注意其Ig生理水平及变化规律。②Ig总量的生理范围宽，各种检测方法测得的数值差异比较大，所以，对于Ig水平低于正常值下限者，应在一段时间之内反复测定，才能判断其有无体液免疫缺陷。

（2）同种血型凝集素的测定　除婴儿和AB血型外，一般其他所有人均有1∶8（抗A）或1∶4（抗B）或者更高的天然抗体滴度，这种天然抗体属IgM。对Bruton症、SCID和选择性IgM缺陷症可采用此法进行判定。

（3）特异性抗体产生能力测定　在接种疫苗后检测抗体产生情况，常用的抗原为伤寒菌苗与白喉类毒素，可在注射后2~4周测定抗体的滴度，以了解抗体的反应性。

（4）噬菌体试验　正常人甚至是新生儿，均可在注入噬菌体后5天内将其全部清除；而抗体形成缺陷者，其清除噬菌体的时间明显延长。

（5）B细胞表面膜免疫球蛋白（SmIg）的检测　所有体液免疫缺陷者都有不同程度的B细胞数量或者成熟比例方面的异常。

（6）CD抗原检测　检测B细胞标志可了解B细胞数量、亚型以及分化情况。

（7）免疫球蛋白亚类测定　主要对选择性IgG亚类缺乏症的诊断有价值。

（8）抗体IgA测定　可以用间接血凝技术，患者滴度可在1∶10以上，而正常人则没有此抗体。

知识点4：原发性T细胞缺陷病的临床表现　副高：了解　正高：熟悉

原发性T细胞缺陷病是指T细胞的发生、分化以及功能障碍的遗传性缺陷病，涉及T细胞及其前体。T细胞缺陷不仅影响T效应细胞（如TCL），也会间接影响到单核-吞噬细胞和B细胞。所以，多数T细胞功能缺陷者常伴体液免疫功能缺陷，虽然某些患者血清Ig水平正常，但机体并不能对抗原刺激产生特异性抗体。原发性T细胞缺陷病主要包括先天性胸腺发育不全综合征、T细胞活化与功能缺陷病等。

（1）先天性胸腺发育不全综合征　此病又叫DiGeorge综合征，为典型的T细胞缺陷性疾病，并伴甲状腺功能低下。患儿T细胞功能缺陷、外周血T细胞数减少或者正常，B细胞和抗体功能正常或偏低。主要临床特征有心脏及大血管畸形，反复感染和新生儿24小时内出现手足抽搐。

（2）TCR活化和功能缺陷病　T细胞膜分子表达异常或缺失可造成T细胞活化和功能缺陷。如CD3复合分子（γ-、δ-、ε-、ξ-链）基因变异致使TCR-CD3复合物表达或功能受损；ZAP-70（一种酪氨酸激酶）基因变异，不能够产生ZAP-70蛋白，导致TCR信号向下游转导障碍，T细胞不能增生及不能分化为效应细胞。

知识点5：原发性T细胞缺陷病的实验室诊断技术　副高：掌握　正高：掌握

（1）T细胞功能检测　主要包括T细胞体内与体外功能试验。①皮肤试验：主要检测T细胞的迟发型超敏反应能力。比较常用的皮试抗原是易于在自然环境中接触而致敏的物质，包括白色念珠菌素、结核菌素、毛发菌素、链激酶-链道酶（SK-SD）以及腮腺炎病毒等。为避免个体差异、接触某种抗原的有无或者多少、试剂本身质量和操作误差等因素影响，应该几种抗原同时试验。②T细胞功能体外试验：一般用PHA刺激淋巴细胞的增生、转化试验来判断T细胞的功能。

（2）T细胞数量及其亚群检测　一般应用CD系统单克隆抗体，使用荧光抗体技术或流式细胞仪对T细胞总数及亚群进行检测。最常检测的CD标志为CD3、CD4、CD8、CD25等。

知识点6：原发性T细胞缺陷病的实验室诊断　副高：了解　正高：熟悉

（1）皮肤试验　几种抗原同时试验，凡三种以上抗原皮试阳性者为正常，少于两种阳性或在48小时反应直径<10mm，则示免疫缺陷或反应性降低。但2岁以内儿童可能由于未曾致敏而出现阴性反应，所以判断时只要有一种抗原皮试阳性，即可说明T细胞功能正常。

（2）T细胞功能体外试验　T细胞缺陷患者存在着与免疫受损程度一致的增生应答低下，甚至消失的现象。注意新生儿出生后不久即可表现出对PHA的反应性，因而出生1周之后若出现PHA刺激反应，即可排除严重细胞免疫缺陷的可能。

知识点7：原发性吞噬细胞缺陷病的临床表现　副高：了解　正高：熟悉

原发性吞噬细胞缺陷病主要表现为吞噬细胞的数量、移动以及（或）黏附功能、杀菌活性等异常所导致的一类疾病，临床表现为化脓性细菌或者真菌反复感染，轻者仅累及皮肤，重者则感染重要器官而危及生命。本组疾病主要涉及单核巨噬细胞与中性粒细胞。

（1）中性粒细胞数量减少　临床上可分为粒细胞减少症与粒细胞缺乏症。前者外周血中性粒细胞数低于 $1.5\times10^9/L$，而后者几乎没有中性粒细胞。

（2）白细胞黏附缺陷病（LADD）。

（3）慢性肉芽肿病（CGD）　患者表现为反复的化脓性感染，皮肤、淋巴结、肝、肺、骨髓等器官有慢性化脓性肉芽肿或者伴有瘘管形成。

知识点8：原发性吞噬细胞缺陷病的实验室诊断技术　副高：了解　正高：熟悉

（1）白细胞计数　当儿童外周血中性粒细胞 $<1.5\times10^9/L$，婴儿 $<1.0\times10^9/L$ 时，如能排除外因的影响，就应考虑遗传因素的作用。

（2）趋化功能检测　如 Boyden 小室法。用来判断白细胞的趋化功能，对于懒惰白细胞综合征及家族性白细胞趋化缺陷症等有诊断价值。

（3）吞噬和杀伤试验　一种经典的免疫学试验。此法将白细胞悬液与一定量的细菌或者胶乳粒子温育一定时间后，取样涂片、染色以及镜检。可根据其吞噬和杀菌情况判断白细胞的功能。如慢性肉芽肿病患者因为吞噬细胞缺少过氧化物酶而无法杀菌，所以其吞噬率基本正常，但杀菌率显著降低。

（4）硝基蓝四氮唑（NBT）还原试验　NBT 还原实验是一种简便、敏感的检测吞噬细胞还原杀伤能力的定性试验。可用于检测儿童慢性肉芽肿病及严重的6-磷酸葡萄糖脱氢酶缺乏症。正常参考值为5%~10%。

（5）黏附分子检测　用单克隆抗体检测细胞表面的黏附分子（如 CD18、CD116、CD11c、CD621 等），可更精确地研究吞噬细胞功能。

知识点9：原发性补体缺陷病的临床表现　副高：了解　正高：熟悉

（1）原发性补体缺陷病　原发性补体缺陷病多数为常染色体隐性遗传，少数为常染色体显性遗传，属最为少见的原发性免疫缺陷病。在补体系统中，几乎所有的补体固有成分、补体调控蛋白及补体受体都可发生缺陷，临床表现为反复化脓性细菌感染。

（2）遗传性血管神经性水肿　为常见的补体缺陷病，属于常染色体显性遗传病。临床表现为反复发作的皮肤黏膜水肿，如果水肿发生于喉头可导致窒息死亡。

（3）阵发性夜间血红蛋白尿　临床表现为慢性溶血性贫血、全血细胞减少以及静脉血栓形成，晨尿中出现血红蛋白。

知识点10：原发性补体缺陷病的实验室诊断　副高：了解　正高：熟悉

补体系统的检测包括总补体活性和单个组分的测定。补体缺陷涉及面广，牵涉两条激活途径近20种组分，因此分析极为困难。不过通常认为 CH50、C1q、C4、C3 和 B 因子等几项检测可大致反映补体缺陷的情况，对遗传性血管神经性水肿患者必须检测 C1 抑制剂才能最终确诊。

知识点 11：原发性重症联合缺陷病的临床表现　　副高：了解　正高：熟悉

重症联合免疫缺陷病（SCIDD）是一组胸腺、淋巴组织发育不全及 Ig 缺乏的遗传性疾病，机体不能产生细胞免疫及体液免疫应答。患者出生后 6 个月即出现发育障碍，易发严重感染而导致死亡。此类疾病可以是常染色体隐性遗传或者 X 连锁隐性遗传，其发病率约为十万分之一。

（1）性联重症联合免疫缺陷病（X-SCID）　患者病理表现为：T 细胞缺乏或者显著减少；B 细胞数量正常但是功能异常，引起 Ig 生成减少和类型转换障碍。

（2）腺苷脱氨酶缺乏症（ADA）。

知识点 12：原发性重症联合缺陷病的实验室诊断　　副高：了解　正高：熟悉

（1）实验室检测可采用 B 细胞免疫缺陷与 T 细胞免疫缺陷的检测方法和项目。

（2）应用流式细胞分析技术对淋巴细胞及其亚群进行检测，T 细胞和 B 细胞都缺乏提示联合免疫缺陷；以 B 细胞减少为主者提示体液免疫缺陷；以 T 细胞减少为主者提示细胞免疫缺陷，伴有不同程度的体液免疫缺陷。

知识点 13：获得性免疫缺陷综合征（AIDS）的临床表现　　副高：了解　正高：熟悉

（1）机会性感染　是 AIDS 患者死亡的主要原因。

（2）恶性肿瘤　AIDS 患者易伴发 Kaposi 肉瘤与恶性淋巴瘤，也为患者常见死亡的原因。

（3）神经系统损害　约 60%的 AIDS 患者出现 AIDS 痴呆症。

知识点 14：AIDS 的实验室诊断　　副高：了解　正高：熟悉

HIV 感染的免疫学诊断方法主要包括病毒抗原、抗病毒抗体、免疫细胞数目和功能检测等。

（1）HIV 抗原检测　常用 ELISA 法检测 HIV 的核心抗原 p24。该抗原出现于急性感染期及 AIDS 晚期，其定量检测可作为早期或者晚期病毒量的间接指标。在潜伏期，该抗原检测常为阴性。

（2）HIV 抗体检测　HIV 感染后 2～3 个月可出现抗体，并可持续终生，此为 AIDS 的常规检测指标。HIV 抗体检测试验分为初筛与确认试验。初筛试验常用 ELISA 法、胶乳凝集法以及免疫金层析法。确认试验主要用免疫印迹法，判断标准为：①HIV 抗体阳性：至少有两条膜带（gp41/gp120/gp160）或至少一条膜带与 p24 带同时出现。②HIV 抗体阴性：

没有 HIV 抗体、特异性条带出现。③HIV 抗体可疑：出现 HIV 特异性条带，但是带型不足以确认阳性者。

（3）$CD4^+T$ 细胞计数　HIV 感染对免疫系统的损伤主要表现为 $CD4^+T$ 细胞数量减少以及 $CD4^+T$ 细胞/$CD8^+T$ 细胞比例失调。所以，$CD4^+T$ 细胞计数是反映 HIV 感染患者免疫系统损害状态的最明确指标。美国疾病控制中心把 $CD4^+T$ 细胞计数作为 AIDS 临床分期及判断预后的重要依据。当 $CD4^+T$ 细胞低于 500/μl，则易发生机会性感染；低于 200/μl，则发生 AIDS。

第五节　肿瘤免疫与免疫学检验

知识点 1：肺癌的临床表现　　副高：了解　正高：熟悉

（1）咳嗽　多为刺激性咳嗽。

（2）痰中带血　多为血丝痰。

（3）胸闷、胸痛　一般症状轻，定位比较模糊。当癌瘤侵及胸膜、胸壁时，疼痛加剧，定位较前明确、恒定。

（4）气促　癌瘤阻塞所致的肺炎、恶性胸腔积液、肺不张、弥漫性肺泡病变等均可发生气促。

（5）发热　阻塞性肺炎或者癌性毒素所致。

（6）恶病质　晚期患者可出现比较明显的恶病质。

知识点 2：肺癌的实验室诊断　　副高：了解　正高：熟悉

（1）NSE　多用于小细胞肺癌鉴别诊断，虽然其早期诊断的价值有限，但是却是很好的治疗、监测指标。NSE 水平同肿瘤的大小有很好的相关性，术后复发者 NSE 升高的时间在临床症状出现前 4~12 周。

（2）CYFRA21-1　是诊断非小细胞肺癌的首选肿瘤标志物，特别对鳞状细胞癌患者的早期诊断、治疗、监测有重要意义。

（3）鳞状上皮细胞癌抗原　用于肺鳞癌的辅助诊断及治疗、监测。

（4）胃泌素前体释放肽　是近几年发现的一种新的小细胞肺癌标志物，其特异性及敏感性均比 NSE 高，可望用于小细胞肺癌的早期诊断。

知识点 3：肝癌（PHC）的临床表现　　副高：了解　正高：熟悉

肝癌一旦出现症状，则发展很快，过去认为其自然病程为 2~6 月。现认为其自然病程约为 24 个月，近年来通过甲胎蛋白普查，早期发现的病例可无任何临床症状及体征，称为亚临床肝癌。按肝癌的发展可分为：

（1）亚临床前期，指从病变开始至作出亚临床肝癌诊断之前，患者无症状及体征，临床难以发现，平均约 10 个月。

（2）从亚临床肝癌诊断建立至出现症状之前为亚临床期，患者仍无症状与体征，瘤体 3~5cm，诊断仍比较困难，多属 AFP 普查发现，此期平均为 8 个月左右。

（3）一旦出现肝癌临床表现，已至中期，并且此时病情发展很快，不久可出现黄疸、腹水、肺转移以至广泛转移及恶病质的晚期表现，中、晚期病程共约 6 个月。肝癌发展至晚期时，瘤体直径已达到 10cm 左右，难以治愈。

知识点 4：肝癌的实验室诊断　　副高：了解　正高：熟悉

（1）AFP　是肝癌辅助诊断的首选指标，阳性率在 60%~70%。临床上通常以≥500μg/L 作为 PHC 的诊断临界值，通常认为 AFP 含量与肿瘤的分化程度有关。

（2）用 LCA 分型的 AFP 异质体　可以提高 PHC 的检出敏感性和特异性，特别适用于 AFP 阴性或者持续低值的人群的早期筛查；而用 ConA 分型的 AFP 异质体可以用于 PHC 与继发性肝癌及生殖系统胚胎性恶性肿瘤的鉴别诊断。

（3）血清 γ-GT 活性　在多种肝胆疾病中均会升高，对 PHC 的诊断特异性差。γ-GT 同工酶中的 γ-GT-Ⅱ对 PHC 有着高度的特异性及敏感性，具有早期诊断价值。

（4）异常凝血酶原　对 PHC 有较高的特异性且与 AFP 水平无关，尤其是对 AFP 阴性和 AFP 低浓度的肝癌与小肝癌的早期诊断有积极意义。

知识点 5：胃癌的临床表现　　副高：了解　正高：熟悉

（1）症状　胃癌早期没有特异的临床症状，进展期常见的症状依次为上腹痛、食欲减退、体重减轻、吞咽困难、恶心呕吐、呕血、黑粪。

（2）体征　中上腹部压痛、上腹包块、左锁骨上淋巴结肿大或者盆腔有转移性包块、腹水、恶病质等。

（3）并发症　出血、幽门或贲门梗阻以及穿孔等。

知识点 6：胃癌的实验室诊断　　副高：了解　正高：熟悉

临床常用的胃癌血清学肿瘤标志物主要包括 CA72-4、CA19-9 等，但对早期胃癌检出的敏感性低于 35%，不能用于胃癌的筛查及早期诊断。今年来，有研究提出胃蛋白酶原可以作为辅助胃癌早期诊断的较好指标。

知识点 7：结直肠癌的临床表现　　副高：了解　正高：熟悉

早期结直肠癌可无明显症状，病情发展到一定程度才出现下列症状：

（1）排便习惯改变。

（2）大便性状改变（变细、血便以及黏液便等）。

（3）腹痛或者腹部不适。

（4）肠梗阻。

（5）腹部肿块。

（6）贫血及全身症状，如消瘦、乏力、低热。

知识点8：结直肠癌的实验室诊断　　副高：了解　正高：熟悉

（1）粪便潜血　虽然不是真正意义上的肿瘤标志物，但是却在肠癌的早期诊断中发挥着积极的作用，随着方法学的改进，粪便潜血检测的特异性与敏感性都有了很大的提高，进一步显示了在其肠癌早期诊断中的价值，成为一种经济有效的肠癌普查项目。

（2）CEA　是胃肠道肿瘤的非特异性标志物，单独进行测定CEA的早期诊断价值有限，而CA242对直肠癌的阳性率比较高，两者联合检测可显著提高肠癌诊断的敏感性和特异性。CEA与CA19-9、CA50的联合检测也可有一定的辅助诊断价值。

知识点9：前列腺癌的临床表现　　副高：了解　正高：熟悉

（1）早期症状　排尿困难，呈渐进性，开始仅为尿线变细，之后发展为排尿不畅、排尿费力，最后表现为不成线而滴尿；尿急、尿频、血尿；排尿时疼痛或有烧灼感；背部的下部及大腿的上部或骨盆处连续疼痛。

（2）晚期症状　骨髓压抑症、骨髓转移、副肿瘤综合征、疼痛、高尿酸胸膜渗漏、腿部肿胀。

知识点10：前列腺癌的实验室诊断　　副高：了解　正高：熟悉

前列腺癌是男性生殖系统最为常见的恶性肿瘤。血清PSA检测结合直肠指诊已被广泛用于前列腺癌的普查，近年来各种新兴肿瘤标志物日益增多，但是PSA仍是前列腺癌最为有效的肿瘤标志物。

知识点11：乳腺癌的临床表现　　副高：了解　正高：熟悉

（1）乳头溢液、区域淋巴结肿大（以同侧腋窝淋巴结肿大最多见，锁骨上淋巴结肿大者已属晚期）、乳腺外形改变。

（2）早期乳房内可触及蚕豆大小的肿块，较硬，可活动。

（3）乳头近中央伴有乳头回缩，部分早期乳腺癌患者虽然在乳房部尚未能够触摸到明确的肿块，但常有局部不适感，尤其是绝经后的女性，有时会感到一侧乳房轻度疼痛不适，或者一侧肩背部发沉、酸胀不适，甚至牵及该侧的上臂。

知识点12：乳腺癌的实验室诊断　　副高：了解　正高：熟悉

（1）乳腺钼靶摄片。

（2）活组织病理检查方法　①活检：从肿块或者可疑组织中切取部分组织进行检查。②肿块切除：将乳房中肿块或者可疑组织整个切除，进行病理检查。③细针穿刺：用一根很细的针从肿块、可疑组织或积液中抽取一些组织、细胞进行检查。

（3）雌激素与孕激素受体测定　乳房肿瘤切除之后，测定肿瘤中的雌激素和孕激素受体水平，如果受体水平较高，说明该肿瘤对内分泌治疗如三苯氧胺等较敏感、有效。

（4）超声显像。

（5）乳腺导管内视镜检查　乳腺导管内视镜可以直视下观察到乳头溢液患者乳腺导管上皮及导管腔内的情况，极大地提高了观察到乳头溢液患者病因诊断的准确性，并对病变导管准确定位，给手术治疗提供了极大帮助。

知识点13：卵巢癌的临床表现　　副高：了解　正高：熟悉

（1）疼痛，在检查时发现其局部有压痛。月经不调，偶见不规则子宫出血，绝经后出血。消瘦，晚期呈进行性消瘦。

（2）下腹包块、腹腔积液、恶病质，病程拖延较久者，因为长期消耗、食欲缺乏而表现有进行性消瘦、乏力、倦怠等恶病质。

知识点14：卵巢癌的实验室诊断　　副高：了解　正高：熟悉

（1）B超检查　可明确肿瘤的形态、大小、囊实性、部位及与周围脏器的关系，鉴别巨大卵巢囊肿。

（2）X线检查　必要时肠道造影可了解肿瘤与肠道的关系，并且排除胃肠道肿瘤。

（3）CT及磁共振检查　可了解肿瘤侵犯腹盆腔的范围。

第六节　排斥反应及免疫学检验

知识点1：超急性排斥反应　　副高：了解　正高：熟悉

超急性排斥反应是在移植物同受者血液循环恢复后的数分钟至1~2天内发生的不可逆转的体液排斥反应。多见于ABO等血型不符、多次妊娠、反复输血或接受过器官移植者，也可发生在被移植器官灌流不畅或者缺血时间过长等情况时。超急性排斥反应发生迅速、反应十分强烈、不可逆转。

知识点2：急性排斥反应　　副高：了解　正高：熟悉

急性排斥反应发生于移植后数周至数月之内，是排斥反应最常见的类型，患者多有发热、移植部位胀痛以及移植器官功能减退等临床表现。在急性排斥反应中，针对移植物至少有两条抗原提呈途径：①直接途径；②间接途径。按照排斥反应的病理特点，急性排斥反应又可分为急性体液性排斥反应与急性细胞性排斥反应。

（1）急性体液性排斥反应　主要通过内皮细胞表面 HLA 分子的抗体所介导，其病理改变与超急性排斥反应不同，不引起血栓，而是致移植组织或器官发生血管炎。这种排斥反应亦涉及 T 细胞的作用，T 细胞可直接溶解内皮细胞，引起内皮细胞坏死，因此又有急性脉管排斥反应之称。此类排斥反应的病程进展迅速，多数免疫抑制剂治疗效果差或者无效。

（2）急性细胞性排斥反应　又称加速性细胞排斥反应。发生此类排斥反应患者的血液中，可以有抗供者的抗体，但是并不一定引起有效的脉管排斥反应。急性细胞性排斥反应的病理特征，以移植组织或器官实质性损伤为主，并伴有淋巴细胞和巨噬细胞浸润。

知识点 3：慢性排斥反应　　副高：了解　正高：熟悉

慢性排斥反应一般发生于移植后数月甚至数年，病程进展缓慢。病理特点为血管壁细胞浸润、间质纤维化和瘢痕形成，时有血管硬化性改变。

知识点 4：移植物抗宿主反应　　副高：了解　正高：熟悉

在骨髓移植时，因为移植的骨髓也含有丰富的免疫细胞，且受体处于严重的免疫抑制状态，所以对供者骨髓表现为免疫无能，以使供者骨髓中的免疫细胞不仅得以生长，而且以受者细胞为抗原产生免疫应答，引起攻击受者的移植物抗宿主反应（GVHR）。GVHR 也可见于脾、胸腺以及小肠移植。

知识点 5：排斥反应实验室诊断技术　　副高：了解　正高：熟悉

临床上通常用外周血来监测移植的发生，外周血中的指标主要包括免疫抑制药物的血药浓度、外周血 T 淋巴细胞、细胞因子、特异性抗体、补体水平、共刺激分子及其他分子。

知识点 6：免疫抑制药物的血药浓度检测　　副高：了解　正高：熟悉

临床上测定移植受者外周全血的环孢素（CsA）浓度，比较常用的指标有谷值浓度（C_0）、峰值浓度（C_{max}）以及 CsA 浓度曲线下面积与时间比值曲线（AUC）。

使用他克莫司（FK506）与 CsA 一样，也需要监测移植受者外周全血 FK506 的浓度，通过监测了解是剂量不足引起的排斥，还是剂量过多发生的肾毒性，比较常用的监测指标有 FK506 的 C_0 和 AUC。首先必须经过大规模的临床试验，确定合理的 C_0 和 AUC 范围。

移植受者外周全血 MMF 浓度的监测，早期主要是监测 MMF 的活性成分霉酚酸（MPA）浓度。目前临床上使用 MMF 时并不根据 MPA 的浓度进行剂量调整，而是依据

MPA 的 C_0和 AUC 进行药物调整，且根据 AUC 调整更为合理，仅根据 C_0的变化有时会认为 MMF 可以不调整剂量。

知识点 7：外周血 T 淋巴细胞检测　　副高：了解　正高：熟悉

临床上常用免疫荧光法或者流式细胞仪监测受者外周血 T 细胞及其亚群 $CD4^+$、$CD8^+$T 细胞数量及比值，反映受者移植术后的免疫状态。通常认为，$CD4^+/CD8^+$比值大于 1.2 时，预示急性排斥反应即将发生，而此比值小于 1.08 时则发生感染的可能性很大，并且其动态监测对急性排斥反应及感染具有鉴别诊断意义。但是，若只用 $CD4^+$、$CD8^+$T 细胞数量及比值来反映受者移植术后的免疫状态并不是十分可靠，最好能分析亚型情况，这样更能贴切地反映受者移植术后的免疫状态。此外，T 细胞表面某些 CD 分子也作为免疫状态监测的指标，目前认为 T 细胞上的 CD30 与 CD69 是移植受者新的免疫状态监测指标，可预测排斥反应的早期发生。

知识点 8：细胞因子检测　　副高：了解　正高：熟悉

在移植排斥反应中，细胞因子的水平均可升高，其中白细胞介素-2（IL-2）、IFN-γ 以及肿瘤坏死因子（TNF-α）表达升高可以作为早期排斥反应的诊断指标，而 IL-2R 与同基因对照组比较没有差异，无公认的诊断标准，但是可以从比较受者接受移植物前后的水平而作出判断。另外，受者排斥反应发生时体内某些趋化因子也会发生变化，其中人 CC 趋化因子受体 1（CCR1）及正 CXC 趋化因子配体 10（CXCL10）水平在受者排斥发生前的 48~72 小时即明显升高，可预测排斥反应的发生。

知识点 9：特异性抗体检测　　副高：了解　正高：熟悉

主要的免疫指标包括：ABO、Rh 等血型抗体以及 HLA 抗体、抗供者组织细胞抗体、抗血管内皮细胞抗体、冷凝集素等。临床上应用补体依赖的淋巴细胞毒反应法检测 HLA 抗体水平并分型，其中 HLA-Ⅱ类抗体在慢性排斥反应中发挥重要作用。

知识点 10：补体水平检测　　副高：了解　正高：熟悉

当移植物遭受排斥时，补体成分的消耗增加，致使血清中总补体或单个补体成分减少，可以采用溶血法或比浊法进行检测。

知识点 11：共刺激分子检测　　副高：了解　正高：熟悉

在移植排斥反应当中 T 细胞激活同样必须接受活化蛋白 C（APC）呈递的双重信号，共刺激信号决定了细胞是增生活化为效应细胞，还是进入无反应状态或者凋亡。B7-CD28/

CTLA-4（外周血细胞毒性T淋巴细胞抗原4）是最为重要的共刺激信号系统，在移植排斥反应和免疫耐受中同样发挥重要作用。

知识点12：其他分子检测 副高：了解 正高：熟悉

还可借助监测外周血中的黏附分子（LFA-1、ICAM-1、VCAM-1等）、细胞毒效应分子（穿孔素、颗粒酶以及颗粒裂解肽等）以及C-反应蛋白（CRP）和β_2-微球蛋白（β_2-M）等，这些物质含量的变化也可为预测排斥反应发生及推测预后提供依据。

必须指出，仅简单地监测一两种免疫指标还不能准确地反映移植受者术后的免疫状态，只有将多种免疫指标联合监测，才能比较准确地了解移植受者术后的免疫状态。

第七节 感染性疾病与免疫学检验

知识点1：病毒性肝炎的临床表现 副高：了解 正高：熟悉

病毒性肝炎是由多种肝炎病毒引起的，以肝脏炎症和坏死病变为主的一种传染性疾病，临床表现为疲乏、食欲缺乏、肝大、肝功能异常为主要表现，部分病例出现黄疸，无症状感染常见。按病原分类，目前已确定的病毒性肝炎共有5型，其中甲型与戊型主要表现为急性肝炎。乙、丙、丁型主要表现为慢性肝炎并可发展为肝硬化和肝细胞癌。此外，最近还发现第6型和第7型肝炎病毒，暂定名为庚型肝炎病毒与输血传播病毒，但其致病性目前还未明确。

知识点2：甲型肝炎病毒（HAV）的实验室检测 副高：掌握 正高：掌握

（1）抗-HAV-IgM的酶联免疫吸附（ELISA）法和放射免疫（RIA）法检测 采用捕捉ELISA法即包被抗-人μ链单克隆抗体，捕捉待检血清中IgM抗体，同时加入甲肝病毒抗原（HAV-Ag）和酶标记抗-HAV-IgG，加底物显色，也有加入待检血清之后，再加酶标记HAV-Ag，加底物显色，用肉眼、分光光度计观察结果。RIA法相同于上述原理，只不过固相载体通常用小球，且不是酶标记，而是用^{125}I标记抗-HAV-IgG，再用γ计数器测定放射性cpm值判断结果。

（2）抗HAV总抗体ELISA法和RIA法检测 采用竞争ELISA法，也就是在板上包被HAV-Ag，然后同时加入待检血清与酶标记抗-HAV，这样待检血清中如有抗-HAV抗体，则与加入的酶标记抗-HAV竞争与包被的HAV-Ag结合，加底物后显浅色或者无色，为阳性。待检血清中如无抗-HAV抗体，则酶标记抗-HAV与包被的HAV-Ag结合，加底物后显深色，为阴性。测得的光密度值与抗-HAV含量成反比。

RIA法基本相同于上述原理，亦用竞争法。

知识点3：甲型肝炎病毒（HAV）的实验室诊断　　副高：了解　正高：熟悉

（1）抗-HAV-IgM　在HAV感染后亚临床期就已出现，其滴度迅速上升，感染1~3周达到高峰，3~6个月后消失，1年后检测不到。抗-HAV-IgM测定可以用作甲肝的早期诊断与近期感染的标志。而且用单份血清即可作出诊断，是目前甲肝病原学诊断最常用的方法，

（2）抗-HAV　为甲肝的总抗体，包括抗-HAV-IgM与IgG，主要是IgG。它产生于感染的早期，在发病时，血清中的滴度已相当高，2~3个月达高峰。抗-HAV-IgG可维持很长时间，终生可以检测到。抗-HAV-IgG是保护性抗体，获得后通常不会再感染。出现抗-HAV-IgG本身不能诊断为甲肝，同时存在抗-HAV-IgM抗体才能作出诊断。出现抗-HAV-IgG而没有抗-HAV-IgM是既往感染HAV并获得免疫力的一个标志。抗-HAV-IgG检测可用于对甲肝的流行病调查和接种疫苗效果的观察。母亲感染过HAV的新生儿也可检测到抗-H AV-IgG达8个月。

知识点4：乙型肝炎病毒（HBV）的实验室检测　　副高：掌握　正高：掌握

（1）HBsAg的检测　血清HBsAg的检测可采用固相放射免疫法、ELISA法以及反向间接血凝试验等方法。①ELISA法：采用双抗体夹心法。也就是在酶联反应板上包被抗-HBs，然后加入待检血清，再加入酶标记的抗-HBs，如果血清中有HBsAg，则与抗-HBs结合，洗涤、加底物、显色，用酶标仪检测光密度，判断阴阳性结果。②RIA法：原理相同于ELISA法。③微粒子酶免疫分析法（MEIA）：采用双抗体夹心法。

（2）HBeAg检测　多存在于HBsAg阳性的标本中，很少有HBeAg单独阳性者。采用双抗体夹心ELISA法，MEIA与RIA法亦采用双抗体夹心法。

（3）抗-HBe检测　采用中和抑制ELISA法。MEIA和RIA法与上述ELISA法中和抑制法原理相似。

（4）抗-HBc检测　采用竞争抑制ELISA法。MEIA和RIA法与上述ELISA法竞争抑制法原理相似。

（5）抗-HBcIgM检测　采用捕捉ELISA法。MEIA和RIA法基本相似于上述ELISA法捕捉法。

（6）抗-HBs检测　采用双抗原夹心ELISA法。也就是在酶联反应板上包被纯化的HBsAg，然后加入待检血清，若血清中有抗-HBs，则同包被的HBsAg结合，洗涤后再加入酶标记的HBsAg，洗涤、加底物、显色，用酶标仪检测光密度，判断阴阳性结果。MEIA和RIA法相同于ELISA法原理，也采用双抗原夹心法。

（7）Pre S_1的检测　采用双抗体夹心ELISA法。即在酶联反应板上包被抗-Pre S_1，然后再加入待检血清，加入酶标记抗-HBs，如果血清中有Pre S_1，则形成抗-Pre S_1·Pre S_1·酶标记抗-HBs复合物，洗涤后，加底物、显色为阳性。反之，如待测血清内无PreS_1，则不形成上述复合物，加入底物不显色，为阴性。

（8）抗-Pre S_1的检测　抗-Pre S_1还没有在临床上作为一项常规诊断指标广泛应用。

（9）Pre S_2 检测　采用双抗体夹心 ELISA 法。

（10）抗-Pre S_2 检测　采用中和抑制 ELISA 法。

知识点 5：乙型肝炎病毒（HBV）的实验室诊断　　副高：了解　正高：熟悉

（1）HBsAg　是 HBV 感染的标志，可以作为乙肝的早期诊断和普查。在急性肝炎潜伏期即可出现阳性，先于临床症状及肝功能试验异常 1~7 周。由于 HBsAg 常和 HBV 同时存在，因此血清中 HBsAg 阳性，常被看作有传染性。但严格来说，HBsAg 本身不是传染性的标记，所以，乙型肝炎病毒体 HBsAg 阳性者，应同时检测血清中 HBV-DNA，如 HBV-DNA 阳性，应被视为患者有传染性。

同时出现 HBsAg 与抗-HBs，可能是不同亚型重复感染，即原先存在的抗-HBs 不能对另一型 HBsAg 起中和作用。

（2）HBeAg　是构成 HBV 的核心部分，所以，HBeAg 的检测阳性标志有 HBV 复制，并有传染性。HBeAg 在 HBV 感染的早期出现，在血清中与 HBsAg 同时存在，而在恢复期先于 HBsAg 消失。

（3）抗-HBe　是抗 HBeAg 的特异性抗体。抗-HBe 多出现于急性肝炎恢复期的患者中，比抗-HBs 转阳要早，出现于 HBeAg 消失之后。当 HBeAg 转阴、抗-HBe 转阳，经常提示 HBV 复制减弱，传染性减小，病情出现好转。

（4）抗-HBc　是抗 HBcAg 的特异性抗体。它不是 HBV 感染的保护性抗体。抗-HBc 的出现是感染过 HBV 的标志，提示现在正在感染 HBV 或以往感染过 HBV。在窗口期，即 HBsAg 已经消失，而抗-HBs 尚未出现时，只有抗-HBc 可检出。在流行区，约有 20%的人群可发生单独抗-HBc 阳性。

（5）抗-HBc IgM　是早期 HBV 感染的特异性血清学标志。血清抗-HBc IgM 的检测可作为急性乙肝的早期病原学诊断方法，并有助于区分慢性活动性或者非活动性肝炎。抗-HBc IgM 对 HBsAg 阴性的急性重型肝炎有早期的诊断价值。

（6）抗-HBs　是抗 HBsAg 的特异性抗体。它是 HBV 感染的保护性抗体。抗-HBs 的出现是人体对 HBV 感染有免疫力的标志，提示过去曾感染过 HBV，现已恢复，体内 HBV 已被消除，无传染性。

（7）Pre S_1　是 HBV 的外膜蛋白，是 HBV 复制和具有传染性的标志，仅存在于 HBsAg 阳性的血清中，在急性乙肝中检出率最高，随病情恢复逐渐下降。它可出现在急性乙肝早期和慢性乙肝患者的血清中。

（8）抗-Pre S_1　是一种保护性抗体，可以作为病毒清除、康复的一种标志。

（9）抗 Pre S_2　Pre S_2 阳性提示 HBV 复制，具有较强的传染性，仅存在于 HBsAg 阳性的血清之中，在急性乙肝中检出率最高，随病情恢复逐渐下降。

（10）抗-Pre S_2　目前认为抗-Pre S_2 是 HBV 的中和抗体，有清除病毒作用。抗-Pre S_2 是观察乙型肝炎进展、预后的观察指标。

知识点6：丙型肝炎病毒（HCV）的实验室检测 副高：掌握 正高：掌握

（1）抗-HCV的检测 ELISA方法：采用间接法，也就是包被板上的重组多肽抗原先与待测血清中的抗-HCV结合，再同酶标记的抗-人IgG结合，则形成HCVAg·抗HCV·酶标记抗人IgG复合物，加入底物反应显色为阳性。若待测血清无抗-HCV则不显色，为阴性。RIA法原理相同于ELISA法。微粒子酶免疫分析法（MEIA）：也是间接法。

（2）抗-HCV IgM的检测 基本相同于抗-HCV检测，只是将酶标记抗人IgG改为抗人IgM（或抗-人μ链）。

（3）重组免疫印迹试验 把HCV各区基因编码的重组蛋白或者合成多肽如C_{200}、C_{22-3}、C_{100-3}、C_{33}C及NS_5与SOD等固定在硝酸纤维素试纸条上，加上待测血清，再加酶标记抗人IgG，用来检测相应抗原区带的抗体。该试验能帮助区别特异性HCV抗体与非特异性抗体反应，是确证试验。

知识点7：丙型肝炎病毒（HCV）的实验室诊断 副高：了解 正高：熟悉

（1）抗-HCV 是HCV感染之后产生的特异性抗体 抗-HCV的测定可以作为HCV感染的标记。检测血清抗-HCV阳性，标志HCV的现症感染或者以往感染过HCV。

在检测抗-HCV的同时能检测HCV RNA，则能更好地判断感染状态。若HCV-RNA阳性，抗-HCV阴性，则为早期急性HCV感染；HCV-RNA与抗-HCV均为阳性，则提示为晚期急性HCV感染或者慢性HCV感染；当HCV-RNA阴性、抗-HCV阳性，则提示为丙型肝炎恢复期或者以往感染过HCV，目前体内HCV已被消除，已没有传染性。

（2）抗-HCV IgM 阳性表示HCV急性感染，在发病时或ALT上升4周呈阳性，是诊断丙肝的早期敏感指标。在慢性HCV感染时，如果抗-HCV IgM阳性提示病变活动，常伴有ALT升高。抗-HCV IgM也是判断HCV传染性的指标。

知识点8：丁型肝炎病毒（HDV）的实验室检测 副高：掌握 正高：掌握

（1）抗-HDV IgM的检测 采用捕获ELISA法。

（2）抗-HDV总抗体的检测 可用ELISA间接法或者阻断法。

（3）丁肝抗原（HDVAg）测定 采用双抗体夹心ELISA法。

知识点9：丁型肝炎病毒（HDV）的实验室诊断 副高：了解 正高：熟悉

（1）抗-HD IgM 在急性HDV感染的早期出现，通常持续2~20周可逐渐消失。慢性HDV感染时，抗-HD IgM可持续升高。若抗-HD IgM持续不转阴，提示为慢性HDV感染；而且抗-HD IgM测定可以鉴别是HDV的现症感染还是继往感染，现症感染常表现为血清抗-HD IgM阳性，而继往感染则抗-HD IgM阴性而抗-HD IgG阳性。

（2）抗-HDV 是HDV感染的标志，但因出现较晚，不能作为早期诊断HDV感染的方法。当有急性或者慢性活动性感染时，抗-HDV 常呈高滴度。所以，持续出现高滴度抗-HDV，标志体内有 HDV 活动性感染。

（3）HDVAg　是 HDV 的特异性抗原，是 HDV 的核心成分。HDVAg 的检测可作为 HDV 感染的早期诊断。血清 HDVAg 持续阳性或者反复出现者，常提示为慢性 HDV 感染。急性 HDV 感染的病人有较高的血清 HDVAg 的阳性率，通常可达 78%~100%。但慢性 HDV 感染患者，由于血清中存在抗-HDV，可与 HDVAg 形成免疫复合物，不易检出 HDVAg，故阳性率较低。

知识点 10：戊型肝炎病毒（HEV）的实验室检测　　副高：掌握　正高：掌握

（1）抗-HEV IgM 的检测　采用间接法，即包被板上的重组多肽抗原先同待测血清中的抗-HEV 结合，再与酶标记的抗-人 IgM 结合，则形成 HEVAg·抗-HEV·酶标记抗-人 IgM 复合物，加入底物反应显色为阳性。若待测血清没有抗-HEV，则不显色，为阴性。

（2）抗-HEV IgG 的检测　同抗-HEV IgM 的检测，采用间接法，只是把酶标记的抗-人 IgM 改为抗-人 IgG。

知识点 11：戊型肝炎病毒（HEV）的实验室诊断　　副高：了解　正高：熟悉

（1）抗-HEV IgM　在 HEV 感染的早期即可出现抗-HEV IgM，在恢复期逐渐消失，维持时间比较短。急性期患者抗-HEV IgM 的阳性率可达 95%。抗-HEV IgM 阳性，表示 HEV 感染急性期。但是也有患者并不出现抗-HEV IgM 抗体，因此未检出抗-HEV IgM 抗体并不能排除 HEV 感染。

（2）抗-HEV IgG　紧随 IgM 出现，在急性感染期其效价最高，恢复期时可下降。IgM 与 IgG 同时检测，如两者同时存在，则表明正在感染。抗-HEV IgG 亦可作为 HEV 的急性感染的诊断指标，若急性期第一份血清抗-HEV IgG>1：40，以后随着时间下降，或者抗-HEV IgG 动态升高，则可诊断为 HEV 急性感染。抗-HEVIgG 是保护性抗体，感染 HEV 后可获得保护力。若检不出抗-HEV IgG，也不能排除 HEV 感染。

知识点 12：TORCH 感染的临床表现　　副高：了解　正高：熟悉

TORCH 是一组具有致畸作用的病原微生物的缩写名。而这一组病原体所引起的感染称之为 TORCH 感染。妇女在妊娠期发生宫内 TORCH 感染之后，可致胎儿先天畸形、死胎、流产、早产、智力发育异常。有些虽出生时未发现异常，但以后在儿童期出现先天性耳聋、视力下降、先天性心脏病、智力低下等。TORCH 感染包括：弓形虫感染、人类巨细胞病毒感染、风疹病毒感染、单纯疱疹病毒感染。

知识点 13：TORCH 感染的实验室检测　　副高：掌握　正高：掌握

TORCH 感染免疫学检测包括特异性抗体（IgG、IgA 和 IgM）以及病毒抗原。较为常用的检测方法为 ELISA、直接或者间接荧光素染色或酶标记抗体等免疫组化技术。常用的检测标本多为孕妇与婴儿的血清、脐带血以及羊水穿刺液等。

知识点 14：TORCH 感染的实验室诊断　　副高：了解　正高：熟悉

（1）IgM 抗体　阳性通常代表近期感染或继发活动感染。IgM 分子不能通过胎盘，因此一旦脐血中特异性 IgM 抗体阳性，可诊断为新生儿先天性感染和胎儿宫内感染。

（2）IgM 抗体　阳性或 IgG 抗体由阴性转为阳性提示原发感染，如果 IgG 抗体滴度呈 4 倍以上增高亦可以提示复发性感染或潜伏病毒的激活感染。

（3）IgG 抗体　来自母亲 IgG 抗体通常于出生后逐渐消失。如果抗体效价持续高水平或者呈上升趋势，提示是新生儿自身产生的抗体。

（4）IgM 抗体　因为 IgM 抗体出现早、消失快，因此如检测到 IgG 抗体一般只提示既往感染，除非其恢复期血清中抗体效价较急性期升高≥4 倍，才有诊断价值。

（5）风疹病毒抗体　风疹病毒的原发感染时，若风疹病毒抗体 IgG 或 IgM 由阴性转为阳性者，特别是早孕（孕周≤15 周），可能导致胎儿先天性风疹综合征，造成畸形、死胎、流产或者出生后死亡。抗风疹病毒 IgM 阳性，则代表患者有近期感染。风疹病毒再感染者也能测到 IgM 抗体，但是滴度低，持续时间短。

知识点 15：沙眼衣原体感染的临床表现　　副高：了解　正高：熟悉

沙眼衣原体通过直接接触、间接触摸污染物或者性接触传播，感染了衣原体的母亲分娩时可通过产道感染新生儿，其中 25%~50%可发生结膜炎（生后 3~10 天），10%~20%发生肺炎（生后 4~8 周）。人体感染衣原体之后可产生特异性体液免疫和细胞免疫，但是维持时间短。

知识点 16：沙眼衣原体感染的实验室检测　　副高：掌握　正高：掌握

（1）ELISA 法检测抗沙眼衣原体抗体　吸光度值/临界值（S/CO）≤0. 9 为阴性；S/CO 0. 91~1. 09 为可疑（灰区），需重复测试或者随访；S/CO≥1. 10 为阳性。

注意事项：在 450nm 波长，试剂空白孔的 A 值应<0. 15；阴性对照孔 A 值应<0. 25；阳性对照孔 A 值应>0. 50；校准血清 A 值应≥0. 25。

（2）间接免疫荧光法检测抗沙眼衣原体抗体　固定在载片反应区上的沙眼衣原体感染细胞和稀释后的待检血清温育，若血清中含有抗沙眼衣原体特异性抗体，则可与细胞内衣原体抗原结合，结合的抗体与荧光素标记的抗人 IgG 或 IgA、IgM 抗体反应，在荧光显微镜下细胞内可出现典型荧光。抗沙眼衣原体抗体可与感染细胞质内的包涵体（含有原体和始体）结合，产生特异荧光，细胞外的原体和始体也可呈现荧光，视野中部分未感染细胞则不会产生荧光。

（3）荧光定量 PCR 技术检测。

知识点 17：沙眼衣原体感染的实验室诊断 副高：了解 正高：熟悉

阳性结果应结合临床表现及其他检查结果综合分析。

（1）当沙眼衣原体 PCR 检测结果呈现阳性时，表示存在沙眼衣原体相关基因，在排除下列几种因素后可确诊为沙眼衣原体感染：①因为 PCR 方法所检测的靶物质为病原体核酸，已经死亡的病原体仍可被检测出来。应在停药 2 周后进行检测，以避免“临床假阳性”。如果在用药期间进行病情监测，则应与临床症状相结合，在必要时应用培养方法进行确诊。②假阳性结果的出现。

（2）当检测结果呈阴性，表示无沙眼衣原体感染，但仍需要排除下列几种因素：①排除 PCR 抑制物造成的假阴性，在结果的认定上需要注意。②耐药导致的基因突变也会造成扩增失败，出现假阴性结果。在临床体征和症状很明显而多次 PCR 检测均阴性情况之下，要考虑到此种情况。

知识点 18：轮状病毒感染的临床表现 副高：了解 正高：熟悉

轮状病毒（RV）是全球范围婴幼儿腹泻的主要病因，也可导致较大儿童和成人腹泻。RV 是双股 RNA 病毒，属呼吸道肠道孤病毒科，有 11 个 RNA 片段。直径 65nm。分 A～G7 个组，A、B、C 组引起人畜共患病，其他 4 组引起动物患病。仅 A 与 B 组导致人类严重发病，A 组致婴幼儿腹泻，B 组与成年人腹泻有关，C 组虽可引起人类腹泻但较少。根据 A 组中和抗原 VP7 的多态性，至少可分为 14 个血清型。

知识点 19：轮状病毒感染的实验室检测 副高：掌握 正高：掌握

（1）胶体金标记免疫层析试验测定轮状病毒抗原。

（2）ELISA 法测定轮状病毒抗原。

（3）反向间接血凝法测定轮状病毒抗原。

知识点 20：腺病毒感染的临床表现 副高：了解 正高：熟悉

腺病毒是一种重要的呼吸道病毒，属于腺病毒科人腺病毒属。可导致临床多种疾病。经上呼吸道、眼结膜和消化道感染，引起上呼吸道感染、支气管炎和肺炎、眼结膜炎或角膜结膜炎、脑炎、胃肠炎、多发性关节炎等。

知识点 21：腺病毒感染的实验室检测 副高：掌握 正高：掌握

间接免疫荧光法测定抗腺病毒-抗体。

知识点22：肺炎衣原体感染的临床表现　副高：了解　正高：熟悉

衣原体是介于病毒和细菌之间的一类独立微生物，需要在活细胞内繁殖，不能在人工合成的培养基中生长。现有沙眼、肺炎、鹦鹉热以及牲畜衣原体4个属。肺炎衣原体可造成急、慢性上呼吸道感染，肺炎（占肺炎发病率的10%）、心内膜炎、脑膜炎以及结节性红斑，也参与动脉粥样硬化的发病。

知识点23：肺炎衣原体感染的实验室检测　副高：掌握　正高：掌握

（1）间接ELISA法检测抗肺炎衣原体抗体　①定性试验：以待测血清同阴性对照吸光度比值（P/N）≥2.1判为阳性。②定量试验：抗肺炎衣原体抗体标准品浓度（2；20；200RU/ml）是横坐标，相应的吸光度是纵坐标，制作标准曲线。待测血清中抗肺炎衣原体抗体水平可依据所测吸光度值从标准曲线得出。

（2）间接免疫荧光法测定抗肺炎衣原体抗体　抗肺炎衣原体抗体可导致感染细胞的胞质内包涵体（内为原体与分裂增殖的始体）呈现荧光。细胞间游离的原体也可以呈现荧光。视野中未感染细胞，无荧光。

正常人血清抗肺炎衣原体抗体阴性。

知识点24：肺炎支原体感染的临床表现　副高：了解　正高：熟悉

支原体是一种类似细菌但不具胞壁的原核微生物，能在人工培养基上生长繁殖，直径50~300nm。支原体种类甚多，对人致病的有肺炎支原体、人型支原体及解脲脲原体等。肺炎支原体引起的主要疾病有原发性非典型肺炎（细支气管炎、支气管周围间质性肺炎）、咽炎以及支气管炎。肺炎支原体主要在气管、支气管和细支气管的上皮细胞内增生，经过10~20天的潜伏期，患者发生一些非特异性症状如头痛和发热，常伴有乏力和干咳。在年轻人和较大的儿童中，有15%~20%的社区获得性肺炎是由肺炎支原体引起。

知识点25：肺炎支原体感染的实验室检测　副高：掌握　正高：掌握

血清学检查应用冷凝集试验，患者血清在4℃可凝集人O型红细胞，滴度>128有诊断价值，但阳性率仅50%左右。

用ELISA法测定抗肺炎支原体抗体。

知识点26：肺炎支原体感染的实验室诊断　副高：了解　正高：熟悉

IgM抗体多在初发感染时检测到，所以，高浓度的IgM抗体多频繁地发现于年轻人身上。年龄较大的人由于通常经历了重复感染，其IgM抗体浓度常常很低或检测不到。

在初次感染肺炎支原体时，IgA 抗体在发生症状后 3 周内出现并达到峰值，但是在发生症状的 5 周后该类抗体滴度即开始下降。

抗肺炎支原体 IgG 抗体较 IgA 和 IgM 抗体出现迟，其浓度峰值出现在肺炎支原体感染症状发生后的第五周。很少情况下，肺炎支原体的急性感染并不伴有 IgM 和 IgA 抗体的出现，惟有依靠 IgG 抗体滴度的上升方可作出诊断。

知识点 27：梅毒螺旋体感染的临床表现　　副高：了解　正高：熟悉

梅毒属于一种性传播疾病，病原体是苍白密螺旋体苍白亚种，又称梅毒螺旋体，主要通过性接触直接传染，手术、输血、哺乳、接触污染物也可被传染。患梅毒的孕妇可通过胎盘感染胎儿，早期可导致胎儿流产、早产，晚期感染的成活胎儿可患先天梅毒。

知识点 28：梅毒螺旋体感染的实验室诊断　　副高：掌握　正高：掌握

梅毒的血清学检测根据抗原不同分为以下两类。

（1）非特异性类脂质抗原试验　试验使用的抗原由从牛心肌中提取的心磷脂、胆固醇以及纯化的卵磷脂组成，即类脂质抗原，用于对梅毒筛查。

（2）梅毒螺旋体抗体试验　应用的抗原是梅毒螺旋体的特异成分。此类试验有多种，国际上通用的试验是梅毒螺旋体血凝试验与荧光密螺旋体抗体吸收试验。

第四篇

临床医学检验
临床血液学专业

第二十七章　概　　述

第一节　血液学检验国内外现状

知识点1：仪器的自动化　　副高：掌握　正高：熟练掌握

仪器的特点是自动化、多功能、多参数、高速度、微量化、智能化和检验结果的高准确度。例如，全自动血细胞分析仪、血小板聚集仪、血小板功能分析仪、血液凝固分析仪、血液流变仪、流式细胞仪、血栓弹力图仪、凝血酶生成仪以及研究分子生物学的仪器（PCR扩增仪、核酸合成仪、DNA测序仪、生物分子图像分析仪以及生物/基因芯片仪）等。

知识点2：试剂的多样化　　副高：掌握　正高：熟练掌握

试剂的特点是大规模高科技生产的试剂盒。试剂有高灵敏度、高质量、高特异性的特点，多与仪器匹配，多有质量控制，多为国家标准化委员会批准。

知识点3：方法的标准化　　副高：掌握　正高：熟练掌握

因为检测项目的不同，大体上可选用功能检测法、理化检测法、免疫检测法、基因检测法等进行实验检测，这些方法可用国际/国内推荐的方法进行检测。

知识点4：全面质量管理　　副高：掌握　正高：熟练掌握

通过实验的室内质控（IQC）、室间质评（EQA），对实验的精密度、敏感度（Sen）、特异度（Spe）、准确度（Acc）、阴性预测值（Npv）、阳性预测值（Ppv）、阳性似然比（+LR）、阴性似然比（-LR）进行系统评价，以保证检验质量。

第二节 血液学检验的发展趋势

知识点1：新技术、新方法 副高：掌握 正高：熟练掌握

方法、技术是检验医学的核心，必须在基础理论的指导之下，按临床需求不断地开创新技术、新方法或者从临床实验的实际出发不断改进原有的实验，使其更加完善、精确。目前已有许多新方法、新技术试用于临床，如分子诊断术、基因诊断术、流式细胞术、芯片诊断术、毛细管电泳术、高压液相色谱术以及分子组学、基因组学、转录组学、蛋白质组学以及代谢组学等。

知识点2：即时检验（POCT） 副高：掌握 正高：熟练掌握

POCT是由一组简单的实验组成，适用于急诊室、手术室、监护室、病房、家庭等，随时采取标本，即时检测血糖、心肌标志物、血气、凝血、电解质、免疫、感染和药物监控等。POCT的特点是快速、准确、便捷及经济，能即时满足临床的需求，POCT已成为检验医学发展的潮流与热点之一。

知识点3：实验的优化组合应用 副高：掌握 正高：熟练掌握

在循证医学的指导下，将几个实验优化组合成一体应用于临床，以提高实验的敏感性、特异性以及诊断准确率。

知识点4：循证检验医学（EBLM） 副高：掌握 正高：熟练掌握

EBLM是循证医学（EBM）的一部分，它是依据大量文献临床研究的最佳证据，结合每例患者的实际表现和所患疾病，明确评估的检验项目与检验结果。按EBM的原则，进行诊断实验的设计、研究、评价以及应用，它为诊断实验的应用带来效果，也是卫生技术评估（HTA）决策的最准确、最直接、最经济以及最有价值的依据。

知识点5：个体化诊断 副高：掌握 正高：熟练掌握

个体化诊断是一种有针对性、科学性以及连续性的诊断方式。涉及患者过去的和现在的病史和临床情况，涉及患者实验检测、代谢异常、基因突变和对药物的敏感性，以及涉及患者的影像学、病理学等资料，对患者进行全方位、系统性和动态改变的科学诊断。个

体化诊断是今后发展的重要方向。

第三节 血液学检验的应用

知识点1：临床诊断和鉴别诊断 副高：熟悉 正高：掌握

血液病的诊断和鉴别诊断很大程度上需借助实验室检查。例如，对造血和淋巴组织疾病的诊断和鉴别诊断，除病史及临床表现外，实验室诊断需包括：

（1）血象（含血涂片）。

（2）骨髓象和细胞化学染色。

（3）骨髓病理切片和电镜检查。

（4）细胞免疫标记。

（5）细胞遗传学和分子遗传学。

（6）分子生物学检查等。利用上述系列检查，可以正确作出临床诊断、分型诊断、临床分期以及鉴别诊断，基本上不会有漏诊和误诊。

知识点2：疗效观察 副高：熟悉 正高：掌握

在患者治疗过程中，需用实验检查作为疗效观察与预后判断的客观指标。例如：急性髓系白血病（AML）

（1）完全缓解（CR） 临床无白血病细胞浸润的症状及体征，生活正常或接近正常；骨髓（BM）象：原始细胞（原粒Ⅰ型+Ⅱ型，原单+幼单，或原淋+幼淋）≤5%，红系和巨核系正常；血象：Hb≥100g/L（男性）或≥90g/L（女性或儿童），中性粒细胞绝对值≥1.5×10g/L，白细胞分类中无白血病细胞，PLT≥100×10^9/L。

（2）部分缓解（PR） BM象中原始细胞>5%而≤20%，或者临床/血象2项中有1项未达CR标准。

（3）白血病复发 有下列3项之一者即为复发：骨髓原始细胞>5%但≤20%，经过有效抗白血病治疗一个疗程未能达到骨髓象完全缓解标准者；骨髓原始细胞>20%；髓外白血病细胞浸润。

（4）持续完全缓解（CCR） 达到CR之日算起，其间无白血病复发达3~5年者。

（5）长期存活 确诊白血病之日起，存活时间≥5年。

（6）临床治愈 停止化疗5年或者无病生存（DFS）≥10年。

知识点3：健康普查和遗传咨询 副高：熟悉 正高：掌握

（1）健康普查 随着生活水平的提高，国家施行健康普查制度。每个职工除做临床普查外，还应做实验室普查，如肝肾功能，血、尿、粪常规，血糖、血脂，肿瘤、肝炎标志物等检查。此外还应做超声、X线胸片以及心电图等检查。发现亚健康状态，及时采取干预措施，预防疾病的发生或者发展。

（2）遗传咨询　对于遗传性疾病，如血友病，依据患者及其家族史，进行携带者的产前基因诊断。发现有病胎儿，在家属知情的情况下，采取措施避免其出生，是目前预防血友病发生的有效措施，对于提高民族健康水平具有重要的现实意义。上海交通大学医学院附属瑞金医院，近年来对450个血友病家系作携带者的产前诊断，迄今准确率达100%，未见误诊及漏诊现象。

知识点4：指导血制品的临床应用　　副高：熟悉　正高：掌握

根据临床需求和相关血液学检查决定血制品的临床应用，例如：

（1）血小板输注　对于无出血的血小板减少患者，预防性血小板输注的适应证大多定义为血小板数$<10\times10^9$/L，输注之后使血小板维持在$>20\times10^9$/L；在有出血症状或者存在出血风险情况下，预防性血小板输注的适应证可以放宽至（20～30）$\times10^9$/L。在血小板减少、血小板功能缺陷患者接受创伤性操作或手术时，可按照病情的需要输注血小板。轻微创伤者血小板数$>20\times10^9$/L、穿刺者$>50\times10^9$/L、拔牙者$\geqslant50\times10^9$/L、小手术$\geqslant50\times10^9$/L、大手术$\geqslant80\times10^9$/L、正常分娩$\geqslant50\times10^9$/L、剖宫产$\geqslant80\times10^9$/L。

（2）凝血酶原复合物（PCC）的应用　PCC因为含凝血因子Ⅱ、Ⅶ、Ⅸ、Ⅹ，因此临床上多用于血友病B（因子Ⅸ缺乏症）、存在抑制物的血友病A（因子Ⅷ缺乏症）、重症肝病/肝移植、依赖维生素K凝血因子缺乏症、弥散性血管内出血（DIC）以及少见的遗传性凝血因子Ⅱ、Ⅶ、Ⅹ缺乏症等。

在围治疗期，必须监测APTT和FIX：C水平作为制定和调节给药剂量、每日次数与疗程的依据。

知识点5：基础研究和临床研究　　副高：熟悉　正高：掌握

在白血病细胞形态学、免疫学以及细胞遗传学（MIC）分型中，细胞遗传学检查不能肯定的或者不能发现的基因异常，可进一步借助分子生物学检查予以发现。比如急性髓系细胞白血病（AML）-M_3型的t（15；17）（q^{22}；q^{21}）易位及其PML/RARα融合基因等；如果PML/RARα融合基因阴性（约占M_3型的10%），则可以再进一步检查RARα伙伴基因所形成的融合基因，它们构成受累基因网络白血病。

目前，已有基因组学（即从生物体单个基因到整体基因组的结构及功能），蛋白质组学（即功能基因组学，是研究细胞内全部蛋白质的组成及其功能），细胞信号转导（是针对细胞外信号所产生的细胞应答反应的全过程）；后遗传学或者表观遗传学（是研究DNA-染色质机构改变与基因调控相互关系的分子生物学分支）及代谢组学等。

第二十八章 造血系统与造血检验

第一节 造血系统基础

知识点1：血细胞的发育 副高：熟练掌握 正高：熟练掌握

血细胞的发育是连续的，主要包括血细胞的增生、分化、成熟和释放等过程。

（1）血细胞的增殖 是指血细胞借助分裂而使其数量增加的现象。

（2）血细胞的分化 指的是分裂后产生新的子细胞，子细胞在生物学性状上产生了新的特点，也就是通过特定基因的表达、合成了特定的蛋白质，与原来的细胞有了质的不同。

（3）血细胞的成熟 指的是细胞定向分化后通过增生及演变，由原始细胞经幼稚细胞到成熟细胞的全过程。成熟包含在整个细胞发育过程中。通常来讲，细胞的每一次有丝分裂都伴有细胞的成熟。血细胞越成熟，其形态特征越明显，其功能也就越完善。

（4）血细胞的“释放” 是终末细胞经过骨髓屏障进入血液循环的过程。骨髓造血是血管外造血，成熟的血细胞需要经过骨髓-血屏障进入外周血循环，而未成熟的幼稚细胞不能随意进入血液循环。

知识点2：血细胞发育成熟的一般规律 副高：熟练掌握 正高：熟练掌握

血细胞的发育成熟是一个连续的过程，只是为了研究等目的，人为地划分为各个阶段。在细胞分类中，处于发育阶段之间的细胞通常划入下一阶段。血细胞发育过程中的形态演变规律见表4-28-1。

表4-28-1 血细胞发育过程中形态演变一般规律

项目	原始→幼稚→成熟	备注
细胞大小	大→小	巨核细胞由小变大，早幼粒细胞比原始粒细胞大
核大小	大→小	成熟红细胞核消失
核形态	规则→不规则（如：圆→凹陷→分叶）	有的细胞不分叶
核染色质	细致→粗糙，疏松→致密	
核染色	淡紫色→深紫色	
核膜	不明显（薄）→明显（厚）	
核仁	有→无	
胞质量	少→多	小淋巴细胞胞质少
胞质颜色	深蓝→浅蓝→红	
胞质颗粒	无→少→多	红细胞系统无颗粒，粒细胞特异性颗粒分为三种
核质比例	大→小	

第二节　造血检验基本方法

知识点1：血细胞形态学特点　　副高：熟练掌握　正高：熟练掌握

骨髓中血细胞根据细胞发育阶段分为原始细胞、幼稚细胞及成熟细胞，三个阶段细胞形态的基本特点是：

（1）原始细胞　胞体较大，胞质少，呈蓝色，胞质中无颗粒或有少许细小的颗粒，胞核大，多数呈圆形或类圆形，核质比大，染色质细致，常有清楚核仁。

（2）幼稚细胞　胞体中等大小，胞质增多，胞质仍呈嗜碱性（即蓝色），胞质中多数有颗粒（有核红细胞例外），胞核圆形或非圆形，染色质较细致、较粗，多数无核仁。

（3）成熟细胞　胞体较小，胞质多，胞质多数呈淡蓝色、淡红色，胞质中多数有颗粒（红细胞外），胞核变小（红细胞和血小板无核），核质比小（小淋巴细胞例外），胞核呈分叶、扭曲或有切迹等，染色质粗，无核仁。

知识点2：红细胞系统发育阶段　　副高：掌握　正高：熟练掌握

红细胞系统逐渐分化发育，分为原始红细胞、早幼红细胞、中幼红细胞、晚幼红细胞和红细胞5个阶段。前4个阶段为有核红细胞，红细胞包含了未完全成熟的网织红细胞和完全成熟的红细胞。

知识点3：原始红细胞形态学特征　　副高：掌握　正高：熟练掌握

①胞体　直径15～25μm，圆形或椭圆形，边缘常有钝角状或瘤状突起。②胞核　圆形、居中，核染色质呈颗粒状（较粗），核仁1～2个，大小不一，染浅蓝色，边界不清楚。③胞质　较多，深蓝色，不透明，有油画蓝感，在核周围常形成淡蓝区，无颗粒。

知识点4：早幼红细胞形态学特征　　副高：掌握　正高：熟练掌握

①胞体　直径15～20μm，圆形或椭圆形。②胞核　圆形，居中，核染色质浓集呈粗颗粒状，甚至小块状，核仁模糊或消失。③胞质　略增多，染不透明蓝或深蓝色，无颗粒，仍可见瘤状突起及核周淡蓝区。

知识点5：中幼红细胞形态学特征　　副高：熟练掌握　正高：熟练掌握

①胞体　直径8～15μm，圆形。②胞核　居中，占细胞的1/2，核染色质凝聚呈块状，其副染色质明显且较透亮，宛如打碎墨砚感，核仁无。③胞质　多，无颗粒，由于血红蛋白形成逐渐增多而嗜碱性物质逐渐减少，故呈多色性。

知识点6：晚幼红细胞形态学特征　　副高：熟练掌握　正高：熟练掌握

①胞体　直径7~10μm，圆形。②胞核　圆形，居中或偏位，占细胞1/2以下，核染色质聚集成数个大块或凝缩成紫黑色团块状，副染色质可见或消失，有时胞核碎裂或正处在脱核状态。③胞质　量较多，浅灰或浅红色，无颗粒。

知识点7：红细胞形态学特征　　副高：掌握　正高：熟练掌握

红细胞为两面微凹盘状的细胞，无核，胞质淡红色或灰红色，中央部分可见淡染区，平均直径7.2μm。

知识点8：网织红细胞形态学特征　　副高：掌握　正高：熟练掌握

①胞体　直径8~9μm，圆形。②胞核　圆形，经煌焦油蓝活体染色后，细胞内可看到蓝紫色点粒状、线状或网状结构。

知识点9：粒细胞分化发育阶段　　副高：掌握　正高：熟练掌握

粒细胞分化发育阶段包括：原始粒细胞、早幼粒细胞、中幼粒细胞、晚幼粒细胞、杆状核粒细胞、分叶核粒细胞。

知识点10：原始粒细胞形态学特征　　副高：掌握　正高：熟练掌握

①胞体　直径10~20μm，圆形或类圆形。②胞核　较大，圆形或类椭圆形，居中或略偏位，染色质呈细粒状，排列均匀、平坦如一层薄沙，无浓集，核仁2~5个、较小、清楚、淡蓝色。③胞质　较少，呈透蓝色或深蓝色，绕于核周，有时在近核处浆色较淡，无颗粒或有少许细小颗粒。

知识点11：早幼粒细胞形态学特征　　副高：掌握　正高：熟练掌握

①胞体　直径12~25μm，圆形或椭圆形。②胞核　大，圆形或椭圆形或一侧微凹陷，核常偏一侧，染色质开始聚集，核仁常可见且较清晰。③胞质　量较多，呈蓝或深蓝色，胞质内含大小、形态和多少不一的紫红色非特异颗粒，分布不均，常于近核一侧先出现，有时可出现在核上。

知识点12：中幼粒细胞形态学特征　　副高：掌握　正高：熟练掌握

（1）中性中幼粒细胞　①胞体　直径10~20μm，圆形。②胞核　椭圆形或一侧开始扁平，可能出现凹陷，其凹陷程度与假想圆形核直径之比常小于1/2，核常偏于一侧，占细胞的2/3~1/2，染色质聚集呈索块状，核仁消失。③胞质　量多，呈蓝色、淡蓝色，内含中等量、大小较一致、分布集中的中性颗粒，呈淡红色或淡紫红色，常在近核处出现，而非特异性颗粒常分布在细胞边缘区域。

（2）嗜酸性中幼粒细胞　①胞体　直径10~20μm，圆形。②胞核　相似于中性幼粒细胞。③胞质　量多，呈蓝色，内含较丰富的粗大、大小一致、排列紧密的嗜酸性颗粒，呈橘红色，有的胞质中还可见紫黑色颗粒，似嗜碱性颗粒。

（3）嗜碱性中幼粒细胞　①胞体　直径10~16μm。②胞核　椭圆形，轮廓不清楚，核染色质较模糊。③胞质　中等，蓝色，胞质内及核上含有数量不多、粗大、形态不一、大小不一、排列凌乱的嗜碱性颗粒，呈紫黑色或深紫红色。

知识点13：晚幼粒细胞形态学特征　　副高：掌握　正高：熟练掌握

（1）中性晚幼粒细胞　①胞体　直径为10~16μm，圆形。②胞核　明显的凹陷呈肾形、马蹄形、半月形，但核凹陷的程度一般不超过细胞核假想直径的一半，也有的呈圆形、椭圆形。核染色质粗糙，排列紧密，浓集呈大小不等的几块并出现副染色质，核仁消失。③胞质　量较多，染浅红色，充满中性颗粒，颗粒颜色较中幼阶段浅。

（2）嗜酸性晚幼粒细胞　①胞体　直径10~16μm，圆形。②胞核　居中或偏于一侧，呈肾形或椭圆形。③胞质　充满嗜酸性颗粒，颗粒粗大呈橘红色，大小一致，但有时见到深褐色或棕黄色颗粒。

（3）嗜碱性晚幼粒细胞　①胞体　直径10~14μm，圆形。②胞核　固缩同中性晚幼粒细胞，轮廓模糊。③胞质　胞质内及核上含有少量的、分布不均的嗜碱性颗粒。

知识点14：杆状核粒细胞形态学特征　　副高：掌握　正高：熟练掌握

（1）中性杆状核粒细胞　①胞体　直径为10~15μm，圆形。②胞核　凹陷程度超过假想核直径的一半，核径最窄处大于最宽处1/3以上，核形弯曲呈带状、S形、U形或E形，两端钝圆无折叠，粗细较均匀，染深紫红色，核染色质粗糙呈块状，可出现副染色质。③胞质　丰富，呈淡红色或淡蓝色，充满中性颗粒。

（2）嗜酸性杆状核粒细胞　①胞体　直径11~15μm，圆形。②胞核　相似于中性粒细胞。③胞质　充满粗大的橘红色或棕黄色的嗜酸性颗粒。

（3）嗜碱性杆状核粒细胞　胞体直径10~12μm，胞质和细胞核上常覆盖有紫黑色的、大小不均、数量不等的嗜碱性颗粒，使细胞核结构模糊不清，常无法从细胞质中区分出来。

知识点15：分叶核粒细胞形态学特征　　副高：掌握　正高：熟练掌握

（1）中性分叶核粒细胞　①胞体　直径为10~14μm，圆形。②胞核　呈分叶状，常分为2~5叶，由细丝相连或完全分开，细胞核的分叶有时重叠在一起，可有明显的切迹，注意与杆状核粒细胞的区别。核染色质浓集或呈块状，染深紫红色，可出现副染色质。③胞质 丰富，染淡红色，质内有细小的淡紫红色或灰红色的中性颗粒。

（2）嗜酸性分叶核粒细胞 ①胞体 直径为11~16μm，圆形。②胞核 多分2叶，如眼镜或耳麦，其他同中性分叶核粒细胞。③胞质 内充满粗大的嗜酸性颗粒。

（3）嗜碱性分叶核粒细胞 ①胞体 直径为10~12μm，圆形。②胞核 可分3~4叶或分叶不明显，呈融合堆积状。③胞质 内含有大小不一、分布不均的嗜碱性颗粒，呈紫黑色，多覆盖在核上，常无法区分开细胞核和细胞质，难以确定是哪一个阶段的细胞。

知识点16：单核细胞系统形态学特征 副高：掌握 正高：熟练掌握

（1）原始单核细胞 ①胞体 直径为15~20μm，圆形、不规则形，可有伪足伸出。②胞核 较大，圆形、类圆形或不规则形，可有扭曲和折叠。核染色质纤细，呈稀疏颗粒状或疏松网状，结构不清晰，核仁1~3个，大而清晰，且常不规则，有凹陷感。③胞质 较其他原始细胞丰富，呈蓝色或灰蓝色，不透明。

（2）幼稚单核细胞 ①胞体 直径为15~25μm，圆形或不规则形，有时可见伪足。②胞核 圆形或不规则形，可呈扭曲折叠状，有凹陷或切迹。核染色质较原始单核细胞粗糙、疏松，呈细小索块状或丝网状，核仁可见或无。③胞质 较多，染灰蓝色，可见细小染紫红色的非特异性颗粒。

（3）成熟单核细胞 ①胞体 直径为12~20μm，圆形或不规则，常可见伪足。②胞核 形态不规则，常呈肾形、S形、马蹄形、分叶形、笔架形等，且有明显的折叠和扭曲。核染色质呈细而疏松丝网状或条索状。③胞质 丰富，染灰蓝色或淡粉红色，如毛玻璃状半透明，胞质内有更多细小的灰尘样淡紫红色非特异性颗粒，有时偶见空泡，伪足内常无颗粒，胞质中有颗粒，胞质可有明显的内、外质之分。

知识点17：巨核细胞系统分化发育阶段 副高：掌握 正高：熟练掌握

巨核细胞系统的分化发育阶段分为：原始巨核细胞、幼稚巨核细胞、颗粒型巨核细胞、产血小板型巨核细胞、裸核型巨核细胞、血小板。

知识点18：原始巨核细胞形态学特征 副高：掌握 正高：熟练掌握

①胞体 直径15~30μm，圆形或不规则形。②胞核 1~2个，较大，呈圆形或不规则形，常有凹陷折叠。核染色质细致而紧密，分布不均，呈深紫红色或紫褐色，核仁2~3个，染蓝色或深蓝色，常不清晰。③胞质 量少，细胞周边常见指状突起，染深蓝色，不透明，无颗粒，细胞周边有时可见少许血小板附着，核周可有淡染区。

知识点19：幼稚巨核细胞形态学特征 副高：掌握 正高：熟练掌握

①胞体　明显增大，直径为 30~50μm，常不规则。②胞核　常不规则，可出现分叶、折叠和扭曲，有时呈双核或多核，染深紫红色。核染色质颗粒状或细小索块状，排列紧密，核仁可有可无，常不清晰。③胞质　较丰富，染深蓝色或淡蓝色，常有伪足样突起，近核处颜色变浅，呈淡蓝色或淡红色，可有少许淡紫红色的非特异性颗粒。

知识点 20：颗粒型巨核细胞形态学特征　　副高：掌握　正高：熟练掌握

①胞体　直径为 40~70μm，甚至可达 100μm，不规则，胞膜完整。②胞核　巨大，呈不规则形或分叶状，常有重叠。核染色质粗糙，排列紧密呈粗块状或条索状，染深紫红色，核仁无。③胞质　极其丰富，呈淡红色或夹杂有蓝色，充满大量较细小均匀的紫红色颗粒。

知识点 21：产血小板型巨核细胞形态学特征　　副高：掌握　正高：熟练掌握

①胞体　直径为 40~70μm，甚至可达 100μm，不规则。②胞核　巨大且不规则，常有明显分叶和重叠。核染色质呈条状或块状，染深紫红色，核仁无。③胞质　极其丰富，染均匀淡红色，内有大小不等的紫红色颗粒，胞膜不清晰，多呈伪足状，其内侧及外侧常有待释放和释放的血小板。

知识点 22：裸核型巨核细胞形态学特征　　副高：掌握　正高：熟练掌握

血小板释放后，巨核细胞仅剩一胞核，胞核同产血小板型巨核细胞，无或有少许胞质。

知识点 23：血小板形态学特征　　副高：掌握　正高：熟练掌握

①胞体　直径 2~4μm，呈椭圆形、星形或不规则形。②胞质　染淡蓝色或淡红色，中心部位有形态不一、细小、分布不均匀的紫红色颗粒。由于血小板离体活化后有聚集作用，故骨髓涂片或血涂片上的血小板常成簇、成堆存在，无胞核。

知识点 24：淋巴细胞系统分化发育阶段　　副高：掌握　正高：熟练掌握

淋巴细胞系统分化发育阶段分为：原始淋巴细胞、幼稚淋巴细胞、淋巴细胞。

知识点 25：原始淋巴细胞形态学特征　　副高：掌握　正高：熟练掌握

①胞体　直径 10~18μm，圆形或类圆形。②胞核　呈圆形或类圆形，居中或稍偏位。核染色质呈颗粒状，较原始粒细胞粗，排列均匀，核仁 1~2 个，较清楚，核仁周边可有染色质而使核仁周边染色较深。③胞质　较少，染蓝色或天蓝色，近核处可有淡染区，无颗粒。

知识点 26：幼稚淋巴细胞形态学特征 副高：掌握 正高：熟练掌握

①胞体 直径 12~16μm，圆形或类圆形。②胞核 呈圆形或类圆形，常偏位。核染色质较原始淋巴细胞粗，排列紧密而均匀。③胞质 较原始淋巴细胞多，染淡蓝色，可有少许非特异性颗粒。

知识点 27：淋巴细胞形态学特征 副高：掌握 正高：熟练掌握

（1）大淋巴细胞 ①胞体 直径为 12~15μm，圆形或类圆形。②胞核 呈圆形或类圆形，核染色质排列紧密，可有切迹。③胞质 较丰富，染淡蓝色，透明，胞质常有少许非特异性颗粒。

（2）小淋巴细胞 ①胞体 直径为 6~9μm，圆形或类圆形。②胞核 呈圆形或类圆形，常有小切迹，核染色质致密，聚集成块。③胞质 量少或近似无质，染蓝色或淡蓝色，一般无颗粒。

知识点 28：浆细胞分化发育阶段 副高：掌握 正高：熟练掌握

浆细胞系统分化发育阶段分为：原始浆细胞、幼稚浆细胞、浆细胞。

知识点 29：原始浆细胞形态学特征 副高：掌握 正高：熟练掌握

①胞体 直径 14~25μm，圆形或椭圆形。②胞核 圆形，占胞体直径的 2/3 以上，偏位或居中。核染色质呈密集的粗颗粒状，染深紫红色，核仁 2~5 个，不清晰。③胞质 量较多，染不透明深蓝色，有核旁淡染区，无颗粒，有泡沫感。

知识点 30：幼稚浆细胞形态学特征 副高：掌握 正高：熟练掌握

①胞体 直径 12~16μm，常呈椭圆形。②胞核 圆或椭圆，约占胞体直径的 1/2，常偏位。核染色质较原始浆细胞粗糙而紧密，开始出现聚集，染深紫红色，核仁无或模糊可见。③胞质 丰富，染深蓝色或蓝紫色，不透明，常有泡沫感及核旁淡染区。

知识点 31：浆细胞形态学特征 副高：掌握 正高：熟练掌握

①胞体 直径 8~15μm，大小不一，椭圆形或不规则形，常呈火焰状。②胞核 明显缩小，较圆，常偏位，偶见双核或三核。核染色质浓密聚集呈块状，副染色质呈淡红色，其核形似龟背状，少数呈车轮状排列，核仁无（有时可见假核仁）。③胞质 丰富，染深蓝色、蓝紫色甚至红色不一，有时胞质边缘呈红色或红蓝相混的蓝紫色，不透明，有泡沫感，核旁有明显的半月形淡染区，胞质内偶见少许非特异性颗粒。

知识点32：造血组织内其他细胞　　副高：掌握　正高：熟练掌握

造血组织内其他细胞包括：内皮细胞、成纤维细胞及纤维细胞、组织嗜碱细胞、组织嗜酸细胞、吞噬细胞、成骨细胞、破骨细胞、脂肪细胞。

知识点33：内皮细胞形态学特征　　副高：掌握　正高：熟练掌握

①胞体　直径为25~30μm，形态极不规则，多呈梭形或长尾形。②胞核　圆或椭圆形，核染色质呈粗颗粒网状，较疏松，核仁多无。③胞质　量较少，分布于细胞的一端或两端，呈棉絮状，染淡蓝或淡红色，可有细小而稀疏的紫红色非特异性颗粒。

知识点34：成纤维细胞及纤维细胞形态学特征　　副高：掌握　正高：熟练掌握

分为纤维细胞与成纤维细胞两种类型。纤维细胞功能不活跃，细胞轮廓不明显，涂片时常被拉成长条状，长轴可达200μm以上，细胞质较成纤维细胞少，核呈椭圆形，常有多个至数十个，大小形态相同。核染色质呈细或粗网状，核仁不明显。成纤维细胞是活动旺盛的细胞。①胞体　常不规则，有突起，胞体和胞核较大，轮廓清楚。②胞质　多，呈弱嗜碱性。③核仁　1~2个，大而明显。成纤维细胞具有较强的蛋白质合成和分泌功能，能合成纤维基质、胶原蛋白、弹性蛋白等。此两型细胞可互相转化。

知识点35：组织嗜碱细胞形态学特征　　副高：掌握　正高：熟练掌握

又称肥大细胞。①胞体　直径为12~20μm，呈多角形、梭形、蝌蚪形、椭圆形或“拨浪鼓”形。②胞核　较小，圆形或椭圆形，居中或偏位，部分或全部被颗粒遮盖。核染色质模糊，结构常不清楚，染深紫红色或紫褐色。③胞质　较丰富，充满排列紧密、大小一致、染深紫黑色或紫红色的嗜碱性颗粒。

知识点36：组织嗜酸细胞形态学特征　　副高：掌握　正高：熟练掌握

大小和形态与网状细胞相似。①胞体　直径20~50μm，为圆形或不规则形。②胞质　丰富，呈淡蓝色或嗜多色性，含大量较粗大的橘红色嗜酸性颗粒，颗粒大小一致，略小于正常嗜酸性颗粒，边缘着色深，中央着色浅，颗粒中含有多种酶类、糖类以及脂类。

知识点37：组织细胞形态学特征　　副高：掌握　正高：熟练掌握

旧称网状细胞。①胞体　大小不一，长椭圆形或不规则形，长轴可达20~50μm，边缘多不整齐，呈撕纸状。②胞核　圆形或椭圆形，核染色质呈粗网状，核仁常为1~2个，可有可无，呈清晰的蓝色。③胞质　丰富，染淡蓝色或淡灰蓝色，可有少许非特异性颗粒，有时含有吞噬的色素颗粒、血细胞、细胞碎片、脂肪滴、细菌等。

知识点38：吞噬细胞形态学特征 副高：掌握 正高：熟练掌握

①胞体 形态极不一致，与其吞噬物的种类、多少有关。②胞核 圆形、椭圆形或不规则形，核形不定，呈单核或双核，核仁有或无，核常被挤压至细胞一侧，核染色质固缩成团块状。③胞质 多少不一，染淡蓝色或淡红色，常有空泡并有数量不等的吞噬物。

知识点39：成骨细胞形态学特征 副高：掌握 正高：熟练掌握

①胞体 直径为20~40μm，椭圆形或不规则形，常多个成簇分布，有时单个存在。②胞核 圆形或椭圆形，常偏于一侧，核染色质呈深紫红色，排列呈粗网状。核仁1~3个，清晰，呈蓝色。③胞质 丰富，染深蓝色或淡蓝色，呈棉絮状，胞质内常有浅染区域。

知识点40：破骨细胞形态学特征 副高：掌握 正高：熟练掌握

①胞体 直径为60~100μm，形态不规则，边缘清楚或不整齐如撕纸状。②胞核 较多，常3~100个不等，圆形或椭圆形，彼此独立，无核丝相连，大小、形态相似。核染色质呈粗网状。核仁1~2个，呈较清晰的蓝色。③胞质 丰富，呈淡蓝色、灰蓝色或淡红色，中间有大量大小不等、分布稀疏的紫红色颗粒。

知识点41：脂肪细胞形态学特征 副高：掌握 正高：熟练掌握

①胞体 直径30~50μm，圆形或椭圆形，胞膜易破裂。②胞核 较小，形状常不规则，易被挤到一边，染色质致密呈团块状或粗网状，核仁无。③胞质 丰富，充满大小不一的脂肪空泡，染蓝色、淡粉红、浅紫色或无色，中间似有网状细丝相连，为细胞质成分。

知识点42：退化细胞及涂抹细胞形态学特征 副高：掌握 正高：熟练掌握

（1）退化淋巴细胞（又称“篮细胞”） 细胞破裂散开，且胞体大小不一。细胞推片时易碎，胞核肿胀，染色质结构模糊，呈均匀的淡紫红色，有时可见假核仁。细胞可被拉成扫帚状，形态如竹篮，因此又称“篮细胞”。

（2）Ferrata细胞 胞体较大，边缘不整，呈推散状或撕纸状。胞核大，圆形或椭圆形，常偏于一侧，核染色质呈弥漫的团块状或粗网状，染淡紫红色，可有空泡。可见1~3个不等的核仁。胞质呈淡蓝色或淡灰蓝色，含有一定量的非特异性颗粒，形态常为圆形，大小不等，染深紫红或紫红色。

知识点43：骨髓有核细胞增生程度 副高：掌握 正高：熟练掌握

（1）增生极度活跃　反映骨髓造血功能亢进，常见于各种急性与慢性白血病、淋巴瘤骨髓浸润以及某些增生性贫血等。

（2）增生明显活跃　表明骨髓造血功能旺盛，常见于溶血性贫血、缺铁性贫血、失血性贫血、巨幼细胞性贫血、骨髓增生异常综合征、慢性淋巴细胞性白血病、类白血病反应、真性红细胞增多症、原发性免疫性血小板减少症以及化疗后恢复期等。

（3）增生活跃　表明骨髓造血功能基本正常，常见于正常骨髓象、多发性骨髓瘤、不典型再生障碍性贫血、骨髓转移癌早期等。

（4）增生低下　反映骨髓造血功能下降，常见于再生障碍性贫血、放疗和化疗后、骨髓被稀释等。

（5）增生极度低下　表明骨髓造血功能极度低下甚至衰竭，常见于再生障碍性贫血、放疗和化疗后以及骨髓稀释等。

知识点44：粒红比值　　副高：掌握　正高：熟练掌握

（1）粒红比值正常　粒细胞和有核红细胞比例正常或两种同时增加或者减少。常见于正常人、再生障碍性贫血、多发性骨髓瘤、骨髓硬化症、骨髓转移癌、红白血病、恶性组织细胞增生症、淋巴细胞性白血病、戈谢病、尼曼匹克病及传染性单核细胞增多症等。

（2）粒红比值减低　指粒红比值小于2∶1，是因为粒系细胞减少或有核红细胞增多所致。常见于粒细胞缺乏症、溶血性贫血、放射病早期、急性失血、巨幼细胞性贫血、缺铁性贫血、脾功能亢进及真性红细胞增多症等。

（3）粒红比值增加　指粒红比值大于5∶1，因为粒细胞增多或有核红细胞减少所致。常见于急性和慢性白血病、感染特别是化脓性感染、类白血病反应尤其是中性和嗜酸性粒细胞类白血病反应、红细胞生成减少或者受抑制如单纯红细胞再生障碍性贫血等。

知识点45：红细胞系统改变　　副高：掌握　正高：熟练掌握

（1）骨髓有核红细胞增多及形态改变　①以原始及早幼红细胞增多为主，常见于急性红白血病，常会伴有原始和幼稚红细胞的巨幼样变、双核和多核、核畸形和核质发育不平衡等改变。②以中幼红细胞和晚幼红细胞增多为主，常见于增生性贫血如溶血性贫血、巨幼细胞性贫血、急性失血性贫血、原发性免疫性血小板减少症的急性期、珠蛋白生成障碍性贫血、慢性感染性贫血、慢性肾衰竭（红细胞体积小，血红蛋白合成不足）、放射病早期等。③以晚幼红细胞增多为主，常见于慢性失血性贫血、缺铁性贫血、铁粒幼红细胞性贫血等。④各阶段红细胞增多，常见于真性红细胞增多症、铅中毒、红细胞系统增生性反应、急性骨髓纤维化早期等。⑤铁粒幼红细胞增多，常见于铁粒幼红细胞性贫血、骨髓增生异常综合征等。⑥巨幼红细胞增多，常见于巨幼细胞性贫血、恶性贫血、胃癌、胃切除术后等。

（2）骨髓有核细胞减少　常见于纯红细胞再生障碍性贫血、再生障碍性贫血、骨髓转移癌以及多发性骨髓瘤等。

知识点46：粒细胞系统改变 副高：掌握 正高：熟练掌握

（1）粒细胞增多 ①以原始粒细胞增多为主：常见于慢性粒细胞白血病急粒变、急性粒细胞白血病、急性粒-单核细胞白血病等。②以早幼粒细胞增多为主：常见于急性早幼粒细胞白血病（M3型）、急性粒细胞白血病部分成熟型（M2a）、急性红白血病、慢性粒细胞白血病、粒细胞缺乏症恢复期以及早幼粒细胞类白血病反应等。③以中性中幼粒细胞增多为主：常见于急性粒细胞白血病部分成熟型（M2b）、类白血病反应、慢性粒细胞白血病、尿毒症、糖尿病酮症酸中毒、汞中毒、洋地黄中毒及异种蛋白注射等。④嗜碱性粒细胞增多：常见于嗜碱性粒细胞性白血病、慢性粒细胞白血病等。⑤嗜酸性粒细胞增多：常见于嗜酸性粒细胞性白血病、变态反应性疾病、慢性粒细胞白血病、寄生虫感染、霍奇金淋巴瘤、真性红细胞增多症、某些皮肤病等。

（2）粒细胞减少 常见于粒细胞减少症和粒细胞缺乏症、再生障碍性贫血、放射病以及急性造血停滞等。

知识点47：巨核细胞系统改变 副高：掌握 正高：熟练掌握

（1）巨核细胞增多 常见于原发性免疫性血小板减少症、慢性粒细胞白血病、骨髓增生异常综合征、Evans综合征、原发性血小板增多症、真性红细胞增多症、急性血管内溶血、急性骨髓纤维化早期、急性大出血、急性感染、脾功能亢进等。

（2）巨核细胞减少 常见于再生障碍性贫血、骨髓病性贫血、急性白血病、骨髓纤维化、骨髓硬化症、先天性巨核细胞缺乏症、化学中毒、急性感染、药物中毒、放射病及某些肝硬化等。

知识点48：淋巴细胞系统改变 副高：掌握 正高：熟练掌握

（1）以原始淋巴细胞和幼稚淋巴细胞增多为主 常见于急性淋巴细胞白血病、慢性淋巴细胞白血病、慢性淋巴细胞白血病急性变、淋巴肉瘤及淋巴肉瘤性白血病、原始淋巴细胞性淋巴瘤、慢性粒细胞白血病急淋变等。

（2）以成熟淋巴细胞增多为主 常见于传染性淋巴细胞增多症、传染性单核细胞增多症、慢性淋巴细胞白血病、淋巴细胞型类白血病反应、巨滤泡性淋巴瘤、淋巴细胞性淋巴肉瘤、病毒感染和再生障碍性贫血（相对增多）等。

知识点49：单核细胞系统改变 副高：掌握 正高：熟练掌握

（1）以原始和幼稚单核细胞增多为主 常见于急性单核细胞白血病（M5）、急性粒-单核细胞白血病（M4）、慢性粒细胞白血病急单变以及骨髓增生异常综合征等。

（2）以成熟单核细胞增多为主　常见于慢性单核细胞性白血病、单核细胞型类白血病反应、慢性粒-单核细胞白血病、某些恶性肿瘤、化疗和放疗恢复期、亚急性细菌性心内膜炎、黑热病、疟疾、伤寒、结核病、结节病、系统性红斑狼疮、病毒感染、肝硬化、类风湿关节炎、溃疡性结肠炎等。

知识点 50：浆细胞系统改变　副高：掌握　正高：熟练掌握

（1）恶性增多　常见于多发性骨髓瘤及浆细胞性白血病等。

（2）良性增多　常见于结缔组织病如急性风湿热、类风湿关节炎、强直性脊柱炎、溃疡性结肠炎；感染如肉芽肿、传染性单核细胞增多症、麻疹、淋巴肉芽肿；过敏性疾病如血清病、药物过敏；恶性疾病如白血病、肿瘤、淋巴瘤；其他如再生障碍性贫血、肝硬化、粒细胞缺乏症、巨球蛋白血症等。

知识点 51：组织细胞改变　副高：掌握　正高：熟练掌握

（1）恶性增多　常见于恶性组织细胞增生症及组织细胞性肉瘤等。

（2）良性增多　常见于伤寒、结核病、败血症、黑热病、亚急性细菌性心内膜炎、病毒性肝炎、真性红细胞增多症、恶性贫血、原发性免疫性血小板减少症、多发性骨髓瘤以及巨球蛋白血症等。

知识点 52：正常骨髓象特征　副高：掌握　正高：熟练掌握

（1）骨髓有核细胞　骨髓有核细胞增生活跃。

（2）粒红比值　正常成人（2~4）:1；1~20 岁 2.95:1；新生儿 1.85:1。

（3）红细胞系统　占有核细胞的 15%~25%，其中早幼红细胞<5%，原始红细胞<1%，中、晚幼红细胞各约占 10%。

（4）粒细胞系统　占有核细胞的 40%~60%，其中早幼粒细胞<5%、原始粒细胞<2%、中幼粒细胞和晚幼粒细胞各<15%、嗜碱性粒细胞<1%、嗜酸性粒细胞<5%、杆状核细胞>分叶核细胞。

（5）淋巴细胞系统　约占有核细胞的 20%，小儿偏高，可达到 40%，基本为成熟淋巴细胞，原始淋巴细胞罕见，而幼稚淋巴细胞偶见。

（6）单核细胞系统　约占有核细胞比例<4%，基本为成熟单核细胞，原始单核细胞罕见，而幼稚单核细胞偶见。

（7）浆细胞系统　约占有核细胞的 2%，均为成熟浆细胞。

（8）其他细胞　可见少量的巨噬细胞、组织细胞、组织嗜碱细胞、内皮细胞、脂肪细胞、成骨细胞以及破骨细胞等非造血细胞，分裂象细胞和少量退化细胞可偶见。

（9）巨核细胞系统　正常人每（1.5×3）cm^2 涂片 7~35 个，原始巨核细胞罕见，幼稚型巨核细胞 0~5%、颗粒型巨核细胞 10%~27%、产血小板型巨核细胞 44%~60%、裸核型巨核细胞 8%~30%，血小板成簇易见。

（10）细胞形态 各系统细胞形态结构基本正常。

知识点 53：血细胞化学染色 副高：熟练掌握 正高：熟练掌握

细胞化学染色是以细胞形态学为基础，运用化学及生物化学等技术对细胞内的各种化学物质（包括蛋白质、糖类、脂类、酶类、核酸、无机盐等）做定性、定位以及半定量分析的方法。

细胞化学染色的种类有：过氧化物酶染色、酯酶染色、中性粒细胞碱性磷酸酶染色、酸性磷酸酶染色、糖原染色以及铁染色。

知识点 54：过氧化物酶染色的原理 副高：熟练掌握 正高：熟练掌握

血细胞所含的过氧化物酶（POX）主要为髓过氧化物酶（MPO）。POX 的染色方法包括复方联苯胺法、二氨基联苯胺法、四甲基联苯胺法以及改良的 Pereira 染色法等。

二氨基联苯胺法的原理是：细胞内的 POX 可催化二氨基联苯胺（DAB）脱氢氧化，使其分子结构改变而显色，同稳定剂结合形成不溶性沉淀，定位于酶所在的部位。DAB 所脱的氢传递给 H_2O_2 还原成 H_2O。

知识点 55：过氧化物酶染色的临床意义 副高：熟练掌握 正高：熟练掌握

（1）急性粒细胞白血病 原始粒细胞阳性或阴性，常阳性，为（+）~（++），阳性颗粒局灶性分布，颗粒通常较多、较粗大。

（2）急性早幼粒细胞白血病 早幼粒细胞呈强阳性，为（+++）~（++++），颗粒通常多而粗大。

（3）急性粒-单核细胞白血病 原始粒细胞呈阳性或者阴性，原始单核、幼稚单核细胞呈阴性或者弱阳性。

（4）急性单核细胞白血病 原始单核细胞和幼稚单核细胞多呈阴性或者弱阳性。

（5）急性淋巴细胞白血病 原始淋巴细胞、幼稚淋巴细胞都呈阴性。但是实际上可能会有少许的原始粒细胞残留在急性淋巴细胞白血病患者的骨髓中，而出现“原始淋巴细胞”呈阳性的假象，因此 FAB 分型提议，急性淋巴细胞白血病患者原始细胞的 POX 阳性率应 <3%。

（6）急性红白血病 有核红细胞呈阴性，原始粒细胞呈阳性或者阴性，原始单核细胞呈阴性或者弱阳性。

（7）其他 退化的中性粒细胞、放射病、骨髓增生异常综合征及某些白血病均可见中性成熟粒细胞 POX 活性下降。

知识点 56：酯酶染色的原理　　副高：熟练掌握　正高：熟练掌握

（1）氯醋酸 AS-D 萘酚酯酶染色　氯醋酸 AS-D 萘酚被细胞中氯醋酸 AS-D 萘酚酯酶（NAS-DCE）水解，产生 AS-D 萘酚，进而同基质液中的重氮盐（常用坚牢紫酱 GBC）偶联形成不溶性的有色（红色）沉淀，定位在细胞质内酶存在的部位。

（2）α-醋酸萘酚酯酶染色　在 pH 中性情况下，血细胞内的 α-醋酸萘酚酯酶（α-NAE）将基质液中的 α-醋酸萘酚水解并释放出 α-萘酚，进而与基质液中的重氮盐偶联，形成不溶性有色沉淀，定位在细胞质内酶存在的部位。本试验比较常用的重氮盐为坚牢蓝 B，形成的有色沉淀为棕黑色或者灰黑色。单核细胞系统的阳性可被氟化钠抑制，因此做 α-NAE 染色时，通常同时做氟化钠抑制试验。

（3）醋酸 AS-D 萘酚酯酶染色　在 pH 中性的情况下，血细胞内的醋酸 AS-D 萘酚酯酶（NAS-DAE）将基质液中的醋酸水解，释放出 AS-D 萘酚，进而与基质液中的重氮盐（常用坚牢蓝 B）偶联形成不溶性的有色（蓝色）沉淀，定位在细胞质内酶所在的部位。单核系细胞的阳性反应可被氟化钠抑制，因此通常同时做氟化钠抑制试验。

（4）酯酶双染色　指的是在同一张涂片上进行两种酯酶染色，这两种酯酶一般采用一种特异性酯酶加一种非特异性酯酶染色。比较常用的有氯醋酸 AS-D 萘酚酯酶和 α-醋酸萘酚酯酶双染色、氯醋酸 AS-D 萘酚酯酶和 α-丁酸萘酚酯酶双染色等。

知识点 57：氯醋酸 AS-D 萘酚酯酶染色的临床意义　副高：熟练掌握　正高：熟练掌握

本染色主要用于辅助鉴别急性白血病细胞类型，特别有助于 POX 阳性的急性粒细胞白血病及急性单核细胞白血病的鉴别。该试验敏感性较 POX 低，若有一定数量白血病细胞 NAS-DCE 染色呈阳性，可以肯定白血病细胞中有粒系成分，白血病细胞阳性对诊断粒系疾病是可靠的；若阴性则不能排除有粒系成分的可能。

（1）急性粒细胞白血病时原始粒细胞多呈阳性，少数呈阴性，因此染色结果为阴性者不能排除本病的可能性。

（2）急性早幼粒细胞白血病时早幼粒细胞呈强阳性。

（3）急性粒-单核细胞白血病时原始粒细胞及早幼粒细胞呈阳性，原始单核及幼稚单核细胞呈阴性。

（4）急性单核细胞白血病时原始单核及幼稚单核细胞几乎均呈阴性，个别细胞呈弱阳性。

（5）急性淋巴细胞白血病与急性巨核细胞白血病呈阴性。

知识点 58：α-醋酸萘酚酯酶染色的临床意义
副高：熟练掌握　正高：熟练掌握

（1）急性单核细胞白血病时，白血病细胞多呈较强阳性，阳性反应则能被氟化钠抑制。

（2）急性早幼粒细胞白血病时，早幼粒细胞呈强阳性，阳性反应不能被氟化钠抑制。

（3）急性粒细胞白血病时，原始粒细胞呈阳性或阴性，阳性反应不能被氟化钠抑制。

（4）急性粒-单核细胞白血病时，原始粒细胞呈阳性或阴性，阳性反应不能被氟化钠抑制；原始单核及幼稚单核细胞呈阳性并且较强，阳性反应则能被氟化钠抑制。

（5）急性淋巴细胞白血病时，原始淋巴细胞及幼稚淋巴细胞呈阴性或者阳性，阳性反应不能被氟化钠抑制。

知识点59：醋酸AS-D萘酚酯酶染色的临床意义　副高：熟练掌握　正高：熟练掌握

醋酸AS-D萘酚酯酶是一种中性非特异性的酯酶，存在于单核细胞、粒细胞以及淋巴细胞中。临床意义基本同α-NAE染色。因为NAS-DAE染色与α-NAE染色属于同一类细胞化学染色，所以临床上通常选择其中一种。

知识点60：酯酶双染色的临床意义　副高：熟练掌握　正高：熟练掌握

酯酶双染色能在同一涂片中鉴定单核细胞与粒细胞，可在同一张涂片中出现两种不同酯酶染色阳性的细胞或同一种细胞出现两种酯酶染色阳性结果，对于急性粒单核细胞白血病的诊断具有独特的价值。

知识点61：中性粒细胞碱性磷酸酶染色的原理　副高：熟练掌握　正高：熟练掌握

在pH9.6左右的碱性环境中，中性粒细胞碱性磷酸酶（NAP）能够将基质液中的磷酸萘酚钠底物水解，并释放出萘酚，萘酚与重氮盐偶联，生成不溶性的有色沉淀，定位在细胞质酶所在之处。不同的底物同重氮盐的组合不同，化学反应过程以α-磷酸萘酚钠为例。

$$\alpha\text{-磷酸萘酚钠}\xrightarrow[\text{碱性磷酸酶}]{\text{pH 9.6}}\text{磷酸}+\text{萘酚}$$

知识点62：中性粒细胞碱性磷酸酶（NAP）染色的临床意义　副高：熟练掌握　正高：熟练掌握

在病理情况下，NAP活性的变化常有助于某些疾病的诊断和鉴别诊断。

（1）慢性粒细胞白血病（慢性期）的NAP活性明显降低，积分值常为0。类白血病反应的NAP活性极度增高，因此可作为与慢性粒细胞白血病鉴别的重要指标。

（2）NAP可用于细菌及病毒感染的鉴别。

（3）急性粒细胞白血病时NAP积分值减低；急性淋巴细胞白血病时NAP积分多增高；急性单核细胞白血病时通常正常或减低。因此可作为急性白血病的鉴别方法之一。

（4）再生障碍性贫血时NAP活性会增高；阵发性睡眠性血红蛋白尿时活性减低，可以作为两者鉴别点。

（5）其他情况：如某些骨髓增殖性疾病、恶性淋巴瘤、骨髓转移癌时NAP升高；骨髓增生异常综合征以及恶性组织细胞增多症时 NAP 活性降低。

知识点 63：酸性磷酸酶染色的原理　　副高：熟练掌握　正高：熟练掌握

（1）偶氮偶联法　血细胞内的酸性磷酸酶（ACP）在酸性（pH 5.0）条件下水解基质液中的底物磷酸萘酚 AS-BI，释放出萘酚 AS-BI，而后者同重氮盐六偶氮付品红偶联形成不溶性的红色沉淀，定位在细胞质内酶所在的部位。

（2）抗酒石酸酸性磷酸酶染色　用同样方法制备两份基质液，其中一份加入适量的 L-酒石酸（左旋酒石酸），另一份不加酒石酸，然后取同一份骨髓标本的两张涂片，分别用这两种不同的基质液做酸性磷酸酶染色。若血细胞内的酸性磷酸酶不耐 L-酒石酸，不加 L-酒石酸呈阳性反应，而加 L-酒石酸呈阴性反应；若耐 L-酒石酸，两张则均呈阳性反应。

知识点 64：酸性磷酸酶染色的临床意义　　副高：熟练掌握　正高：熟练掌握

主要用于多毛细胞白血病的诊断，其次是戈谢病和尼曼-匹克病的鉴别诊断。但该染色存在着假阴性、假阳性现象。

知识点 65：糖原染色的原理　　副高：熟练掌握　正高：熟练掌握

糖原染色，又称为过碘酸雪夫反应（PAS）。糖原中含有乙二醇基，过碘酸是氧化剂，能使乙二醇基（-CHOH-CHOH）氧化，从而形成双醛基（-CHO-CHO）。双醛基使雪夫试剂中的无色亚硫酸品红失去亚硫酸，重新进行排列，恢复品红的对醌结构显红色，红色物质定位在糖原存在的部位。

知识点 66：糖原染色的临床意义　　副高：熟练掌握　正高：熟练掌握

（1）红细胞系统疾病的鉴别。

（2）急性白血病细胞类型的鉴别。

（3）其他细胞的鉴别。

知识点 67：铁染色的原理　　副高：熟练掌握　正高：熟练掌握

骨髓中的铁主要存在于幼红细胞和骨髓小粒中。骨髓中的铁在酸性环境下与亚铁氰化钾作用，从而形成普鲁士蓝色的亚铁氰化铁沉淀，定位于含铁的部位。铁染色化学反应过程如下：

$$\underset{\text{（含铁物质）}}{4Fe^{3+}}+\underset{\text{（亚铁氰化钾）}}{3K_4[Fe(CN)_6]}\xrightarrow{\text{酸性}}\underset{\text{（亚铁氰化铁）}}{Fe_4[Fe(CN)_6]_3}+12K^+$$

知识点68：铁染色的临床意义　　副高：熟练掌握　正高：熟练掌握

（1）缺铁性贫血　铁染色可作为诊断缺铁性贫血及指导铁剂治疗的重要方法。经铁剂治疗有效之后，其细胞内铁、外铁增多。

（2）铁粒幼细胞贫血　铁染色可作为诊断本病的重要方法。

（3）骨髓增生异常综合征　此病是伴环形铁粒幼红细胞增多的难治性贫血，其环形铁粒幼红细胞大于15%，细胞外铁也常增加。

（4）非缺铁性贫血　如巨幼细胞贫血、溶血性贫血、再生障碍性贫血以及白血病引起的贫血等，细胞内铁和外铁正常或增加；肝硬化、感染、慢性肾炎、尿毒症以及血色病等疾病，铁粒幼红细胞可减少，但细胞外铁明显增加。

第二十九章　红细胞疾病与检验

第一节　红　细　胞

知识点1：红细胞的基本结构　　副高：掌握　正高：熟悉

红细胞体积很小，胞体直径7~8μm，形如圆盘，中间下凹，边缘较厚。它具有弹性及可塑性，在通过直径比它还小的毛细血管时，能够改变形状，通过后仍恢复原形。正常成熟的红细胞没有细胞核，也没有高尔基体与线粒体等细胞器，但它仍具有代谢功能。红细胞内充满着丰富的血红蛋白，血红蛋白约占细胞重量的32%，水占64%，其余4%则为脂肪、糖类以及各种电解质。

知识点2：红细胞的功能　　副高：掌握　正高：熟悉

（1）输送功能　其主要工作为运输氧和二氧化碳。红细胞的功能是运输二氧化碳、氧、电解质、葡萄糖以及氨基酸，这些均是人体新陈代谢所必需的物质。此外还在酸碱平衡中起一定的缓冲作用。这两项功能都是利用红细胞中的血红蛋白来实现的。

（2）免疫功能　①增强吞噬作用；②免疫黏附作用；③防御感染；④识别携带抗原；⑤清除循环中免疫复合物；⑥增强T细胞依赖反应；⑦效应细胞样作用。

知识点3：红细胞的生理特征　　副高：掌握　正高：熟悉

（1）渗透脆性（简称脆性）　正常情况下红细胞内的渗透压与血浆渗透压大致相等。

（2）悬浮稳定性　悬浮稳定性指的是红细胞在血浆中保持悬浮状态而不易下沉的特性。

（3）吸水性。

知识点4：红细胞的生化代谢特点　　副高：掌握　正高：熟悉

（1）血红素合成的原料、部位以及关键酶　①血红素合成的基本原料：甘氨酸、琥珀酰CoA和Fe^{2+}。②部位：线粒体（起始与终末阶段）、胞质（中间阶段）。③关键酶：ALA合酶，催化琥珀酰辅酶A以及甘氨酸缩合生成δ-氨基-γ-酮戊酸，磷酸吡哆醛为其辅酶。④血红素合成的调节：ALA合酶（限速酶）、ALA脱水酶与亚铁螯合酶以及促红细胞生成素。

（2）成熟红细胞的代谢特点　①单纯成熟红细胞除质膜与胞质外，没有其他细胞器，代谢比较单纯。②主要能源物质：葡萄糖。③糖代谢的主要通路：a. 糖酵解与2, 3-二磷酸甘油旁路：利用90%~95%的葡萄糖。b. 磷酸戊糖途径：产生$NADPH^{+}H^{+}$，抗氧化，葡萄糖-6-磷酸脱氢酶（G-6-PD）缺乏不能提供足够的NADPH（还原型辅酶Ⅱ）以维持还原型谷胱甘肽（GSH），还原状态遇到蚕豆时可能诱发溶血反应。④糖代谢的生理意义：a. ATP的功能：维持红细胞膜上的钠泵与钙泵，维持细胞膜上脂质同血浆脂蛋白中的脂质交换，用于谷胱甘肽、尼克酰胺腺嘌呤二核苷酸（氧化态）（NAD^+）的生物合成，活化葡萄糖的启动酵解过程。b. 2, 3-BPG的功能：血红蛋白运氧功能的重要调节因素。c. 二氢烟酰胺腺嘌呤二核苷酸（NADH）和尼克酰胺腺嘌呤二核苷酸磷酸（还原态）（NADPH）的功能：对抗氧化及保护细胞膜蛋白、血红蛋白等不被氧化；⑤红细胞的脂代谢主动参入和被动同血浆进行脂质交换。

第二节　铁代谢障碍性贫血

知识点1：缺铁性贫血的特点　　副高：掌握　正高：熟练掌握

缺铁性贫血是由于多种原因造成人体铁的缺乏，发展到一定程度时即会影响血红蛋白的合成，使红细胞生成障碍从而造成的一种小细胞、低色素性贫血。贫血早期可以没有症状或症状很轻，当缺乏严重或者病情进展很快时，可出现一般慢性贫血症状，如皮肤和黏膜苍白、头晕、乏力等。另外因为组织缺铁、含铁酶的缺乏，临床上可出现消化系统症状，比如食欲缺乏、舌乳头萎缩、胃酸缺乏及神经系统症状，严重者可出现反甲。缺铁性贫血是贫血疾病中最为常见的一种，可发生于各年龄组，女性患者要多于男性，在婴幼儿、孕妇及育龄妇女中十分多见。

知识点2：缺铁性贫血的病因及发病机制　　副高：掌握　正高：熟练掌握

缺铁性贫血是体内慢性渐进性缺铁的发展结果。体内的这种慢性缺铁叫做铁缺乏症，按病程可以分为3个阶段：①缺铁初期；②缺铁潜伏期；③缺铁性贫血。随着骨髓幼红细胞可利用铁的缺乏，红细胞及血红蛋白进一步下降，各种细胞含铁酶亦渐减少或者缺乏，同时骨髓代偿性增生，出现明显的小细胞低色素性贫血，也就是典型的缺铁性贫血，此时血清铁明显降低，甚至缺如，转铁蛋白饱和度也明显下降。

知识点3：缺铁性贫血的实验室诊断　　副高：熟练掌握　正高：熟练掌握

（1）目前我国采用的诊断标准　①小细胞低色素性贫血：血红蛋白浓度男性<120g/L，女性<110g/L，孕妇<100g/L；MCH<27pg，MCV<80fl，MCHC<32%；红细胞形态有明显的低色素表现。②有明确的缺铁病因及临床表现。③血清（血浆）铁<8.95μmol/L（50μg/dl），总铁结合力>64.44μmol/L（360μg/L）。④骨髓铁染色显示，骨髓小粒可染铁消失，铁粒幼细胞<15%。⑤转铁蛋白饱和度<0.15。⑥红细胞游离原卟啉（FEP）>0.9μmol/L（50μg/dl，全血），或者血液锌原卟啉（ZPP）>0.96μmol/L（60μg/dl，全血），或者FEP>4.5μg/gHb；⑦血清铁蛋白<12μg/L（SF<12μg/L表示储存铁耗尽，SF<20μg/L表示储存

铁减少）。⑧血清转铁蛋白受体浓度>26.5nmol/L。⑨铁剂治疗有效。符合第①条及第②~⑨条中任何两条以上者，可以诊断为缺铁性贫血。

（2）储存铁缺乏的诊断标准　符合以下任一条即可诊断：①骨髓铁染色显示骨髓小粒可染铁消失。②血清铁蛋白<12μg/L。

（3）缺铁性红细胞生成的诊断标准　符合储存铁缺乏的诊断标准，同时有下列任何一条符合者即可诊断：①转铁蛋白饱和度<0.15。②红细胞游离原卟啉>0.9μmol/L；或者血液锌原卟啉>0.96μmol/L；或者 FEP<4.5μg/gHb。③血清转铁蛋白受体浓度>26.5nmol/L。④骨髓铁染色显示骨髓小粒可染铁消失，铁粒幼细胞<15%。

（4）非单纯性缺铁性贫血的诊断标准　除应符合贫血的诊断标准外，尚应符合下列任何一条：①红细胞内碱性铁蛋白<6.5μg/gHb。②骨髓铁染色显示骨髓小粒可染铁消失。③血清转铁蛋白受体浓度>26.5nmol/L。④铁剂治疗有效。

（5）WHO 制订的缺铁诊断标准　①血清铁<8.95μmol/L（50μg/dl）。②血清铁蛋白<12μg/L。③转铁蛋白饱和度<0.15。④红细胞游离原卟啉>1.26μmol/L（70μg/dl）。

知识点 4：缺铁性贫血的鉴别诊断　　副高：熟练掌握　正高：熟练掌握

缺铁性贫血实验室鉴别要点见表 4-29-1。

表 4-29-1　小细胞性贫血的实验室特征

疾病	SF	SI	TS	sTfR	骨髓铁	血液学检查
缺铁性贫血	↓	↓	↓	↑	↓	MCV↓MCH↓
球蛋白生成障碍性贫血	N/↑	↑/N	N/↑	↑	↑	MCV↓MCH↓Ret↑ 靶形红细胞
慢性感染性贫血	↑/N	↓/N	↓/N	N	N/↑	MCVN/↓MCHN/↓
铁粒幼细胞贫血	↑	↑	↑	↓	↑	MCV↓MCH↓ 铁粒幼细胞

注：↓，减低；↑，增高；N，正常；SF，铁蛋白；SI，血清铁；TS，转铁蛋白饱和度；TF，转铁蛋白；sTfR，转铁蛋白受体；MCV，平均红细胞体积；MCH，平均红细胞血红蛋白含量；Ret，网织红细胞。

第三节　巨幼细胞性贫血

知识点 1：巨幼细胞性贫血的特点　　副高：掌握　正高：熟练掌握

巨幼细胞性贫血以患者骨髓中出现巨幼细胞性为共同特点，外周血表现为大细胞性贫血，平均红细胞体积及平均红细胞血红蛋白浓度均比正常值高。国内以叶酸缺乏的巨幼细胞性贫血最为多见。

知识点2：巨幼细胞性贫血的发病机制　　副高：掌握　正高：熟练掌握

叶酸缺乏的原因是摄入不足、需要量增加、利用不良以及排泄量增加；维生素B_{12}缺乏主要是由于各种原因致吸收减少。叶酸和维生素B_{12}缺乏时，dUMP转变为dTMP受阻，造成DNA合成的原料dTTP缺乏，正常DNA合成所需dTTP被dUTP取代，最终导致细胞核发育停滞，而胞质仍继续发育成熟，形成巨幼细胞。造血细胞及增生性体细胞都可受累。

知识点3：巨幼细胞性贫血的实验室诊断　　副高：熟练掌握　正高：熟练掌握

依据患者的病史、体征、血象和骨髓象检验及其他相关的实验室检查结果加以综合分析。

（1）临床表现　①一般贫血症状；②消化道症状；③神经系统症状。

（2）实验室检查　①大细胞性贫血；②白细胞与血小板可减少，中性分叶核细胞核分叶过多；③骨髓呈巨幼细胞贫血的改变；④血清叶酸与红细胞叶酸水平降低；⑤血清维生素B_{12}<187ng/L（化学发光酶免疫分析法）。

具备以上临床表现①和②加上实验室检查①和③或②和④者可诊断为叶酸缺乏的巨幼细胞性贫血；具备以上临床表现①、②和（或）③，加上实验室检查①和③或②和⑤者可诊断为维生素B_{12}缺乏的巨幼细胞性贫血。血清内因子阻断抗体测定和放射性核素标记维生素B_{12}吸收试验有助于恶性贫血的诊断。

知识点4：巨幼细胞性贫血的鉴别诊断　　副高：熟练掌握　正高：熟练掌握

巨幼细胞性贫血需与下列外周血可能出现大红细胞的贫血性疾病进行鉴别，其步骤如图4-29-1所示。

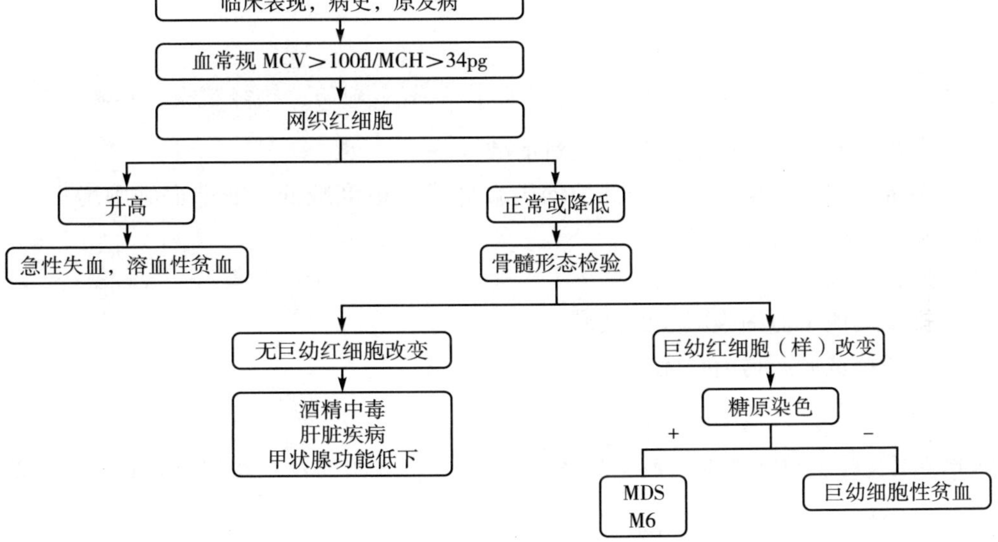

图4-29-1　大细胞性贫血的实验室鉴别诊断路径

（1）全血细胞减少性疾病　部分巨幼细胞性贫血患者外周血三系减少，易同再生障碍性贫血混淆。但再生障碍性贫血多为正细胞性贫血，并且有非造血细胞增多的骨髓象，叶酸和维生素 B_{12}治疗无效。

（2）急性红白血病（红血病期）　骨髓中红系极度增生，并伴有明显的病态造血（如类巨幼样变等），同时还会有白细胞的异常增生。此病血细胞 PAS 染色幼红细胞呈阳性或强阳性，叶酸与维生素 B_{12}治疗无效。

（3）骨髓增生异常综合征（MDS）　一些 MDS 病例可有红系细胞的显著增生，有明显的病态造血，三系有巨幼样改变。此病骨髓铁染色异常（环形铁粒幼细胞常>15%），血细胞 PAS 染色幼红细胞可呈阳性。另外，还可利用染色体检查及骨髓活检鉴别。

（4）其他大细胞性贫血　某些急性失血及某些溶血性贫血的网织红细胞计数增高，肝病、甲状腺功能低下及酒精中毒等无巨幼红细胞样改变。

第四节　造血功能代谢障碍性贫血

知识点 1：再生障碍性贫血的特点　　副高：掌握　正高：熟练掌握

再生障碍性贫血（再障）特征是以全血细胞减少引起的进行性贫血、出血、感染为主要特点。死亡的重要原因是出血与感染。通常无肝、脾、淋巴结肿大，一般抗贫血治疗无效。

知识点 2：再生障碍性贫血的发病机制　　副高：掌握　正高：熟练掌握

目前公认的发病机制如下：

（1）免疫机制　造血组织的免疫损伤是再障的主要发病机制之一。

（2）造血干细胞减少或有缺陷。

（3）造血微环境缺陷。

知识点 3：再生障碍性贫血的实验室诊断　　副高：熟练掌握　正高：熟练掌握

（1）全血细胞减少，网织红细胞绝对值减少。

（2）多部位取材结果至少一个部位增生减低或者极度减低，非造血细胞增多，比如增生活跃，须有巨核细胞明显减少。

（3）通常无肝脾大。

（4）排除其他全血细胞减少的疾病。

（5）一般抗贫血药物治疗无效。

知识点 4：再生障碍性贫血的鉴别诊断　　副高：熟练掌握　正高：熟练掌握

（1）阵发性睡眠性血红蛋白尿（PNH）　PNH 酸溶血试验（Ham 试验）阳性、中性粒细胞碱性磷酸酶积分不增高、流式细胞术检出 CD55 与 CD59 的表达缺陷等可同再障鉴别。

（2）MDS　MDS 中的难治性贫血主要症状是慢性贫血，全血细胞减少，需与再障鉴别。MDS 有病态造血，再障通常无病态造血。

（3）其他疾病　急性白血病、骨髓纤维化、恶性组织细胞增生症、骨髓转移癌、巨幼细胞性贫血、脾功能亢进等疾病都可有外周血的三系减少，但是患者体征中可有淋巴结肿大、脾大、骨压痛，外周血可出现幼稚红细胞和幼稚白细胞，骨髓象可见肿瘤细胞、白血病细胞以及巨幼红细胞，这些特征与再障明显不同。

第五节　溶血性贫血

知识点 1：溶血性贫血的特点　　副高：掌握　正高：熟练掌握

溶血性贫血是因为红细胞自身缺陷（如细胞膜、能量代谢酶和血红蛋白分子缺陷等）或者外在因素使红细胞存活期缩短，破坏加速，超过骨髓造血的代偿能力而发生的一类贫血。因为骨髓对贫血有很强的代偿功能，代偿生成的红细胞可达正常的 6~8 倍，因此本病是以红细胞过度破坏和红细胞生成活跃并存为特征的一组疾病。如果骨髓造血能够代偿，未出现贫血，称为溶血性疾病。当红细胞寿命太短（低于 20 天），超过了骨髓造红细胞的能力，也就是失代偿，导致贫血发生，即为溶血性贫血。

知识点 2：溶血性贫血的发病机制　　副高：掌握　正高：熟练掌握

（1）红细胞易于破坏，寿命缩短　血红蛋白的异常、红细胞膜的异常、机械性因素。

（2）异常红细胞破坏的场所　①血管内：血型不合、阵发性睡眠性血红蛋白尿症（PNH）。②血管外：遗传性球形细胞增多症、温抗体型自身免疫性溶血性贫血。

知识点 3：溶血性贫血检查的内容　　副高：熟悉　正高：掌握

溶血性贫血检查包括确定溶血存在的实验室检查、红细胞膜缺陷的实验室检查、红细胞酶缺陷的实验室检查、珠蛋白合成异常的实验室检查、免疫性溶血性贫血。

知识点 4：红细胞寿命测定　　副高：熟悉　正高：掌握

（1）参考范围　正常人红细胞 ^{51}Cr $T_{1/2}$ 为 25~32 天。

（2）应用评价　本试验能反映红细胞平均消亡状态，是确诊溶血性贫血最直接的依据。但由于核素的半衰期和红细胞寿命之间没有线性关系，并且还存在核素标记红细胞方面的技术问题，限制了本试验的准确度和临床应用。

知识点 5：红细胞膜缺陷的实验室检查　　副高：熟悉　正高：掌握

（1）红细胞渗透脆性试验　①本试验简便实用，但是敏感性较差，对溶血性贫血的病因诊断有参考价值，但是需结合其他检验结果进行综合分析。②红细胞膜异常改变较轻微的病例，应采用更敏感性的试验。此法也可以用于丙酮酸激酶缺陷症（PKD）等红细胞酶缺陷性溶血的诊断。

（2）自身溶血试验及纠正试验　本试验不够敏感与特异，仅对遗传性球形红细胞增多症有较大的诊断价值。如果结合其他试验，对多种原因导致的溶血性贫血的鉴别诊断有参考价值。

（3）酸化甘油溶血试验　本试验主要被用于遗传性球形红细胞增多症的诊断，其敏感性和特异性较高，是进行家系调查的比较理想的方法。

（4）红细胞膜蛋白十二烷基硫酸钠聚丙烯酰胺凝胶电泳　本试验可以直接反映红细胞膜蛋白的缺陷，有助于查找溶血性贫血病因。

（5）酸化血清溶血试验　本试验操作比较简便、特异性强，绝大多数 PNH 呈阳性反应，假阳性极少见，是 PNH 的确诊试验。但其敏感性比较差，30% 以上患者可呈阴性反应，所以，本试验阴性时不能排除 PNH。Ham 试验阴性且溶血原因不明者，应多次重复做本试验，并要结合其他检查方法综合判断。

（6）蔗糖溶血试验　本试验敏感性高，可以作为 PNH 的筛选试验，阴性可排除 PNH。但其特异性不强，容易出现假阳性反应，因此阳性者应再做酸化血清溶血试验（Ham 试验）证实。

（7）蛇毒因子溶血试验　对 PNH 也有较强的特异性，敏感性要比 Ham 试验高，尤其是 PNH Ⅲ型红细胞对本试验敏感性最高，PNH Ⅱ型红细胞次之，PNH Ⅰ型红细胞不敏感；本试验的溶血度高低可以大致说明 PNH Ⅲ型红细胞所占的比例。

（8）血细胞表型 CD55 和 CD59 检测　本试验是目前诊断 PNH 直接、特异、敏感并且可定量的方法，其灵敏度及特异性可达 100%，而 Ham 试验的灵敏度为 50% 左右。但是本试验所需的流式细胞仪价格比较贵，试验成本也较高。本试验主要被用于诊断 PNH、PNH-AA 综合征。

（9）气单胞菌溶素变异体检测　相比于传统的 CD55、CD59 检测，Flaer 检测的敏感性及特异性与其相似。因为 Flaer 在所有具有 GPI 锚蛋白的白细胞上都特异表达，故可以用来标记。对 PNH 患者来说，白细胞尤其是中性粒细胞 GPI 锚蛋白的表达对于干、祖细胞则反映了患者的实际情况，对于检测微小克隆比 CD55、CD59 更敏感、直观、清晰。

知识点 6：红细胞酶缺陷的实验室检查　副高：熟悉　正高：掌握

（1）高铁血红蛋白还原试验　本试验简便易行，是目前国内比较常用的 G-6-PD 活性检测的过筛试验，但部分病例易出现假阳性结果。

（2）变性珠蛋白小体生成试验　本试验特异性比较差，仅是葡萄糖-6-磷酸脱氢酶（G-6-PD）缺乏的筛检试验，对 G-6-PD 缺陷症的诊断还应进一步做确诊试验。本试验阳性细胞增加可作为不稳定血红蛋白存在的证据。

（3）G-6-PD 荧光斑点试验和活性测定　荧光斑点试验具有特异性高、标本用量少、操作简单、检查时间短等优点，是较好的筛查试验，可以用于筛查高发区域人群或疑诊的新生儿。Zinkham 法对 G-6-PD 缺陷症诊断的特异性及敏感度均较高，但是在溶血高峰期及恢复期，酶活性可以接近正常，因此应离心去除衰老红细胞，再进行测定，并于 2~4 个月后进行复查。在溶血发作期，接受红细胞输注也会影响酶活性测定结果。新生儿红细胞及网织红细胞内 G-6-PD 活性较高，应注意鉴别。

（4）丙酮酸激酶荧光斑点试验和活性测定　丙酮激素酶（PK）活性荧光斑点试验是 PK 缺陷症的筛检试验，在必要时需做活性定量进行确认。PK 活性测定的定量试验特异性高，是诊断 PK 缺陷症直接及可靠的指标。

知识点 7：珠蛋白合成异常的实验室检查　副高：熟悉　正高：掌握

（1）血红蛋白电泳分析　此法简单易行，临床应用比较广泛，是诊断血红蛋白病的基本方法和依据，也是分离和研究异常血红蛋白的有效方法。但是某些异常血红蛋白尚不能用此方法分离，可进一步做等电聚焦电泳、琼脂糖凝胶电泳以及高效液相层析等，可提高检出率，必要时可采用基因分析手段，以利于确诊及分型。

（2）抗碱血红蛋白测定　此试验重复性较好。由于检测的是抗碱血红蛋白，除 HbF 外，HbBarts 和部分 HbH 也具有抗碱能力，需借助电泳鉴别。

（3）胎儿血红蛋白（HbF）酸洗脱法检测　此试验简单易行，适用于基层医院对 HbF 增高疾病的筛检，而进一步确诊应进行血红蛋白电泳分析和基因检测。

（4）红细胞包涵体试验　此试验为不稳定血红蛋白病及 HbH 病的过筛试验。

（5）异丙醇沉淀试验　本试验特异性较差，容易出现假阳性，阳性结果只能说明存在不稳定血红蛋白，仅能作为不稳定血红蛋白的过筛试验。

（6）热变性试验　此试验简便易行，可以作为不稳定血红蛋白的筛检试验。

（7）血红蛋白聚丙烯酰胺凝胶电泳分析　此方法分辨率高，简便易行，可做定性及相对定量分析，不需特别的仪器和试剂。

知识点 8：免疫性溶血性贫血的实验室检查　副高：熟悉　正高：掌握

（1）抗球蛋白试验　本试验是确诊 AIHA 的经典方法，直接抗人球蛋白试验（DAGT）使用最为广泛，也更有诊断价值，它能够敏感地测定吸附在红细胞膜上的不完全抗体和补体。间接抗人球蛋白试验（IAGT）主要被用于检测血清中游离抗体或补体，因诊断价值不如 DAGT 而且少用，但对诊断药物诱发的免疫性溶血性贫血与同种抗体引起的溶血有用。若红细胞上吸附的抗体太少，Coombs 试验可以呈假阴性，因此 Coombs 试验阴性不能完全排除 AIHA。DAGT 阳性不一定有溶血性贫血，15%可为假阳性，可能是由于血块微粒、硅胶管盛血、有高球蛋白血症等。

（2）冷凝集素试验　此法简便、易于开展，是诊断冷凝集素综合征的重要依据。

（3）冷热溶血试验　此试验是检测冷溶血抗体简易的过筛试验，对阵发性冷性血红蛋白尿症诊断有一定价值，患者 D-L 抗体效价可高于 1∶40。但是若患者正处于溶血发作时期，因为补体已被消耗，可出现假阴性结果。

知识点 9：溶血性贫血实验室的诊断及鉴别诊断　副高：熟练掌握　正高：熟练掌握

溶血性贫血实验室诊断及鉴别诊断如图 4-29-2 所示。

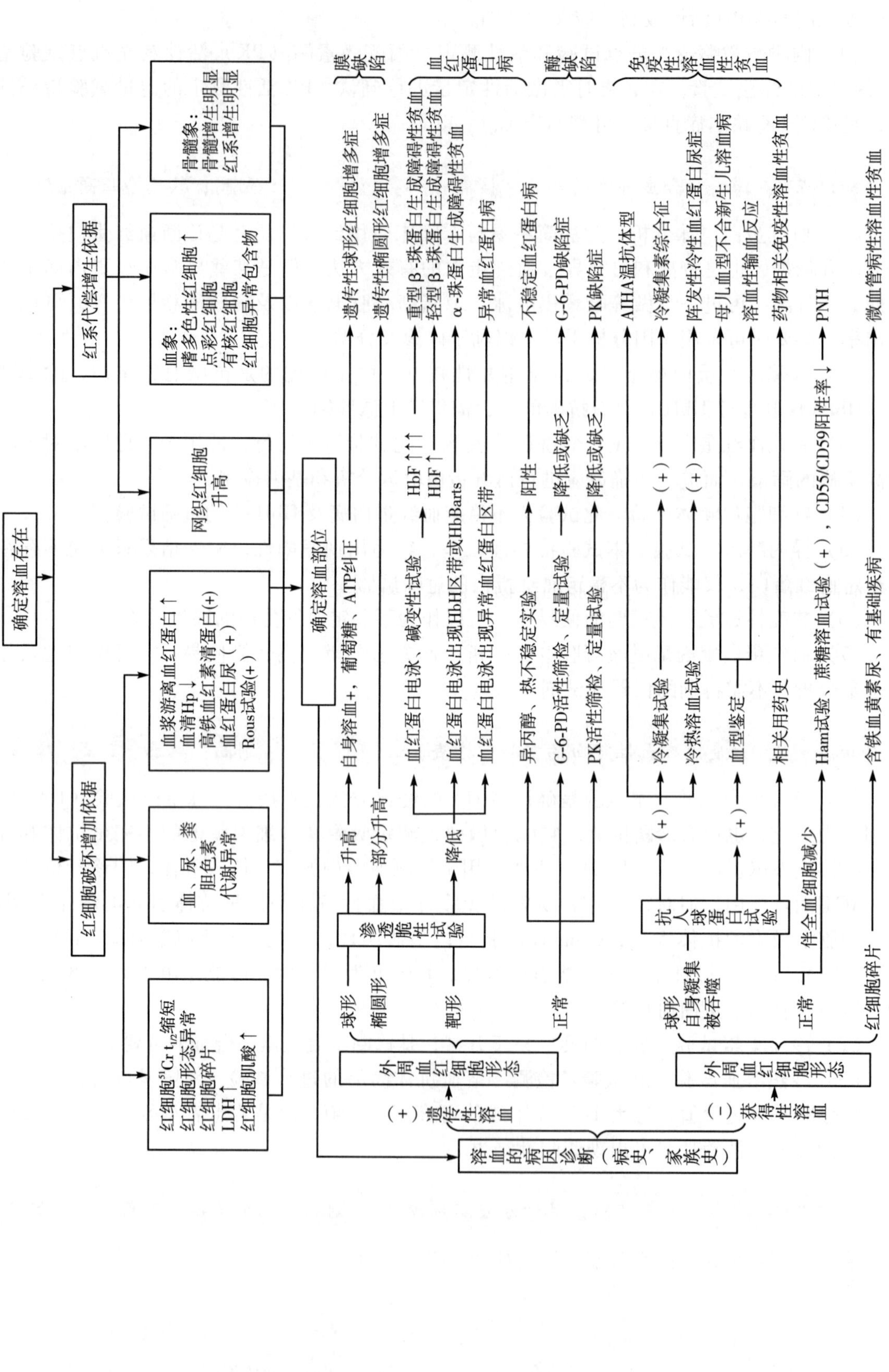

图4-29-2 溶血性疾病诊断及鉴别诊断流程

第六节 红细胞膜缺陷性溶血性贫血

知识点1：遗传性球形红细胞增多症（HS）的特点 副高：掌握 正高：熟练掌握

HS任何年龄均可发病，临床表现轻重不一。多数HS在儿童期发病，轻型患者常到成年才被诊断，大多数病例有阳性家族史。贫血、黄疸以及脾大是HS最常见的临床表现，三者可能同时存在，也可单独发生。感染或持久的重体力活动可诱发溶血加重，甚至会发生再障危象或溶血危象。

知识点2：遗传性球形红细胞增多症（HS）的发病机制 副高：掌握 正高：熟练掌握

膜骨架蛋白缺乏导致其与细胞膜之间的垂直连接缺陷，脂质双层不稳定，以出芽形式形成囊泡丢失，红细胞表面积减少，同体积比例降低，红细胞球形化。骨架蛋白缺陷还可以导致红细胞膜蛋白磷酸化及钙代谢缺陷，钠、水进入细胞增多，红细胞呈球形变。球形红细胞需要消耗更多的ATP加速过量钠的排出，细胞内ATP相对缺乏，与此同时钙-ATP酶受抑制，钙易沉积于膜上，使膜的柔韧性降低。球形变、变形性以及柔韧性减低的红细胞，在通过脾脏时易被截留，并在单核-巨噬细胞系统内被破坏。当这种破坏不能被机体代偿时即出现溶血性贫血。

知识点3：遗传性球形红细胞增多症（HS）的诊断及鉴别诊断 副高：熟练掌握 正高：熟练掌握

HS临床表现与实验室检查均无特异性，诊断时应结合病史、临床表现和实验室检查综合分析。

（1）血涂片中小球形细胞大于10%，红细胞渗透脆性增加，有阳性的家族史，无论是否有症状，本病的诊断可成立。

（2）如果外周血有较多小球形红细胞，红细胞渗透脆性增加，但是家族史阴性，应排除自身免疫性溶血性贫血及不稳定血红蛋白病等原因所致的球形细胞增加后方可诊断。自身免疫性溶血性贫血患者可有Coombs试验阳性，但是HS患者Coombs试验阴性；不稳定血红蛋白病有血红蛋白异常，但是HS无。

（3）如果有阳性家族史，但外周血小球形红细胞不多（5%左右），需做渗透脆性试验、自身溶血试验以及酸化甘油溶血试验等加以证实。

（4）如果外周血小球形红细胞不多，无阳性家族史，则诊断HS需借助较多试验，包括红细胞膜蛋白组分分析及基因分析等，并排除先天性非球形红细胞溶血性贫血等方可确诊。先天性非球形红细胞溶血性贫血有G-6-PD活性降低或缺乏，但是HS患者G-6-PD活性正常。

知识点4：遗传性椭圆形红细胞增多症（HE）的特点　副高：掌握　正高：熟练掌握

遗传性椭圆形红细胞增多症的临床表现差异很大，并且贫血程度轻重不一，常见肝、脾大。隐匿型没有明显症状，无贫血和溶血表现；溶血代偿型有慢性溶血，但是骨髓可代偿，无贫血，有轻度的黄疸和脾大；溶血性贫血型，主要为纯合子，贫血、黄疸以及脾大较为显著，在慢性溶血过程中可发生胆石症、再障危象或者溶血危象。

知识点5：遗传性椭圆形红细胞增多症（HE）的发病机制

副高：掌握　正高：熟练掌握

本病的主要机制为膜收缩蛋白结构缺陷，影响到收缩蛋白二聚体自我连接形成四聚体的能力，膜骨架稳定性降低。HE形成椭圆形红细胞的机制目前不十分清楚。其幼稚红细胞与网织红细胞形态正常，只有在从骨髓释放入血液循环后才能变成椭圆形。可能因为患者红细胞在通过微循环时由于切变力的作用变成椭圆形后不能恢复正常；同时，红细胞因为膜骨架缺陷造成其膜稳定性降低，使红细胞容易被破坏。

知识点6：遗传性椭圆形红细胞增多症（HE）的诊断及鉴别诊断

副高：熟练掌握　正高：熟练掌握

根据临床表现、红细胞形态（椭圆形红细胞>25%）、家族调查，多数病例可明确诊断。当无阳性家族史时，如果椭圆形红细胞大于50%也可明确诊断。椭圆形红细胞增多也可以见于其他血液系统疾病，如缺铁性贫血、巨幼细胞性贫血、骨髓病性贫血、骨髓纤维化、骨髓增生异常综合征、珠蛋白生成障碍性贫血等。上述疾病除了有少数椭圆形红细胞外，经常伴有其他异形红细胞和特殊的临床表现，不能仅依据椭圆形红细胞的数量进行鉴别，阳性家族史是最可靠的依据。

知识点7：阵发性睡眠性血红蛋白尿症（PNH）的特点

副高：掌握　正高：熟练掌握

患者通常起病缓慢，为慢性血管内溶血，多数以贫血为首发症状。血红蛋白尿频繁发作的病例，起病比较急，其主要临床表现为血红蛋白尿。典型的血红蛋白尿是在睡眠后首次尿呈酱油色或浓茶色，通常持续二三天，可自行消退，重者可持续1~2周。但是并非所有患者都有血红蛋白尿，也不是所有患者血红蛋白尿必然在睡眠后出现，血红蛋白尿可频繁发作或偶然发作。部分患者尿色可正常，但是尿液潜血试验可持续呈阳性。部分患者（约1/3病例）可有皮肤出血、牙龈出血以及发热等症状，可能与血小板减少有关。少部分可反复并发静脉血栓。约20%PNH患者可与再生障碍性贫血相互转化，绝大部分患者在再障过程中或者痊愈后经一定时间转化为PNH，少部分患者为PNH转化为再障，或同时具有

PNH 和再障的特点，上述情况统称为 PNH-AA 综合征。

知识点 8：阵发性睡眠性血红蛋白尿症（PNH）的发病机制

副高：掌握　正高：熟练掌握

本病主要因为造血干细胞 X 染色体上的磷脂酰肌醇聚糖 A 类（PIG-A）基因突变，造成细胞膜上糖化肌醇磷脂锚（GPI）合成障碍，使 GPI 锚蛋白减少或缺失。这些蛋白包括许多补体调节蛋白，CD59 是一种补体抑制蛋白，可抑制膜攻击复合物的形成，PNH 患者发病的重要因素之一就是缺乏此抑制物。CD55 可以阻止补体系统中 C3 转化酶及 C5 转化酶的组装，保护细胞免受自身补体的攻击。PNH 患者细胞膜上缺乏此因子，加速细胞同 C3 转化酶的结合，加速细胞破坏。按照 PNH 患者体内红细胞对补体敏感程度分为三型：①Ⅰ型细胞对补体的敏感性正常；②Ⅱ型细胞对补体中度敏感（为正常红细胞的 3~5 倍）；③Ⅲ型细胞对补体高度敏感（为正常红细胞的 15~25 倍）。

知识点 9：阵发性睡眠性血红蛋白尿症（PNH）的诊断

副高：熟练掌握　正高：熟练掌握

（1）临床表现符合 PNH。

（2）实验室检查结果　①Ham 试验、蔗糖溶血试验、蛇毒因子溶血试验、尿含铁血黄素（或尿液潜血）试验等试验中凡符合以下任一情况即可诊断：a. 两项以上阳性。b. 一项阳性时，必须具备以下条件：两次以上阳性；或一次阳性，但操作正规、有阴性对照、结果可靠、即时重复仍为阳性者；有溶血的其他直接或者间接证据，或者有肯定的血红蛋白尿出现；能排除其他溶血，尤其是遗传性球形红细胞增多症、自身免疫性溶血性贫血、G-6-PD 缺陷症以及阵发性冷性血红蛋白尿症等；②流式细胞仪检查发现 CD59 或 CD55 阴性的中性粒细胞或红细胞>10%（5%~10%为可疑）或气单胞菌溶素变异体检测阴性。

临床表现符合，实验室检查结果具备①项或者②项均可诊断。

知识点 10：阵发性睡眠性血红蛋白尿症（PNH）的鉴别诊断

副高：熟练掌握　正高：熟练掌握

（1）部分 PNH 患者表现为全血细胞减少，易与再障混淆，鉴别主要依据为：骨髓增生程度及 PHN 溶血的证据、细胞对补体敏感的证据。

（2）遗传性球形红细胞增多症患者红细胞渗透脆性增加、有球形红细胞增加、细胞补体敏感相关试验为阴性等表现，虽然某些诱因可引起血管内溶血，但同睡眠无关，而 PNH 患者一般无球形红细胞增加，脆性不增加，补体敏感试验阳性。

（3）自身免疫性溶血性贫血患者直接抗球蛋白试验阳性，而个别 PNH 患者可暂时为阳性，但是复查后可转为阴性。

（4）阵发性冷性血红蛋白尿症患者血红蛋白尿发作比较常见的诱因是寒冷，持续时间短，冷热溶血试验阳性。

第七节 红细胞酶缺陷性溶血性贫血

知识点1：红细胞酶缺陷性溶血性贫血的分类 副高：掌握 正高：熟练掌握

由红细胞酶缺陷引起的溶血性疾病有20多种，其中比较常见的有葡萄糖-6-磷酸脱氢酶缺陷症、红细胞丙酮酸激酶缺陷症。

知识点2：葡萄糖-6-磷酸脱氢酶缺陷症（G-6-PD）的特点 副高：掌握 正高：熟练掌握

根据G-6-PD基因突变的差异以及引起红细胞破坏的诱因不同，G-6-PD缺陷症可分为下列几种临床类型：蚕豆病、药物性溶血、感染性溶血、新生儿G-6-PD缺陷性溶血、遗传性非球形红细胞溶血性贫血。

知识点3：葡萄糖-6-磷酸脱氢酶缺陷症（G-6-PD）的发病机制 副高：掌握 正高：熟练掌握

在正常红细胞磷酸戊糖旁路途径中，G-6-PD能使葡萄糖6-磷酸氧化脱氢，同时可以使氧化型辅酶Ⅱ（$NADP^+$）还原为还原型辅酶Ⅱ（NADPH）。NADPH是体内重要的还原物质，可以使氧化型谷胱甘肽（GSSG）还原为还原型谷胱甘肽（GSH），GSH可清除代谢过程中产生的氧化性产物。在红细胞G-6-PD缺陷时，NADPH生成减少，细胞内GSH下降，代谢产生的活性氧可将血红蛋白巯基（SH）氧化，造成血红蛋白变性，所形成的变性珠蛋白小体（Heinz小体）附着于红细胞膜上，导致膜的损伤，红细胞变形能力降低，容易被脾脏阻留及清除，从而造成溶血的发生。NADPH的不足不但影响GSH的生成，更重要的是不能够维持过氧化氢酶的活性，过氧化氢酶比GSH对过氧化物的清除更有效。过氧化物的积聚除了对血红蛋白巯基有作用，膜蛋白的巯基也可由于氧化而减少，导致红细胞膜脂质过氧化损伤，红细胞膜的变形能力降低；同时也改变了红细胞膜表面的抗原性，使红细胞易被单核-巨噬细胞识别而吞噬，最终致使溶血的发生。

知识点4：葡萄糖-6-磷酸脱氢酶缺陷症（G-6-PD）的诊断及鉴别诊断 副高：熟练掌握 正高：熟练掌握

G-6-PD缺陷症的诊断主要依靠实验室对红细胞G-6-PD活性的检查，其实验室诊断标准如下。

（1）1项筛查试验结果表明G-6-PD活性严重缺乏。

（2）G-6-PD活性定量测定，其活性较正常平均水平降低程度大于40%。

（3）2 项筛选试验结果表明 G-6-PD 活性都为中间缺乏。

（4）1 项筛查试验结果活性属中间缺乏，加上变性珠蛋白小体试验阳性（40%以上的红细胞内至少含 5 个 Heinz 小体），并且排除其他溶血病因。

（5）1 项筛查试验结果活性属中间缺乏，伴有明确的家族史。符合以上任何一项均可诊断为 G-6-PD 缺陷症。结合病史、诱因、临床表现以及溶血的证据，可确定临床类型。本病临床上主要同先天性红细胞膜异常和血红蛋白异常性疾病进行鉴别，利用实验测定红细胞 G-6-PD 活性，不难做出鉴别。

知识点 5：红细胞丙酮酸激酶缺陷症（PKD）的特点　副高：掌握　正高：熟练掌握

PKD 为慢性遗传性非球形红细胞溶血性贫血。成人症状较轻，以贫血、黄疸、脾大为主要表现。少数病例可由于感染出现溶血加重，甚至急性造血停滞。新生儿会出现高胆红素血症，黄疸及贫血都比较严重。

知识点 6：红细胞丙酮酸激酶缺陷症（PKD）的发病机制

副高：掌握　正高：熟练掌握

丙酮酸激酶（PK）是红细胞糖酵解途径中三个关键酶之一，其作用是把磷酸烯醇式丙酮酸的高能磷酸键转移给二磷酸腺苷（ADP），产生 ATP。PK 缺乏时，ATP 产生减少，糖酵解途径的各种中间产物堆积，红细胞的代谢异常，功能障碍，变形性降低，红细胞表面抗原性发生改变，易被单核-巨噬细胞吞噬而造成血管外溶血。

知识点 7：红细胞丙酮酸激酶缺陷症（PKD）的诊断及鉴别诊断

副高：熟练掌握　正高：熟练掌握

PKD 在实验室主要借助红细胞 PK 活性的测定进行诊断。

（1）PK 荧光斑点试验属严重缺乏。

（2）PK 活性定量测定属纯合子范围。

（3）PK 荧光斑点试验属中间缺乏。但伴有明显家族史和（或）有中间代谢产物的升高。

（4）PK 活性定量测定属杂合子范围，但伴有明显家族史和（或）有中间代谢产物的增高。

符合以上四项中任何一项即可确定实验室诊断。结合临床表现和溶血的存在不难做出诊断。本病临床上主要需与先天性红细胞膜异常和血红蛋白异常性疾病进行鉴别，可利用对红细胞 PK 活性的测定加以鉴别。

第八节 免疫性溶血性贫血

知识点1：自身免疫性溶血性贫血（AIHA）特点　　副高：掌握　正高：熟练掌握

（1）温抗体型自身免疫性溶血性贫血　见于各年龄段，轻者可无症状，少数病例为急性溶血，多数病例表现为慢性溶血。主要表现除有贫血症状外，半数左右的病例可出现黄疸及肝脾大。继发性患者除有溶血的表现外，还具有原发病的症状；慢性型病例可有淋巴结肿大、出血以及血小板减少性紫癜（称为 Evans 综合征）。

（2）冷凝集素综合征　常见于寒冷季节，中老年患者多见。原发病因不明，多继发于支原体肺炎、淋巴组织增生性疾病、传染性单核细胞增多症等。除贫血和黄疸外，患者在冷环境下因红细胞大量凝集致微循环障碍，出现手足发绀，复温后可消失。冷凝集素综合征则以血管外溶血为主，少数患者可有血红蛋白尿及含铁血黄素尿等血管内溶血表现。

（3）阵发性冷性血红蛋白尿症　原发性少见，主要继发于某些病毒感染。遇冷后突然发病，出现寒战、腰背酸痛、发热、血红蛋白尿等急性血管内溶血的表现。

知识点2：自身免疫性溶血性贫血（AIHA）的发病机制
副高：掌握　正高：熟练掌握

AIHA 的溶血机制可能补体介导的血管内溶血，也可能是是单核-巨噬细胞系统介导的血管外溶血。

（1）补体介导的血管内溶血　冷抗体型自身抗体在低温环境中可附着于红细胞表面，并激活补体，促使红细胞肿胀并溶解。当温度升高时，抗体可从红细胞表面脱离，因此其为冷性抗体。阵发性冷性血红蛋白尿症患者血清中的 D-L 抗体，在低温环境下（20℃以下）能与红细胞结合，同时吸附补体，但不发生溶血。在温度上升至 37℃时，激活补体，破坏红细胞，从而发生急性血管内溶血。冷凝集素综合征患者少见血管内溶血，温抗体型自身免疫性溶血性贫血患者血管内溶血更为罕见。

（2）单核-巨噬细胞系统介导的血管外溶血　红细胞吸附不完全抗体（温性抗体）或者补体而被致敏，单核-巨噬细胞系统可以识别并吞噬与自身抗体结合的红细胞，从而出现溶血。温抗体型自身免疫性溶血性贫血和冷凝集素综合征患者可表现为血管外溶血。

知识点3：自身免疫性溶血性贫血（AIHA）的诊断及鉴别诊断
副高：熟练掌握　正高：熟练掌握

自身免疫性溶血性贫血多为继发性的，所以，应首先考虑是否有原发病的存在，再结合溶血的临床表现、实验室检验，尤其是抗球蛋白试验进行诊断。

（1）温抗体型自身免疫性溶血性贫血　直接抗球蛋白试验阳性，近期无输血及特殊药物史，临床表现符合，可以考虑本病的诊断。若抗球蛋白试验阴性，临床表现相符，肾上腺皮质激素治疗有效，切脾有效，同时能够排除其他溶血性贫血者也可诊断。

（2）冷凝集素综合征　冷凝集素试验阳性，直接抗球蛋白试验 C3 阳性，抗体效价 >1∶40，结合临床表现及其他实验室检查可诊断本病。

（3）阵发性冷性血红蛋白尿症　具有典型的临床表现，冷热溶血试验阳性是诊断的重要依据。应注意同阵发性睡眠性血红蛋白尿、行军性血红蛋白尿及肌红蛋白尿相鉴别。

知识点4：新生儿溶血病（HDN）的特点　　副高：掌握　正高：熟练掌握

出生时，黄疸通常不十分明显，出生后逐渐明显。在出生后24小时发生的明显黄疸几乎都提示溶血性贫血的存在。症状轻重与溶血程度基本一致。ABO溶血病症状多较轻，仅表现出黄疸；而Rh溶血病症状比较严重，胎儿在子宫内就可发生严重溶血及胎儿水肿。若延缓治疗，间接胆红素可通过血脑屏障引起胆红素中毒性脑病（核黄疸），患儿出现拒食、嗜睡、张力减退和吸吮反射消失，继而出现肌肉僵硬、角弓反张或者全身痉挛、颅内出血等表现。

知识点5：新生儿溶血病（HDN）的发病机制　　副高：掌握　正高：熟练掌握

HDN是因为母儿之间血型不合所致的溶血性疾病。胎儿由父亲遗传获得了母亲所不具有的血型抗原，当胎儿的血型抗原或者外界的血型抗原因某种原因进入母体，可使母体产生相应的抗体，再通过胎盘进入胎儿体内，与胎儿致敏红细胞结合（致敏），被单核-巨噬细胞吞噬破坏，造成胎儿的血管外溶血。以ABO血型不合最为常见，可达80%以上；其次为Rh血型（D较常见，E、C或e次之）不合，约占15%；其他血型系统少见。

知识点6：新生儿溶血病（HDN）的诊断及鉴别诊断

副高：熟练掌握　正高：熟练掌握

新生儿溶血病的诊断主要依据血清特异性免疫抗体的检测，并结合既往有无不明原因的流产、死胎、输血或者新生儿重症黄疸史，再参考婴儿的临床表现即可作出判断。应注意同遗传性红细胞G-6-PD缺陷症引起的新生儿溶血病和重型遗传性球形红细胞增多症鉴别。前者有G-6-PD酶活性降低，而后者有红细胞渗透脆性升高，二者抗球蛋白试验均为阴性，据此可鉴别。轻症患者应注意同生理性黄疸鉴别，同样可利用抗球蛋白试验鉴别。

第三十章　白细胞疾病与检验

第一节　白细胞概述

知识点1：白细胞计数　　副高：熟练掌握　正高：熟练掌握

参考范围：

（1）成人　$(4\sim10)\times10^9/L$（$3500\sim9500/mm^3$）。

（2）新生儿　$(15.0\sim20.0)\times10^9/L$（$15000\sim20000/mm^3$）。

（3）6个月至2岁　$(11.0\sim12.0)\times10^9/L$。

（4）儿童　$(15.0\sim20.0)\times10^9/L$。

知识点2：白细胞计数的临床意义　　副高：熟练掌握　正高：熟练掌握

（1）增多　①生理性增多：主要见于月经前、分娩、妊娠、哺乳期妇女以及剧烈运动、兴奋激动、饮酒以及餐后等。新生儿及婴儿明显高于成人。②病理性增多：主要见于急性化脓性感染、某些病毒感染、白血病、类白血病反应、糖尿病酮症酸中毒、急性大出血、严重烧伤、恶性肿瘤及某些金属中毒。

（2）减少　主要见于某些血液病、某些传染病、自身免疫性疾病、脾功能亢进等各种原因所致的脾大，恶性组织细胞增生症以及粒细胞缺乏症、阵发性睡眠性血红蛋白尿、电离辐射、慢性理化损伤、肿瘤化疗及某些药物反应等。

知识点3：白细胞分类计数　　副高：熟练掌握　正高：熟练掌握

正常值：中性粒细胞60%~70%，嗜碱性粒细胞0%~1%，嗜酸性粒细胞0.5%~5%，淋巴细胞20%~40%，单核细胞3%~8%。

知识点4：白细胞分类计数的临床意义　　副高：熟练掌握　正高：熟练掌握

中性粒细胞减少见于再生障碍性贫血、脾功能亢进等，升高见于急性感染、严重创伤、恶性肿瘤等。嗜碱性粒细胞增多见于慢性粒细胞性白血病、脾切除术后等。嗜酸性粒细胞增多见于寄生虫病、过敏性疾病和慢性粒细胞性白血病，降低见于伤寒、急性心肌梗死等。淋巴细胞降低见于传染病的初期等，升高见于百日咳、淋巴细胞性白血病、淋巴肉瘤等。单核细胞增多见于疟疾等。

知识点 5：白细胞病理性形态变化　　副高：掌握　正高：掌握

白细胞病理性形态包括：中性粒细胞常见的病理形态、异形淋巴细胞、中性粒细胞的核象变化。

知识点 6：中性粒细胞常见的病理形态　　副高：掌握　正高：掌握

（1）中性粒细胞的中毒性改变　常见的有：①中毒颗粒。②细胞大小不等。③空泡形成：粒细胞受损后，胞质发生脂肪变性，在胞质中或者细胞核上出现空泡变性。④核变性：可有核固缩、核溶解以及核碎裂等变性。

（2）巨多分叶核粒细胞　胞体较大，细胞直径可达 16~25μm，核分叶常在 5 叶，甚至会在 10 叶以上。

（3）棒状小体（Auer 小体）　在急性粒细胞或者急性单核细胞白血病的幼稚细胞的胞质中可出现，对于急性白血病的诊断及急性白血病类型的鉴别有参考价值。

（4）球形包涵体（Dohie 体）　见于严重感染。

知识点 7：异形淋巴细胞　　副高：掌握　正高：掌握

异形淋巴细胞现认为是通过 T 淋巴细胞受抗原刺激转化而来，少数为 B 淋巴细胞，正常人外周血中偶可见到，不超过 2%。依据细胞形态特点，异形淋巴细胞可分为：泡沫型、不规则型、幼稚型三型。

知识点 8：中性粒细胞的核象变化　　副高：掌握　正高：掌握

中性粒细胞的核象指的是粒细胞的分叶状况，它反映粒细胞的成熟程度，而核象变化则可反映某些疾病的病情及预后。

（1）中性粒细胞核左移　杆状核粒细胞增多，或者出现杆状以前更幼稚阶段的粒细胞，称为核左移。核左移伴有白细胞总数增高者称为再生性左移，表示机体的反应性强，骨髓造血功能旺盛，能够释放大量的粒细胞至外周血中。①轻度左移：杆状核粒细胞>0.06。②中度核左移：杆状核粒细胞>0.10，并伴有少数晚幼粒细胞者。③重度核左移：杆状核粒细胞>0.25，并出现更幼稚的粒细胞者。

（2）中性粒细胞核右移　病理情况下，中性粒细胞的分叶过多，可分 4 叶甚至于 5~6 叶以上。若 5 叶者超过 0.05 时，称为中性粒细胞的核右移。核右移是因为造血物质缺乏，使脱氧核糖核酸合成障碍，或者造血功能减退所致。

第二节　白细胞功能检查

知识点 1：吞噬功能试验　　副高：熟悉　正高：掌握

吞噬功能试验包括墨汁吞噬试验、细菌吞噬试验、吞噬细胞吞噬功能试验。

知识点2：墨汁吞噬试验　　副高：熟悉　正高：掌握

（1）实验原理　血液中中性粒细胞及单核细胞对细菌及异物等具有吞噬作用。墨汁吞噬试验是加入一定量的墨汁到一定量的肝素抗凝血中，经37℃温育4小时，涂片染色，镜下观察200个吞噬细胞对墨汁的吞噬情况，并计算吞噬率和吞噬指数。

（2）临床意义　此试验可作为机体免疫功能及吞噬功能缺陷病的筛检指标。粒细胞的吞噬功能只限于成熟阶段，成熟单核细胞与幼稚单核细胞都具有吞噬能力，此试验可以为临床对某些疾病类型的鉴别诊断提供参考。急性单核细胞白血病M_{5b}为弱阳性，M_{5b}吞噬指数明显升高；急性粒-单核细胞白血病（M_4）呈阳性反应，慢性粒细胞白血病（CML）的成熟中性粒细胞吞噬能力明显减低；急性粒细胞白血病（M_2）、急性淋巴细胞白血病（ALL）以及急性早幼粒细胞白血病（M_3）的原始及幼稚细胞多无吞噬能力，吞噬试验为阴性。

知识点3：细菌吞噬试验　　副高：熟悉　正高：掌握

（1）实验原理　分离白细胞悬液，将待测的吞噬细胞同葡萄球菌混合，温育一定时间后，细菌可被中性粒细胞吞噬，可以在镜下观察中性粒细胞吞噬细菌的情况，依据吞噬率和吞噬指数即可反映吞噬细胞的吞噬功能，该试验即细菌吞噬试验。

（2）临床意义　本试验可了解中性粒细胞的吞噬功能。比如吞噬率与吞噬指数升高，反映中性粒细胞吞噬异物功能的增强，多见于细菌性感染。对于疑有中性粒细胞吞噬功能低下者，有帮助确诊的价值。

知识点4：吞噬细胞吞噬功能试验　　副高：熟悉　正高：掌握

（1）实验原理　活体巨噬细胞与单核细胞在体内外均有吞噬细菌和异物的功能，在体外将细胞与异体细胞或细菌混合孵育之后，染色观察其吞噬异体细胞或者细菌的数量，可判断其吞噬功能。可以借助中药斑蝥在人的前臂皮肤上发疱，诱使单核细胞游出血管大量聚集于疱液之内，抽取富含吞噬细胞的疱液，在体外37℃条件下观察吞噬细胞对鸡红细胞的吞噬消化活性，对细胞进行涂片染色，镜检计算吞噬百分率与吞噬指数。

（2）临床意义　一些免疫功能低下的患者吞噬细胞吞噬率降低，可作为预测感染发生的概率、观测疗效及判断预后的指标；巨噬细胞吞噬功能低下常见于各种恶性肿瘤，吞噬率常低于45%，手术切除好转后可以上升，因此可作为肿瘤患者化疗、放疗以及免疫治疗疗效的参考指标。

知识点5：趋化功能试验　　副高：熟悉　正高：掌握

（1）实验原理　采用 Boyden 小室法又称为滤膜小室法。该方法运用特殊的小盒装置，用一块 3～5μm 孔径的微孔滤膜把盒分为上、下两个小室，在微孔滤膜的一侧放入粒细胞，另一侧则放入趋化因子，检测粒细胞经滤膜微孔到达趋化因子这一侧的定向移动能力。

（2）临床意义　趋化功能降低见于 Chediak-Higashi 综合征、烧伤、糖尿病、新生儿慢性皮肤黏膜白色念珠菌感染和高 IgE 综合征等。临床上还被用于评价易感染患者的细胞趋化功能及药物的影响。

知识点 6：杀菌功能试验　　副高：熟悉　正高：掌握

杀菌功能试验包括硝基四氮唑蓝还原试验与白色念珠菌法试验。

知识点 7：硝基四氮唑蓝还原试验　　副高：熟悉　正高：掌握

（1）实验原理　硝基四氮唑蓝（NBT）是一种染料，其水溶液呈淡黄色。中性粒细胞在杀菌过程中能量消耗增多，氧耗量也增加，细胞内磷酸己糖旁路代谢增强。NBT 被吞入或者渗入中性粒细胞后，可以接受葡萄糖-6-磷酸在己糖磷酸旁路代谢中 NADPH 氧化脱下的氢，而被还原成非水溶性的蓝黑色颗粒沉着在胞质内，可以在显微镜下观察并计数阳性细胞百分比。

（2）临床意义　该试验用于检测中性粒细胞吞噬杀菌功能，还可以用于一些疾病的过筛鉴别和辅助诊断。葡萄糖-6-磷酸脱氢酶（G-6-PD）缺乏症、儿童慢性肉芽肿（CGD）、髓过氧化物酶缺乏症和 Job 综合征，NBT 还原试验阳性；当全身性细菌感染时，患者的 NBT 还原阳性细胞在 10%以上，而病毒感染或者其他原因发热的患者则在 10%以下；器官移植后发热，若非细菌感染所致，其 NBT 还原试验阴性，若为阳性，则提示可能有细菌感染。

知识点 8：白色念珠菌法试验　　副高：熟悉　正高：掌握

（1）实验原理　是将白细胞同白色念珠菌共育后，加入亚甲蓝染液做活体染色，之后观察白细胞对白色念珠菌的吞噬杀伤情况。其中被杀死的白色念珠菌会被染成蓝色，活菌则不着色。计数 100 个中性粒细胞中吞噬有染成蓝色的白色念珠菌的细胞数即为杀菌率，计数 100 个中性粒细胞中吞噬有白色念珠菌的细胞数就是吞噬率。

（2）临床意义　吞噬与杀菌功能缺陷常见于肌动蛋白功能不全症、慢性肉芽肿、膜糖蛋白缺陷症以及 G6PD 高度缺陷症等，对白色念珠菌的吞噬与杀菌缺陷也见于比较严重的白色念珠菌感染或恶性肿瘤患者。

第三节 急性白血病

知识点1：急性白血病（AL）骨髓细胞形态学诊断

副高：熟练掌握 正高：熟练掌握

骨髓细胞形态学检查是诊断AL的重要依据。骨髓增生明显活跃或者极度活跃，白血病性原始细胞增生，多伴有恶性肿瘤细胞形态学特征，细胞大小相差比较大，胞质量少，胞核大，形态不规则，常有扭曲、切迹、折叠、分叶或双核等。核染色质粗糙，核仁明显、数目多，核质发育不平衡，胞核发育常常落后于胞质。胞质内易见空泡，并出现Auer小体，有助于AML的诊断。核分裂象多见，“篮细胞”等退行性变多见，正常幼红细胞（除M6外）与巨核细胞减少（除M7外）。AML可出现“白血病裂孔”现象，也就是较成熟的中间阶段细胞缺如，亦残留少量成熟粒细胞。少数病例骨髓增生低下，但是白血病性原始细胞达到白血病诊断标准，可以诊断为低增生性急性白血病。

知识点2：急性髓系白血病未分化型骨髓象（M1）

副高：熟练掌握 正高：熟练掌握

骨髓增生极度活跃或者明显活跃，少数病例可增生活跃甚至减低。骨髓中Ⅰ型加Ⅱ型原始粒细胞≥90%（NEC），可见小原粒细胞（胞体小，相似于淋巴细胞，胞核圆形；核染色质呈细颗粒状，比正常原粒细胞密集，核仁1~2个，有伪足），应同淋巴细胞鉴别。早幼粒细胞很少，中幼粒细胞及以下各阶段细胞罕见或不见。在少数病例白血病细胞内可见Auer小体，核分裂细胞较多见。

知识点3：急性髓系白血病伴未分化型诊断（M1）

副高：熟练掌握 正高：熟练掌握

（1）符合急性白血病的诊断标准。

（2）骨髓中原始粒细胞（Ⅰ型+Ⅱ型）≥90%（NEC），并伴有形态学异常，早幼粒细胞很少，中幼粒细胞以下阶段罕见或者未见。

（3）POX或SBB（+）的原始细胞>3%，α-NBE阴性。

（4）进一步根据免疫表型特点与ALL鉴别。

知识点4：急性髓系白血病成熟型骨髓象（M2a）

副高：熟练掌握 正高：熟练掌握

骨髓增生明显活跃或极度活跃，骨髓中原始粒细胞占30%~89%（NEC），并可见到早幼粒、中幼粒以及成熟粒细胞>10%，约50%病例的白血病细胞内可见Auer小体。核分裂细胞比其他类型多见。幼红细胞及巨核细胞均明显减少。此型白血病细胞的特征是形态变异及核质发育不平衡，常表现为细胞大小异常，形态多变，胞体畸形有瘤状突起，核形畸变，如凹陷、扭曲、折叠、肾形、分叶等，也可表现为核发育迟缓，胞质出现少数嗜苯胺蓝颗粒。有的病例出现小原始粒细胞。细胞退行性变多见，胞核及胞质内可出现空泡变性，可有胞体模糊、结构紊乱、胞核固缩或者胞膜消失，只留裸核。

知识点5：急性髓系白血病，伴成熟型（M2a）诊断

副高：熟练掌握　正高：熟练掌握

（1）符合急性白血病的诊断标准。

（2）骨髓中原始粒细胞有30%～89%（NEC）并伴有形态学异常；单核细胞<20%，早幼粒以下阶段细胞>10%，可诊断为此型。

（3）可进一步根据免疫表型特点与ALL鉴别。

知识点6：急性髓系白血病，伴成熟型骨髓象（M2b）

副高：熟练掌握　正高：熟练掌握

骨髓为增生明显活跃或者增生活跃，红细胞系及巨核细胞系增生均减低。粒细胞系增生明显活跃，原始粒细胞及早幼粒细胞明显增多，多以异常中性中幼粒细胞为主，≥30%（NEC）。异常中性中幼粒细胞形态特点是胞核及胞质发育极不平衡，核仁大而明显，核染色质细致疏松，胞质丰富，含多量细小粉红色中性颗粒，呈弥散分布。常见空泡及双层胞质，内胞质量多，呈粉红色；外胞质量少，呈浅蓝色，并且呈伪足状，Auer小体常见。

知识点7：急性髓细胞白血病，伴成熟型（M2a）诊断

副高：熟练掌握　正高：熟练掌握

（1）符合急性白血病的诊断标准。

（2）骨髓粒系明显增生，原始细胞明显增多，但是<30%，以异常的中性中幼粒细胞增生为主，其胞核常会有1～2个大核仁，核质发育显著不平衡，此类细胞>30%（NEC）。

（3）t（8；21）（q22；q22）或AML1基因重排可以作为诊断本病的分子标志。在初诊时若有髓系样肉瘤存在，此类病例起初的骨髓片呈原始细胞少的错觉，但即使骨髓内原始细胞<20%也应诊断为AML。

知识点8：急性早幼粒细胞白血病骨髓象（M3型）

副高：熟练掌握　正高：熟练掌握

多数病例骨髓增生极度活跃，有个别病例增生低下。分类以颗粒增多的早幼粒细胞为主，占30%～90%（NEC），可见到一定数量的原粒和中幼粒细胞，早幼粒细胞与原始粒细

胞之比在3∶1以上。各阶段幼红细胞和巨核细胞均明显减少。颗粒增多的早幼粒细胞形态异常，这种细胞大小不一，通常直径为15～30μm，外形常不规则或呈椭圆形。胞核略小，常偏于一侧，有的可见到双核，核染色质疏松且有明显的核仁1～3个，有的被颗粒遮盖而不清楚。胞质丰富，染蓝色或者灰色，含多量大小不等的嗜苯胺蓝颗粒，紫红色而密集，多分布于胞质的一端、核周围或者遮盖胞核。有的胞质可分为内外两层，于细胞边缘部位的外胞质层无颗粒或颗粒稀少。有的胞质含短而粗的Auer小体，几条、十几条或几十条，可呈束状交叉排列，酷似柴捆样，因此有人称之为“柴捆细胞”。按胞质颗粒的不同又分为两个亚型：

（1）粗颗粒型（M3a） 胞质丰富，蓝色外胞质呈伪足状突出，并且其中布满粗大、深染、密集或融合的嗜苯胺蓝颗粒，或者含较多的Auer小体，有时呈“柴捆”状，胞核经常被颗粒遮盖而轮廓不清。

（2）细颗粒型（M3b） 胞质中的嗜苯胺蓝颗粒细小而密集。核扭曲、折叠或分叶，因此易误诊为单核细胞。部分患者的早幼粒细胞胞质呈强碱性，颗粒稀少，并且胞核分叶明显。

知识点9：急性早幼粒细胞白血病（M3型）诊断

副高：熟练掌握　正高：熟练掌握

骨髓中以颗粒增多的异常早幼粒细胞增生为主，≥30%（NEC），并且异常早幼粒细胞其胞核大小不一，其胞质中有大小不等的颗粒，可见束状的Auer小体，也可逸出胞体之外，依颗粒粗细分为粗颗粒与细颗粒两亚型；POX强阳性；免疫标记具有髓系特征而HLA-DR阴性；特异性遗传学标志是染色体t（15；17）形成PML/RARa融合基因。

在有些M3b中，多数细胞的非特异性颗粒细小似尘样，甚至在光镜下颗粒看不清楚，细胞核常呈显著异形，此型很易误诊为M5、M4或者M2，要通过细胞化学、染色体和基因检查及电镜观察予以鉴别。

知识点10：急性粒-单核细胞白血病骨髓象（M4型）

副高：熟练掌握　正高：熟练掌握

骨髓增生明显活跃或极度活跃。粒、单核两系同时增生，红系、巨核系受抑制。

本病是一组异质性很强的疾病，至少要包括两种类型：

（1）异质性白血病细胞增生型：白血病细胞分别具有粒系、单核系的形态学特征。

（2）同质性白血病细胞增生型：白血病细胞同时具有粒系及单核系特征，核染色质细网状，核圆，易见扭曲、凹陷、折叠及分叶，核仁较明显，胞质丰富，呈浅蓝色或蓝灰色，有的可见大小不一的嗜苯胺蓝颗粒，有部分可见特异性中性颗粒。成熟粒单细胞在形态上与正常成熟单核细胞类似，但胞质内可见中性颗粒。M4型中约60%的病例可见到Auer小体，浆细胞常增多。根据增生细胞特征及数量，本病可分为四个亚型，即M4a、M4b、

M4c、M4Eo。

知识点 11：急性粒-单核细胞白血病（M4 型）诊断

副高：熟练掌握　正高：熟练掌握

骨髓中原始粒细胞、原始单核细胞以及幼稚单核细胞异常增生。M4a：以原始粒细胞与早幼粒细胞增生为主，原、幼单核细胞>20%（NEC）；M4b：以原、幼及单核细胞增生为主，而原始粒细胞与早幼粒细胞≥20%（NEC）；M4c：具有粒、单二系标记的原始细胞≥30%（NEC）。

知识点 12：急性粒-单核细胞白血病骨髓象（M4Eo 型）

副高：熟练掌握　正高：熟练掌握

除具有急性粒-单核细胞性白血病的特点外，骨髓有不同数量的异常嗜酸性粒细胞，常≥5%（NEC）；最显著的异常是幼稚嗜酸性粒细胞中的异常颗粒，主要见于早幼及中幼阶段，此类细胞除典型的嗜酸性颗粒之外，还有大的嗜碱性颗粒，颗粒一般比正常幼稚嗜酸性粒细胞中的颗粒大，呈紫色，有些颗粒过于密集遮盖了细胞形态；成熟嗜酸性粒细胞中的颗粒多无异常，偶然会有分叶过少或不分叶现象。

知识点 13：急性粒-单核细胞白血病（M4Eo 型）诊断

副高：熟练掌握　正高：熟练掌握

为伴有嗜酸性粒细胞增多的急性粒-单核细胞性白血病。除具有 M4 的特征外，异常嗜酸性粒细胞大于 5%（NEC），异常嗜酸性粒细胞其核多为圆形及单核样，不分叶，胞质嗜酸性颗粒大而圆，常会伴粗大而多的嗜碱性颗粒。16 号染色体的异常导致 CBFp-MYH11 融合基因，此融合基因为 M4Eo 的诊断及疗效监测提供一个新的特异的敏感标志。

知识点 14：急性单核细胞白血病骨髓象（M5 型）

副高：熟练掌握　正高：熟练掌握

骨髓增生极度活跃或者明显活跃。原始单核细胞加幼单细胞≥30%。M5a 以原始单核细胞为主，≥80%（NEC），幼稚单核细胞比较少。M5b 中原始单核细胞、幼稚单核细胞及单核细胞均可见到，原始单核细胞<80%。有时白血病细胞中可见到 1～2 条细而长的 Auer 小体。

白血病细胞形态特点：

（1）原始单核细胞及幼稚单核细胞细胞体积比较大，形态变化大。

（2）胞核较小，常偏一侧，呈笔架形、马蹄形、S 形、肾形或者不规则形，核染色质疏松，排列似蜂窝状，着色较淡；原始单核细胞一般核圆，染色质细，一个或多个明显核仁。

（3）胞质量相对比较多，常出现内外双层胞质，有明显伪足突出，边缘清晰，颗粒的粗细及数量不一。胞质常轻度嗜碱，外层胞质呈淡蓝色，常透明，无颗粒或颗粒甚少；内层胞质呈灰蓝色并且略带紫色，不透明，似有毛玻璃样感。胞质内常有空泡及被吞噬的细胞。

知识点 15：急性单核细胞白血病（M5 型）诊断　副高：熟练掌握　正高：熟练掌握

在临床上有明显的浸润症状，骨髓中原始、幼稚单核细胞异常增生，白血病细胞 α-丁酸萘酚酯酶呈阳性。原始单核细胞≥80%（NEC）可以诊断为 M5a，特殊的 11q23（MLL）染色体异常有助于诊断。原始单核细胞<80%，原始单核+幼稚单核细胞≥30%（NEC）则可以诊断为 M5b。

知识点 16：红白血病骨髓象（M6 型）　副高：熟练掌握　正高：熟练掌握

（1）红血病　骨髓增生明显活跃或者极度活跃。有核细胞中以红系增生为主，多数病例>50%，粒红比例倒置，原始红细胞及早幼红细胞多见，多有中幼红细胞阶段缺如的“红血病裂孔”现象或者中幼红细胞阶段减少的“红血病亚裂孔”现象，且常有形态学异常，比如类巨幼样变、核碎裂、多核及巨型核等。丝状分裂细胞增多。如果异型红细胞超过10%，而骨髓中红系细胞占 30%即有诊断意义。

（2）红白血病　骨髓增生明显活跃或极度活跃。红系和粒系（或单核系）细胞同时呈恶性增生。红系前体细胞占所有骨髓细胞≥50%，多数病例以中晚幼红细胞为主，原红及早幼红细胞次之，但有的病例原红、早幼红细胞多于中幼红、晚幼红细胞。此病幼红细胞的形态学特点是类巨幼样改变（胞体巨大，核染色质细致、胞质丰富以及常有突起）和副幼红细胞改变（核形不规整、核凹陷、扭曲、双核、多核、核碎裂以及巨型核等）明显。此外尚有幼红细胞核质发育不平衡及同一阶段细胞大小不均等特点。白细胞系统明显增生，原始粒（或原始单核+幼单核）细胞占优势，大于 20%（NEC），部分原始及幼稚细胞中可见 Auer 小体。粒系细胞也有巨幼样变与形态异常的改变。丝状分裂细胞多见。巨核细胞明显减少。

知识点 17：红白血病（M6 型）诊断　副高：熟练掌握　正高：熟练掌握

红白血病骨髓增生极度活跃或明显活跃，FAB 分型的诊断标准是：红细胞系≥50%，常会有形态学的异常，红系 PAS 阳性；原始粒细胞（或原始单细胞+幼单核细胞）>30%（NEC），或者血片中原始粒细胞（或原始单细胞）>5%，骨髓中原始粒细胞（或原幼单核细胞）≥20%（NEC）；部分病例红系 30%~50%，而异常幼红细胞（巨幼样变，双核、多核以及核碎裂）>10%也可诊断；血型糖蛋白 A 表达有助于诊断。

知识点18：急性巨核细胞白血病骨髓象（M7型）

副高：熟练掌握　正高：熟练掌握

骨髓象增生明显活跃或者增生活跃。粒系及红系细胞增生均减低，巨核细胞系异常增生，全片巨核细胞可以多达1000个以上，以原始及幼稚巨核细胞为主，原始巨核细胞≥30%，可见到巨型原始巨核细胞及小巨核细胞。小巨核细胞体积小，多数直径约10μm，少数达20μm，胞体椭圆形或圆形，边缘不整齐，呈云雾状或者毛刺状，胞质蓝色不透明，着色不均，周围可有伪足样突起，核染色质较粗，蓝染小核仁偶见。幼稚巨核细胞也增多，体积较原始巨核细胞略大，胞质易脱落成为大小不一的碎片。巨核细胞分裂象多见。成熟巨核细胞少见。骨髓穿刺经常为“干抽”，可进行骨髓活检诊断，可见原始巨核细胞增多，网状纤维增加。

知识点19：急性巨核细胞白血病（M7型）诊断　副高：熟练掌握　正高：熟练掌握

外周血可见原巨核（小巨核）细胞，骨髓中原巨核细胞≥30%（NEC）。原巨核细胞可以做电镜PPO检查、细胞化学染色5’-核苷酸酶、ACP等或单克隆抗体（CD41、CD61以及CD42）证实。骨髓细胞少时往往为“干抽”，活检发现原始及巨核细胞增多，网状纤维增加。

知识点20：急性髓系白血病，微分化型（M0型）骨髓象

副高：熟练掌握　正高：熟练掌握

骨髓有核细胞增生程度较轻，原始细胞≥30%，可以达90%以上。白血病细胞形态比较小，亦可较大，核圆形，核仁明显。胞质少，无颗粒，嗜碱性，亦可透明。没有Auer小体（有Auer小体，就诊断为M1），易误诊为ALL的L2或L1型。红系、巨核系有不同程度的增生减低。

知识点21：急性髓系白血病，微分化型（M0型）诊断

副高：熟练掌握　正高：熟练掌握

异常增生细胞在形态学上呈原始细胞特征，≥20%。胞质大多透亮或中度嗜碱，没有嗜天青颗粒及Auer小体，核仁明显，与急淋L2型类似。细胞化学：POX及SBB染色阳性率<3%；免疫学检验：髓系标志CD33及（或）CD13可阳性，淋系抗原阴性，分别有CD7、TdT阳性；电镜：髓过氧化酶呈阳性。

知识点 22：急性白血病的免疫学分型　　副高：熟练掌握　正高：掌握

AL 免疫分型常用的一线与二线单抗。见表 4-30-1。

表 4-30-1　急性白血病常用免疫诊断标志

	一线单抗	二线单抗
B 淋巴细胞系	CD22*，CD19，CD10，CD79a*	CD20，CD42，Cyu，SmLg
T 淋巴细胞系	CD3，CD7，CD2	CD1，CD4，CD5，CD8
髓细胞系	CD13，CD117，Anti-MPO*	CD33，CD14，CD15，CD11，CD41，CD42，血型糖蛋白 A
非系列特异性	TDT**，HLA-DR	CD34

注：*：胞质表达；**：胞核表达。

2008 年 WHO 所颁布的第四版《造血与淋巴组织肿瘤分类》对系列确认的标准如下。①髓细胞系：MPO 阳性或者显示单核系分化。②T 淋巴细胞系：CyCD3 阳性或者膜 CD3 阳性（很少表达）。③B 淋巴细胞系：存在两种情况，也就是 CD19 高强度表达时，CD79a、CyCD22 和 CD10 至少 1 项强阳性；当 CD19 弱强度表达时，CD79a、CyCD22 与 CD10 至少 2 项强阳性。

（1）ALL 的免疫学分型　淋巴细胞表面抗原检测对 ALL 免疫学分型诊断具有十分重要的作用，用一线标志抗体，再结合二线标志抗体可把 T 淋巴细胞系与 B 淋巴细胞系 ALL 各分为四个亚型，见表 4-30-2、表 4-30-3。

表 4-30-2　B 淋巴细胞系-ALL 免疫学分型

	Pro B-ALL	Common B-ALL	Pre B-LL
HLA-DR	+	+	+
TdT	+	+	+
CD34	+	+/-	-
CD19	+	+	+/-
CD22	+（c）	+（c）	+（c）
CD10	-	+	+/-
CD20	-	+/-	+
CD79a	+	+	+
CyIg（μ）	-	-	+/-
sIg	-	-	-
CD2，CD3，CD4，CD5，CD7	-	-	-

注：+/-，可能阳性；c，胞内。

表 4-30-3 T 淋巴细胞系-ALL 免疫学分型

	Pro T-ALL	Pre T-ALL	Cortical-ALL	MedullaryT-ALL
HLA-DR	+/-	+/-	+/-	+/-
TdT	+/-	+/-	+/-	+/-
CD34	+/-	+/-	-	-
CD2	-	+	+	+
CD1a	-	-	+	-
CD3	+（c）	+（c）	+（c）	+（c）
CD7	+	+	+	+
CD8	-	-	+	+*或-
CD4	-	-	+	+*或-
CD10	+/-	+/-	+/-	+/-
CD19，CD20，CD22	-	-	-	

注：+/-，可能阳性；c，胞内；*，CD4 或 CD8 其中一个阳性。

（2）AML 的免疫学分型　髓系相关抗原的表达反映了细胞的起源，但是常不能严格代表细胞的成熟阶段，当形态学即细胞化学的检查结果不明确时，免疫学标记有助于各亚型的诊断，可以确定形态学不能或很难区分的白血病类型，如 M0、M7、混合细胞白血病，见表 4-30-4。

表 4-30-4 急性髓细胞白血病各亚型与免疫学标志表达

	HLA-DR	CD34	CD13	CD33	CD15	CD11b	CD14	CD71，CD235a	CD41，CD42，CD61	MPO	其他可能阳性标记
M0	+	+	+	常+	-	常-	常-	-	-	+	$CD7^{-/+}$，$TdT^{-/+}$
M1	+	常+	常+	+	部分+	+或-	常-	-	-	+	
M2	+	常-	+	+	+	+或-	常-	-	-	+	CD19
M3	-	-/+	+	+	-/+	-	-	-	-	+	CD2，CD9
M4	-	-	+	+	+	+	+	-	-	+	CD11c，CD64 CD4，CD36
M5	+	常-	+或-	+	+	+	+	-	-	可部分+	同上
M6	+或-	-	+或-	+或-	-	-	-	+	+	可部分+	
M7	常+	+	-	+或-	-	-	-	-	+	+	

知识点 23：急性白血病的细胞遗传学和分子生物学分型　　副高：熟悉　正高：熟悉

AML 中的 M3 型，90%以上患者可见到 t（15；17）（q22；q12）染色体异常，使 17q 上的维甲酸 a 受体（RARa）基因与 15q 上的早幼粒细胞白血病（PML）基因发生互相易位，形成 PML-RARa 与 RARa-PML 两种融合基因，是 M3 型的特异性分子标志。t（8；21）（q22；q22）易位使 21q 的急性粒细胞白血病基因（AML1）重排及 8q 上的 MTG8（ETO）基因结合形成 AML-ETO（RUNX1-RUNXIT1）融合基因，是 M2 型的分子标志。AML 的分子生物学异常除特定染色体易位形成的融合基因外，还有与细胞增生、分化或调控相关的基因突变或者易位，以转录因子基因易位最为多见，见表 4-30-5。

ALL 也有类似于 AML 的特定染色体易位形成的融合基因，同时 ALL 的淋巴细胞为单克隆性增生，产生大量某种单-DNA 重排片段，出现独特的重排带型，成为恶性克隆的分子标志，可以借助此特征将 ALL 与良性的淋巴细胞增多症相鉴别。B-ALL 的特异性单克隆标志是免疫球蛋白重链 IgH 基因及免疫球蛋白轻链 IgK 基因与 Igλ 基因（位于 22q11）重排。T-ALL 的是位于 14q11 的 T 细胞受体基因（TCR）αδ 基因，见表 4-30-6。

表 4-30-5　AML 的细胞遗传学与分子生物学异常与形态学关系

核　型	融合基因	形态学（FAB）
t（8；21）（q22；q22）	AML1-ETO（RUNX1-RUNXIT1）	M、M4
t（15；17）（q22；q12）	PML-RNAα	M3
inv（16）（p13q22）或 t（16；16）（p13；q22）	CBFβ-MYH11	M4 E0
t（v；11q23）	MLL 基因重排（有 50 多种伴侣）	多为 M4、M5
t（6；9）（p23；q34）	DEK-NUP214	除 M3 和 M7 外的 AML，嗜碱性粒细胞增多（>2%）
inv（3）（q21q26）或 t（3；3）（q26.2）	RPN1-EVI1	M2、M4 和 M7。血小板正常或增多；骨髓中不典型巨核细胞增多，呈单叶或双叶核，并有多系病态造血
t（8；16）（pl1；p13）	MOZ-CBP	M4、M5 伴吞噬细胞增多
t/del（12）（p11～13）		AML 伴嗜碱性粒细胞增多

表 4-30-6　B-ALL/LBL 的细胞遗传学与分子生物学异常

核　型	融合基因
B-ALL/LBL 伴 t（9；2）（q34；q11.2）	BCR/ABL
B-ALL/LBL 伴 t（v；11q23）	MLL 基因重排
B-ALL/LBL 伴 t（12；21）（p13；q22）	TEL-AML1（ETV6-RUNX1）

续 表

核 型	融合基因
B-ALL/LBL 伴 t（5；14）（q31；q32）	IL3-IGH
B-ALL/LBL 伴 t（1；19）（q23；p13.3）	TCF3-PBX1（E2A-PBX1）
B-ALL/LBL 伴超二倍体核型	
B-ALL/LBL 伴亚二倍体核型	

第四节 骨髓增生异常综合征

知识点 1：骨髓异常综合征（MDS）的分类 副高：熟练掌握 正高：熟练掌握

关于 MDS 的分类，FAB 协作组于 1982 年提出了基于形态学的 FAB 分型建议，将 MDS 分成 5 个类型，也就是难治性贫血（RA）、环形铁粒幼细胞难治性贫血（RARS）、原始细胞过多难治性贫血（RAEB）、转化中的原始细胞过多难治性贫血（RAEB-T）以及慢性粒-单核细胞白血病（CMML）。

知识点 2：难治性贫血（RA）减少伴单一型发育异常的骨髓象 副高：熟练掌握 正高：熟练掌握

（1）RA RA 骨髓中，幼红细胞减少或者显著增多，红系异常造血也可从轻度到中度，且≥10%幼红细胞有明显的发育异常，主要表现在：①核异常：可见核出芽、核碎裂、核间桥联、多核及类巨幼样变。②胞质异常：可见空泡形成，PAS 染色呈弥散状或者颗粒状阳性。③幼红细胞中可见环形铁粒幼细胞（<15%）。在骨髓有核细胞中可见原始细胞（<5%），中性粒细胞与巨核细胞发育正常或者仅有轻度异常，异常细胞均<10%。

（2）RN 其外周血或者骨髓中发育异常的中性粒细胞≥10%，发育异常主要表现在核分叶过少，胞质颗粒过少。但是必须排除由药物治疗、感染、接触毒性物质及其他因素导致的继发性中性粒细胞减少。其他髓系细胞无明显异常（异常细胞<10%）。

（3）RT 评估>30 个巨核细胞，发育异常细胞≥10%，可见低分叶、双核或多核巨核细胞及小巨核细胞。与骨髓涂片检查相比，组织切片检查更常见异常巨核细胞，并且常超过 10%的阈值。巨核细胞数量可增多或者减少，其他髓系细胞无明显异常（异常细胞<10%）。

知识点 3：难治性贫血减少伴单一型发育异常的细胞化学染色 副高：熟练掌握 正高：熟练掌握

细胞化学染色：无特异性细胞化学染色改变。

知识点4：难治性贫血减少伴单一型发育异常的免疫学表型

副高：熟练掌握　正高：掌握

仅RA幼红细胞可见异常免疫表达，但与诊断无关。

知识点5：难治性贫血减少伴单一型发育异常的细胞遗传学

副高：熟悉　正高：熟悉

50%的RA患者有细胞遗传学异常，可以有几种不同的获得性克隆性染色体异常，比较常见的有del（20q）、+8及5号和（或）7号染色体的异常。上述异常对RA的诊断有价值，但均缺乏特异性。RN和RT患者通常少有细胞遗传学改变，个别RT患者可有del（20q）。

知识点6：难治性贫血伴环形铁粒幼细胞的骨髓象

副高：熟练掌握　正高：熟练掌握

骨髓主要表现为幼红细胞增多并且伴有红系病态造血，常见核分叶及类巨幼样变。中性粒细胞和巨核细胞无明显异常（异常细胞<10%），充满含铁血黄素的巨噬细胞多见。在骨髓有核细胞中，原始细胞<5%。骨髓涂片铁染色显示，环形铁粒幼红细胞≥15%（环形铁粒幼红细胞指幼红细胞胞质中有≥5个铁颗粒，环绕胞核≥1/3）。其他类型的MDS也常见环形铁粒幼细胞：

（1）外周血或骨髓中原始细胞过多，即RAEB过多，且出现环形铁粒幼细胞。

（2）幼红细胞中环形铁粒幼红细胞异常，即难治性贫血伴有多系发育异常（RCMD）≥15%，并且非红系异常细胞≥10%，骨髓原始细胞<5%，外周血原始细胞<1%，无Auer小体或单核细胞增多。

知识点7：难治性贫血伴环形铁粒幼细胞的细胞化学染色

副高：熟练掌握　正高：熟练掌握

细胞化学染色：无特异性细胞化学染色改变。

知识点8：难治性贫血伴环形铁粒幼细胞的免疫学表型

副高：熟练掌握　正高：掌握

无特征性免疫表型改变。

知识点9：难治性贫血伴环形铁粒幼细胞的细胞遗传学　副高：熟悉　正高：熟悉

有5%~20%的RARS患者可见克隆性染色体异常，常仅涉及一条染色体。

知识点10：难治性血细胞减少伴多系发育异常（RCMD）的骨髓象

副高：熟练掌握 正高：熟练掌握

骨髓增生通常明显活跃，两系或两系以上髓系细胞病态造血。中性粒细胞发育异常往往表现为胞质颗粒稀少与（或）胞核分叶过少伴核染色质明显聚集，骨髓原始细胞<5%。部分病例红系病态造血显著，幼红细胞胞质有空泡，胞核明显不规则，包括核间桥联、多核、多叶核、核出芽及巨幼样变。可以见数量不等的环形铁粒幼细胞，一般占有核红细胞的15%以下。异常巨核细胞也常见，包括不分叶核、核分叶少、双核或者多核及小巨核细胞，小巨核细胞是指体积近似或小于早幼粒细胞，不分叶或者两分叶核的巨核细胞，是巨核系病态造血最常见、最可靠的特征。

知识点11：难治性血细胞减少伴多系发育异常的细胞化学染色

副高：熟练掌握 正高：熟练掌握

细胞化学染色：幼红细胞PAS染色可见空泡阳性，胞质可呈弥散性阳性。

知识点12：难治性血细胞减少伴多系发育异常的免疫学表型

副高：熟练掌握 正高：掌握

无特征性免疫表型改变。

知识点13：难治性血细胞减少伴多系发育异常的细胞遗传学

副高：熟悉 正高：熟悉

高达50%的RCMD和难治性血细胞减少伴有多系发育异常和环状铁粒幼细胞（RCMD-RS）患者可见克隆性染色体异常，包括8号染色体三体、7号染色体单体、5号染色体单体、del（7q）、del（5q）、del（20q）及其他复杂核型异常。

知识点14：难治性贫血伴原始细胞增多的骨髓象 副高：熟练掌握 正高：熟练掌握

骨髓增生活跃明显，可出现不同程度的病态造血。红系造血旺盛，常伴有大红细胞或巨幼样改变。幼红细胞发育异常，可见多核、核分叶异常、核间桥连及巨幼样变。粒系增生活跃，常见中性粒细胞增生伴有不同程度的发育异常，其主要特点为胞体小、核分叶过少（假Pelger-Huët核）、胞质颗粒过少、核分叶过多以及（或）假Cheiak-Higashi颗粒。巨核细胞常增多伴发育异常，以不分叶及多个分开的核、分叶少的小巨核细胞为特征。

骨髓活检多数增生极度活跃，主要表现是不成熟粒细胞增多，并有未成熟前体细胞异常定位（ALIP）。在正常情况下，原始粒细胞、早幼粒细胞在骨内膜表面，MDS-RAEB 时可见远离骨小梁及血管的幼稚粒细胞与原始细胞灶性分布，即为 ALIP。每张骨髓切片上有≥3 处者叫做 ALIP 阳性，多见于 RAEB。少数病例可增生正常或者减低。此外还可以见到巨核系形态、定位异常以及网状纤维增生等改变。

知识点 15：难治性贫血伴原始细胞增多的细胞化学染色

副高：熟练掌握　正高：熟练掌握

细胞化学染色：无特异性细胞化学染色改变。

知识点 16：难治性贫血伴原始细胞增多的免疫学表型

副高：熟练掌握　正高：掌握

原始细胞常表达一系或者多系抗原，包括 CD38、HLA-DR、CD13 和（或）CD33、CD34 以及（或）CD117 阳性。部分病例可表达 CD15、CDllb 和（或）CD65、CD7 及 CD56。

知识点 17：难治性贫血伴原始细胞增多的细胞遗传学　副高：熟悉　正高：熟悉

约 30%~50%患者有克隆性染色体异常，包括+8、−5、del（5q）、−7、del（7q）及 del（20q），部分患者还可见复杂核型。

知识点 18：骨髓增生异常综合征伴孤立 5q 丢失的骨髓象

副高：熟练掌握　正高：熟练掌握

骨髓增生明显活跃或者正常，而红系通常表现为增生减低。巨核细胞增多，胞体正常或者稍小，胞核常不分叶和分叶减少，相比之下红系与粒系的病态造血不常见。骨髓中原始细胞一般<5%。

知识点 19：骨髓增生异常综合征伴孤立 5q 丢失的细胞化学染色

副高：熟练掌握　正高：熟练掌握

细胞化学染色：无特异性细胞化学染色改变。

知识点 20：骨髓增生异常综合征伴孤立 Sq 丢失的免疫学分型

副高：熟练掌握　正高：掌握

无特征性免疫表型改变。

知识点21：骨髓增生异常综合征伴孤立5q丢失的细胞遗传学

副高：熟悉 正高：熟悉

孤立的细胞遗传学染色体异常为5号染色体q31~q33间多条带的缺失，并且缺失及断裂点的位置不同。如果有其他任何细胞遗传学异常（Y丢失除外），不应归于该类疾病。

第五节 淋巴瘤

知识点1：霍奇金淋巴瘤的骨髓象

副高：熟练掌握 正高：熟练掌握

骨髓未浸润时可正常，有时可见嗜酸性粒细胞、单核细胞及浆细胞增多。少数患者骨髓涂片可以找到R-S细胞，阳性率仅约3%，骨髓活检可提高到9%~22%。找到R-S细胞为骨髓浸润的依据，有助于诊断。骨髓浸润多见于淋巴细胞消减型，其次为混合细胞型，其他型少见。

知识点2：霍奇金淋巴瘤的免疫学表型

副高：熟练掌握 正高：掌握

免疫学表型分析方法包括流式细胞术和免疫组织化学染色，对细胞进行系别、阶段和分化以及发育情况的分析，有利于区分结节性淋巴细胞为主型霍奇金淋巴瘤（NLPHL）与经典型霍奇金淋巴瘤（CHL）。霍奇金淋巴瘤细胞的免疫学表型见表4-30-7。

表4-30-7 霍奇金淋巴瘤细胞的免疫学表型

表型	CD30	CD15	CD45	CD20	CD79a	CD43	J链	sIg	PAX5	OCT2	BOB.1
NLPHL	-	-	+	+	+	-	+/-	+/-	+	S+	+
CHL	+	+/-	-	-/+	+	-	-	-	+	-/+	-

注：PAX5，B细胞特异活化因子；OCT2，转录因子；BOB.1，共同活化因子；+，全部病例阳性；+/-，大多数病例阳性；-/+，少数病例阳性；-，全部病例阴性；S，强阳性。

知识点3：霍奇金淋巴瘤的细胞遗传学和分子生物学分型

副高：熟悉 正高：熟悉

多数病例有克隆性染色体改变，但是未发现特异性染色体。LP细胞与$CD30^+$R-S细胞存在克隆性Ig基因重排，瘤细胞来源于B细胞。而极少数CHL可检测到克隆性T细胞受体（TCR）基因重排。多数CHL还存在癌基因及抑癌基因表达异常。

知识点4：非霍奇金淋巴瘤（NHL）的骨髓象

副高：熟练掌握 正高：熟练掌握

NHL初期骨髓象多正常，没有特异性改变。只有当淋巴瘤细胞浸润骨髓，才有可能出现淋巴瘤细胞，但是淋巴瘤浸润骨髓的发生率有限，多数在疾病的后期。当NHL细胞浸润骨髓并积累一定量细胞时，可以表现为白血病样骨髓象和相应血象，此时的细胞称为淋巴瘤白血病细胞。若是前驱细胞型淋巴瘤浸润骨髓，可以见到原始及幼稚型淋巴细胞。若是成熟型淋巴瘤浸润骨髓，可见到成熟淋巴细胞增多，形态通常无特异性，但是毛细胞白血病、脾边缘区淋巴瘤细胞质边缘会有毛发状或者伪足样突起，幼淋巴细胞白血病有大而明显的核仁，大颗粒淋巴细胞与NK细胞肿瘤的细胞质内有紫红色的嗜苯胺蓝颗粒。

知识点5：非霍奇金淋巴瘤的免疫学表型　　副高：熟练掌握　正高：掌握

通过分析NHL肿瘤细胞的免疫学表型（T、B、NK细胞）所对应的细胞系及发育阶段并结合组织形态学、细胞表达的特殊蛋白（如cyclin Dl、bcl-2）、增生相关因子（如Ki-67）与细胞的克隆性来判断瘤细胞，区分肿瘤的类型。

知识点6：非霍奇金淋巴瘤细胞的遗传学和分子生物学分型　　副高：熟悉　正高：熟悉

部分淋巴瘤患者有染色体的改变，比如染色体易位致使特定的融合基因产生。另外，克隆性的IgH基因重排提示B细胞单克隆性增生，而TCR基因重排提示T细胞单克隆性增生。

第六节　恶性组织细胞增生症

知识点1：恶性组织细胞增生症的骨髓象　　副高：熟练掌握　正高：熟练掌握

骨髓多数增生活跃，仍然可见各系正常造血细胞。增生低下时，病情多已达晚期。常可发现多少不一的异常组织细胞。该类细胞散在或成堆分布，细胞大小不等，通常体积较大，外形多畸形，不规则，有伪足状突起。核圆形、椭圆形或不规则形，有时呈分叶状，偶有双核、多核及巨大核。核仁常大而清楚。染色质呈细致网状。胞质较丰富，呈深蓝或浅蓝色，边缘着色尤深，深蓝者常无颗粒，浅蓝者可以有少数嗜天青颗粒，分布不均，常集中于一处，并可出现空泡，有少数可见吞噬现象。电镜超微结构可见单核-巨噬细胞的特征，如初级溶酶体和吞噬溶酶体。因为病变分布不均，多次多部位骨髓穿刺可提高阳性检出率。

知识点2：恶性组织细胞增生症的细胞化学染色　　副高：熟练掌握　正高：熟练掌握

NAP阳性率和积分值显著减低；苏丹黑B与β葡萄糖醛酸酯酶呈阴性反应；酸性磷酸酶阳性，但可被酒石酸所抑制；非特异性酯酶阳性，但是加入氟化钠后，恶性组织细胞仍为阳性；溶菌酶呈阳性、α_1-抗糜蛋白酶阳性和α_1-抗胰蛋白酶阳性，三者均是研究组织细胞起源的肿瘤标志物，后两者对识别成熟的巨噬细胞更敏感；MPO与氯醋酸酯酶阴性。S-

100 蛋白是正常淋巴组织内指突状网状细胞的标志物，S-100 蛋白阴性。

知识点 3：恶性组织增生症的免疫学表型　　副高：熟练掌握　正高：熟练掌握

除表达 HLA-DR 与髓系相关抗原 CD11b、CD13、CD15 和（或）CD33 外，有巨噬细胞相关标志 CD11c、CD14 以及 CD68，还有对组织细胞特异性比较强的 MAC387$^+$、LeuM5$^+$、RFD7$^+$等，没有 T、B 淋巴系特异性标志（除 CD4 为 T 细胞和巨噬细胞共有外）。CD11b 对识别接近单核细胞的不成熟细胞更为敏感。以上没有一种是对组织细胞特异性的，需要联合检查、综合判断。

第七节　骨髓增生性肿瘤

知识点 1：慢性粒细胞白血病（CML）骨髓细胞的形态学诊断
副高：熟练掌握　正高：熟练掌握

CML 病程中慢性期与急变期的骨髓象有明显的差别。①慢性期：有核细胞增生明显或极度活跃，G/E 明显增高，可达（10～50）：1，中性中、晚幼粒，杆状核以及分叶核粒细胞居多，嗜酸性粒细胞和（或）嗜碱性粒细胞增多，原始细胞低于 5%。红系细胞早期增生活跃，急变期受抑制，伴有骨髓纤维化时，可见泪滴形红细胞。粒细胞常有形态异常，细胞大小不一，可见 Pelger-Huët 样畸形。巨核细胞增高或正常，可见小于正常和多叶的小巨核细胞。部分病例骨髓中可出现类似戈谢细胞和海蓝细胞样的吞噬细胞。②加速期与急变期：CML 可向各种细胞类型的白血病转变，约 70% 的病例原始细胞为髓系，可以是粒系（包括嗜酸性粒细胞和嗜碱性粒细胞）、巨核细胞系、单核细胞系、红细胞系或其中任何细胞成分的混合。20%～30%的病例原始细胞为原始淋巴细胞。急变的开始阶段称为加速期，原始细胞逐渐增多，并且伴有嗜碱性粒细胞的进行性增加，完全急变后与相应的急性白血病骨髓象一致。

知识点 2：慢性粒细胞白血病（CML）的细胞化学染色
副高：熟练掌握　正高：熟练掌握

细胞化学染色 NAP 阳性率及积分明显减低，甚至 0 分。如果合并感染，NAP 积分可升高。治疗过程中，如果 NAP 积分逐渐升高并恢复至正常，提示预后较好。

知识点 3：慢性粒细胞白血病（CML）的免疫学分型　副高：掌握　正高：熟练掌握

细胞免疫学表型分析在 CML 的急变方向预测与急变细胞类型确定中非常有价值，CML 急变后细胞免疫表型较复杂。

（1）原始细胞数量确定　CD34、CD38、HLA-DR 和 TdT。

（2）粒细胞、单核细胞系方向确定 CD13、CD14、CD15、CD33、CD64、CD117。

（3）淋巴细胞系方向确定 TdT、CD3，CD7、CD2、CD5、CD10、CD19、CD20、CD22、CD79a 及 HLA-DR。

（4）红细胞系方向确定 CD36、CD71、CD235a（Gly-A）。

（5）巨核细胞系方向确定 CD41a、CD42 以及 CD61。

知识点 4：慢性粒细胞白血病（CML）的细胞遗传学和分子生物学检测

副高：熟悉 正高：熟悉

（1）90%~95%的 CML 可检出 Ph 染色体，也就是 t（9；22）（q34；q11），相应的融合基因为 BCR/ABL1。少数患者不是典型易位而是变异易位，比如第 22 号与非第 9 号染色体之间的简单变异易位，另一种是包括第 9 号与第 22 号染色体在内的三条或者更多条染色体之间的复杂变异易位。

（2）CML 进展至 AP 和 BP 时，会出现 Ph 染色体以外的克隆性染色体异常，如双 Ph′、+8、i（17q）、+19、22q 以及+21 等，一般比临床或血液学急变特征早出现 2~4 个月。

（3）有极少患者没有任何 Ph 染色体的分子生物学证据，此类患者往往年龄较大，外周血单核细胞相对增多，骨髓病态造血更加明显，染色体核型异常多为+8 与 20q-，还有 12、13、14、17、19 等染色体的不正常报告，这类称为不典型慢性粒细胞白血病（aCML）。

知识点 5：真性红细胞增多症（PV）骨髓的细胞形态学诊断

副高：熟练掌握 正高：熟练掌握

PV 可以使已经脂肪化的骨髓再转变为红骨髓。所以，红骨髓总量增多，并有红色加深的改变。骨髓涂片增生程度多为明显活跃或者极度活跃，粒、红、巨核细胞三系均增生，以红系增生为显著。各系间的比例可以维持基本正常。粒系以中性晚幼粒及杆状核粒细胞多见，有时可以看到原始粒细胞高于正常；红系以中、晚幼红细胞增多为主；巨核细胞不仅数量增多，而且体积增大，胞质周围有血小板，成片或者成团出现。

知识点 6：真性红细胞增多症（PV）的细胞化学染色

副高：熟练掌握 正高：熟练掌握

NAP 积分>100，骨髓铁染色示细胞外铁减少或者消失（铁相对缺乏引起）。

知识点 7：真性红细胞增多症（PV）的细胞遗传学和分子生物学检测

副高：熟悉 正高：熟悉

细胞遗传学及分子生物学检验 95%以上患者可出现 JAK2V617F 基因突变，无 Ph 染色体或 BCR/ABL 融合基因。约有 20%的患者初诊时可见+8、+9、del（20q）、del（13q）、 del（9p）等染色体改变，有时+8、+9 会同时出现。

知识点 8：原发性血小板增多症（ET）骨髓细胞形态学诊断

副高：熟练掌握　正高：熟练掌握

骨髓穿刺可出现“干抽”现象。骨髓增生活跃或者明显活跃，主要为巨核细胞增生。原始、幼稚巨核细胞均可增多，颗粒及产板巨核细胞增加更加明显，细胞质丰富，核分叶增多，有大量血小板聚集成团。

知识点 9：原发性血小板增多症（ET）的细胞化学染色

副高：熟练掌握　正高：熟练掌握

NAP 积分增高。

知识点 10：原发性血小板增多症（ET）的细胞遗传学和分子生物学检测

副高：熟悉　正高：熟悉

未发现特异性的细胞遗传学改变，仅有 5%～10%的病例核型异常，细胞遗传学在诊断 ET 中的作用十分有限，以+8，+9、del（13q22）多见。40%～50%患者有 JAK2V617F 基因突变。

知识点 11：原发性骨髓纤维化（PMF）骨髓细胞形态学诊断

副高：熟练掌握　正高：熟练掌握

骨髓穿刺出现“干抽”现象是本病的一个特点，骨髓涂片早期可为有核细胞增生活跃，中晚期出现有核细胞增生低下。

知识点 12：原发性骨髓纤维化（PMF）的细胞化学染色

副高：熟练掌握　正高：熟练掌握

70%患者 NAP 活性异常增高。

知识点 13：原发性骨髓纤维化（PMF）的细胞遗传学和分子生物学检测

副高：熟悉　正高：熟悉

没有特异性的遗传学改变，约 60%患者有克隆性染色体异常，常见者为+8、-7、del（7q）、del（11q）、del（20q）及 del（13q），也可以见到单倍体，三倍体及非整倍体，没有 Ph 染色体。约有 50%患者有 JAK2V617F 基因突变，少数患者有 MPLW515/L 基因的改变，没有 BCR/ABL 融合基因。有染色体核型异常者常预示着向白血病转化。

知识点 14：慢性嗜酸性粒细胞白血病（CEL，NOS）骨髓细胞形态学诊断

副高：熟练掌握　正高：熟练掌握

骨髓有核细胞增生极度活跃或者明显活跃。以嗜酸性粒细胞增生为主，嗜酸性中、晚幼粒细胞增生显著，原始粒细胞可增多（通常在 5%~19%），可见各阶段幼稚嗜酸性粒细胞，可出现“白血病裂孔”。粒细胞形态异常，比如颗粒少而粗大，分布不均，胞质中有空泡，核分叶过多或者不分叶等。红系和巨核系细胞增生正常。

知识点 15：慢性嗜酸性粒细胞白血病（CEL，NOS）的细胞化学染色

副高：熟练掌握　正高：熟练掌握

NAP 积分可正常或降低。

知识点 16：慢性嗜酸性粒细胞白血病（CEL，NOS）的细胞遗传学和分子生物学检测

副高：熟悉　正高：熟悉

无特异性的遗传学改变。少数患者可见+8 及 1（17q），没有 Ph 染色体。无 BCR/ABL 融合基因，有部分女性患者可见 JAK2V617F、PGK 或 HUMARA 基因的改变。

第八节　其他白细胞疾病

知识点 1：白细胞减少症的骨髓象

副高：熟练掌握　正高：熟练掌握

主要表现为粒系细胞不同程度增生减低，缺乏成熟阶段的中性粒细胞，可见原粒及早幼粒细胞，表明粒细胞系成熟障碍。幼粒细胞可伴退行性变化。浆细胞、淋巴细胞、网状细胞可相对增加。红细胞系与巨核细胞系多为正常。

知识点 2：类白血病反应（LR）的骨髓象

副高：熟练掌握　正高：熟练掌握

通常变化不大，但有严重细菌感染的患者，骨髓粒系增生异常活跃，常会伴显著的毒性变，成熟中性粒细胞内易见中毒颗粒、空泡及杜勒小体，伴明显的核左移；红系细胞正常或轻度受抑制，幼红细胞铁颗粒减少，但是慢性感染时细胞外铁常增加；当血小板增多时也可见巨核细胞数增多。

知识点 3：传染性单核细胞增多症的骨髓象

副高：熟练掌握　正高：熟练掌握

多数变化不大，淋巴细胞正常或者增多，亦可见异形淋巴细胞，但数量不及外周血，原始淋巴细胞不增多，组织细胞可增生。若非鉴别诊断需要，通常不做骨髓细胞学检查。

知识点4：脾功能亢进的骨髓象　　副高：熟练掌握　正高：熟练掌握

骨髓有核细胞增生活跃或者明显活跃，各系造血细胞增生活跃，但是常有不同程度的成熟障碍，其中以粒细胞系与巨核细胞系的成熟障碍更易见。

知识点5：类脂质沉积病的骨髓象　　副高：熟练掌握　正高：熟练掌握

（1）戈谢病（GD）　骨髓有核细胞增生活跃或者明显活跃，可见造血细胞成熟障碍。出现特征性的戈谢细胞，其数量多少不等，可达10%以上。该类细胞胞体大，直径20~100μm，形态为卵圆形或多边不规则形；胞核较小，偏心，椭圆形或圆形，1~3个核或更多，幼稚型核椭圆形或圆形，染色质粗索网状，可有核仁；成熟型核染色质固缩凝集，位于细胞一侧，核仁消失；胞质丰富，尤以成熟者更多，淡蓝色，没有空泡，胞质中含有许多与细胞长轴平行的粗暗条纹样结构，交织成网，如洋葱皮样或者蜘蛛网状。电镜下可见这些纤维样物质呈纺锤状或者棒状与膜结合的包涵体，系葡萄糖脑苷脂。

（2）尼曼-匹克病（NPD）　骨髓有核细胞增生活跃或者明显活跃，可见造血细胞成熟障碍。可见数量不等的泡沫细胞，即尼曼-匹克细胞。该细胞胞体巨大，直径可达20~100μm，圆形、椭圆形或者三角形；核居中，1~2个，椭圆形或圆形；胞质丰富，充满圆滴状透明小泡，类似桑葚状或者泡沫状，在电镜下显示胞质中含有许多颗粒状脂质包涵体，大小为0.5~5μm，呈板层状，包涵体在年长的患者中比较明显，年轻或轻症患者则无定形。用位相显微镜对未染色标本做检查，可显示细胞质内呈小泡状，不同于戈谢细胞。在偏光下观察，小泡呈双折射性，在紫外线下荧光呈黄绿色。

知识点6：噬血细胞综合征的骨髓象　　副高：熟练掌握　正高：熟练掌握

早期骨髓有核细胞增生活跃，随之出现两系或者三系造血障碍。淋巴细胞和单核细胞增生活跃，成熟或较成熟的组织细胞样细胞增多，能够找到噬血细胞，达2%~15%，常大于10%。胞体大小为20~40μm，或者更大，胞质丰富，吞噬成熟红细胞、幼红细胞、血小板乃至中性粒细胞等，数量为1至多个。首次骨髓穿刺不一定能够见到吞噬细胞，需多部位、多次进行检查。

第三十一章　血栓与止血检验

第一节　基础理论

知识点1：纤维蛋白溶解检测　　副高：掌握　正高：掌握

D-二聚体的检测是鉴别原发性与继发性纤溶的良好指标，在血栓形成中其敏感性高达90%~95%，但是其特异性比较差，仅为30%~40%，阳性预期值仅为30%~40%，阴性预期值可达95%以上，即D-二聚体检测阴性，基本能够排除血栓形成。同D-二聚体配合使用，可以对原发性或继发性纤溶亢进进行鉴别诊断。

纤溶酶是在纤溶系统中起重要作用的关键酶，因为一经形成便迅速与α_2-抗纤溶酶结合形成纤溶酶-抗纤溶酶复合物（PAP）。所以，直接检测纤溶酶比较困难。目前可以借助检测PAP的血浆含量来反映纤溶酶的生成。检测方法的敏感性及特异性较为满意。

t-PA可采用ELISA法检测其抗原含量（t-PA：Ag）及用发色底物法检测其活性（t-PA：A）。需要注意的是血流的阻滞是造成内皮细胞释放t-PA的原因之一。所以，我们建议在采血时尽量不用止血带，选择粗大静脉一次顺利地完成采血操作。

作为t-PA的主要抑制物，PAI-1大部分储存于血小板α颗粒中，其释放同β-TG、PF_4呈平行关系。ELISA法检测其抗原含量（PAI-1：Ag），其活性（PAI-1：A）的检测是利用在反应体系中加入过量的t-PA，因为PAI-1的抑制作用，剩余t-PA的多少被用来反映PAI-1的活性。

知识点2：血栓形成的检测　　副高：掌握　正高：掌握

（1）内皮素-1检测　内皮素-1（ET-1）是唯一由血管内皮合成及分泌的内皮素，ET-1有强烈的缩血管生物活性及刺激内皮细胞释放t-PA的功能。在人群分布中，老年人ET-1的血浆水平比正常人群高可能是老年人易患血栓形成的因素之一。

（2）凝血酶调节蛋白增高　凝血酶调节蛋白或者称血栓调节素（TM）是一种作为凝血酶之受体，存在于内皮细胞表面的单链抗凝糖蛋白。TM与凝血酶在内皮细胞表面结合形成复合物，此复合物特异性地使蛋白C转变成为活化蛋白C（APC）。TM是反映内皮细胞受损的敏感的特异分子标志物之一。血浆或者内皮细胞表面TM增高，则表明高凝状态和血栓形成。

（3）血小板检查　包括血小板黏附、聚集性增高；血浆中血小板释放物含量增高，尤其是颗粒中特异蛋白质血栓球蛋白（-TG）与血小板第4因子（PF4）增高及血小板颗粒膜蛋白 GMP-140 增高，血浆中血小板致密颗粒的释放物 5-羟色胺含量增高而血小板内浓度下降；血浆 TXA2 的代谢产物 TXB2 增高和（或）前列环化素产物（6-酮-PGF1）减低；均反应血小板被激活。

（4）凝血因子活化增高　人体凝血因子促凝活性（F：A）及抗原性（F：Ag）的水平通常在 100%。在血栓性疾病中，F：A 及 F：Ag 可明显增高。凝血酶原片段 1+2（F1+2）与片段 2（F2）水平升高，F1+2 反映凝血酶的活性，F1 和 F2 反映内生凝血酶的活性、凝血时间及 APTT 缩短。

（5）血浆抗凝血因子减少　抗凝血酶-Ⅲ、蛋白 S、蛋白 C、HC-Ⅱ、APC 敏感率及 cl-抑制剂测定对血栓性疾病的诊断，尤其是对遗传性、家族性血栓病的诊断有一定的临床意义。

（6）纤溶活性减退　纤维蛋白（原）降解产物（FDP）测定可以反映纤溶活性。FDP 中 D-二聚体增多为交联纤维蛋白降解的标志。纤维蛋白肽 A 含量增高提示已经有凝血酶形成，为纤维蛋白原转化为纤维蛋白的早期标志。血清蛋白副凝固试验阳性表明可溶性纤维蛋白单体复合物含量增高，提示凝血酶和纤溶酶生成增多。此外还有纤溶酶原活性测定、t-PA 及 PAI 测定等也可作为纤溶观察指标。

（7）血液流变学的改变　一般应用血细胞比容（HCT）、全血黏度、全血还原黏度、红细胞电泳时间、血浆黏度、纤维蛋白原定量以及红细胞触变性和黏弹性等指标来反映血栓性疾病患者的血液流变学的变化。血栓栓塞性疾病中，全血或者血浆黏度增高，红细胞触变性及黏弹性往往降低。

（8）血管造影术　是诊断血栓栓塞病比较准确可靠的方法之一。可了解血栓的部位、大小、形状、闭塞程度和侧支循环是否建立，另外下肢逆行性静脉造影还可以诊断静脉瓣损伤程度及血液倒流情况。

（9）放射性纤维蛋白原试验　这是一种无创伤性的检查方法，通过纤维蛋白原能渗入血栓及借其所标的放射性核素，并在体表扫描计数。局部测定值持续升高 24 小时以上者，提示该处有血栓形成。本试验操作比较简便，灵敏度及正确性高，常用来作筛选检查。其缺点是常由于肢体炎症、外科手术、骨折、溃疡、蜂窝织炎等，可出现假阳性。对于急性下肢远端静脉及腘静脉血栓形成有诊断价值，但是对股、髂股、髂总及下腔静脉的血栓形成诊断灵敏度比较小。

（10）电阻抗体积描记法　检查原理是借助血液具有导电能力，及当血流量变化时能导致电阻（阻抗）的变化而影响电压，依据电压测定的结果来间接了解血容量的改变。其方法为大腿中部用压脉带加压之后，使小腿深部静脉血容量增大，大腿减压时正常人小腿的血液迅速回流。若有血栓形成，则小腿的血液回流缓慢或者由侧支循环回流，结果在阻抗体积描记图上出现异常曲线。

（11）多普勒超声检查法　超声多普勒流量计是借助多普勒效应观察血流速度对频差的改变。当静脉血流通畅时，对肢体加压可增加血液流速，超声波信号增强；若血管闭塞，则信号减弱或消失，可以判断血管有否血栓形成。

（12）Duplex Scanning 双显性扫描检查　一种非创伤性检查，是目前一种快速、精确的证实动脉以及静脉闭塞的有价值的方法，本法能精确地识别动静脉血栓的解剖部位，还能测定静脉反流血量（ml/s）。资料表明，当静脉通流量低于10ml/s时，则不发生皮肤变化及溃疡形成，对血管造影剂有过敏而不能进行血管造影者，十分适用。

（13）CT和磁共振（MRI） 能够确定脑病变部位并能区别于其他脑肿瘤、脑出血等疾病，但是不能对肢体动静脉血栓清晰显像、正确诊断。

知识点3：血管壁检测 副高：掌握 正高：掌握

检测血浆ET-1的水平，在人群分布中，老年人ET-1的血浆水平较青年人为高，所以若能建立各年龄段的参考值则更有价值。

TM作为内皮细胞的分子标志物之一，为反映内皮细胞受损的敏感、特异的指标。相比于vWF：Ag，其具有敏感性高和特异性强等特点，而且其检测值的升高与凝血、抗凝等其他因子不相关，被认作是反应内皮细胞受损的独立指标。

前列环素（PGI_2）为内皮细胞花生四烯酸代谢的主要产物之一，它在体内不稳定，半衰期仅1~3分钟，很快转化成为无活性的6-酮前列腺素$F_{1\alpha}$。其中后者在肝脏氧化酶的作用下进一步代谢为去二甲基-6-酮前列腺素$F_{1\alpha}$，此物质不受操作或体外因素的影响，所以比6-酮前列腺素$F_{1\alpha}$更能精确地反映出体内前列环素生成情况。

第二节 血小板的检验

知识点1：血小板黏附试验的实验原理 副高：掌握 正高：掌握

用一定量的抗凝血同一定表面积的玻璃表面接触一定时间，血小板可黏附于带负电荷的玻璃表面，根据黏附前后的血小板数量之差，可以计算出血小板的黏附百分率。

知识点2：血小板黏附试验的临床意义 副高：熟练掌握 正高：熟练掌握

血小板黏附率降低可见于一些遗传性与获得性血小板功能缺陷病，比如巨血小板综合征、血小板无力症、尿毒症、肝硬化、骨髓增生异常综合征（MDS）、单克隆高球蛋白血症等。血管性血友病、低（无）纤维蛋白原血症，服用抗血小板药物等也常见血小板黏附率降低。血小板黏附率增高，多见于一些血栓前状态与血栓性疾病，比如急性心肌梗死、脑血栓形成、心绞痛、动脉硬化、糖尿病以及高脂蛋白血症等疾患。

知识点3：血小板聚集试验的实验原理 副高：掌握 正高：掌握

（1）光学比浊法 在富含血小板血浆（PRP）中加入不同浓度、不同种类的诱导剂，如ADP、胶原（COL）、肾上腺素（EPI）、花生四烯酸（AA）以及瑞斯托霉素（RIS）等，使血小板聚集或者凝集，致使PRP的浊度降低，透光度增加，血小板聚集仪可以利用连续的光电讯号转换而将血小板的聚集过程记录并以聚集曲线显示，自动计算出血小板聚集曲线的斜率、不同时间的聚集百分率与最大聚集率等参数。

（2）全血电阻抗法　在枸橼酸钠抗凝的全血中加入血小板激活剂，血小板聚集后致使浸在血液中的两电极间电阻抗增加，血小板聚集仪可以连续记录血小板聚集过程中的电阻抗变化并用聚集曲线显示。

知识点4：血小板聚集试验的临床意义　　副高：熟练掌握　正高：熟练掌握

（1）遗传性血小板功能缺陷病　①血小板无力症（GT）：COL、ADP、AA诱导的血小板聚集减低或者不聚集，RIS诱导的血小板凝集正常。②巨血小板综合征（BSS）：ADP、COL以及AA诱导的血小板聚集正常，但是RIS诱导的血小板凝集降低或者不凝集。③血小板储存池缺陷症（SPD）：致密颗粒缺陷时，ADP诱导的血小板聚集减低，COL与AA诱导的聚集正常；a颗粒缺陷时，血小板聚集正常。④血小板花生四烯酸代谢缺陷症（AMD）：ADP诱导的血小板聚集减低，COL与AA均不能诱导血小板聚集。

（2）获得性血小板功能缺陷症　尿毒症、肝硬化等，可见血小板聚集功能减低。

（3）药物影响　抗血小板药物治疗，比如抵克立得、阿司匹林等可显著抑制血小板凝聚功能。

知识点5：血小板膜糖蛋白试验的实验原理　　副高：掌握　正高：掌握

用荧光色素标记的抗血小板膜糖蛋白（GP）的单克隆抗t（McAb）做分子探针与全血或富含血小板血浆反应，FCM多参数分析血小板的荧光强度，准确测定血小板质膜和颗粒膜GP阳性的血小板百分率或者平均GP分子数。

知识点6：血小板膜糖蛋白实验的临床意义　　副高：熟练掌握　正高：熟练掌握

（1）血小板功能缺陷病　①巨血小板综合征；②血小板无力症；③血小板储存池缺陷病。

（2）血栓前状态与血栓性疾病。

知识点7：血小板活化分析的实验原理　　副高：掌握　正高：掌握

（1）血小板膜磷脂酰丝氨酸（PS）与凝血因子　用荧光素标记的Annexin V（可以和血小板膜暴露的PS特异结合）或者（和）凝血因子，如纤维蛋白原（FIB）、FV/Va、FX/Xa的McAb，直接对血小板进行免疫荧光染色，流式细胞仪检测其相应的荧光强度，可以反映膜PS暴露与凝血因子结合的水平。

（2）活化血小板膜糖蛋白分子标志物　利用流式细胞多色分析血小板膜纤维蛋白原受体（活化GPⅡb/Ⅲa）、CD62P以及CD63等的含量，可以反映血小板结合纤维蛋白原的功

能与 α 颗粒、溶酶体释放反应水平，详见血小板膜糖蛋白测定。

（3）血小板微粒（PMP） 血小板活化之后发生形变，以出芽方式形成大量囊泡，最终芽状突起断裂，形成 0.1～1.0pm 大小的 PMP。PMP 具有相同于血小板的膜结构，因此应用血小板膜糖蛋白的单克隆抗体结合流式细胞术，可计数血浆中 PMP 的数量。

血浆 β-血小板球蛋白（β-TG）与血小板第 4 因子（PF4）：ELISA 或 RIA 均可测定血浆 β-TG 和 PF4 的含量。

（4）血小板花生四烯酸代谢产物 主要包括血浆血栓烷 B_2（TXB_2）、尿液去甲基-TXB_2（DM-TXB_2）和 11-脱氢-TXB_2（11-DH-TXB_2），用 ELISA 或 RIA 均可测定这三种物质的含量。

知识点 8：血小板活化分析的临床意义　　副高：熟练掌握　正高：熟练掌握

（1）血栓前状态与血栓性疾病。

（2）血小板在动脉血栓形成疾病。

（3）血小板功能缺陷病。

知识点 9：血小板第 3 因子有效性检测的实验原理　　副高：掌握　正高：掌握

将健康人与患者的富含血小板血浆（PRP）和乏血小板血浆（PPP）交叉混合，以白陶土激活FⅫ，加钙离子之后测定混合血浆的凝固时间，比较各组血浆凝固时间的差异，从而判断 PF3 是否缺陷。

知识点 10：血小板第 3 因子有效性检测的临床意义　　副高：熟练掌握　正高：熟练掌握

患者同健康人 PRP、PPP 交叉混合的凝固时间延长>5 秒，视为 PF3 有效性降低，见于先天性 PF3 缺乏症、血小板无力症与尿毒症、肝硬化、多发性骨髓瘤、原发性血小板增多症、系统性红斑狼疮及一些药物的影响。

知识点 11：血小板自身抗体检测的实验原理　　副高：掌握　正高：掌握

血小板自身抗体可分为血小板相关免疫球蛋白（PAIg），又称为血小板相关抗体，包括 PAIgG、PAIgM、PAIgA 以及血小板特异性蛋白自身抗体（又称血小板特异性自身抗体）、药物相关自身抗体以及同种血小板自身抗体等，可用多种方法进行测定。

（1）血小板免疫荧光试验（PIFT） PIFT 可分为直接法与间接法，常通过流式细胞分析。直接法采用荧光素标记的抗人免疫球蛋白的抗体检测待测血小板上结合的 PAIg；间接法则检测待测血清中存在的可以同正常血小板结合的 PAIg。若用两种不同的荧光色素标记抗人 IgG 和 IgM 的抗体，则可同时检测 PAIgG 与 PAIgM。

（2）单克隆抗体血小板抗原固定试验（MAIPA） 健康人血小板及待测血清分别和不同抗血小板膜蛋白的小鼠McAb一同孵育，经过洗涤后裂解血小板，将血小板裂解液加入至包被有羊抗鼠免疫球蛋白抗体的微孔板中，结合有血小板膜蛋白特异性McAb与膜蛋白及其对应的自身抗原抗体复合物被固定在微孔板上，然后同酶标羊抗人免疫球蛋白抗体反应，经酶底物显色，可检出血清中血小板膜蛋白特异的自身抗体。

（3）改进抗原捕获酶联免疫吸附试验（MACE） 用健康人血小板同待测血清孵育后裂解血小板，把血小板裂解液加入到包被有不同抗血小板膜蛋白的小鼠McAb的微孔板中，使血小板膜蛋白及其相应自身抗体的复合物被捕获到包被有不同McAb的微孔板，再加入酶标羊抗人免疫球蛋白抗体，经过酶底物显色，可检出血清中血小板膜蛋白特异的自身抗体。

知识点12：血小板自身抗体检测的临床意义　　副高：熟练掌握　正高：熟练掌握

在一些自身免疫性疾病如特发性血小板减少性紫癜（ITP）与继发性免疫性血小板减少性紫癜（见于系统性红斑狼疮等）、服用某些药物或者同种免疫反应时，机体可产生血小板自身抗体，这些自身抗体可使血小板破坏增加或者生成障碍，使循环血小板显著减少。

对血小板减少患者进行血小板或者血清自身抗体检测的主要目的是发现患者血液循环中存在的可以与血小板结合的血小板自身抗体，特别是抗血小板膜蛋白的特异性自身抗体，可以作为ITP或者AITP的免疫学诊断及鉴别诊断的依据。

明确血小板自身抗体的存在，可以帮助指导治疗。在ITP或AITP治疗过程中，还可以对血小板自身抗体，特别是抗GPⅡb/Ⅲa特异性血小板自身抗体水平进行监测，了解疗效及复发情况。当治疗有效时，患者血小板自身抗体水平可下降，完全治愈的患者甚至可呈阴性；而在复发时，血小板自身抗体水平常回升。

知识点13：血小板生存时间检测的实验原理　　副高：掌握　正高：掌握

血栓烷B_2（TXB_2）和丙二醛（MDA）是血小板花生四烯酸代谢中环氧化酶途径的稳定代谢产物，阿司匹林能不可逆性地抑制环氧化酶活性，导致TXB_2与MDA合成受阻，直到骨髓新生成的血小板才能重新恢复环氧化酶活性。所以，观察单次剂量服用阿司匹林后血小板TXB_2或者MDA生成恢复至服药前水平的时间，可以反映血小板生存时间（PST）。用ELISA或RIA可测定TXB_2或者MDA的含量。

知识点14：血小板生存时间检测的临床意义　　副高：熟练掌握　正高：熟练掌握

PST缩短见于：血小板破坏增多性疾病、血小板消耗过多性疾病、血栓性疾病。

第三节 凝血因子的测定

知识点1：血浆纤维蛋白原 副高：掌握 正高：掌握

纤维蛋白原（FIB）是凝血酶与纤溶酶的底物，当凝血酶与纤溶酶活性增高时，使FIB降解，分别生成纤维蛋白单体（FM）、纤维蛋白原降解产物（FgDP）以及纤维蛋白降解产物（FbDP）。FIB合成减少时，血浆中FIB浓度减低。FIB的含量降低或者功能异常均可致凝血障碍，而FIB又是一种与凝血相关的急性时相蛋白（APP），在血栓性疾病的发生及发展中有重要意义。所以，FIB定量测定已作为临床出血与血栓性疾病诊治中最常用的检查项目。

知识点2：血浆凝血因子Ⅱ、Ⅴ、Ⅶ、Ⅹ检测的实验原理 副高：掌握 正高：掌握

（1）凝血活性测定（一步法乏因子血浆纠正试验） 把待测血浆按一定比例分别同缺乏FⅡ、FⅤ、FⅦ、FⅩ的血浆混合，测定其混合血浆的凝血酶原时间（PT），并将PT值代入用不同浓度健康人混合血浆制作的标准曲线，就可以计算出待测血浆相当于健康人血浆凝血因子活性（例如FⅤ：C）的百分率。

（2）抗原含量测定（火箭电泳法） 把待测血浆分别加入含有FⅡ、FⅤ、FⅦ、FⅩ抗血清的琼脂板中进行电泳，抗原抗体反应形成火箭样的沉淀峰，其峰的高度同因子的抗原含量呈正相关，依据标准曲线可计算出各种凝血因子相当于健康人抗原含量（例如FⅤ：Ag）的百分率。

知识点3：血浆凝血因子Ⅱ、Ⅴ、Ⅶ、Ⅹ检测的临床意义

副高：熟练掌握 正高：熟练掌握

（1）凝血因子缺陷 ①肝脏疾病。②维生素K缺乏症与口服香豆素类抗凝药，FⅡ、FⅦ、FⅩ同时减少，但FⅦ减少最早，其次是FⅩ，最后是FⅡ。③DIC时，FⅤ减少比较显著，其次是FⅩ和FⅡ。④先天性缺乏症：对凝血筛查试验异常的患者，只有借助单个凝血因子分析才能确认有无缺乏及其缺乏的严重程度。

（2）凝血因子升高 见于血栓前状态或血栓性疾病。

（3）外科手术中的应用。

知识点4：血浆凝血因子Ⅷ、Ⅸ、Ⅺ、Ⅻ 副高：掌握 正高：掌握

（1）凝血活性测定 ①一步法乏因子血浆纠正试验：把待测血浆按照一定比例分别同缺乏FⅧ、FⅨ、FⅪ、FⅫ的血浆混合，并测定其混合血浆的活化部分凝血活酶时间（APTT），把APTT值代入用不同浓度健康者混合血浆制作的标准曲线，可以将待测血浆相

当于健康人血浆凝血因子活性的百分率计算出。②发色底物法：在 Ca^{2+} 与磷脂存在下，FX被FⅨ激活转化为FXa，FⅧ作为辅因子加快激活过程。选用最适浓度的 Ca^{2+}、磷脂、FⅨa以及过量的FX，FX被活化的速率同FⅧ的量呈线性相关。FXa 水解发色底物（S-2765）释放黄色发色基团对硝基苯胺（pNA），在 405nm 波长下测定吸光度，其颜色的深浅同FⅧ活性成正比。因子活性以 U/ml 表示。

（2）抗原含量测定（火箭电泳法）　可以定量FⅧ：Ag、FⅨ：Ag、FⅪ：Ag、FⅫ：Ag。

知识点 5：血浆凝血因子Ⅷ、Ⅸ、Ⅺ、Ⅻ检测的临床意义

副高：熟练掌握　正高：熟练掌握

（1）血友病。

（2）血管性血友病。

（3）FⅪ、FⅫ的先天性缺陷　较为少见，FⅫ缺乏症患者易发生血栓栓塞性疾病。

（4）肝脏疾病。

（5）血液高凝状态与血栓性疾病。

（6）浓缩因子制剂治疗的监测Ⅷ浓缩制剂后。

知识点 6：血浆组织因子检测的实验原理　副高：掌握　正高：掌握

（1）组织因子（TF）凝血活性（TF：c）测定　TF 同FⅦ结合后可以激活FX，使其转变为FXa，后者可水解发色底物（S-2222），释放出黄色显色基团对硝基苯胺（pNA），在 405nm 波长测定吸光度，其颜色深浅与 TF：C 呈正相关。

（2）组织因子抗原含量（TF：Ag）测定　以一种 TF 的 McAb 作为捕获抗体包被酶标反应板，并加入待测血浆，用另一种生物素标记的 TF 的 McAb 作为第二抗体（检测抗体）与之作用形成双抗体夹心复合物，利用酶标的链霉亲和素与二抗结合并使底物显色，颜色的深浅同 TF：Ag 含量成正比。

知识点 7：血浆组织因子检测的临床意义　副高：熟练掌握　正高：熟练掌握

严重感染所致内毒素血症、休克、严重创伤、急性呼吸窘迫综合征、DIC、急性早幼粒细胞白血病等可见血浆 TF 含量或者活性增加。

知识点 8：凝血因子Ⅻ检测的实验原理　副高：掌握　正高：掌握

（1）乏因子血浆纠正试验　待测血浆加 Ca^{2+} 后形成纤维蛋白单体聚合物凝块，通过FXⅢa 作用后形成交联纤维蛋白，后者不溶于 5mol/L 尿素溶液。若待测血浆中FXⅢ的活性（FXⅢ：C）缺乏，则纤维蛋白凝块易溶于尿素溶液中。可以利用待测血浆对缺乏

FXⅢ血浆的纠正程度来测定其FXⅢ：C。

（2）肽底物酶动力学法　凝血酶把纤维蛋白原转变为纤维蛋白的同时，使FXⅢ激活为FXⅢa。FXⅢa利用一种特异的肽底物与甘氨酸乙酯结合并生成一个氨，后者在α-酮戊二酸和NADH存在下，经过转氨酶作用生成NAD和谷氨酸。在340nm波长下监测NADH减少的变化量，能够准确测定FXⅢ：C。

（3）火箭电泳法　在含有抗$FXⅢ_A$或者$FXⅢ_B$亚基的抗血清琼脂平板中加入待测血浆，利用电泳形成$FXⅢ_A$或$FXⅢ_B$与抗血清的火箭样沉淀峰，其峰高同待测血浆中$FXⅢ_A$或$FXⅢ_B$抗原含量（$FXⅢ_A$：Ag或者$FXⅢ_B$：Ag）成正比，结果以相当于健康人血浆浓度的百分率表示。

知识点9：凝血因子Ⅻ实验的临床意义　　副高：熟练掌握　正高：熟练掌握

FXⅢ缺乏可造成外伤及手术后自发性出血、出血时间延长及伤口愈合延迟。一般情况下，FXⅢ水平达到10%不会有明显的出血倾向，但是在手术后，FXⅢ水平在10%～40%仍有可能会出血。①先天性FXⅢ缺乏：FXⅢ：C可显著减低。杂合子型患者$FXⅢ_A$：Ag常常<50%，$FXⅢ_B$：Ag正常；纯合子患者$FXⅢ_A$：Ag<1%，$FXⅢ_B$：Ag轻度减低。②获得性FXⅢ减少：多见于肝脏疾病、SLE、DIC、原发性纤溶亢进症、恶性淋巴瘤等。

知识点10：凝血活化分子标志物检测的实验原理　　副高：掌握　正高：掌握

（1）血浆凝血酶原片段1+2　把待测血浆加入用兔抗人凝血酶原片段1+2抗体包被的酶标反应板中，再加入酶标鼠抗人凝血酶原抗体并经底物显色，其颜色的深浅同血浆中F_{1+2}的含量呈正相关。

（2）血浆纤维蛋白肽A（FPA）　把待测血浆用皂土去除纤维蛋白原，加入已知过量的兔抗人FPA抗体并充分与血浆中FPA结合后，并将剩余的未结合抗体加入预先包被有FPA的酶标反应板中，然后再加入酶标羊抗兔IgG，并经酶底物显色，其颜色的深浅同剩余未结合抗体量呈正相关，与血浆中FPA含量呈负相关。

（3）血浆凝血酶-抗凝血酶复合物　把待测血浆加入用兔抗人凝血酶抗体包被的酶标反应板中，再加入酶标鼠抗人抗凝血酶（AT）抗体并经过底物显色，其颜色的深浅同血浆中凝血酶、抗凝血酶复合物（TAT）的含量呈正相关。

知识点11：凝血活化分子标志物检测的临床意义
副高：熟练掌握　正高：熟练掌握

（1）血凝血酶原片段1+2　①血栓前状态与血栓性疾病；②抗凝治疗监测：肝素治疗、香豆素类抗凝药治疗。

（2）血浆纤维蛋白肽A　血浆FPA升高对DIC诊断有较高的灵敏度，因此被作为早期或疑难DIC病例的诊断试验之一。血浆FPA升高见于血栓前状态和血栓性疾病。

（3）血浆凝血酶-抗凝血酶复合物　血浆TAT复合物升高见于约90%以上DIC病例，并可以用于早期诊断DIC。血栓前状态时，TAT可呈轻度升高；在血栓性疾病时，血浆TAT可显著升高；急性心肌梗死时，血浆TAT含量仅轻度增高。溶栓治疗之后，因为溶栓介导的凝血酶形成增加，TAT进一步升高。如果溶栓治疗有效，缺血的心肌成功实现再灌注，TAT可迅速下降。溶栓治疗之后2小时，若TAT<6μg/L，表明溶栓治疗成功；若溶栓治疗之后36小时，TAT>6μg/L，提示冠状动脉可能出现再梗死。

第四节　出血性疾病及检验

知识点1：过敏性紫癜诊断与鉴别诊断　　副高：掌握　正高：熟练掌握

（1）诊断　①四肢出现对称分布、分批出现的紫癜，尤其以下肢为主。②在紫癜出现前后，会伴有腹部绞痛、血尿、关节肿痛、便血及水肿等症状或过敏史。③束臂试验可呈阳性，血小板计数、凝血象以及骨髓检查等均正常。

（2）鉴别诊断　①败血症：双球菌败血症导致的皮疹与紫癜相似，但中毒症状重，白细胞明显升高，刺破皮疹处后涂片查找细菌可为阳性。②特发性血小板减少性紫癜：为皮肤紫癜的形态不高出皮肤，并且分布不对称，实验室检查血小板计数减少，骨髓检查巨核细胞成熟障碍等。③风湿性关节炎：二者均可以有关节肿痛及低热，在紫癜出现前比较难鉴别，但随着病情的发展，皮肤出现紫癜，则有助于鉴别。

知识点2：原发性免疫性血小板减少症（ITP）诊断与鉴别诊断
副高：掌握　正高：熟练掌握

（1）诊断　临床上通常将出血症状、出血时间延长、血小板减少、脾不肿大、骨髓巨核细胞增多伴成熟障碍、抗血小板抗体增高、排除继发性血小板减少症是本病的主要诊断标准。

2009年中华医学会血液学分会提出本病临床诊断建议：①至少两次化验检查显示血小板减少，血细胞形态没有异常。②脾通常不大。③骨髓检查示巨核细胞增多或正常，有成熟障碍。

（2）鉴别诊断　需同继发性血小板减少性紫癜相鉴别，继发性血小板减少性紫癜指的是有明确病因或在某些原发病的基础上发生的血小板减少伴随临床出血的一组疾病，它不是一个独立性疾病，而是原发病的一种临床表现。

继发性血小板减少症临床并不少见，往往病情比较严重，需及早诊治，现将需与ITP鉴别的几个较特殊疾病介绍如下：①Evans综合征（伊文综合征）：本病的特点是利用自身免疫机制同时破坏了血小板与红细胞，引起血小板减少及溶血性贫血。实验室检查除有ITP的阳性结果外，尚有抗球蛋白试验（Coomb试验）阳性与溶血性贫血的检测异常。②血栓性血小板减少性紫癜（TTP）。这是一组因微循环中形成了血小板血栓，血小板由于大量消耗而数量减少所形成的紫癜。因为小动脉与微血管的栓塞，致使器官缺血性功能障碍乃至梗死，对微循环依赖性强的器官（脑、肾等）最容易出现症状。在临床表现中，神经精神异常表现最具诊断价值。③脾功能亢进：常见于肝硬化伴脾大及骨髓增生性肿瘤伴脾大等。患者血象常呈一系或者多系血细胞减少，骨髓象常呈一系或者多系细胞增生伴成熟障碍，血细胞寿命缩短。

知识点3：血友病筛查试验与诊断试验　　副高：掌握　正高：掌握

（1）筛检试验　在内源性凝血系统的筛选试验中，硅化凝血时间与活化凝血时间最敏感，其次是APTT。APTT延长，PT正常。

（2）诊断试验　①凝血因子促凝活性检测：凝血因子（Ⅷ：C、Ⅸ：C和Ⅺ：C）促凝活性检测是比较常用的确诊试验，据此可将各因子缺乏症分为：重型≤1%、中型1%～5%、轻型5%～25%、亚临床型25%～45%。②凝血因子抗原含量检测：因子抗原含量（Ⅶ：Ag、Ⅸ：Ag和Ⅺ：Ag）减低或正常。如果结合因子促凝活性检测的结果，可配对确定各因子的交叉反应物质（CRM）属于阳性或者阴性。

知识点4：血友病诊断与鉴别诊断　　副高：掌握　正高：熟练掌握

（1）诊断　一旦确定患者FⅧ：C或FⅨ：C显著降低，而vWF无明显减少，排除获得性因素，无论存在临床出血与否，是否具有明显的家族史，均可诊断血友病A或B。血友病的严重程度通过各自凝血因子的活性百分率来确定。有条件时可进一步检测相关凝血因子的抗原含量，抗原水平可正常，也可降低。一般把活性下降、抗原含量不降低的类型称为CRM阳性（CRM′），提示凝血因子结构异常；将活性和抗原含量同步降低的类型称为CRM阴性（CRM^-），提示凝血因子活性降低。

（2）鉴别诊断　应注意同血管性血友病、Ⅺ缺乏症相鉴别。

知识点5：血管性血友病诊断与鉴别诊断　　副高：掌握　正高：熟练掌握

（1）诊断　vWD患者通常表现为止血障碍，出血可能是轻微的，仅在手术中或外伤时发生。临床上患者可见多部位出血；出血时间正常/延长或阿司匹林耐量试验阳性；血小板计数正常；APTT可延长或正常；FⅧ：C可正常也可降低；vWF降低，vWF多聚体检测异常。

（2）鉴别诊断　①血小板型血管性血友病：本病由于血小板功能异常，血小板与血浆内的vWF亲和性增加，从而使血浆内的vWF缺乏，造成类似血管性血友病的表现，需加以区别。本病经常合并有血小板减少。患者血小板对低浓度的瑞斯托霉素聚集反应增强，可以有自发性血小板聚集。如加入正常人的血小板则聚集功能恢复正常。②获得性血管性血友病：见于系统性红斑狼疮、血管增生性疾病及肾上腺肿瘤等。临床表现除原发病症状外，出血倾向相似于遗传性vWD，vWF也有明显减少。在少数病例中可以找到抗vWF的抗体。

③血小板功能障碍性疾病：需同轻型的血管性血友病相区别。轻型 vWD 经输入新鲜血浆或冷沉淀物，可以改善临床症状，出血时间与因子Ⅷ的活性恢复正常，而血小板功能障碍性疾病则疗效不明显。

知识点 6：弥散性血管内凝血诊断标准与鉴别诊断　　副高：掌握　正高：熟练掌握

（1）美国麻省医疗中心提出的 DIC 诊断标准（2001）。见表 4-31-1。

表 4-31-1　美国麻省医疗中心 DIC 诊断标准

显性（失代偿性）DIC		非显性（失代偿性）DIC
原发疾病存在	2 分	2 分
不存在	0 分	0 分
PLT>100×10⁹/L	0 分	0 分
<100	1 分	1 分
<50	2 分	动态观察：↑+1 分，稳定 0 分，↓-1 分
PT 未延长/延长<3s	0 分	未延长/延长<3，0 分
延长 3~6	1 分	延长>3，0 分
延长>6	2 分	动态观察：↓-1 分，稳定 0 分，↑+1 分
Fg≥1.0 g/L	0 分	
<1.0	1 分	特殊检测
		AT：正常-1 分，↓+1 分
		PC：正常-1 分，↓+1 分
		TAT：正常-1 分，↓+1 分
		PAP：正常-分，↑+1 分
		TAFI：正常-1 分，↑+1 分
判断标准	积分>5 分，符合显性 DIC，每天重复 1 次并记分，作动态观察	积分≥2~5 分，提示非显性 DIC，每天重复 1 次并记分，做动态观察

注：AT，抗凝血酶检测；PC，蛋白 C 检测；TAT，凝血酶-抗凝血酶复合物检测；PAP，纤溶酶抗纤溶酶复合物检测；TAF1，凝血酶激活的纤溶抑制物检测。

（2）我国通用的 DIC 诊断标准　①存在易致 DIC 的基础疾病感染、病理产科、恶性肿瘤、大型手术及创伤等。②有下述两项以上临床表现：a. 严重或多发性出血；b. 不能用原发病解释的微循环障碍或休克；c. 广泛性皮肤、黏膜栓塞、灶性缺血性坏死、脱落及溃疡形成，或不明原因的肺、肾、脑等脏器功能衰竭；d. 抗凝治疗有效。③实验室检查符合下述三项以上：a. PLT<100×10⁹/L 或进行性减少；b. Fg<1.5/g/L 或进行性减少；c. 3P 试验阳性或 FDP>20μg/L；d. PT 延长/缩短>正常对照值 3 秒或动态变化；e. 外周血涂片：破碎/异常红细胞>10%；f. ESR<15mm/h。

（3）DIC需同原发性纤溶加以鉴别 DIC与原发性纤溶症的临床出血表现相似，有时鉴别比较难。但是它们的发病机制与治疗原则截然不同，所以常须依据实验室检查作出正确的鉴别，见表4-31-2。

表4-31-2 原发性纤溶与DIC的常用鉴别指标

	原发性纤溶	DIC
PLT	正常	↓，进行性↓
Fg	明显↓（常<1.0g/L）	↓，进行性↓
t-PA	明显↑	N/↑
PLG	明显↓	N/↓
3P	（-）	（+）
FDPS	明显↑	↑，进行性↑
D-D	（-）/N	（+）/进行性↑

第五节 血栓性疾病及检验

知识点1：急性心肌梗死诊断及鉴别诊断　　副高：掌握　正高：熟练掌握

急性心肌梗死的诊断往往需要患者病史的支持，患者长期以来有高血压、高血脂和糖尿病等病史，比如患者突然发病，出现心前区剧烈疼痛，持续1~2小时，且对硝酸甘油无效，严重时甚至出现心律失常、心源性休克、心力衰竭等。心电图、心脏超声诊断及心导管等影像学检查是诊断的金标准。虽然生化酶学和血栓止血检测都很敏感，但通常在临床仅作为支持性诊断的参考依据。

知识点2：脑梗死诊断及鉴别诊断　　副高：掌握　正高：熟练掌握

脑梗死的诊断主要依据临床症状、颅脑CT和磁共振等影像学检查。

知识点3：肺栓塞与肺梗死诊断及鉴别诊断　　副高：掌握　正高：熟练掌握

（1）临床表现 突然起病，表现呼吸困难、发绀、胸痛、休克等，合并肺梗死时可见咯血。

（2）影像检查 放射性核素肺扫描与CT/MIR是诊断肺栓塞的重要依据，肺动脉造影是诊断肺栓塞的“金标准”，但因为有创伤性的风险，目前已少用。

知识点 4：深静脉血栓形成（DVT）诊断及鉴别诊断　　副高：掌握　正高：熟练掌握

本病的临床表现随着血栓形成的部位和涉及的范围而异。下肢深静脉血栓形成的典型临床表现是单侧下肢（左下肢多见）出现疼痛、肿胀。但是血栓形成早期可以无明显症状，这是深静脉血栓容易被忽略的原因之一。血管造影与血管多普勒超声、CT、MIR 等影像学检查阳性是 DVT 的诊断依据。因为 D-二聚体检测有极高的阴性预测值，因此对 DVT 的诊断，常用血浆 D-二聚体≤500μg/L（ELISA 法）作为排除试验。

知识点 5：血栓前状态诊断及鉴别诊断　　副高：掌握　正高：熟练掌握

血栓前状态不是一种疾病，不能简单地利用实验检测来进行诊断。分子标志物检查也只能反映在某些条件下，血管内皮细胞、血小板以及凝血因子、血液凝固调节蛋白与纤溶成分发生了变化，这些物质在活化或者代谢的过程中表现出某些特征或释放出某些产物。分子标志物同血栓形成并无直接相关性，但可用于参考。一般认为，当内皮细胞、凝血因子、血小板、血液凝固调节蛋白以及纤溶成分中有任何三类分子标志物发生有利于血栓形成的改变，则确定体内存在血栓前状态是较为可信的。

知识点 6：易栓症诊断及鉴别诊断　　副高：掌握　正高：熟练掌握

临床上易栓症以反复发作性静脉血栓为主要表现（也可以有动脉血栓栓塞发生），发病年龄多在 50 岁以下，血栓形成或者栓塞可以自发或诱发，其诱发因素常是妊娠、产后、手术、创伤以及药物等。遗传性易栓症中无临床症状者较多，实验室检查是疾病分类、临床分型以及诊断的重要依据。获得性易栓症依据原发疾病、症状、体征及实验室检查可以做出诊断。

第六节　抗凝和溶栓治疗检测指标

知识点 1：抗凝治疗的监测指标　　副高：掌握　正高：熟练掌握

（1）凝血酶抑制剂治疗监测　①普通肝素：活化的部分凝血活酶时间、活化凝血时间、抗凝血酶活性检测、血浆肝素浓度检测、血小板计数可作为监测指标。②低分子质量肝素：国际上推荐选用抗活化因子 Xa 活性检测作为监测指标。本法具有快速、可靠和重复性好的特点。③直接凝血酶抑制剂：临床常用制剂有水蛭素、比伐卢定、重组水蛭素、达比加群酯等。推荐 APTT 维持在正常对照值的 1.5~2 倍为其有效范围。

（2）维生素 K 拮抗剂治疗监测　①血浆凝血酶原时间（PT）。②国际标准化比值：a. 预防静脉血栓形成：非髋部外科手术前为 1.5~2.5，髋部外科手术前为 2.0~3.0；b. 治疗肺栓塞为 2.0~4.0；c. 预防及治疗动静脉血栓形成为 3.0~4.0；③其他观察试验：应用尿潜血试验或尿红细胞检测，每天 1 次。

知识点 2：溶栓治疗的监测指标　　副高：掌握　正高：熟练掌握

（1）常用检测项目　常用的检测项目包括纤维蛋白原（Fg）、凝血酶时间（TT）与纤维蛋白（原）降解产物（FDPs）的检测等。血浆 Fg>1.5g/L，TT 延长但<正常对照值的 1.5 倍，FDPs<300μg/L，提示纤溶活性不足；血浆 Fg<1.5g/L，TT>正常对照值的 3 倍，FDPs>400μg/L 时，并且其临床出血并发症增加 3 倍。目前多数学者认为维持 Fg 在 1.2~1.5g/L，TT 为正常对照值的 1.5~2.5 倍，FDPs 在 300~400μg/L 最为适宜。所以，在溶栓过程中需定时监测上述指标，根据其改变调整用药剂量，达到溶栓治疗安全有效的目的。凝血酶-抗凝血酶复合物在溶栓治疗监测中有一定价值，但由于试剂昂贵，限制了其临床应用。

（2）溶栓治疗可能发现出血的指标　溶栓开始数小时之后，血浆 Fg 下降至 1.0g/L 以下，血小板计数低于 50×10^9/L，APTT 延长至正常对照值的 2 倍以上，表示血液的凝固性明显下降，有造成出血的危险，提示临床应该及时采取措施，防止患者出血。在溶栓过程中，上述监测指标以每天检测 1 次为宜。

知识点 3：抗血小板聚集药物治疗的监测指标　　副高：掌握　正高：熟练掌握

常用的实验室检测项目：血小板聚集试验（PAgT）、出血时间（BT）以及血小板计数。在用药开始的 1~2 周内，需每 2~3 天监测 1 次，当进入稳定期后改为每 2~4 周检测 1 次，使血小板最大聚集率降到正常的 50%，BT 延长为治疗前的 1.5~2.0 倍，以 PLT 不低于 50×10^9/L 为宜。当检测血小板聚集率时，应注意聚集诱导剂的选用，应用阿司匹林时，选用花生四烯酸为诱聚剂；应用氯吡格雷则应选用 ADP 为诱聚剂，确保实验的敏感性。使用血栓弹力图监测抗血小板药物的疗效也逐渐被广泛地采用。

第三十二章 血液临床检查的质量控制

知识点1：临床血液学的室内质量控制 副高：熟悉 正高：熟悉

室内质控的目的是监测一个检验系统，包括方法学、试剂、仪器、外部环境以及操作过程等各种综合因素作用之下检测结果的稳定性，即重复性。若使用定值质控品做质控操作还能反映检测系统的准确性。质控品有定值与不定值的两种，均可以选用。必要时要对低值、中值以及高值三种质控品同时进行质控操作。

最为常用的质控方法有非定值质控品质控法，定值质控品质控法与患者数据质控法。

知识点2：临床血液学的室间质量评价 副高：熟悉 正高：熟悉

室间质评（EQA）也被叫做能力验证，依据ISO/IEC导则43定义为通过实验室间的比对判定实验室的校准/检验能力的活动。EQA已成为质量控制的工具并且可以帮助实验室提高质量。血细胞室间质评统计评价方法：

（1）首先计算出各组的均值与SD。

（2）剔除均值±3SD范围之外的回报数据后分别重新计算各组的均值与SD。

（3）重复（2）中的过程，直至所有的回报数据都在±3SD范围内，剔除均值±3SD范围之外数据后得到的均值与SD（分别称为加权均值和加权SD）。

（4）分别利用各组的加权均值为靶值计算各批质评物测定结果及靶值的偏差。

第五篇

临床医学检验
临床微生物学专业

第三十三章 概　　述

第一节 临床微生物学检验的现状、发展和展望

知识点1：感染性疾病的现状　　副高：熟悉　正高：熟悉

当今传染病仍是导致人类死亡的主要原因，据世界卫生组织（WHO）调查显示，1995年全球至少有1700万人死于传染病。目前全球乙型肝炎患者约3.5亿、艾滋病患者约2800万、性病患者约3.33亿。约占全球人口1/3的19亿人已感染结核分枝杆菌，每年新发病例约1000万人，死亡约300万人。目前人类仍面临着感染性疾病的严重威胁。

感染性疾病的现状主要表现在几方面：

（1）易感人群不断增加：因为人类寿命的延长和社会老龄化趋势，一些免疫功能低下和易感的高危人群随之出现。人口的剧增导致环境的污染和恶化，肿瘤和代谢性疾病，器官移植、使用抗肿瘤药物以及免疫抑制剂等，均破坏了机体的免疫功能，致使对病原体易感的人群增加。

（2）新病原体不断出现、已控制的病原体死灰复燃：20世纪末人类消灭天花病毒和预期消灭脊髓灰质炎病毒的行动，得到了很好的结果。但是人类根除病原体的速度却远远跟不上新病原体出现的速度。据统计，从1973年至今至少有三十余种新病原体被发现，比如SARS冠状病毒、高致病性禽流感病毒、甲型H1N1流感病毒、轮状病毒、HCV、HIV、HHV-6、7、8型、小DNA病毒B19、埃博拉病毒、产志贺毒素大肠埃希菌、嗜肺军团菌、O139霍乱弧菌、幽门螺杆菌、伯氏疏螺旋体、人埃立克体以及巴尔通体等。新发现的朊粒（prion）可导致羊瘙痒病、疯牛病和人的克雅病及库鲁病（Kuru）。朊粒是一种在微生物中尚未分类定位的新种，也属于人兽共患的病原体。另外，过去已基本得到控制的一些传染

病，如结核、霍乱以及性病等，现在又死灰复燃。感染性疾病的控制需要临床医学、基础医学以及预防医学的全面进步，更需要临床微生物学的深入发展。

（3）感染因子在非感染性疾病中的作用越来越明显：比如幽门螺杆菌与消化道溃疡与胃癌，HBV、HCV、黄曲霉等与肝癌，单纯疱疹病毒、伯氏疏螺旋体与面肌麻痹，产志贺毒素肠埃希菌与溶血性尿毒综合征，肺炎衣原体、巨细胞病毒与冠状动脉疾病等的相关性，均是感染性因子在非感染性疾病的致病机制中起重要作用。由此启示，在过去认为是不传染的疾病，如某些白血病、面瘫以及肿瘤等都可能与传染有关，而且随着临床微生物学的发展，更多同感染因子有关的疾病将会被揭示。

（4）细菌耐药和医院感染的问题日趋严重：在过去30年中，细菌变异、抗菌药物的不合理使用以及感染控制方面的问题，致使耐药菌株增加和播散。在社区感染方面，肺炎链球菌对抗菌药物的耐药性已经成为世界性的问题。而在医院感染致病菌中，对于甲氧西林耐药的金黄色葡萄球菌（MRSA）已成为细菌多重耐药的典型。此外，20世纪90年代以来，耐万古霉素的肠球菌（VRE）、产超广谱p-内酰胺酶以及多重耐药的革兰阴性杆菌感染已成为临床常见的问题，甚至出现了对常用抗菌药物全部耐药的“泛耐药”革兰阴性杆菌。若任其发展下去，细菌耐药与医院感染的问题必将成为一个重大的公共卫生问题。

知识点2：临床微生物快速诊断方法的发展　　副高：熟悉　正高：熟悉

（1）改变流程、缩短报告周期　要改进现有的工作模式，重视原始标本染色与非染色涂片的显微镜检查，对于来自无菌部位的标本可作直接药敏试验。可以提早报告血培养的初步结果，争取治疗时机。比如可在2小时内报告阳性瓶直接涂片所见，24小时内报告初步培养与直接药敏结果，在48小时内报告细菌鉴定及最终的药敏结果。实现分级报告制度，将有意义的信息快速报告临床医师，以及时对患者作出相应处理。

（2）非培养快速检验　比如气-液相色谱法和发光分析技术、免疫荧光（IF）、放射核素（RIA）以及酶联免疫吸附检测（ELISA）等，以ELISA快速检测微生物抗原技术比较普遍。最近应用质谱技术（MS）可以在几分钟内做出鉴定结果，是微生物检验的一个革命性的进步。

知识点3：分子生物学技术的飞速发展　　副高：熟悉　正高：熟悉

（1）微生物鉴定与分型　由过去以表型鉴定方法转为结合基因型分析进行综合鉴定，深入揭示微生物的遗传学特征。主要包括DNA G+C mol%测定、特异探针杂交技术、PCR技术扩增特异核酸片段、16SrRNA序列分析以及氨基酸序列分析、限制性片段长度多态性（RFLP）分析及新近出现的生物芯片（基因芯片及蛋白质芯片）等技术，应用于微生物分类、新种鉴定以及流行病学调查，其特异性与敏感性高，并且能做到快速诊断。

（2）病原微生物的基因组计划　最近，同人类基因组计划相呼应，微生物的基因组计划已提上议事日程。病原微生物基因组测序除能够更好地了解其致病机制及与宿主的相互关系外，还可以发现更灵敏和特异的病原分子标记物作为诊断及分类依据，检测耐药基因和致病基因（致病岛），为临床筛选有效药物及开发诊断试剂和方法提供依据。

知识点 4：计算机技术的发展　　副高：熟悉　正高：熟悉

20 世纪 70 年代出现了鉴定细菌的数字编码技术，把配套的生化试验组成一个鉴定系统（试剂盒），只需把菌液接种入试剂盒内，孵育之后观察结果，记下数字编码，检索编码表即可得到鉴定结果。随着计算机技术的快速发展，80 年代初出现了微生物检验自动化系统与微生物自动鉴定和药敏仪，只需把可疑致病菌制成纯菌液，放入自动鉴定和药敏仪中，利用计算机自动读数、分析，最后自动报告细菌鉴定以及药敏结果。微量化、自动化以及信息化是未来微生物检验的发展方向。

知识点 5：临床微生物学的愿景与展望　　副高：熟悉　正高：熟悉

21 世纪的检验医学要求临床医学与检验医学密切合作，提供充分、大量、最佳的证据，深入认识和评价诊断的科学性、适用性及价值，也就是对诊断试验进行系统的筛选和评估，这就标志着检验医学发展的新阶段。循证医学要求医师的任何医疗决策（包括诊断、治疗、手术指征以及处方等所有医疗活动和措施）都应有合理、充分的科学依据，这要求临床微生物学为临床提供更多、更准确、更及时的循证资料。为此，检验专业人员的培训与知识更新应放在首位。实验室要重新组合，成立病原生物学检验中心，引进自动化、现代化检验仪器，开展分子生物学实验，研发诊断用生物芯片，并开展床边检验技术，深入研究微生物的耐药机制，并在相关学科的共同努力之下，预防、控制以及消灭危害人类健康的感染性疾病。

随着生命科学、分子生物学以及计算机技术的发展，随着微生物基因组计划广泛、有效的开展，感染性疾病的诊治方法将会得到进一步改善，临床微生物学检验也一定会取得更大的进步。

第二节　细菌学的基础检验技术

知识点 1：细菌形态学检查　　副高：熟练掌握　正高：熟练掌握

细菌学诊断依据形态学检查、菌落特征、生化反应以及血清学实验。形态学检查尽管是初步的检查，但是对于进一步检验起到重要提示作用，细菌形态学检查临床标本包括：不染色标本与染色标本。

知识点 2：不染色标本　　副高：熟练掌握　正高：熟练掌握

常用的方法有压滴法与悬滴法，以普通光学显微镜观察。细菌若无动力，受水分子撞击细菌呈现布朗运动，只在原地颤动而无位置的改变；细菌若有动力，则可看到细菌自一处移至另一处，有明显的方向性位移。如用暗视野显微镜或者相差显微镜观察，则效果更好。

临床上，有时利用不染色标本的动力检查可对某些病原菌做出初步鉴定。除细菌标本外，螺旋体由于不易着色并有形态特征，因此多用不染色标本做暗视野显微镜检查。

知识点3：染色标本　　副高：熟练掌握　正高：熟练掌握

细菌标本经染色后，除能清楚看到细菌的大小、形态、排列方式外，还可根据染色反应将细菌进行分类，所以染色标本的检查在细菌的初步鉴定中应用最广，起着十分重要的作用。

知识点4：常用染料　　副高：熟练掌握　正高：熟练掌握

用于细菌染色的染料，大多为人工合成的含苯环的有机化合物，在其苯环上带有色基与助色基。带有色基的苯环化合物——色原，虽然本身带色，但同被染物无亲和力而不能使之着色，助色基并不显色，但它本身能解离，解离后的染料可以同被染物结合生成盐类，使之着色。根据助色基解离后的带电情况，可将染料分为碱性和酸性两大类。此外，还有复合染料。

知识点5：常用染色方法　　副高：熟练掌握　正高：熟练掌握

在细菌感染标本的检查中，临床上比较常用的染色方法有革兰染色、抗酸染色以及荧光染色。

（1）革兰染色　本法是细菌学中最常用、最经典的染色方法。除粪便、血液等极少数标本外，绝大多数标本在分离培养之前均要进行革兰染色、镜检。

（2）抗酸染色　抗酸染色也可将细菌分为两大类：即抗酸性细菌与非抗酸性细菌。由于临床上绝大多数病原菌为非抗酸性细菌，因此抗酸染色不作为临床上常规的细菌检查项目，只针对性用于结核病与麻风病等的细菌检查。

（3）荧光染色　荧光染色法效率高、敏感性强而且容易观察结果，在临床细菌鉴定中有很大的实用价值。主要被用于结核分枝杆菌、白喉棒状杆菌、麻风分枝杆菌及痢疾志贺菌等的检测。

（4）鞭毛染色　细菌鞭毛为细菌的运动器官，有无鞭毛、端鞭毛、周鞭毛和极鞭毛之分，鞭毛染色后于显微镜下可观察到菌体上有无鞭毛、鞭毛的位置及数量，在细菌鉴定中，尤其对于非发酵菌的鉴定很重要。

（5）荚膜染色　细菌荚膜其对染料的亲和力弱，不易着色，一般采用负染色法染色，即使菌体和背景着色而荚膜不着色。所以在菌体周围呈一透明圈。因为荚膜含水量在90%以上，染色时一般不用热固定，以防止荚膜皱缩变形。荚膜染色法用于有荚膜细菌如流感嗜血杆菌、肺炎链球菌、炭疽芽胞杆菌及产气荚膜梭菌的鉴定。

知识点6：细菌的分离技术　　副高：熟练掌握　正高：熟练掌握

（1）平板划线分离法　在被检标本中，常常混杂有多种细菌，平板划线分离法可以使这多种细菌在培养基表面分散生长，各自形成菌落，以便根据菌落的形态及特征，挑选出单个菌落进行纯培养。

（2）斜面接种法　主要用于单个菌落的纯培养、保存菌种或者观察细菌的某些特性。

（3）液体接种法　多被用于一些液体生化试验管的接种。

（4）倾注平板法　测定牛乳、饮水以及尿液等标本细菌计数时常用此方法。

（5）穿刺接种法　主要用于半固体培养基、明胶及双糖管的接种。

（6）涂布接种法　常被用于纸片法药物敏感性测定，也可用于被检标本中的细菌计数。

知识点7：细菌的培养方法　　副高：熟练掌握　正高：熟练掌握

常用的有需氧培养法、二氧化碳培养法以及厌氧培养法。为了提高检验的准确率，同一标本常同时采用两种或者三种不同的培养法。

（1）需氧培养法　是临床细菌室最常用的培养方法，比较适于一般需氧和兼性厌氧菌的培养。将已接种好的平板、斜面或者液体培养基等，置于35℃温箱中孵育18～24小时，一般细菌可以在培养基上生长，但有些难以生长的细菌需培养更长的时间才能够生长。另外，有些细菌最适生长温度是28～30℃，甚至在4℃也能生长。

（2）二氧化碳培养法　有的细菌初次分离培养时须置5%～10% CO_2 环境才能生长良好。常以下列方法供给 CO_2。①二氧化碳培养箱：一种特制的培养箱，既能调节 CO_2 的含量，又能调节所需的温度。CO_2 从钢瓶通过培养箱的 CO_2 运送管进入培养箱内，调节好所需 CO_2 浓度自动控制器后，把接种好的培养基直接放入培养箱中培养即可。②烛缸法：把已接种好的培养基放在干燥器内，并放入点燃的蜡烛。干燥器盖的边缘涂上凡士林，盖上盖子，烛火几分钟后自行熄灭，此时干燥器内 CO_2 含量占5%～10%，然后把干燥器放入35℃温箱内培养。

（3）厌氧培养法　有专用厌氧手套箱法与化学产气法。

知识点8：细菌生化反应试验　　副高：熟练掌握　正高：熟练掌握

（1）碳水化合物的代谢试验　糖（醇、苷）类发酵试验、氧化-发酵试验（O/F试验）、β-半乳糖苷酶试验（ONPG试验）、七叶苷水解试验、甲基红试验、V-P试验。

（2）蛋白质和氨基酸的代谢试验　明胶液化试验、吲哚（靛基质）试验、硫化氢试验、尿素分解试验、苯丙氨酸脱氨酶试验、氨基酸脱羧酶试验。

（3）碳源和氮源利用试验　枸橼酸盐利用试验、丙二酸盐利用试验。

（4）各种酶类试验　氧化酶试验、过氧化氢酶试验（触酶试验）、硝酸盐还原试验、脂酶试验、卵磷脂酶试验、DNA 酶试验、凝固酶试验、CAMP 试验、胆汁溶菌试验。

（5）抑菌试验 O/129 抑菌试验、杆菌肽试验以及奥普托欣试验。

知识点 9：糖（醇、苷）类发酵试验 副高：熟练掌握 正高：熟练掌握

（1）原理 由于各种细菌含有发酵不同糖（醇、苷）类的酶，因此分解糖类的能力各不相同；细菌分解糖类后的终末产物亦不一致，有的仅产酸，有的产酸、产气，故可利用此特点以鉴别细菌。

（2）培养基 在培养基中加入 0.5%～1% 的糖类、醇类以及苷类。培养基可为液体、半固体、固体或者微量生化管几种类型。

（3）应用 是鉴定细菌最主要与最基本的试验，尤其是对肠杆菌科细菌的鉴定尤为重要。

知识点 10：氧化-发酵试验（O/F 试验） 副高：熟练掌握 正高：熟练掌握

（1）原理 细菌在分解葡萄糖的过程中，必须有分子氧参加的，称为氧化型，氧化型细菌在无氧环境下不能分解葡萄糖。细菌在分解葡萄糖的过程中，可以进行无氧降解的，称为发酵型，发酵型细菌无论在有氧或无氧的环境中都能分解葡萄糖。不分解葡萄糖的细菌称为产碱型。借助此试验可区分细菌的代谢类型。

（2）培养基 Hugh-Leifson 培养基。

（3）应用 主要被用于肠杆菌科细菌与非发酵菌（指示剂为溴麝香草酚蓝）的鉴别，前者为发酵型，而后者一般为氧化型或者产碱型。也可以用于葡萄球菌与微球菌间（指示剂为溴甲酚紫）的鉴别。

知识点 11：β-半乳糖苷酶试验（ONPG 试验） 副高：熟练掌握 正高：熟练掌握

（1）原理 一些细菌可产生 β-半乳糖苷酶，能分解邻-硝基酚-β-D-半乳糖苷（ONPG），而生成黄色的邻-硝基酚，在很低浓度之下也可检出。

（2）试剂 0.75MONPG 溶液：取 80mg ONPG 并溶于 15ml 蒸馏水中，再加入缓冲液（6.9g NaH_2PO_4 溶于 45ml 蒸馏水中，用 30%NaOH 调整 pH 为 7.0，再加水至 50ml）5ml，置于 4℃ 冰箱中保存。

（3）应用 迅速及迟缓分解乳糖的细菌 ONPG 试验为阳性，而不发酵乳糖的细菌则为阴性。本试验主要被用于迟缓发酵乳糖菌株的快速鉴定。

知识点 12：七叶苷水解试验 副高：熟练掌握 正高：熟练掌握

（1）原理 有的细菌可将七叶苷分解成葡萄糖及七叶素，七叶素与培养基中枸橼酸铁的二价铁离子反应，生成黑色的化合物，并使培养基呈黑色。

（2）培养基　七叶苷培养基与胆汁七叶苷培养基。

（3）应用　主要被用于肠球菌与其他链球菌的鉴别，前者阳性，而后者阴性。也可被用于革兰阴性杆菌及厌氧菌的鉴别。

知识点13：甲基红试验　　副高：熟练掌握　正高：熟练掌握

（1）原理　某些细菌在糖代谢过程中，分解葡萄糖产生丙酮酸，丙酮酸可进一步分解，产生甲酸、乙酸以及乳酸等，使培养基的pH降到4.5以下，当加入甲基红试剂则呈红色，为甲基红试验阳性。如果细菌分解葡萄糖产酸量少，或者产生的酸进一步转化为其他物质，则培养基的酸度仍在pH 6.2以上，因此加入甲基红指示剂呈黄色，为阴性。

（2）培养基　葡萄糖蛋白胨水培养基。

（3）应用　主要被用于鉴别大肠埃希菌与产气肠杆菌，前者为阳性，后者为阴性。此外肠杆菌科中沙门菌属、枸橼酸杆菌属、志贺菌属、变形杆菌属等为阳性，而肠杆菌属以及哈夫尼亚菌属则为阴性。

知识点14：V-P试验　　副高：熟练掌握　正高：熟练掌握

（1）原理　有的细菌在糖代谢过程中，分解葡萄糖产生丙酮酸，丙酮酸脱羧而产生乙酰甲基甲醇，乙酰甲基甲醇在碱性环境中，被空气中的氧氧化为二乙酰，进而同培养基内蛋白胨中精氨酸所含的胍基起作用，生成红色化合物，则为V-P试验阳性。如果培养基中胍基含量较少，则可加入少量含胍基化合物。试验时加入α-萘酚可加速此反应。

（2）培养基　葡萄糖蛋白胨水培养基。

（3）应用　本试验常同甲基红试验一起使用，由于前者阳性的细菌，后者通常为阴性。

知识点15：明胶液化试验　　副高：熟练掌握　正高：熟练掌握

（1）原理　某些细菌可产生一种胞外酶——明胶酶，能够使明胶分解为氨基酸，从而失去凝固力，半固体的明胶培养基成为流动的液体。

（2）应用　肠杆菌科细菌的鉴别，比如沙雷菌、奇异变形杆菌、普通变形杆菌、阴沟肠杆菌等可液化明胶，而其他细菌很少液化明胶。有些厌氧菌比如产气荚膜梭菌、脆弱类杆菌等也能液化明胶。另外，多数假单胞菌也能够液化明胶。

知识点16：吲哚（靛基质）试验　　副高：熟练掌握　正高：熟练掌握

（1）原理　某些细菌具有色氨酸酶，能够分解蛋白胨水中的色氨酸生成吲哚（靛基质），当加入吲哚试剂（对位二甲氨基苯甲醛）后则形成红色的玫瑰吲哚。

（2）培养基　蛋白胨水培养基。

（3）应用　用于肠杆菌科细菌的鉴定。

知识点 17：硫化氢试验　　　　副高：熟练掌握　正高：熟练掌握

（1）原理　某些细菌能分解培养基中的含硫氨基酸（如胱氨酸、半胱氨酸）产生硫化氢，硫化氢遇铅或亚铁离子则形成黑褐色的硫化铅或硫化亚铁沉淀。此试验可间接检测细菌是否产生硫化氢。

（2）培养基　醋酸铅培养基。

（3）应用　主要用于肠杆菌科中属及种的鉴别。

知识点 18：尿素分解试验　　　　副高：熟练掌握　正高：熟练掌握

（1）原理　某些细菌具有脲酶，能分解尿素产生大量氨，使培养基呈碱性。

（2）培养基　尿素培养基。

（3）应用　主要被用于肠杆菌科中变形杆菌属细菌的鉴定。

知识点 19：苯丙氨酸脱氨酶试验　　　　副高：熟练掌握　正高：熟练掌握

（1）原理　某些细菌可以产生苯丙氨酸脱氨酶，使苯丙氨酸脱去氨基，形成苯丙酮酸，加入氯化铁试剂之后产生绿色反应。

（2）培养基　苯丙氨酸琼脂培养基。

（3）应用　主要用于肠杆菌科细菌的鉴定。

知识点 20：氨基酸脱羧酶试验　　　　副高：熟练掌握　正高：熟练掌握

（1）原理　具有氨基酸脱羧酶的细菌，能够分解氨基酸使其脱羧生成胺（赖氨酸→尸胺，鸟氨酸→腐胺，精氨酸→精胺）与二氧化碳，使培养基变为碱性，指示剂改变颜色。

（2）培养基　氨基酸脱羧酶培养基和氨基酸对照培养基。

（3）应用　主要用于肠杆菌科细菌的鉴定。

（4）碳源和氮源利用试验。

知识点 21：枸橼酸盐利用试验　　　　副高：熟练掌握　正高：熟练掌握

（1）原理　某些细菌能以铵盐为唯一氮源，并且用枸橼酸盐作为唯一碳源，可以在枸橼酸盐培养基上生长，分解枸橼酸盐，使培养基变为碱性。

（2）培养基　枸橼酸盐培养基。

（3）应用　用于肠杆菌科中菌属间的鉴定。

知识点 22：丙二酸盐利用试验　　　　副高：熟练掌握　正高：熟练掌握

（1）原理　有些细菌可以用丙二酸盐作为唯一碳源，把丙二酸盐分解生成碳酸钠，使培养基变为碱性。

（2）培养基　丙二酸盐培养基。

（3）应用　肠杆菌科中属间及种的鉴别，克雷伯菌属为阳性，枸橼酸杆菌属、肠杆菌属以及哈夫尼亚菌属中有些菌种也呈阳性，而其他菌属均为阴性。

知识点23：氧化酶试验　副高：熟练掌握　正高：熟练掌握

（1）原理　氧化酶（细胞色素氧化酶）为细胞色素呼吸酶系统的最终呼吸酶。具有氧化酶的细菌，首先使细胞色素C氧化，再通过氧化型细胞色素C使对苯二胺氧化，生成有色的醌类化合物。

（2）试剂　1%盐酸二甲基对苯二胺或者1%盐酸四甲基对苯二胺。

（3）应用　主要用于肠杆菌科细菌和假单胞菌的鉴别，前者为阴性，而后者为阳性。莫拉菌属、奈瑟菌属细菌也呈阳性反应。

知识点24：过氧化氢酶试验（触酶试验）　副高：熟练掌握　正高：熟练掌握

（1）原理　具有过氧化氢酶的细菌，能够催化过氧化氢生成水和新生态氧，继而形成分子氧出现气泡。

（2）试剂　3%过氧化氢溶液。

（3）应用　革兰阳性球菌中，葡萄球菌与微球菌均产生过氧化氢酶，而链球菌属为阴性，肠球菌为弱阳性，所以常被用于革兰阳性球菌的初步分类。

知识点25：硝酸盐还原试验　副高：熟练掌握　正高：熟练掌握

（1）原理　硝酸盐还原反应包含两个过程：一是在合成过程中，硝酸盐还原为亚硝酸盐和氨，再由氨转化为氨基酸及细胞内其他含氮化合物；二是在代谢过程中，硝酸盐或者亚硝酸盐代替氧作为呼吸酶系统中的终末受氢体。能够使硝酸盐还原的细菌从硝酸盐中获得氧而形成亚硝酸盐和其他还原性产物。但硝酸盐还原的过程由于细菌不同而异，有的细菌能使硝酸盐或亚硝酸盐还原为氮；而有的细菌仅使硝酸盐还原为亚硝酸盐。

（2）培养基　硝酸盐培养基。

（3）应用　广泛应用于细菌鉴定。肠杆菌科细菌均能还原硝酸盐为亚硝酸盐，有些厌氧菌如韦荣球菌等试验也为阳性，铜绿假单胞菌、嗜麦芽窄食单胞菌等假单胞菌可产生氮气。

知识点26：脂酶试验　副高：熟练掌握　正高：熟练掌握

（1）原理　有的细菌产生脂酶，可以分解脂肪成游离的脂肪酸，从而使培养基中同脂肪结合形成无色化合物的维多利亚蓝释放出来，呈现深蓝色。

（2）培养基　脂酶培养基（含维多利亚蓝）。

（3）应用　主要用于厌氧菌的鉴别。

知识点 27：卵磷脂酶试验　　副高：熟练掌握　正高：熟练掌握

（1）原理　有些细菌产生卵磷脂酶（α-毒素），在 Ca^{2+} 存在时，此酶可以迅速分解卵磷脂，生成甘油酯与水溶性磷酸胆碱。阳性时菌落出现乳白色混浊环。

（2）培养基　1%卵黄琼脂平板。

（3）应用　主要用于厌氧菌的鉴定。

知识点 28：DNA 酶试验　　副高：熟练掌握　正高：熟练掌握

（1）原理　某些细菌产生 DNA 酶，可以使长链 DNA 水解成寡核苷酸链。由于长链 DNA 可被酸沉淀，寡核苷酸链则溶于酸，因此当在菌落平板上加入酸后，会在菌落周围出现透明环。

（2）培养基　0.2%DNA 琼脂平板。

（3）应用　在革兰阳性球菌中仅有金黄色葡萄球菌产生 DNA 酶，在肠杆菌科中沙雷菌与变形杆菌产生此酶，因此本试验可用于细菌的鉴别。

知识点 29：凝固酶试验　　副高：熟练掌握　正高：熟练掌握

（1）原理　葡萄球菌可以产生两种凝固酶。一种是结合凝固酶，结合于细胞壁上，使血浆中的纤维蛋白原变成纤维蛋白而附着在细菌表面，发生凝集，可以用玻片法测出。而另一种是分泌至菌体外的游离凝固酶，其作用与凝血酶原物质类似，可被血浆中的协同因子激活变为凝血酶样物质，而使纤维蛋白原变成纤维蛋白，从而使血浆凝固，可以用试管法测出。

（2）应用　作为鉴定葡萄球菌致病性的重要指标，同时也是葡萄球菌鉴别时比较常用的一个试验。

知识点 30：CAMP 试验　　副高：熟练掌握　正高：熟练掌握

（1）原理　B 群链球菌能产生环化腺核苷一磷酸（CAMP）因子，可以促进葡萄球菌的 p 溶血素溶解红细胞的活性，所以在两菌（B 群链球菌和葡萄球菌）的交界处溶血力增加，出现矢状（半月形）的溶血区。

（2）培养基　血琼脂平板。

（3）应用　在链球菌中，只有 B 群链球菌 CAMP 试验阳性，因此可作为特异性鉴定。

知识点31：胆汁溶菌试验　副高：熟练掌握　正高：熟练掌握

（1）原理　胆汁或者胆盐可溶解肺炎链球菌，可能是因为胆汁降低细胞膜表面的张力，使细胞膜破损或菌体裂解：或者是因为胆汁加速了肺炎链球菌本身自溶过程，而促使细菌发生自溶。

（2）试剂　10%去氧胆酸钠或者纯牛胆汁。

（3）应用　用于肺炎链球菌和甲型链球菌的鉴别，前者阳性，后者阴性。

知识点32：0/129抑菌试验　副高：熟练掌握　正高：熟练掌握

（1）原理　0/129（二氨基蝶啶）对弧菌属细菌有着抑制作用，而对气单胞菌属细菌没有抑制作用。

（2）培养基　碱性琼脂平板。

（3）应用　用于弧菌科的属间鉴别，弧菌属和邻单胞菌属对0/129敏感，而气单胞菌属耐药。

知识点33：杆菌肽试验　副高：熟练掌握　正高：熟练掌握

（1）原理　A群链球菌对于杆菌肽几乎全部敏感，而其他群链球菌绝大多数则对其耐药。

（2）培养基　血液琼脂平板。

（3）应用　用于A群链球菌和非A群链球菌的鉴别。

知识点34：奥普托欣（Optochin）试验　副高：熟练掌握　正高：熟练掌握

（1）原理　肺炎链球菌对Optochin敏感，而Optochin则对其他链球菌则无抑制作用。

（2）培养基　血液琼脂平板。

（3）应用　主要用于肺炎链球菌和其他链球菌的鉴别。

知识点35：细菌免疫学检测技术　副高：熟练掌握　正高：熟练掌握

细菌免疫学检测技术包括抗原检测与抗体检测。

知识点36：细菌免疫学抗原检测　副高：熟练掌握　正高：熟练掌握

抗原检测常用的方法有凝集反应、免疫荧光技术以及酶联免疫测定等。

（1）凝集反应　用于直接检测传染病早期血液、脑脊液以及其他分泌液中可能存在的微量抗原，有利于一些传染病的快速诊断。

（2）免疫荧光技术　通过免疫学特异性反应与荧光示踪技术相结合的显微镜检查手段。既保持了血清学的高特异性，又使检测的敏感性极大地提高了，在细菌检测方面占有重要地位。以荧光物质标记抗免疫球蛋白抗体（抗 Ig 抗体），先使待检标本同已知的抗血清反应，若标本中有相应细菌，则形成抗原-抗体复合物，可同随后加入的荧光标记抗 Ig 抗体进一步结合而固定在玻片上，在荧光显微镜下有荧光出现，借以检测细菌。间接法敏感性要高于直接法，常用于链球菌、脑膜炎奈瑟菌、志贺菌、致病性大肠埃希菌、沙门菌等细菌的检测。

（3）酶联免疫吸附试验（ELISA）　既可以用于病原检测、抗体检测，还可以用于细菌代谢产物的检测，几乎所有可溶性抗原-抗体反应系统都可检测，最小可测值达纳克（ng）甚至皮克（pg）水平，具有高度的特异性及敏感性。由于试剂的商品化以及自动化操作仪器的广泛应用，使之成为临床细菌检验中最为应用广泛的免疫学检测技术。

除以上所述方法外，对流免疫电泳、免疫印迹试验以及发光免疫技术等亦可用于临床标本中细菌的检测。

知识点 37：细菌免疫学抗体检测　　副高：熟练掌握　正高：熟练掌握

人体感染病原菌之后，刺激其免疫系统产生免疫应答而产生特异性抗体。抗体的量常随着感染过程而增多，表现为效价（滴度）的升高。所以用已知细菌或者其特异性抗原检测患者血清中是否有相应抗体及其效价的动态变化，可作为某些传染病的辅助诊断。主要适用于抗原性比较强的致病菌与病程较长的感染性疾病。

血清学诊断试验以抗体效价明显高于正常人水平或者患者恢复期抗体效价比急性期升高≥4 倍者才有意义。

常被用于细菌性感染的血清学诊断种类见表 5-33-1。

表 5-33-1　细菌性感染的血清学诊断

血清学试验	疾病（举例）
直接凝集试验	伤寒、副伤寒（肥达试验）、斑疹伤寒（外斐试验）、钩端螺旋体病（显微镜凝集试验）、布鲁菌病等
胶乳凝集试验	脑膜炎奈瑟菌、流感嗜血杆菌引起的脑膜炎
沉淀试验	梅毒（VDRL、RPR）、白喉毒素（EIek）
间接免疫荧光技术	各类微生物感染
补体结合试验	Q 热
中和试验	风湿热（抗“O”试验）
ELISA	各类微生物感染

知识点 38：分子生物学检测技术　　副高：掌握　正高：熟练掌握

分子生物学检测技术内容包括：核酸杂交、聚合酶链反应、生物芯片技术。

知识点 39：核酸杂交　　副高：掌握　正高：熟练掌握

核酸分子 DNA 两条链之间的结合是利用氢键将互补核苷酸连接起来的，当 DNA 受热时，两条链之间的氢键打开，分解成为两条单核苷酸链，此过程称为变性。在适当条件下，原来互补的两条单链又由于碱基的互补性通过氢键恢复成双链，此过程称为复性。若来自两个不同个体的单链 DNA 相互结合成互补的 DNA 双链，这个过程则称为杂交。借助这一特性，制备特定序列 DNA 片段，进行标记后用作探针，在一定的条件下，按照同标本中已变性的细菌 DNA 碱基互补配对原则进行杂交，利用检测杂交信号确定是否发生杂交反应，从而鉴定标本中是否有相应的病原菌基因。

知识点 40：聚合酶链反应（PCR）　　副高：掌握　正高：熟练掌握

PCR 是一种模拟天然 DNA 复制过程，简便而快速的特异性 DNA 体外扩增技术，又称为无细胞分子克隆技术，是以待扩增的两条 DNA 链为模板，通过一对人工合成的寡核苷酸引物介导，以三磷酸脱氧核糖核苷（dNTPs）为底物，利用 DNA 多聚酶酶促反应，于体外快速扩增特异性 DNA 序列。整个扩增过程可分为三步：

（1）变性　加热使模板 DNA 双链间的氢键断裂而形成两条单链。

（2）退火　温度突然降低时，引物同其互补的模板 DNA 按照碱基配对原则特异结合，在局部形成杂交链。

（3）延伸　将反应混合物冷却到一定温度，在 DNA 聚合酶、4 种三磷酸脱氧核糖核苷底物以及 Mg^{2+}存在的条件下，从引物的 3′端开始结合单核苷酸，形成同模板链互补的新 DNA 链。之后如此循环反复。

知识点 41：生物芯片　　副高：掌握　正高：熟练掌握

常用的生物芯片分为两大类：即基因芯片与蛋白芯片。

知识点 42：基因芯片　　副高：掌握　正高：熟练掌握

就是按照特定的排列方式固定有大量基因探针/基因片段的玻片、硅片、塑料片。其可以通过原位合成或者直接点样的方法制备。一张芯片上集成有成千上万密集排列的分子微阵列，能在短时间内分析大量的生物分子，使人们能够快速、准确地获取样品中的生物信息，效率是传统检测手段的成百上千倍。而病原性细菌诊断芯片可以在一张芯片上同时对多个标本进行多种病原菌的检测，只用极少量的样品，就能在极短时间内提供大量的诊断信息。

知识点 43：蛋白质芯片 副高：掌握 正高：熟练掌握

就是根据特定排列方式，在经过特殊处理的固相材料表面固定了许多蛋白质分子的硅片、玻片以及塑料片等材料。这些蛋白质分子可以是抗原、抗体及配体等，可以检测相应的抗体、抗原及蛋白质。

知识点 44：动物实验 副高：掌握 正高：熟练掌握

动物实验主要用途有分离与鉴定病原微生物，制备免疫血清，测定细菌的毒力，建立致病动物模型，动物的血液是配制细菌培养基必须的实验材料，用于生物制品或一些药物的安全、毒性以及疗效检验。另外，通过在易感与不易感动物内的传代，细菌的毒力、免疫原性等会发生变化。动物实验不仅要了解实验动物的分类，而且要按照试验目的和要求选择合适的实验动物及接种方法。在选择实验动物时，主要考虑实验动物对测试菌感染的遗传种系特征、敏感性、体内和体表微生物群特点，以及体重、年龄、性别和数量等，常用的实验动物有豚鼠、小鼠、家兔及绵羊等。常用的接种方法有皮下注射、皮内注射、腹腔注射、肌内注射、静脉注射以及脑内注射等。

第三节　自动化检测系统

知识点 1：自动化检测系统的分类 副高：熟练掌握 正高：熟练掌握

自动化检测系统包括自动化血培养系统、微生物鉴定系统、药敏系统。

知识点 2：自动化血培养系统的工作原理 副高：熟练掌握 正高：熟练掌握

细菌在生长繁殖及代谢的过程中产生二氧化碳，二氧化碳可导致酸碱度、氧化还原电势等的变化。利用检测细菌生长代谢产生的二氧化碳，如采用放射性^{14}C标记技术、特殊的二氧化碳感受器或者均质荧光技术等检测培养基中酸碱度及氧化还原电势等的变化，以判断待检标本中细菌是否存在。半自动血培养仪仅有检测系统，全自动血培养仪除检测系统之外，尚有恒温孵育、电脑分析以及打印系统等。

知识点 3：自动化血培养系统仪器的结构性能 副高：熟练掌握 正高：熟练掌握

（1）主机　全自动血培养仪设有恒温装置与震荡装置，在标本恒温培养的同时，检测系统定时自监测培养瓶中细菌生长，分析监测数据，出现阳性结果时自动报警。半自动血培养仪主要利用传送系统将培养瓶逐个送到检测器进行检测及分析。

（2）计算机及其辅助设备　主要功能包括判断阴、阳性结果，利用条形码识别标本，记录、打印结果（阳性出现时间），数据贮存与分析等。

知识点 4：微生物数码分类鉴定系统　　副高：熟练掌握　正高：熟练掌握

数码鉴定是利用计算待检细菌对系统中每个生化反应出现的频率总和，同数据库内条目比较，以鉴定百分率（%ID）表示每种菌的可能性。数据库由许多细菌条目所组成。每个条目包括多种单项生化反应，代表 1 个细菌种或者 1 个细菌生物型。通常把所得的生化反应模式转化为数字模式（编码），后查阅编码检索本或者电脑分析系统自动将数字转化成细菌名称。

数码分类鉴定系统由试剂条、添加试剂及检索工具配套形成的完整的微生物鉴定体系。在操作时应注意：

（1）依据染色镜检结果、触媒反应或者氧化酶试验初步确定被测菌株，选择合适试剂条。

（2）挑取纯菌落按照需要配制菌悬液，接种试剂条时，同化试验的接种液面要平，既不凸起也不凹陷。有些反应杯还需加液状石蜡覆盖。

（3）接种之后的试剂条置适宜环境孵育足够时间。

（4）结果分 3 种类型　需添加试剂的反应、自发颜色反应、荧光反应。

（5）有些情况下尚需添加血清学试验或者补充试验，才能鉴定到种。

知识点 5：微生物鉴定系统　　副高：熟练掌握　正高：熟练掌握

（1）半自动微生物鉴定系统　是将肉眼观察的实验结果输入电脑后与计算机内数据库细菌条目做比较自动获得鉴定结果。

（2）自动微生物鉴定系统　采用比色法、比浊法或荧光检测技术同时获得细菌鉴定与药敏结果。

（3）全自动微生物鉴定和药敏系统　自动化鉴定系统依据微生物代谢特点，设计一系列反应底物，检测阳性以及阴性反应模式与已建立的数据库进行比较。大多数系统利用检测 pH 改变，产色或荧光复合物释放的酶反应，不同碳源代谢活动的四唑盐指示剂，挥发性或非挥发性酸或细菌生长识别阳性与阴性反应。

知识点 6：自动化药敏试验系统　　副高：熟练掌握　正高：熟练掌握

自动化药敏试验系统包括：抗微生物药物敏感性试验肉汤稀释法自动化系统与抗微生物药物敏感性试验纸片扩散法结果阅读系统。

知识点 7：抗微生物药物敏感性试验肉汤稀释法自动化系统　　副高：熟练掌握　正高：熟练掌握

目前，抗微生物药物敏感性试验自动化系统或者检测特殊培养基中荧光基质的水解作用或者采用比浊测量法检测液体培养基中细菌生长。近年来，以荧光底物的水解为基础确定细菌对抗菌药物的耐药性，加快了药敏试验速度，并且缩短药敏试验报告时间。

评价抗微生物药物敏感性试验自动化系统主要指标为合适的准确度，能够解释最小抑菌浓度结果。然而，当出现云雾状浑浊或者片状沉淀物时，可能被自动化阅读仪遗漏，导致不正确结果。

知识点8：抗微生物药物敏感性试验纸片扩散法结果阅读系统

副高：熟练掌握　正高：熟练掌握

抗微生物药物敏感性试验纸片扩散法结果阅读系统可以阅读平板抑菌圈及解释结果。系统扫描平板，利用图形分析，5秒内确定抑菌圈直径，根据判断标准，翻译成为敏感性结果。自动化平板阅读系统可降低抑菌圈测量误差及记录错误。

相比于手工测量，自动化平板阅读系统的检测结果可重复，且大体准确。然而，由于平板上的细微生长可能改变药物敏感性结果的解释，建议实验室在报告结果前，要检查细菌的细微生长，调整阅读仪。

第三十四章 临床细菌学检验

第一节 细菌的分类

知识点1：分类等级 副高：掌握 正高：掌握

分类等级又称为分类单元。细菌的分类单元和其他生物相同，种以上的系统分类单元自上而下依次分为七级：

界（kingdom，拉丁文：regnum）。

门（division，拉丁文：divisio 或 phylum）。

纲（class，拉丁文：classis）。

目（order，拉丁文：ordo）。

科（family，拉丁文：familia）。

属（genus，拉丁文：genus）。

种（species，拉丁文：species）。

知识点2：细菌的分类方法 副高：掌握 正高：掌握

（1）基因分型方法 常用基因分型方法包括DNA杂交法、rRNA寡核苷酸分析和鸟嘌呤加胞嘧啶碱基比例的测定。

（2）表型分类法 ①传统分类法；②数值分类法及自动细菌鉴定法。

（3）化学分类学法 指的是应用分析方法收集关于细胞不同化学成分的信息来进行细菌分类。目前可用于该分析方法的化学成分包括：细胞脂肪酸、全细胞蛋白、细菌细胞壁成分异戊二烯醌多胺细胞色素、特殊的酶、色素、固醇等。

知识点3：细菌命名法 副高：掌握 正高：掌握

细菌的科学名称（学名）的命名法主要采用生物双名法。具备拉丁化文字的形式和明确的分类等级两个特点，也就是由一个属名和一个种名构成。属名在前，是名词，首字母大写；种名在后，是形容词，均用小写；两者均用斜体表示。而细菌学名的中文译名种名在前，属名在后。属名也可用第一个字母代表。有时泛指某一属细菌而不特指其中的某个细菌则可在属名之后加上sp，比如Mycobacterium sp，表示分枝杆菌属和沙门菌属细菌（sp代表菌种species，复数用spp）；如果使用1个亚种的名称，则在种名后再加亚种名。

知识点4：细菌分类命名系统 副高：掌握 正高：掌握

自70年代以后，伯杰（Bergey）分类系统逐渐得到公认，成为对细菌分类鉴定的主要参考书。

临床上也有采用CDC系统分类，该系统由美国疾病控制和预防中心（CDC）使用核酸杂交和核酸序列分析结果编排。

《伯杰鉴定细菌学手册》目前出版了两版，第二版包括五册，共30篇，主要根据细菌的rRNA、DNA及蛋白质序列进行分类：

第一册为古细菌、蓝绿藻菌、光合作用菌和具分支菌属。

第二册为变形菌门。

第三册为GC比低的革兰阳性菌。

第四册为GC比高的革兰阳性菌。

第五册为浮霉菌门、螺旋体门、纤维杆菌门、拟杆菌属、梭杆菌门。

第二节 常见的细菌

知识点1：球菌 副高：熟练掌握 正高：熟练掌握

球菌是指菌体形态为球形的一类细菌，有很多种类，在此只介绍葡萄球菌属、链球菌属、肠球菌属。

知识点2：葡萄球菌属的形态结构 副高：熟练掌握 正高：熟练掌握

直径0.5~1.5μm、革兰阳性球菌，呈单个、成双、短链（液体培养基或脓汁中）或者成簇排列呈葡萄串样，无鞭毛、芽胞。某些菌株能形成荚膜。

葡萄球菌A蛋白（SPA）位于菌体表面，存在于菌细胞壁的一种表面蛋白。可与IgG的Fc段结合，应用于协同凝集试验。A蛋白有抗吞噬作用，还有激活补体替代途径等活性。是完全抗原，具有特异性。

知识点3：葡萄球菌属的微生物检验 副高：熟练掌握 正高：熟练掌握

（1）分离培养脓液、分泌物等临床标本可接种于血琼脂平板；对于有污染的标本应接种在选择平板上；血液标本则用肉汤增菌培养基增菌后。

（2）鉴定 ①鉴别试验：触酶试验阳性，溶葡萄球菌素（200μg/ml）以及呋喃唑酮100μg敏感，氧化酶试验阴性可以与其他革兰阳性球菌区别。红霉素（0.4μg/ml）耐药与甘油需氧产酸可以与微球菌区别。②种的鉴定：a. 凝固酶试验：试管法测定分泌型凝固酶，玻片法测定结合型凝固酶。金黄色葡萄球菌、中间型葡萄球菌呈现阳性反应。路登葡萄球菌产生结合型凝固酶而不分泌游离型凝固酶，所以玻片凝固酶试验阳性、试管凝固酶试验阴性。b. 耐热核酸酶试验：大多数施氏葡萄球菌、金黄色葡萄球菌、中间葡萄球菌以及猪葡萄球菌能产生耐热核酸酶。此外表皮葡萄球菌、模仿葡萄球菌以及肉葡萄球菌含微弱耐热核酸酶。c. 其他鉴定试验：磷酸酶试验、吡咯烷酮芳基酰胺酶试验（PYR）、脲酶试验、鸟氨酸脱羧酶试验、3-羟基丁酮酸试验、β-半乳糖苷酶、新生霉素敏感试验、多黏菌素 B 耐药试验、糖产酸试验是比较常用的葡萄球菌属种间细菌的鉴定生化试验。③肠毒素检测：a. 生物学试验：采用幼猫腹腔注射，4 小时内发生呕吐、腹泻及体温升高或死亡等现象者，提示存在金黄色葡萄球菌肠毒素。b. 琼脂扩散试验或 ELISA 法测定：用琼脂扩散试验、ELISA 法或者放射免疫分析法检测样本中的肠毒素。c. 肠毒素基因测定：对于肠毒素基因设计毒素的通用引物及特异性引物，应用 PCR 技术可直接进行分型测定。

知识点 4：链球菌属的基本形态　　副高：熟练掌握　正高：熟练掌握

链球菌是直径小于 2μm 的球形或者卵形革兰阳性球菌，呈链状排列，链的长短与细菌的种类及生长环境有关。肺炎链球菌呈矛尖状，宽端相对尖端向外，无芽胞，成双排列，有荚膜以及黏液层。

知识点 5：链球菌属的分离培养　　副高：熟练掌握　正高：熟练掌握

采用羊血琼脂平板培养有助于识别溶血特性及进一步鉴定。初代分离需在 5%CO_2 环境下，35～37℃孵育 24 小时，以观察菌落性状。菌落周围呈现透明溶血环的为 β 溶血性链球菌，菌落直径大于 0. 5mm 或者小于 0. 5mm；草绿色溶血环的为 α 溶血性链球菌。部分菌落灰白色不出现溶血环。

知识点 6：链球菌属的初步鉴定　　副高：熟练掌握　正高：熟练掌握

取分离平板上生长的菌落周围呈现溶血或者不溶血的单个菌落做涂片，革兰染色镜检，若为革兰阳性球菌，链状或者短链状排列，进一步做触酶试验阴性，6. 5%NaCl 不生长者，可以确定为链球菌属细菌。

知识点 7：β 溶血性链球菌的鉴定　　副高：熟练掌握　正高：熟练掌握

（1）Lancefield 群特异性抗原鉴定　按照 Lancefield 分群的要求提取各菌落的抗原，同相应的分群血清进行凝集试验。与 B 群抗血清凝集的菌株可直接确认为无乳链球菌，与 F 群抗血清凝集并且菌落直径<0. 5mm 可确定为米勒链球菌，同 A、C、G 群抗血清凝集的菌株不能确定种类，还需根据菌落大小及生化反应进一步鉴定（表 5-34-1）。

表 5-34-1 β溶血性链球菌鉴定

Lancefield 抗原群	菌落大小（mm）	菌种名	PYR	VP	CAMP	BGUR
A	>0.5	化脓性链球菌	+	-	-	
A	<0.5	米勒链球菌		+		-
B		无乳链球菌	-		+	
C	>0.5	马链球菌	-	-	-	+
C	<0.5	米勒链球菌	-	+	-	-
F	<0.5	米勒链球菌	-	+	-	
G	>0.5	似马链球菌	-	-	-	+
G	<0.5	米勒链球菌	-	+	-	-
未分群	<0.5	米勒链球菌	-	+	-	

（2）PYR 试验 化脓性链球菌产生的吡咯烷酮芳基酰胺酶水解吡咯烷酮 D-萘基酰胺，加入 N, N-二甲氧基肉桂醛试剂之后产生桃红色。

（3）杆菌肽敏感试验 A 群链球菌对 0.04U 杆菌肽几乎全部敏感，从临床分离的菌株中有 5%~15%非 A 群链球菌如 B、C 以及 G 群链球菌等也敏感，而其他群链球菌绝大多数对其耐药，所以可以作为 A 群链球菌的筛选试验，有别于其他 PYR 阳性的 β 溶血性细菌与 A 群小菌落 β 溶血性链球菌。

（4）福格斯-普里斯考尔（VP）试验 该试验可鉴别 A、C、G 群 β 溶血的大、小两种不同菌落，参见表 5-2-1。

（5）CAMP 试验 无孔链球菌能产生 CAMP 因子，可促进金黄色葡萄球菌溶血能力，产生显著的协同溶血作用，可以作为无乳链球菌的初步鉴定试验。

此外，鉴别 p 溶血链球菌还有 B-D 葡糖糖醛酸酶试验（BGUR），C、G 群米勒链球菌为阴性反应，C、G 群菌落则为阳性反应。

知识点 8：非 β 溶血链球菌的鉴定　　副高：熟练掌握　正高：熟练掌握

利用血清学测定抗原群，可使 B 群链球菌、非 D 溶血的菌株和肺炎链球菌得以鉴定。Lancefield 的 D 群抗原可以存在于牛链球菌、肠球菌属和片球菌属，所以需要进行生化反应予以鉴别。不溶血和 α 溶血 C、G 群链球菌生化特征见表 5-34-2。

表 5-34-2 非 β 溶血链球菌鉴别

菌种	optochin 敏感试验	胆汁溶菌试验	胆汁七叶苷试验
肺炎链球菌	S	+	-
草绿色链球菌	R	-	-
牛链球菌	R	-	+

知识点9：草绿色链球菌的鉴定 副高：熟练掌握 正高：熟练掌握

草绿色链球菌是人体正常菌群一部分，一般不致病，目前利用常规方法鉴定到种有一定困难，通常将其鉴定到群。根据16SrRNA可分为温和链球菌群、米勒链球菌群、变异链球菌群以及唾液链球菌群，各群鉴别特征见表5-34-3。

表5-34-3 草绿色链球菌鉴别特征

菌群	VP	脲酶	精氨酸	七叶苷	甘露醇	山梨醇
温和链球菌群	-	-	-	-	-	-
变异链球菌群	+	-	-	+	+	+
唾液链球菌群	+/-	+/-	-	+	-	-
米勒链球菌群	+	-	+	+/-	+/-	-

知识点10：肠球菌属的形态结构 副高：熟练掌握 正高：熟练掌握

为革兰阳性球菌，呈单个，成对或者短链状排列，呈球杆装；液体培养基中呈卵圆形、链状排列。无芽胞及荚膜，个别菌种有稀疏鞭毛。

知识点11：肠球菌属的分离培养 副高：熟练掌握 正高：熟练掌握

标本接种于含血琼脂平板，若送检标本中含革兰阴性杆菌，可以选用选择鉴别培养基，比较常用的有：

（1）叠氮胆汁七叶苷琼脂。

（2）哥伦比亚多黏菌素-萘啶酸琼脂（CAN）与苯乙基乙醇琼脂（PEA）。接种标本平板置于35～37℃，孵育24小时之后形成不透明、灰白、表面光滑、直径0.5～1mm大小的圆形菌落，血平板上为α溶血或者不溶血。

知识点12：肠球菌属的鉴定 副高：熟练掌握 正高：熟练掌握

触酶阴性、胆汁七叶苷以及PYR阳性、6.5%NaCl肉汤中能生长，某些菌株可表现为触酶弱阳性。

肠球菌属间的菌种鉴定有赖于糖代谢试验。

知识点13：肠杆菌科的基本特性 副高：熟练掌握 正高：熟练掌握

肠杆菌科细菌具有下列相同的生物学特性：革兰阴性杆状或者球杆状、无芽胞、多数有鞭毛，能运动，致病性的菌株多数有菌毛；兼性厌氧，营养要求不高，在普通培养基及麦康凯培养基上生长良好。

知识点 14：肠杆菌科的常规生化鉴定 副高：熟练掌握 正高：熟练掌握

种入单个菌落到各种生化反应培养基（单糖发酵管）中，培养 24～48 小时后读取结果。依据各主要菌属（种）之间的一些主要生化特性有助于鉴别细菌。

知识点 15：不发酵革兰阴性杆菌的分类 副高：熟练掌握 正高：熟练掌握

常见的不发酵革兰阴性杆菌有假单胞菌属、无色杆菌属、黄杆菌属、不动杆菌属、产碱杆菌属、丛毛菌属、莫拉菌属。

知识点 16：假单胞菌属的检验程序 副高：熟练掌握 正高：熟练掌握

假单胞菌检验程序（图 5-34-1）。

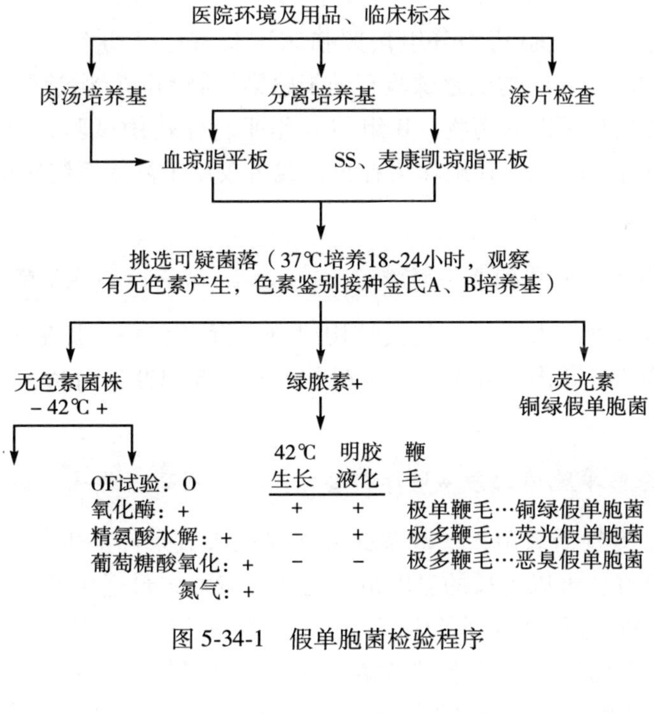

图 5-34-1 假单胞菌检验程序

知识点 17：假单胞菌属的鉴定 副高：熟练掌握 正高：熟练掌握

鉴定的共同要点为：革兰阴性菌、较细长、直或微弯、散在排列、有端鞭毛或丛鞭毛。专性需氧，生长温度范围广，最适生长温度为 35℃，少数菌种能在 4℃或 42℃生长。营养无特殊要求，普通培养基上均能生长。生长中可产生各种水溶性色素：绿脓素、红脓素、青脓素即荧光素、黑脓素。各种不发酵菌产生的色素见表 5-34-4。本菌属能氧化分解葡萄糖，产酸不产气，触酶和氧化酶阳性（除少数菌株外），吲哚、甲基红、VP 反应阴性。临床常分离到的假单胞菌生化反应特征按 rRNA 同源群 Ⅰ、Ⅳ见。

表 5-34-4 各种不发酵菌产生的色素

细菌	色素	颜色
铜绿假单胞菌	绿脓素、红脓素、青脓素、荧光素	蓝、红、黑、黄色
荧光假单胞菌	荧光素	黄绿色
恶臭假单胞菌	荧光素	黄绿色
斯氏假单胞菌	未定名黄色素	黄色
洋葱伯克霍尔德菌	未定名黄色素、紫色素	黄色、紫色
腐败希瓦菌	未定名色素	淡红褐色

知识点 18：假单胞菌属的药物敏感性试验 副高：熟练掌握 正高：熟练掌握

假单胞菌抗生素敏感实验药物分组按照临床试验室标准协会（CLSI）推荐，经美国 FDA 通过的抗菌药物的体外药物敏感试验有助于感染控制和流行病学调查，可以分为 4 组：A 组首选药物及常规试验报告的药物；B 组与 A 组平行作药敏试验，但应选择性报告的药物；C 组补充选择报告；D 组或 U 组作为补充，或者仅用于泌尿系统感染的药物。

知识点 19：铜绿假单胞菌的基本特性 副高：熟练掌握 正高：熟练掌握

铜绿假单胞菌有多种毒力因子，包括结构成分、毒素和酶，其基本特性如下：①黏附素；②多糖荚膜样物质；③内、外毒素；④绿脓菌素；⑤弹性蛋白酶；⑥磷脂酶 C。

知识点 20：铜绿假单胞菌的分离培养与鉴定 副高：熟练掌握 正高：熟练掌握

（1）分离培养　专性需氧菌，一些菌株能在兼性厌氧条件下生长，营养要求不高，在普通培养基上生长良好，可以生长的温度范围为 25～42℃，最适生长温度为 25～30℃，4℃不生长。经 18～24 小时培养之后可形成圆形、大小不一、边缘不整齐、扁平、隆起、湿润、光滑、有金属光泽、且常呈融合状态的菌落，琼脂被染成绿色或者黄绿色，临床标本中分离的菌株 80%～90%产生绿脓素或者荧光素。在血琼脂培养基上菌落周围有透明溶血环；在麦康凯琼脂培养基上，可以形成微小、无光泽、半透明菌落，菌落中心常呈棕绿色；在 SS 琼脂培养基上可以形成类似沙门菌的菌落。

（2）鉴定　氧化酶阳性，氧化分解葡萄糖和木糖，产酸不产气，液化明胶，还原硝酸盐并产生氮气，吲哚阴性，利用枸橼酸盐以及精氨酸双水解酶阳性等。

知识点21：伯克霍尔德菌的基本特性 副高：熟练掌握 正高：熟练掌握

为革兰阴性杆菌，菌体大小（1.5~5）μm×（0.5~1）μm，细长稍带弯曲，两端钝圆，单个或者成双排列，不形成芽胞与荚膜。马勒伯克霍尔德菌无鞭毛、无动力，伪马勒伯克霍尔德菌有端丛鞭毛（1~4根）。

知识点22：伯克霍尔德菌的分离培养与鉴定 副高：熟练掌握 正高：熟练掌握

为需氧菌，最适合生长温度为35℃。而洋葱伯克霍尔德菌生长较缓慢，在麦康凯琼脂上，其菌落可以是黏着性的和点状的，在临床大多数分离的菌株是不产生色素的，但在含铁培养基上（如TSI斜面），许多菌株可以产生亮黄色色素。

伪马勒伯克霍尔德菌运动活泼，最适合生长温度35~37℃，4℃则不能生长；而马勒伯克霍尔德菌42℃则不生长。伪马勒伯克霍尔德菌营养要求不高，在普通培养基、血琼脂以及麦康凯上生长良好，多数菌株在普通琼脂上形成圆形、透明、突起、有光泽、大小1~2mm的菌落，培养时间长久后，出现皱纹并呈红棕色；马勒伯克霍尔德菌营养要求比较高，在普通培养基上生长缓慢，并且发育不良，在血琼脂生长良好，能够在麦康凯上生长，不产生绿脓素及荧光素。

知识点23：窄食单胞菌属的基本特性 副高：熟练掌握 正高：熟练掌握

本菌显微镜下为革兰阴性，端鞭毛1~8根，多数为3根以上，有动力、无芽胞及荚膜。

知识点24：窄食单胞菌属的分离培养 副高：熟练掌握 正高：熟练掌握

对营养没有特殊要求，最适生长温度为35℃，4℃不生长，42℃近半数生长，血琼脂及普通培养基生长良好。经35℃培养18~24小时，菌落中等大小、光滑、圆形、湿润、产生不溶血的黄色色素。

知识点25：窄食单胞菌属的生化鉴定 副高：熟练掌握 正高：熟练掌握

嗜麦芽窄食单胞菌比较特殊，氧化酶阴性，液化明胶，水解七叶苷，赖氨酸脱羧酶阳性以及氧化分解麦芽糖。

知识点26：窄食单胞菌属的药物敏感试验及结果解释
副高：熟练掌握 正高：熟练掌握

目前还没用标准方法用于嗜麦芽窄食单胞菌的耐药性检测，药敏试验纸片法仅有三种抗菌药物米诺环素、头孢他啶、复方磺胺有折点。其他药敏试验应选用肉汤、琼脂稀释法作最小抑制浓度（MIC），或者采用 E-TEST 的方法，但无论哪种方法均未见有对亚胺培南的敏感株，这与该菌存在一种锌离子依赖 β-内酰胺酶有关。

知识点 27：不动杆菌属的基本特性　　副高：熟练掌握　正高：熟练掌握

脑脊液、痰以及脓汁等标本采集后涂片革兰染色，革兰阴性球杆菌常成双排列，有时形成丝状或者链状，菌体大小 2.0μm×1.2μm，无鞭毛，无芽胞，无动力。黏液型菌株有荚膜，可有吞噬细胞吞噬细菌现象。为专性需氧菌，对营养要求一般，在普通培养基上生长良好，最适合生长温度为 35℃，但部分菌株可在 42℃ 生长。能在麦康凯琼脂培养基上生长，但是在 SS 琼脂培养基上只有部分菌株生长。抗原结构复杂，有菌体抗原与荚膜抗原。

知识点 28：不动杆菌属的分离培养与生化鉴定　　副高：熟练掌握　正高：熟练掌握

（1）分离培养　在血琼脂培养基上经 35~37℃ 培养 18~24 小时之后，可形成圆形、光滑、灰白色、边缘整齐、直径 2~3mm 的菌落。而洛菲不动杆菌菌落小，其直径为 1~1.5mm。溶血不动杆菌在血琼脂平板上可呈 B 溶血，通常不产生色素，只有少数菌株可以产生色素。

（2）生化鉴定　氧化酶阴性，硝酸盐试验阴性，动力阴性。

知识点 29：不动杆菌属的药物敏感试验及结果解释　　副高：熟练掌握　正高：熟练掌握

同不发酵菌一样，多采用 K-B 纸片扩散法（Kirby-Bauer 法）做药敏试验，药物的选择与假单胞菌抗生素的分组相同。鲍曼不动杆菌，对氨基青霉素、一代二代头孢菌素以及一代喹诺酮类抗菌药物耐药。而对于碳青霉烯类抗生素耐药不断增加，临床上出现泛耐药株。

知识点 30：产碱杆菌属的基本特性　　副高：熟练掌握　正高：熟练掌握

革兰阴性杆菌，大小为（0.5~1.0）μm×（0.5~2.5）μm，常单个存在，有时成弧形，成对或呈链状，周鞭毛、有动力，多数菌株无荚膜。

知识点 31：产碱杆菌属的分离培养与鉴定　　副高：熟练掌握　正高：熟练掌握

（1）分离培养　在普通培养基上 18~24 小时之后形成大小不等的菌落，脱硝产碱杆菌菌落呈凸隆起、有光泽、边缘整齐。在麦康凯琼脂、中国蓝琼脂及 SS 琼脂形成无色透明菌落。在血琼脂平板上可形成扁平、灰色、边缘薄的较大菌落。在肉汤中培养 24 小时之后呈均匀浑浊，表面形成菌膜，管底部形成沉淀，在含蛋白胨的肉汤中产氨，使 pH 至 8.6 为本菌特点。

（2）生化鉴定：O-F 基础培养呈碱性，尿素酶阴性，不液化明胶，氧化酶及触酶均为阳性，不分解任何糖类。还可用脂肪酸分析及鉴定分型。

知识点 32：黄杆菌属的基本特性　　副高：熟练掌握　正高：熟练掌握

革兰阴性杆菌，菌体大小 0.5μm×（1.0~3.0）μm，无动力、无鞭毛、无荚膜、无芽胞、菌体细长。

知识点 33：黄杆菌属的分离培养与鉴定　　副高：熟练掌握　正高：熟练掌握

（1）分离培养　血琼脂培养基生长良好，需氧代谢，最适生长温度为 35℃，菌落为 1~1.5mm，有光泽、光滑、边缘整齐，典型菌落为淡黄色，也有的呈黄色或棕黄色。有些菌株在麦康凯琼脂上生长，在 SS 琼脂平板上不生长。

（2）生化鉴定　是黄杆菌属鉴别的主要指标：触酶、氧化酶、磷酸酶阳性。分型可根据 DNA 碱基组分型。

知识点 34：黄杆菌属的药物敏感试验及结果解释　　副高：熟练掌握　正高：熟练掌握

经验用药可以选磺胺及大环内酯类的红霉素，临床上常见的脑膜炎败血黄杆菌及芳香黄杆菌等对广谱抗菌药有耐药性，因此最好根据药敏试验选择用药。

知识点 35：莫拉菌属的基本特性　　副高：熟练掌握　正高：熟练掌握

为革兰阴性球杆菌，菌体大小 2.0μm×1.2μm，呈双短链状排列，具有多形性。老龄培养物多呈球状，幼龄培养物为细杆状，此特点可与奈瑟菌在形态上相鉴别，本菌革兰染色阴性，但是不易退色。

知识点 36：莫拉菌属的分离培养与鉴定　　副高：熟练掌握　正高：熟练掌握

（1）分离培养　本菌营养要求较高，首次培养最好加入兔血或者其他动物血清及心脑浸液。最适合生长温度为 32~35℃，血琼脂平板上生长良好，部分菌株在普通培养基上可以生长，也可以在麦康凯培养基上生长，但是不能在 SS 琼脂培养基上生长。血琼脂平板上经 24~48 小时后出现针尖大小、凸起、圆形、光滑湿润、无色不溶血的菌落。在心肌浸液琼脂或者 5%兔血琼脂平板经 35℃、24 小时培养之后，可见有从针尖大小到直径 2mm 之间的圆形凸起、半透明、光滑、边缘整齐不溶血的菌落，有的菌落培养数日后，菌落周围出现绿变区，时间延长可见到柠檬色素至黄色素不散。

（2）鉴定　依据本菌氧化酶阳性，触酶阳性，无动力，不分解任何糖类，吲哚试验阴性进行鉴别。

知识点37：弧菌科的菌属 副高：熟练掌握 正高：熟练掌握

弧菌科包括弧菌属、异单胞菌属、Catenococcus、Enterococcus、Grimontia、发光杆菌和Salinivbrio等菌属。弧菌属至少有66种，其中有12种与人类感染有关。

知识点38：霍乱弧属的分离培养 副高：熟练掌握 正高：熟练掌握

把标本直接接种于碱性蛋白胨水（pH8.4），或者将运送培养基的表层接种于碱性蛋白胨水中，空气环境，35℃5~8小时之后，转种硫代硫酸盐-枸橼酸盐-胆盐、蔗糖（TCBS）琼脂、4号琼脂或者庆大霉素琼脂平板，在空气环境、35℃18~24小时之后观察菌落形态。在TCBS琼脂上形成黄色菌落，4号琼脂或者庆大霉素琼脂平板上呈灰黑色中心的菌落，均为可疑菌落。应使用O1群与O139群霍乱弧菌多价和单价抗血清进行凝集。

知识点39：霍乱弧属的鉴定 副高：熟练掌握 正高：熟练掌握

进一步纯培养将要血清凝集确定的菌落，依据全面生化反应、血清学分群及分型进行最后鉴定。符合霍乱弧菌的菌株还需区分古典生物型和El-Tor生物型。对病原性弧菌的主要鉴定试验为鸟氨酸脱羧酶、赖氨酸脱羧酶和精氨酸双水解酶。霍乱弧菌和拟态弧菌可在无盐普通肉汤与普通琼脂平板上生长，而其他弧菌不能。

知识点40：螺杆菌属的生物学性状 副高：熟练掌握 正高：熟练掌握

螺杆菌属形态类似于弯曲菌属，是一类弯曲呈逗点状、S形、螺旋形或者海鸥展翅形的革兰阴性菌，大小为0.2~0.5μm，在陈旧培养物的涂片中有时可呈球杆状。没有芽胞，有动力。营养要求高，分离时常规培养基不能培养，生长比较缓慢，在培养时需要微需氧环境。氧化酶阳性，大多数种有很强的尿素酶活性。

知识点41：螺杆菌属的分离培养 副高：熟练掌握 正高：熟练掌握

培养基宜新鲜配制，非选择性培养基可以选择巧克力琼脂和含5%羊血的Brucella琼脂，选择性培养基可用Skirrow琼脂及改良的Thayer-Martin琼脂。把研磨均匀的标本用研磨棒蘸取适量匀浆接种，接种后的平板放入35~37℃、微需氧（5% O_2、10% CO_2、85% N_2）以及湿润的环境中培养至少72~96小时方可见Hp菌落生长。菌落较小、圆形呈半透明。

知识点42：螺杆菌属的鉴定 副高：熟练掌握 正高：熟练掌握

主要根据生长菌落特征、培养特点、典型的菌体形态以及染色性、氧化酶和触酶均阳性、脲酶强阳性、对萘啶酸耐药、头孢噻吩敏感等进行鉴定。

知识点43：结核分枝杆菌属的基本特性 副高：熟练掌握 正高：熟练掌握

结核分枝杆菌目前尚未发现产生内毒素、外毒素及侵袭性酶，其致病性可能同细菌在组织细胞内大量繁殖引起的炎症、代谢物质的毒性以及菌体成分引起的免疫损伤有关。结核分枝杆菌的致病物质主要是脂质、荚膜和蛋白质。

知识点44：结核分枝杆菌属的分离培养 副高：熟练掌握 正高：熟练掌握

结核分枝杆菌为专性需氧菌，3%~5%CO_2能促进其生长。营养要求较高，必须在含卵黄、血清、马铃薯、甘油以及含某些无机盐类的特殊培养基上才能够生长良好。最适宜生长温度为35~37℃，最适pH 6.5~6.8。生长较为缓慢，14~18小时分裂1次，在固体培养基上2~5周才出现肉眼可见的菌落。典型菌落为粗糙型，表面干燥呈颗粒状，不透明，淡黄色或乳白色，如菜花样。菌落粗糙可能同菌体内含有高浓度的脂质有关。液体培养时生成菌膜。有毒株在液体培养基中呈索状生长。

痰和尿液等有杂菌污染的标本在接种之前必须做适当的处理，以消除杂菌的干扰。而脑脊液、胸腹水等无杂菌污染的标本可直接或者离心后取沉渣接种。

知识点45：结核分枝杆菌属的鉴定 副高：熟练掌握 正高：熟练掌握

（1）生化反应　结核分枝杆菌不发酵糖类，能够产生触酶。人型结核分枝杆菌能合成烟酸，还原硝酸盐，耐受噻吩-2-羧酸酰肼，而牛型结核分枝杆菌则不能。人型与牛型的毒株中性红试验均阳性，无毒株则为阴性，并且失去索状生长现象。

（2）噬菌体鉴定法（PhaB）　所用的分枝杆菌噬菌体D29。检测原理是分枝杆菌噬菌体D29能够感染活的分枝杆菌，未进入感染菌体内的噬菌体被随后加入的杀毒剂灭活，已进入菌体内的噬菌体不受影响。噬菌体在感染菌体内大量增生，并且将菌体裂解，释放出的子代噬菌体可感染随后加入的指示细胞，并将其裂解，在琼脂平板上出现透亮的噬菌斑。所以，只要根据噬菌斑的有无及其数量多少，就可判断待检标本中是否存在活的结核分枝杆菌（MTB）或者其他少数几种非结核分枝杆菌（NTM）。

知识点46：非结核分枝杆菌属的基本特性 副高：熟练掌握 正高：熟练掌握

本菌为抗酸杆菌，但较结核分枝杆菌短而粗，大小（1~8）μm×（0.3~0.5）μm，抗酸染色着色均匀，呈束状或者团状排列。

知识点 47：非结核分枝杆菌属的分离培养与鉴定

副高：熟练掌握　正高：熟练掌握

（1）光产色分枝杆菌（Runyon Ⅰ群）　这群细菌的菌落特点是在暗处一般不产生或仅产生少量色素，光照 1 小时后能在 48 小时内转为黄色或橘黄色。需在营养成分复杂的培养基上才能生长，生长缓慢，菌落光滑。有时可形成索状生长。

（2）不产色分枝杆菌（Runyon Ⅲ群）　本群分枝杆菌缺乏 D-胡萝卜素，故在光照和暗处均不能产生色素。

（3）暗产色分枝杆菌（Runyon Ⅱ群）　本群分枝杆菌无论有光或无光均能产生色素，呈黄色或者橘黄色。生长缓慢，菌落为光滑型。

（4）快速生长分枝杆菌（Runyon Ⅳ群）　本群分枝杆菌在普通培养基上即可生长，最适生长温度为 25～45℃，生长速度快，3～6 天即可形成菌落。

知识点 48：厌氧菌的鉴定

副高：熟练掌握　正高：熟练掌握

首先需确定为厌氧菌并且纯化后，根据菌落性状、菌体特征及染色反应等试验可将部分厌氧菌的种群或者属做出初步鉴定满足临床常规检测目的。

（1）形态与染色　不仅能够反映各种厌氧菌的特殊形态，同时也为鉴定厌氧菌提供参考依据。可用拉丝试验协助判定（加 1 滴 30g/L 氢氧化钾于载玻片上，取一接种环的细菌与之混合，1 分钟之后用接种环轻轻挑起，不能拉起丝的为革兰阳性菌，能拉起丝的为革兰阴性菌）。

（2）菌落性状　不同厌氧菌其菌落性状各异，依据此点有助于细菌的鉴定。还可根据细菌产色素、溶血以及是否产生荧光等进行鉴定。

（3）耐氧试验　当在厌氧平板上存在菌生长时，为了确定是否为厌氧菌，必须做耐氧试验。

（4）快速鉴定　经常采用厌氧菌快速发酵试验的方法，其原理是根据细菌在代谢过程中所产生的胞外酶试验迅速同少量的生化基质反应，能在 4 小时观察结果，无需在厌氧环境下培养，只需用浓菌液即可。

其他鉴定试验还有气-液相色谱、PCR 以及基因探针等方法。

知识点 49：厌氧球菌的菌属

副高：熟练掌握　正高：熟练掌握

厌氧球菌包括：消化球菌属、消化链球菌属以及革兰阴性的韦荣球菌属。

知识点 50：消化球菌属的生物学特性

副高：熟练掌握　正高：熟练掌握

本菌为革兰阳性球菌。直径 0.3～1.3μm，单个、成双、短链或者成堆排列。无荚膜，无芽胞。专性厌氧菌，生长缓慢，厌氧培养 2～4 天形成黑色不溶血的小菌落。不发酵糖，触酶阳性，尿素酶试验、靛基质试验、硝酸盐还原试验均阴性。对青霉素、红霉素、洁霉素、氯霉素、四环素及甲硝唑敏感。

知识点 51：消化链球菌属的生物学特性　　副高：熟练掌握　正高：熟练掌握

本菌为革兰阳性球形或者卵圆形，大小不等，菌体直径 0.3~1μm，常呈双或呈短链状排列。无芽胞，无鞭毛，无荚膜。专性厌氧，在 35~37℃、pH 7~7.5 时生长最佳。营养要求较高，需羊血与血清培养基才能生长。在厌氧血平板上，菌落直径 0.5~1mm、灰白色、不透明、凸起、边缘整齐，一般不溶血，偶有甲型或者乙型溶血。生化反应不活泼，在硫乙醇酸钠液体培养基中，呈颗粒状沉淀生长。在其平板上生化反应比较明显，叶温-80 可促其生长。触酶阴性，不发酵乳糖，发酵葡萄糖，不水解胆汁七叶苷，吲哚、硝酸盐、尿素酶还原试验均为阴性，对多聚茴香磺酸钠（SPS）特别敏感。

知识点 52：韦荣球菌属的生物学特性　　副高：熟练掌握　正高：熟练掌握

本菌形态相似，为革兰阴性球菌。菌体直径 0.3~0.5μm，多排列成对、近似奈瑟球菌。无芽胞、无鞭毛、专性厌氧。血琼脂平板上生长良好，培养 48 小时后，形成直径 1~2mm 圆形、凸起、灰白色或者黄色浑浊菌落，不溶血；在硫乙醇酸盐肉汤中浑浊生长，产生小气泡，新鲜培养物立即置紫外线下进行照射，菌落可显红色荧光，接触空气后荧光消失。生化反应不活泼，还原硝酸盐，不分解糖类。

知识点 53：螺旋体所分类　　副高：熟练掌握　正高：熟练掌握

对人和动物致病的螺旋体有钩端螺旋体、密螺旋体和疏螺旋体。问号状钩端螺旋体属于钩端螺旋体属。

知识点 54：问号状钩端螺旋体的生物学特形　　副高：熟练掌握　正高：熟练掌握

大小为（0.1~0.2）μm×（6~12）μm，其螺旋在螺旋体目中最为细密和规则，一端或者两端弯曲使菌体呈问号状或 C、S 形。暗视野显微镜下可观察到钩端螺旋体像一串发亮的微细珠粒。问号状钩端螺旋体的基本结构由外至内分别为外膜、内鞭毛以及原生质圆柱体。两根内鞭毛紧紧缠绕在原生质圆柱体表面呈螺旋状，具有相似于细菌鞭毛的功能，使问号状钩端螺旋体活泼地沿长轴旋转运动。而内鞭毛由 6 种不同的蛋白质组成，细菌鞭毛则为单一的蛋白质。革兰染色阴性，但不易着色。经常用 Fontana 镀银染色法，问号状钩端螺旋体被染成棕褐色。暗视野显微镜下可观察到运动活泼、因折光性强而成白色的问号状钩端螺旋体。

知识点 55：问号状钩端螺旋体的分离培养 副高：熟练掌握 正高：熟练掌握

分离培养的目的不仅在于确诊患者和获得菌株，更重要的是查明钩端螺旋体菌型分布状态、疫源地存在的特点和研制相应的菌苗，为预防和控制钩端螺旋体病流行及充实国家标准菌株，提供必要的资料。问号状钩端螺旋体的分离培养包括血液培养、尿液培养、其他检材、鉴定。

知识点 56：问号状钩端螺旋体的血液培养 副高：熟练掌握 正高：熟练掌握

取钩端螺旋体血症期的患者血液 1~2ml 接种在 Korthof 培养基中，共接种 2~3 管。28℃孵育，由于系需氧生长，离液面 1cm 内的部位生长最丰盛，故靠近培养液面呈半透明、云雾状浑浊。培养之后每 5~7 天取培养物做暗视野检查，观察是否有螺旋体生长。连续观察 30 天，如无钩端螺旋体生长，才可判为阴性。

知识点 57：问号状钩端螺旋体的尿液培养 副高：熟练掌握 正高：熟练掌握

取发病后第 2 周的中段尿 30~50ml，3500~4000r/min 离心 1 小时后，取沉渣 0.3~0.5ml 接种于 2~4 管 Korthof 培养基内培养。酸性尿者应在取尿前一晚服小苏打 2~4g，使尿成中性或者弱碱性。

知识点 58：其他检材 副高：熟练掌握 正高：熟练掌握

比如有脑膜刺激症状和其他神经系统症状的患者，可取脑脊液 0.5ml 培养。也可取动物脏器（肝、肾）小组织块、疫水以及土壤等分离钩端螺旋体。

知识点 59：鉴定 副高：熟练掌握 正高：熟练掌握

以上培养物呈轻度浑浊，取离心沉渣经暗视野或镀银染色等显微镜检查，若有问号状钩端螺旋体存在，则用已知诊断血清鉴定其血清群和血清型。

知识点 60：疏螺旋体属的生物学性状 副高：熟练掌握 正高：熟练掌握

疏螺旋体属也叫包柔螺旋体属。长 8~40μm，宽 0.2~0.5μm。有 3~10 个稀疏而不规则的螺旋，呈波状，运动活泼。其中部分对人类、哺乳动物或者禽类有致病性。对人致病的主要有伯氏疏螺旋体、回归热螺旋体以及奋森螺旋体等。

知识点 61：密螺旋体属的分类 副高：熟练掌握 正高：熟练掌握

密螺旋体包括致病性与非致病两种。对人致病性的有：苍白密螺旋体和品他密螺旋体。

苍白密螺旋体又分为3个亚种：苍白亚种、地方亚种和极细亚种。他们分别引起人类梅毒、地方性梅毒和雅司病。

知识点62：梅毒旋体属的生物学性状　副高：熟练掌握　正高：熟练掌握

本菌直径0.10~0.15μm，波长0.6μm，波幅0.3μm，全长7~8μm。有8~14个致密而规则的小螺旋，两端尖直，运动活泼。革兰染色呈阴性，但不易着染。Fontana镀银染色法可把螺旋体染成棕褐色，在光镜下容易查见。新鲜标本不用染色，在暗视野显微镜下，可见其形态和运动方式。电镜下观察，有细胞壁与细胞膜。细胞壁外尚有包膜，细胞膜内为含细胞质及核质的螺旋形原生质圆柱体。圆柱体上紧绕着3~4根周浆鞭毛，也称轴丝或内鞭毛，与运动有关。运动方式多样，有屈伸、移行、滚动等。

知识点63：肺炎支原体的形态特性　副高：熟练掌握　正高：熟练掌握

肺炎支原体形态呈短细丝状，长2~5μm，在近细胞丝状体尖端有一球状的特殊结构，典型的肺炎支原体形态与酒瓶状相类似，无细胞壁，仅有细胞膜。革兰染色阴性，但不容易着色，Giemsa染色呈淡紫色。电镜下观察，支原体的细胞膜由三层结构所构成，厚7.5~10nm，内外两层主要为蛋白质，而中间层系脂质，其中胆固醇含量占36%。

知识点64：肺炎支原体的生化反应　副高：熟练掌握　正高：熟练掌握

肺炎支原体可根据是否能够利用葡萄糖、水解精氨酸以及尿素来与其他致病支原体进行鉴别。

知识点65：肺炎支原体的分离培养　副高：熟练掌握　正高：熟练掌握

比较常用的培养基是以牛心消化液为基础另加20%小牛血清及新鲜酵母浸液制成的液体或者固体培养基。肺炎支原体对醋酸铊、亚甲蓝、青霉素不敏感，在培养基中加入适当浓度醋酸铊、青霉素可以作为分离培养时避免杂菌污染的抑制物。初次分离生长缓慢，一般先将标本接种于加有葡萄糖以及酚红、亚甲蓝指示剂的液体培养基中增菌，在1周之后培养基由紫变绿，液体清晰，可考虑肺炎支原体生长，此时，可以转种于固体培养基上。在含5% CO_2 的环境下培养，初分离时，通常10天左右长出菌落，呈致密圆形，常不出现“油煎蛋”样，需经数次传代之后，菌落开始典型。肺炎支原体的分离培养阳性率不高，有时需20天或更长时间。

知识点66：肺炎支原体鉴定　副高：熟练掌握　正高：熟练掌握

支原体缺乏细胞壁，在固体培养基上生长出典型“油煎蛋”样菌落表明标本中有支原体，需进一步进行生化反应及血清学鉴定。肺炎支原体能发酵葡萄糖产酸，不能借助精氨酸与尿素，可还原亚甲蓝，能够使无色的氯化三苯基四氮唑（TTC）还原为粉红色的甲臜。在分离培养过程中，常规的某些生物学特征已能提供初步鉴定。在必要时可用一种或几种血清学试验对其确定，如用生长抑制试验（GIT）与代谢抑制试验（MIT）鉴定。MIT是将支原体接种在含有抗血清的葡萄糖（酚红）培养基中，若抗体与支原体型一致，则抑制该支原体不能分解葡萄糖产酸，酚红不变色。GIT是将吸有型特异性的滤纸片置于接种有支原体的固体培养基上，经孵育出现同型血清抑制该型支原体生长现象。此两种方法可以将支原体分成若干血清型。

知识点67：衣原体的菌属　　副高：熟练掌握　正高：熟练掌握

衣原体分为四个菌属：沙眼衣原体、肺炎衣原体、鹦鹉热衣原体和家畜衣原体。

知识点68：沙眼衣原体的基本特性　　副高：熟练掌握　正高：熟练掌握

衣原体在宿主细胞内生长繁殖，具有特殊的发育周期。镜检可见两种不同的形态结构：

（1）网状体（RB）或者称始体（IB）　直径0.5~1.0pm，圆形或不规则形，中央呈纤细的网状结构，无胞壁，无致密的拟核。Giemsa和Macchavello染色均呈蓝色。网状体为宿主细胞内的繁殖型，代谢活泼，不能在胞外存活，无感染性。

（2）原体（EB）　是衣原体胞外存在形式，直径0.25~0.35μm，卵圆形，中央有一致密的拟核，是发育成熟的衣原体，有胞壁，吉曼尼兹（Giemsa）染色呈紫色，马基亚韦洛染色法（Macchiavello）染色呈红色，原体具有高度的感染性。衣原体的抗原性有属、种、型特异性抗原。

知识点69：沙眼衣原体的分离培养　　副高：熟练掌握　正高：熟练掌握

将标本处理之后，用含抗生素的稀释液制成10%~20%悬液。接种鸡胚卵黄囊或者传代细胞。比较常用的培养细胞为McCoy、Hela-299以及BHK21细胞。细胞培养的敏感性为80%~90%，特异性100%。

知识点70：沙眼衣原体的鉴定　　副高：熟练掌握　正高：熟练掌握

将细胞培养盖片用Giemsa或者碘染色镜检典型胞质内包涵体。Giemsa染色比碘染色敏感，因为沙眼衣原体含糖原，所以用Lugol碘液染色后以高倍镜观察，在黄色背景上见到红褐色包涵体，可以作为鉴别沙眼衣原体与其他衣原体的参考。荧光抗体染色是特异性血清学鉴定。抗MOMP（外膜蛋白）单克隆抗体适用于生殖道标本培养的沙眼衣原体，呼吸道标本培养物应用抗LPS单克隆抗体以鉴定鹦鹉热与肺炎衣原体。依据细胞培养片上出现特异性荧光的包涵体作出判定。沙眼衣原体可以用型特异性荧光血清或者单克隆抗体做微量免疫荧光以鉴定其型别。

知识点71：肺炎衣原体（TWAR）的基本特性 副高：熟练掌握 正高：熟练掌握

TWAR也有衣原体独特的生活周期。原体大小为0.38μm，在电镜下呈典型的梨形，并且有清晰的周浆间隙，感染细胞中形成包涵体，包涵体中无糖原。TWAR只有一个血清型，外膜蛋白顺序分析完全相同，98kD蛋白为特异性抗原。其单克隆抗体同沙眼衣原体及鹦鹉热衣原体无交叉反应。TWAR全基因组测序已完成，与鹦鹉热衣原体、沙眼衣原体的DNA同源性<10%，而不同来源的TWAR株均具有94%以上的DNA同源性，其限制性内切酶的图谱相同。TWAR株用HEp-2与HL细胞系较易分离和传代，但是在第一代细胞内很少能形成包涵体。

知识点72：肺炎衣原体的分离培养与鉴定 副高：熟练掌握 正高：熟练掌握

细胞分离培养常选用HEP-2与H-292细胞系分离培养，细胞培养时35℃优于37℃，在接种标本之前，先用DEAE-葡聚糖处理宿主细胞，接种后的单层细胞经过离心之后，加入抗代谢物质放线菌酮于含有10%小牛血清的Eagle MEM培养基中，利用以上这些措施可促进肺炎衣原体的生长。肺炎衣原体经48小时培养之后，可用单克隆抗体做间接或直接法荧光染色观察，并计算包涵体数目。若第一代培养包涵体阴性，则盲传至第二代，标本接种和培养条件同上，接种后48小时取片，染色镜检。若传至第二代仍未见包涵体则盲传至第三代，标本接种和培养条件同上，接种后48小时，染色、取片、镜检。依据第三代的培养结果，以出现包涵体与否作出结论性报告。

知识点73：鹦鹉热衣原体的基本特性 副高：熟练掌握 正高：熟练掌握

鹦鹉热衣原体也有衣原体独特的生活周期。包涵体比较致密，形态不一，不含糖原，碘染色阴性，是同沙眼衣原体鉴别要点之一。鹦鹉热衣原体具有属共同抗原、种特异性抗原以及型特异性抗原，其中属共同抗原存在于衣原体的细胞壁中，为外膜LPS，溶于乙醚，耐热，具有属特异性，而无种特异性。种特异性抗原与型特异性抗原均位于MOMP上。根据型特异性抗原，可以将鹦鹉热衣原体分为A、B、C、D、E、F、M56和WC8个血清型和至少9个基因型，每个血清型株均表现出一定的感染宿主的特异性。

知识点74：鹦鹉热衣原体的分离培养与鉴定 副高：熟练掌握 正高：熟练掌握

（1）鸡胚培养　鹦鹉热衣原体的分离常用鸡胚卵黄囊接种及传代，可以取得满意效果。

（2）小鼠分离　选择对衣原体易感品系的无衣原体隐性感染的小鼠，在腹腔接种、颅内接种或者滴鼻接种分离培养衣原体。

（3）细胞培养　细胞培养常用BHK（仓鼠肾细胞）细胞、FL细胞、Vero细胞等，鹦鹉热衣原体均能在这些细胞中生长。但是直接用于临床标本的分离培养效果不好，最好先接种鸡胚卵黄囊，经繁殖后再接种细胞容易成功，可能同临床标本中衣原体数量少有关。

知识点 75：立克次体的属 副高：熟练掌握 正高：熟练掌握

对人类有致病性的立克次体有 3 个属，即立克次体科立克次属、东方体属以及无形科的埃立克属。

知识点 76：立克次属的基本特性 副高：熟练掌握 正高：熟练掌握

加拿大立克次体尚可在核内存在，在蜱组织中常呈彗星样、着色浅的短杆状；斑疹伤寒立克次体比细菌小，呈多形态，球杆状、球形、长杆状或长丝状，在感染细胞内大多聚集成团分布在胞质之内。经用 Gimenez 法染色后立克次体呈红色，背景为绿色。细胞壁不含磷壁酸，但含有胞壁酸、葡萄糖胺以及二氨基庚二酸，相似于革兰阴性菌的肽聚糖成分，唯其细胞壁的脂类含量高，弹性亦大，但坚韧性不及细菌，斑疹伤寒立克次体最外表含有黏液层与微荚膜结构。

知识点 77：立克次属的分离培养与鉴定 副高：熟练掌握 正高：熟练掌握

（1）动物接种分离斑疹伤寒立克次体　常用的实验动物为豚鼠，实验动物应隔离饲养，防止交叉感染。每日观察动物 1~2 次，注意其活动及饮食等有无异常情况。选用健康雄性豚鼠接种以便观察阴囊肿胀现象。接种之前测体温数日，并采血备作血清学试验，以确定是否有隐性感染，也作为接种感染材料后的血清学对照。

用免疫荧光法检查可提高立克次体的检出率，也可达到快速鉴定的目的。

（2）鉴定　用免疫荧光法鉴定感染鸡胚卵黄囊、动物脏器、细胞培养物中的特异性抗原，并以已知抗原测定动物恢复期血清中的相应抗体。必要时用补体结合试验、微量凝集试验以及免疫力试验等，先作群的鉴别，进一步作种的鉴定。

（3）分离株繁殖及保存　分离株常需大量繁殖以制备抗原作进一步研究，或者长期保藏菌种，均用鸡胚卵黄囊及细胞培养法。

知识点 78：东方体属的基本特性 副高：熟练掌握 正高：熟练掌握

恙虫病东方体具有多形性，但以短杆状或球杆状为常见。长 0.5~1.5μm，平均 1.2μm；宽 0.2~0.6μm。革兰染色阴性，Macchiavello 染色呈蓝色；Gimenez 染色呈暗红色，背景为绿色；Giemsa 染色呈紫红色。Macchiavello 染色法与 Gimenez 染色法可以鉴别恙虫病东方体与立克次体属中的其他立克次体。细胞内寄生的恙虫病东方体分布在细胞质内，并密集于细胞核旁。

知识点 79：东方体属的分离培养 副高：熟练掌握 正高：熟练掌握

接种小鼠分离病原。取早期患者的血液（病程 7 天以内者），如为晚期病例，多用血块制成悬液，把标本接种小鼠腹腔 0.5~1.0ml，接种 4~8 只，接种之后 5 天内死亡者多不是由于立克次体感染。随其毒力强弱不同，潜伏期长短不等，通常多在 7~18 天死亡，亦可能有部分小鼠不死（特别是我国北方恙虫病病原多为弱毒株）。感染小鼠死亡前有明显症状，如不爱活动、耸毛、弓背团缩、厌食、闭目、腹部膨大、呼吸急促等，大多在病态出现后 24 小时内濒死，有时短至数小时，偶尔拖延 3~4 天。小鼠发病之后，需每隔数小时观察一次，防止死后腐败而影响传代。在小鼠濒死前或者死亡不久时解剖，可见皮下淋巴结充血、肿大，脾大，有黏稠的腹腔渗出液，以 Giemsa 染色镜检，在单核细胞胞质内靠近细胞核旁边可看到成堆排列的立克次体。

知识点 80：埃立克体属的基本特性 副高：熟练掌握 正高：熟练掌握

埃立克体为革兰阴性小球菌，呈多形性，直径为 0.5~1.5μm。Romanowsky 染色呈蓝色及紫色。吞噬细胞以内吞的方式把埃立克体摄入胞内，在胞质内形成感染早期的内吞体。埃立克体在吞噬细胞的胞质空泡内通过二分裂的方式进行繁殖，形成电镜下可见的含菌空泡样结构，与在光镜下可见的包涵体形态同桑椹子类似，因此又称它为桑椹体。

知识点 81：埃立克体属的分离培养 副高：熟练掌握 正高：熟练掌握

埃立克体属分离培养包括细胞培养、小鼠接种、从蜱体内分离埃立克体。

知识点 82：埃立克体属的细胞培养 副高：熟练掌握 正高：熟练掌握

查非埃立克体可以用犬巨噬细胞系，腺热埃立克体用小鼠的巨噬细胞系，人粒细胞埃立克体则利用人的粒细胞白血病细胞系（HL-60）作其体外培养的宿主细胞。把 3ml 抗凝血轻轻加于细胞分离液上，通过 1500r/min 离心 15 分钟，收集白细胞层，用无血清的细胞培养液洗涤细胞，利用含血清的细胞培养液悬浮细胞接种预先培养好的细胞单层，置于 37℃ 的 5% CO_2 孵育箱中培养，每隔 3~4 天将细胞维持液换一次，并刮少许细胞涂片，用 Giemsa 染色，在光镜下检查埃立克体包涵体。

知识点 83：埃立克体属的小鼠接种 副高：熟练掌握 正高：熟练掌握

将可疑的埃立克体感染患者或者动物的抗凝血 500r/min 离心 10 分钟，然后吸出血浆同红细胞之间的含白细胞层，直接将吸出的细胞用无菌生理盐水做适当稀释后注入小鼠腹腔。观察小鼠发病及定时采小鼠血做涂片染色、IFA、PCR 等证明小鼠被埃立克体感染，用腹腔液涂片染色镜检包涵体。

知识点 84：从蜱体内分离埃立克体　　副高：熟练掌握　正高：熟练掌握

野外用布旗收集蜱的若虫。将单个蜱同单个 BALB/C（巴比赛）小鼠放在一个笼子里，使蜱在小鼠身上叮咬及吸血。观察小鼠发病，如发病立即解剖小鼠，把增大的脾脏用缓冲液制成 10%匀浆；将 0. 2ml 匀浆腹腔接种 BALB/C 小鼠传代一次，观察小鼠发病，20 天之后解剖小鼠，把小鼠的腹腔液做涂片，染色镜检埃立克体包涵体。利用 PCR 扩增分离到的病原体 16S rRNA 基因片段，并测定其序列。

第三节　细菌耐药性检测

知识点 1：纸片扩散法　　副高：熟练掌握　正高：熟练掌握

（1）实验原理　把含有定量抗菌药物的纸片贴在已接种测试菌的琼脂平板上，纸片中所含的药物吸收琼脂中的水分溶解之后不断向纸片周围扩散形成递减的梯度浓度，在纸片周围抑菌浓度范围内测试菌的生长被抑制，从而形成无菌生长的抑菌圈。抑菌圈的大小能够反映测试菌对测定药物的敏感程度，并同该药对测试菌的 MIC 呈负相关。

（2）结果判断和报告　用游标卡尺或者直尺量取抑菌圈直径，先要量取质控菌株的抑菌环直径，以判断质控是否合格；之后量取试验菌株的抑菌环直径。

药敏试验的结果报告可以用 MIC（μg/ml）或对照 CLSI 标准用敏感（S）、中介（I）以及耐药（R）报告。有时对于稀释法的批量试验，需要报告 MIC_{50}、MIC_{90}。MIC_{50}是指抑制 50%试验菌的最低药物浓度，MIC90 指的是抑制 90%试验菌株的最低药物浓度。

知识点 2：稀释法　　副高：熟练掌握　正高：熟练掌握

稀释法包括：肉汤稀释法、琼脂稀释法。

知识点 3：肉汤稀释法　　副高：熟练掌握　正高：熟练掌握

结果解释：在试管内或小孔内完全抑制细菌生长的最低药物浓度是最低抑菌浓度（MIC）（pμg/ml）。微量稀释法时，常利用比浊计判别是否细菌生长。有时依据需要测定最低杀菌浓度（MBC）：把无菌生长的试管（微孔）吸取 0. 1ml 加到冷却到 50℃ M-H 琼脂混合倾注平板，同时以前述的稀释 1∶1000（或 1∶200）的原接种液作倾注平板，培养 48～72 小时后计数菌落数，就可得到抗菌药物的最小杀菌浓度。

知识点 4：琼脂稀释法　　副高：熟练掌握　正高：熟练掌握

（1）实验原理　琼脂选择法是把药物混匀于琼脂培养基中，配制含不同浓度药物平板，使用多点接种器接种细菌，经孵育之后观察细菌生长情况，通过抑制细菌生长的琼脂平板所含药物浓度测得 MIC。

（2）结果解释　把平板置于暗色、无反光表面上判断试验终点，以抑制细菌生长的药物稀释度为终点浓度。

知识点 5：E-test 法　　副高：熟练掌握　正高：熟练掌握

（1）原理　E 试条是一条 5mm×50mm 的无孔试剂载体，一面固定有一系列预先制备的，浓度呈连续指数增长稀释抗菌药物，而另一面有读数及判别的刻度。抗菌药物的梯度可以覆盖有 20 个 MIC 对倍稀释浓度的宽度范围，其斜率与浓度范围对判别有临床意义的 MIC 范围和折点具有较好的关联。

把 E 试条放在细菌接种过的琼脂平板上，经孵育过夜，明显可见围绕试条椭圆形抑菌圈，其边缘同试条交点的刻度即为抗菌药物抑制细菌的最小抑菌浓度。

（2）结果判断和报告读取　椭圆环与 E 试验试条的交界点值，就是 MIC。

知识点 6：联合药敏试验结果类型　　副高：熟悉　正高：熟悉

（1）拮抗作用　两种药物联合作用的活性显著低于单独抗菌活性。

（2）无关作用　两种药物联合作用的活性等于其单独活性。

（3）累加作用　当两种药物联合作用时，活性与两种单独抗菌的活性之和相等。

（4）协同作用　两种药物联合作用的活性明显大于其单独作用的总和。

知识点 7：常见耐药菌的耐药机制　　副高：熟悉　正高：掌握

（1）产生一种或者多种水解酶、钝化酶以及修饰酶。

（2）抗菌药物作用的靶位改变，包括 DNA 解旋酶、青霉素结合蛋白位点、DNA 拓扑异构酶Ⅳ的改变等。

（3）细菌膜的通透性下降，包括细菌生物被膜的形成和通道蛋白丢失。

（4）细菌主动外排系统的过度表达。

在以上耐药机制中，第一、二种耐药机制具有专一性，第三、四种耐药机制则不具有专一性。

知识点 8：常见耐药菌耐药性的检测方法　　副高：熟悉　正高：掌握

临床重要的耐药细菌主要包括甲氧西林耐药金黄色葡萄球菌（MRSA）、碳青霉烯类耐药的肠杆菌科细菌、万古霉素耐药的肠球菌（VRE）、产超广谱 β-内酰胺酶的肠杆菌科细菌、青霉素耐药的肺炎链球菌（PRSP）、碳青霉烯类耐药的不动杆菌。

知识点9：β-内酰胺酶的检测方法　　副高：熟悉　正高：掌握

对于革兰阴性杆菌，提取细菌裂解液涂抹头孢硝噻吩纸片，10 分钟后观察结果，纸片由黄色变为红色为阳性，表示产生 β-内酰胺酶；而对于革兰阳性球菌直接用无菌牙签挑取 16~20 小时的菌落或者其细菌悬液涂抹头孢硝噻吩纸片。

葡萄球菌可以诱导 β-内酰胺酶的检测：若青霉素对葡萄球菌的 MIC≤0.12μg/ml 或者抑菌圈直径≥29mm，应该对其进行可以诱导 β-内酰胺酶的检测。把待测细菌传代至 BAP 或 MHA 琼脂平皿上，在一二区交界处贴苯唑西林或头孢西丁纸片，过夜培养，从抑菌圈边缘挑取菌落检测 β-内酰胺酶，若显示阳性，报告青霉素耐药。

知识点10：超广谱 β-内酰胺酶的检测方法　　副高：熟悉　正高：掌握

超广谱 β-内酰胺酶（ESBLs）是指由质粒介导的能水解所有青霉素类、头孢菌素类以及单环 β 内酰胺类氨曲南的一类酶。ESBLs 不能水解头孢霉素类和碳青霉烯类药物，能被克拉维酸、舒巴坦以及他唑巴坦等 β-内酰胺酶抑制剂所抑制。ESBLs 主要见于大肠埃希菌与肺炎克雷伯菌，此外也见于肠杆菌属、变形杆菌属、枸橼酸杆菌属、沙雷菌属等其他肠杆菌科细菌、不动杆菌以及铜绿假单胞菌。

知识点11：超广谱 β-内酰胺酶纸片扩散法的检测方法　　副高：熟悉　正高：掌握

（1）初筛试验　按照常规标准纸片扩散法进行操作。

（2）确证试验　使用每片含 30μg 头孢他啶、头孢噻肟纸片和头孢他啶/克拉维酸（30μg/10μg）以及头孢噻肟/克拉维酸（30μg/10μg）复合物纸片进行试验，当任何一种复合物纸片抑菌圈直径大于或者等于其单独药敏纸片抑菌圈直径 5mm，可以确证该菌株产 ESBLs。

知识点12：超广谱 β-内酰胺酶（ESBLs）肉汤稀释法的检测方法　　副高：熟悉　正高：掌握

（1）初筛试验　按照常规标准肉汤稀释法进行操作。

（2）确证试验　利用头孢他啶（0.25~128μg/ml）、头孢他啶/克拉维酸（0.25/4~128/4μg/ml）、头孢噻肟（0.25~64μg/ml）以及头孢噻肟/克拉维酸（0.25/4~64/4μg/ml）进行试验，当同克拉维酸联合药物组的 MIC 等于或小于单独药物组 MIC 3 个倍比稀释度时（或比值≥8），可确证该菌株产 ESBLs。

此外，检测 ESBLs 的方法还有双纸片相邻试验（协同法）、三维试验、E-test 法以及显色培养基法等。

知识点13：AmpC酶（AmpCβ内酰胺酶）的检测方法

副高：熟悉 正高：掌握

AmpC酶是在革兰阴性菌中发现的由染色体或质粒介导的水解头孢菌素的I型β内酰胺酶。检测AmpC酶的经典方法是头孢西丁三维试验，除此之外，还有以硼酸化合物为抑制剂检测肺炎克雷伯菌与大肠埃希菌的AmpC酶、AmpC Disk以及头孢西丁琼脂基础法等。

知识点14：碳青霉烯酶的检测方法

副高：熟悉 正高：掌握

根据水解机制中作用位点的不同可以将碳青霉烯酶分为两大类，一类叫做金属碳青霉烯酶，这类酶以金属锌离子为活性作用位点，能被EDTA抑制，属于B类β内酰胺酶；而另一类以丝氨酸（Ser）为酶的活性作用位点，能够被酶抑制剂克拉维酸和他唑巴坦所抑制，属于A、D类β内酰胺酶。碳青霉烯酶的表型方法主要有：EDTA协同试验与改良Hodge试验。

知识点15：耐甲氧西林葡萄球菌的检测方法

副高：熟悉 正高：掌握

耐甲氧西林葡萄球菌（MRS）的检测有头孢西丁纸片扩散法、乳胶凝胶试验检测PBP2a、苯唑西林琼脂稀释法、mecA基因测定及MRSA显色培养基。而对于金黄色葡萄球菌，MRSA的检测可以使用苯唑西林纸片，但是对于凝固酶阴性葡萄球菌则不能使用苯唑西林纸片。

知识点16：D试验-克林霉素诱导耐药试验方法

副高：熟悉 正高：掌握

M-H平板或者血平板，纸片相邻试验，对于葡萄球菌，在距红霉素纸片（每片15μg）边缘15~26mm处放置克林霉素纸片（每片2μg）来进行检测；而对于β-溶血链球菌，将克林霉素纸片（每片2μg）与红霉素纸片（每片15μg）贴在相邻的位置，纸片边缘相距12mm。

知识点17：VISA（金黄色葡萄球菌）和VRSA（万古霉素敏感金黄色葡萄球菌）的检测方法

副高：熟悉 正高：掌握

由于多数常规试验方法如万古霉素纸片扩散法无法有效区分VISA与VSSA，2009年CLSI M100-S19文件规定万古霉素纸片扩散法只能被用于VRSA的辅助检测，任何万古霉素抑菌圈直径≥7mm的葡萄球菌都不能报告该菌株对万古霉素敏感，必须利用万古霉素MIC测定进行确认。VISA与VRSA的检测方法包括BHI万古霉素琼脂筛选法、稀释法以及E-test。

知识点18：氨基糖苷类高水平耐药和万古霉素（HLA）耐药的检测方法

副高：熟悉　正高：掌握

HLAR的检测方法包括纸片扩散法、琼脂稀释法以及微量肉汤稀释法。

万古霉素耐药的肠球菌（VRE）的检测方法包括BHI琼脂筛选法、E-test法和显色培养基法等。

知识点19：青霉素耐药肺炎链球菌（PRSP）的检测方法　副高：熟悉　正高：掌握

因为青霉素的纸片扩散法不能够准确测试肺炎链球菌对青霉素的敏感性，只能用含1μg的苯唑西林纸片进行筛查。若肺炎链球菌对苯唑西林的抑菌圈直径≤19mm，则需要进行青霉素MIC值测定，确认其为青霉素不敏感株以及鉴别其为青霉素中介耐药肺炎链球菌（PISP）或者青霉素耐药肺炎链球菌（PRSP）。目前一般采用Etest法检测青霉素对肺炎链球菌的MIC。

知识点20：耐药基因型的检测方法　副高：熟悉　正高：掌握

耐药基因检测的方法包括多重PCR、PCR、实时荧光PCR、限制性片段长度多态性分析（PCR-RFLP）、单链构象多态性分析（PCR-SSCP）以及基因芯片等分子生物学的方法。

第四节　常见的感染性疾病

知识点1：菌血症　副高：熟悉　正高：掌握

菌血症指的是外界的细菌经由体表的入口或是感染的入口进入血液系统后在人体血液内繁殖并随着血流在全身播散，后果是很严重的。通常来说导尿管或者是体表的手术造口容易导致菌血症。菌血症多是细菌由局部病灶入血，全身无中毒症状，但血液中可以查到细菌。

知识点2：菌血症的病因　副高：熟悉　正高：掌握

感染的口腔组织的外科手术或者常规的牙科操作；感染的下尿路插管；脓肿切开和引流；内置器的细菌生长，尤其是静脉注射和心内导管，导尿管与造口术内置器及导管均可引起短暂的菌血症。典型的革兰阴性菌菌血症是间歇性及机会性的，虽然这种菌血症可能不影响健康人，但是对免疫受损并伴有重病的患者，化疗后的病人以及严重营养不良者，则可能产生严重后果。

知识点3：菌血症的诊断　副高：熟悉　正高：掌握

应从所有感染部位的皮肤获取脓液或体液做革兰染色和培养。血液培养应包括需氧菌与厌氧菌培养，应间隔1小时做两次血培养，每瓶且每次应从不同部位静脉切开取血。两次血培养用于菌血症的初期诊断已足够，但是阴性的染色或培养结果不能排除菌血症，尤其是以前已接受过抗生素治疗的患者，更不能排除菌血症。这种最起码两次血培养的标本应取自于经过适当准备的静脉切开部位。此外，还可以对痰液、导管插入部位及伤口的标本进行培养。

知识点4：菌血症的鉴别诊断 副高：熟悉 正高：掌握

菌血症应同以下几种疾病相鉴别：

（1）败血症 细菌侵入血液并迅速生长繁殖，导致全身性感染症状。发病特点是开始剧烈寒战，之后持续40～41℃的高热，并伴有出汗、头痛、恶心。

（2）毒血症 细菌毒素由局部感染病灶进入血液循环，产生全身性持续高热，并伴有大量出汗，脉搏细弱或者休克。因为血液中的菌毒素可直接破坏血液中的血细胞，所以常常出现贫血现象。血液培养找不到细菌。值得特别注意的是，严重损伤、血管栓塞以及肠梗阻等病变，虽无细菌感染，但是大面积组织破坏产生的毒素，也导致起毒血症。

（3）脓血症 身体里化脓性病灶的细菌，利用血液循环“周游列国”，播散至其他部位产生新的化脓病灶时，所造成的全身性感染症状。发病特点同败血症相仿，但在身体上可找到多处化脓病灶，甚至会有许多脓疮。

知识点5：菌血症的治疗方法 副高：熟悉 正高：掌握

外科手术或内置性静脉插管或导尿管相关性短暂的菌血症常不易测知，通常不必治疗。但是若病人有瓣膜性心脏病、血管内假体或者接受免疫抑制剂，则应预防性应用抗生素以预防发生心内膜炎。

知识点6：肺炎 副高：熟悉 正高：掌握

肺炎是指终末气道、肺泡与肺间质的炎症。其症状：呼吸急促，发热、持久干咳，可能有单边胸痛，深呼吸和咳嗽时胸痛，有少量痰或者大量痰，可能含有血丝。幼儿患上肺炎，症状常不明显，可能有轻微咳嗽或者完全没有咳嗽。

知识点7：肺炎的病因 副高：熟悉 正高：掌握

引起肺炎的病原很复杂，包括细菌、病毒以及支原体等多种。但由肺炎球菌引起的肺炎最为常见。在世界范围内，有5%～10%的健康成人和20%～40%的健康儿童是肺炎球菌的携带者。肺炎球菌通常寄居在正常人的鼻咽部，一般不会发病，当人体免疫力下降时，肺炎球菌即可乘机侵入人体，引起肺炎、鼻窦炎、中耳炎、脑膜炎、心内膜炎以及败血症等。

知识点8：球菌肺炎的发病机制　　副高：熟悉　正高：掌握

肺炎球菌属革兰染色阳性球菌，其致病力是因为含有高分子多糖体的荚膜对组织的侵袭作用。许多健康人的上呼吸道带有肺炎球菌，但仅少数人患病。当呼吸道的防御功能受到削弱，影响黏液-纤毛运动和肺泡巨噬细胞吞噬功能时可诱发细菌感染，引起发病。饥饿、受寒、疲劳、醉酒、淋雨、麻醉、免疫抑制剂治疗、全身衰弱等都会明显使机体免疫功能削弱，成为发生肺炎的重要诱因。

知识点9：肺炎的诊断　　副高：熟悉　正高：掌握

（1）起病急，有寒战、胸痛、高热、咳黄痰或脓痰，有时会出现血痰或铁锈痰。有腹痛或肩痛。

（2）周围血象显示白细胞增多，中性粒细胞比例增高及核左移现象。

（3）X线显示一侧肺或者两侧肺有炎性浸润阴影。

（4）支气管分泌物培养判定细菌种类，是肺炎球菌、链球菌或金黄色葡萄球菌。

判定：具备第（1）~（3）项即可诊断，第（4）项可以确定病原菌。

知识点10：肺炎的鉴别诊断　　副高：熟悉　正高：掌握

肺炎应与以下几种疾病鉴别：

（1）肺结核　浸润性肺结核相似于轻型肺炎，但是前者发病缓慢，中毒症状相对比较轻，可有反复咯血，病灶常位于肺尖，X线检查其病灶有特征性。干酪性肺炎多有长期发热、乏力以及消瘦，X线呈大片密度增高阴影，其中有多个不规则的薄壁空洞，对侧肺常会有播散病灶。痰结核菌阳性，病程长，抗结核治疗有效。

（2）其他病原菌引起的肺炎　①金黄色葡萄球菌肺炎：常发生于儿童或者年老体弱者，中毒症状严重，身体其他部位有化脓性病灶，比如疖、痈等；咳粉红色乳样或者脓性痰；肺部X线检查具有特征性，常为多发性病灶，并且在短期之内变化很大，常迅速扩展，多并发气胸、脓胸；痰培养可发现凝固酶阳性的金黄色葡萄球菌。②克雷伯菌肺炎：多见于年老体弱者，起病急骤，中毒症状重，咳棕色胶冻样痰；严重者可有谵妄、黄疸、休克、肺水肿、呼吸衰竭等；X线表现为肺叶实变，其中有蜂窝状透亮区，叶间隙下坠，痰涂片或培养可找到克雷伯菌。③其他革兰阴性杆菌肺炎：多发生于年老体弱、慢性心肺疾病或者免疫缺陷患者，常为院内获得性感染。借助临床观察和细菌学检查，鉴别诊断一般不难。④病毒、支原体等导致的肺炎病情较轻，白细胞常无明显增加。痰液病原体分离及血清免疫学试验有助于诊断。

（3）肺癌　患者年龄多较大，起病缓慢，常会有刺激性咳嗽和少量咯血，无明显全身中毒症状，血白细胞计数不高，如果痰中发现癌细胞可以确诊。肺癌可伴发阻塞性肺炎，如果经有效抗生素治疗后肺部炎症迟迟不消散，或者暂时消散后又复出现者，应密切随访，必要时进一步做 CT、MRI、纤维支气管镜检查以及痰脱落细胞检查等，以免贻误诊断。

（4）急性肺脓肿　早期临床表现相似于肺炎球菌肺炎，但是随病程进展，咳出大量脓臭痰为肺脓肿的特征。X 线显示脓腔及液平面。

（5）其他肺炎　伴剧烈的胸痛时，应同渗出性胸膜炎、肺梗死鉴别。相关的体征及 X 线影像有助于鉴别。肺梗死常会有静脉血栓形成的基础，咯血比较多见，很少出现口角疱疹。下叶肺炎可能出现腹部症状，应利用 X 线检查、B 超等与急性胆囊炎、膈下脓肿以及阑尾炎等鉴别。

知识点 11：肺炎的治疗方法　　副高：熟悉　正高：掌握

肺炎患者的治疗应包括：

（1）抗病原菌治疗　要注意正确、合理使用抗生素。

（2）全身支持疗法　包括充足的营养、热量、蛋白的摄入，维持体内水电解质的平衡。

（3）治疗原发疾病及提高免疫力。

（4）如果引起肺炎的病原体是从原发灶经血液循环入侵至肺部造成的，应及时消除及治疗原发病灶。

（5）如肺炎有合并症时，应给予积极治疗。

（6）对症治疗　充分休息、排痰、吸氧、退热等。

知识点 12：真菌性脑膜炎　　副高：熟悉　正高：掌握

由真菌侵犯脑膜所引起的炎症，常与脑实质感染同时存在，为深部真菌病。

知识点 13：真菌性脑膜炎的治疗　　副高：熟悉　正高：掌握

（1）抗真菌治疗　可酌情选用或合并应用下述药物：①两性霉素-B 及其脂类制剂；②三唑类抗真菌药物。

（2）对症治疗　①降颅压；②防治伴发病和并发症；③支持疗法；④神经保护剂治疗；⑤免疫增强剂治疗。

（3）手术治疗。

（4）康复治疗。

知识点 14：急性化脓性关节炎　　副高：熟悉　正高：掌握

为化脓性细菌引起的关节急性炎症。血源性者在儿童发生较多，受累的多为单一的肢体大关节。如为外部损伤，则根据受伤部位而定，一般膝、肘关节发生率较高。

知识点15：急性化脓性关节炎的病因发病机制　　副高：熟悉　正高：掌握

急性化脓性关节炎的致病菌多为葡萄球菌，其次为链球菌、淋病双球菌，肺炎双球菌则很少见。细菌侵入关节的途径可为血源性、外伤性或由邻近的感染病灶蔓延。血源性感染亦可为急性发热的并发症，常见于儿童。外伤性引起者，多属开放性损伤，尤其是伤口没有获得适当处理的情况下容易发生。

知识点16：急性化脓性关节炎的诊断　　副高：熟悉　正高：掌握

诊断主要依据病史、临床症状及体征，在疑有血源性化脓性关节炎的患者，应做血液及关节液细菌培养及药物敏感试验。X线检查在早期帮助不大，仅见关节肿胀，稍晚可有骨质脱钙，由于软骨及骨质破坏而有关节间隙狭窄，晚期可发生关节骨性或者纤维强硬及畸形等，有新骨增生现象，但死骨形成较少。

知识点17：急性化脓性关节炎的鉴别诊断　　副高：熟悉　正高：掌握

本病需与以下几个疾病鉴别：

（1）风湿性关节炎　为游走性大关节炎，伴有风湿热的其他表现，如心脏炎、皮下结节、环形红斑等，抗“O”增高，对水杨酸制剂疗效好，炎症消退后关节不留畸形。

（2）类风湿关节炎　多侵犯四肢小关节，为对称性、多发性关节炎，类风湿因子阳性。

（3）结核性关节炎　病程长，反复发作，滑液呈渗出性，为淡黄色，结核菌素试验呈强阳性，抗结核治疗有效。

知识点18：急性化脓性关节炎的治疗　　副高：熟悉　正高：掌握

治疗原则是早期诊断，及时正确处理，以保全生命与肢体，尽量保持关节功能。治疗方式包括：全身治疗与局部治疗。

患肢应予适当固定或牵引，以减轻疼痛，防止感染扩散，并保持功能位置，防止挛缩畸形或纠正已有的畸形。一旦急性炎症消退或伤口愈合，即开始关节的自动及轻度的被动活动，以恢复关节的活动度，但是不可活动过早或过多，以免症状复发。

知识点19：慢性骨髓炎　　副高：熟悉　正高：掌握

慢性骨髓炎是急性化脓性骨髓炎的延续，常常全身症状大多消失，只有在局部引流不畅时，才有全身表现。通常症状限于局部，往往顽固难治，甚至数年或数十年仍不能痊愈。

知识点20：慢性骨髓炎的病因　　副高：熟悉　正高：掌握

（1）有死骨或弹片等异物和死腔的存在。

（2）在急性期未能及时和适当治疗，有大量死骨形成。

（3）局部广泛瘢痕组织及窦道形成，循环不佳，有利于细菌生长，而抗菌药物又不能达到。

知识点 21：慢性骨髓炎的发病机制　　副高：熟悉　正高：掌握

急性期的症状消失后，通常情况好转，但是病变持续，转为慢性期。

因为死骨形成，较大死骨不能被吸收，成为异物及细菌的病灶，导致周围炎性反应及新骨增生，形成包壳，因此骨质增厚粗糙。如引流不畅，可造成全身症状。

若细菌毒力较小，或机体抵抗力较强，脓肿被包围在骨质内，呈局限性骨内脓肿，称布劳德脓肿，常发生于胫骨上下端。起病时通常无明显症状，仅于数月或数年后第一次发作时才有局部红肿和疼痛。若病变部骨质有较广泛增生，使髓腔消失、循环欠佳，发生坚实性弥散性骨髓炎，称为加利骨髓炎。

知识点 22：慢性骨髓炎的诊断　　副高：熟悉　正高：掌握

（1）送脓液涂片检查、细菌培养及药物敏感试验。

（2）X 线摄片表现为骨质不规则增厚及硬化。有残留的骨吸收区或空洞，其中可有大小不等的死骨，有时会看不到骨髓腔。小骨腔和小死骨在硬化骨中有的不能显影，因此实际存在的数目往往比照片上所显示得多。为了明确死骨或骨腔与窦道的关系，可用碘油或者 12.5%碘化钠溶液做窦道造影。

（3）皮肤疑有恶变者，应行病理检查。

知识点 23：慢性骨髓炎的鉴别诊断　　副高：熟悉　正高：掌握

（1）结核性骨髓炎　通常多侵入关节，病程进展较缓慢，有结核病或者结核病接触史等。X 线片显示以骨质破坏为主而少有新骨形成。

（2）骨干肉瘤　局部及 X 线片表现偶可同骨髓炎混淆，但根据发病部位、年龄、临床表现及 X 线片特征可以鉴别。

（3）骨样骨瘤　常易诊断为局限性脓肿，但其特征为经常性隐痛，夜间疼痛较重，局部压痛明显，无红肿，少有全身症状，X 线检查可进一步提供鉴别依据。

知识点 24：慢性骨髓炎的治疗措施　　副高：熟悉　正高：掌握

通常采用手术、药物的综合疗法，即改善全身情况、控制感染与手术处理。由于重病长期卧床，特别是在血源性急性发作后，急需改善全身情况。除用抗菌药物控制感染外，应增进营养、必要时输血、手术引流及其他治疗。

知识点25：上呼吸道感染　　副高：熟悉　正高：掌握

上呼吸道感染指的是自鼻腔至喉部之间的急性炎症的总称，是最常见的感染性疾病。90%左右由病毒引起，细菌感染常继发于病毒感染之后。此病四季、任何年龄均可发病，通过含有病毒的飞沫，或经污染的用具进行传播。

知识点26：上呼吸道感染的病因及发病机制　　副高：熟悉　正高：掌握

（1）病因　上呼吸道感染有70%~80%由病毒所引起。

（2）发病机制　当机体或者呼吸道局部防御能力降低时，原先存在于上呼吸道或外界侵入的病毒和细菌可迅速繁殖，引起发病，特别是老幼体弱或有慢性呼吸道疾病如鼻窦炎、扁桃体炎者，更易患本病。

知识点27：上呼吸道感染的诊断　　副高：熟悉　正高：掌握

（1）体征　可有扁桃体增大，鼻窦区压痛，鼻黏膜充血、眼部充血等。

（2）辅助检查　①血常规：病毒感染时，白细胞计数多正常或偏低，淋巴细胞比例升高；细菌感染时有白细胞计数与中性粒细胞增多及核左移现象。②病原学检查：病毒血清学检查、酶联免疫吸附检测等均可判断病毒类型，区别病毒和细菌感染，细胞培养判断细菌类型及药物敏感试验。

知识点28：上呼吸道感染的鉴别诊断　　副高：熟悉　正高：掌握

（1）过敏性鼻炎　有过敏史，呈季节性或者常年打喷嚏、鼻溢、鼻充血伴瘙痒感。症状特征和鼻腔分泌物之内有嗜酸性粒细胞增加有助于本病的诊断。

（2）血管舒缩性鼻炎　无过敏史，以鼻黏膜间歇性血管充盈、打喷嚏以及流清涕为特点，干燥空气能使症状加重。根据病史以及有无脓涕与痂皮等可以与病毒性或者细菌性感染相鉴别。

（3）萎缩性鼻炎　鼻腔异常通畅，黏膜固有层变薄并且血管减少，嗅觉减退并伴有痂皮形成及臭味，容易鉴别。

（4）鼻中隔偏曲、鼻息肉　通过鼻镜检查可明确诊断。

知识点29：上呼吸道感染的治疗　　副高：熟悉　正高：掌握

（1）对症治疗。

（2）病因治疗　①抗菌药物治疗；②抗病毒药物治疗。

（3）中医中药治疗　具有清热解毒与抗病毒作用的中药亦可选用，有助于改善症状，缩短病程。小柴胡冲剂、板蓝根冲剂应用较为广泛。

知识点30：支气管炎 副高：熟悉 正高：掌握

支气管炎是指气管、支气管黏膜及其周围组织的慢性非特异性炎症。临床上以长期咳嗽、咳痰或者伴有喘息及反复发作为特征。包括急性支气管炎、慢性支气管炎、毛细支气管炎。

知识点31：慢性支气管炎的诊断 副高：熟悉 正高：掌握

（1）咳嗽、咳痰或伴喘息，每年发病3个月，连续2年或者以上者。

（2）每年发病不足3个月，但有明确的客观检查依据者亦可诊断。

（3）能排除其他心、肺疾病者。

知识点32：慢性支气管炎的鉴别诊断 副高：熟悉 正高：掌握

（1）支气管哮喘　哮喘常于幼年或青年突然起病，通常无慢性咳嗽、咳痰史，以发作性哮喘为特征。

（2）支气管扩张　具有咳嗽、咳痰反复发作的特点，支气管造影或者CT检查可以鉴别。

（3）肺结核　肺结核患者多有结核中毒症状或局部症状。

（4）肺癌　患者年龄常在40岁以上，尤其是有多年吸烟史，发生刺激性咳嗽，常有反复发生或持续的血痰，或者慢性咳嗽性质发生改变。

（5）矽肺及其他尘肺　有粉尘及相关职业病接触史。

知识点33：毛细支气管炎的诊断 副高：熟悉 正高：掌握

（1）2岁以内发病，常发生于6个月以内。

（2）急性发病，突然发作性喘憋为本病的特点，发病前常先有感冒。

（3）发作时有鼻扇、三凹征，发绀明显，烦躁不安，呼吸、心率增快。

（4）可有高热，但多在38℃以下或者不发热。

（4）两肺听诊有广泛哮鸣音，不喘时可以听到中细湿啰音或捻发音。

知识点34：支气管炎的治疗方法 副高：熟悉 正高：掌握

（1）传统治疗　以提高自身的身体素质及脏腑器官的功能为主，增强身体的抗病能力，恢复器官功能，使患者能有效地防止复发。治疗措施主要有注射疫苗、加强体育锻炼，提高身体的素质和抗病能力两方面。

（2）中医治疗。

（3）中西医结合治疗。

（4）急性发作期治疗　控制感染，祛痰、镇咳、解痉、平喘，气雾疗法。

（5）负离子治疗。

知识点35：细菌性食物中毒　副高：熟悉　正高：掌握

（1）按发病机制可分为三型　感染型中毒、毒素型中毒、过敏型中毒。

（2）临床上可分为胃肠型食物中毒与神经型食物中毒两大类。

知识点36：胃肠型食物中毒的发病机制　副高：熟悉　正高：掌握

病原菌在污染的食物中大量繁殖，并产生肠毒素类物质，或菌体裂解释放内毒素。进入体内的细菌和毒素，可造成人体剧烈的胃肠道反应。

（1）肠毒素　肠毒素刺激肠壁上皮细胞，激活其腺苷酸环化酶，在活性腺苷酸环化酶的催化之下，使细胞质中的三磷酸腺苷脱去二个磷酸，而成为环磷酸腺苷，其浓度升高可促进胞质内蛋白质磷酸化过程，并且激活细胞有关酶系统，促进液体及 Cl^- 的分泌，抑制肠壁上皮细胞对钠和水分的吸收，造成腹泻。

（2）侵袭性损害　副溶血弧菌、沙门菌、变形杆菌等，能侵袭肠黏膜上皮细胞，导致黏膜充血、水肿、上皮细胞变性、坏死、脱落并形成溃疡。

（3）内毒素　沙门菌菌体裂解后释放的内毒素致病性较强，能导致发热、胃肠黏膜炎症、消化道蠕动并产生呕吐及腹泻等症状。

（4）过敏反应　莫根变形杆菌能够使蛋白质中的组氨酸脱羧而成组胺，引起过敏反应。

知识点37：胃肠型食物中毒的诊断　副高：熟悉　正高：掌握

根据集体伙食单位短期内暴发大批急性胃肠炎患者，结合饮食（厨房卫生情况、食物质量、保管及烹调方法的缺点）及季节情况即可作出临床诊断。

有条件时，应取患者吐泻物及可疑的残存食物进行细菌培养，重症患者血培养，留取早期及病后2周的双份血清同培养分离所得可疑细菌进行血清凝集试验，双份血清凝集效价递增者有诊断价值。可疑时，特别是怀疑细菌毒素中毒者，可做动物试验，以检测细菌毒素的存在。

动物试验：葡萄球菌同条件致病菌培养阳性者，可取纯培养滤液加热后喂猴或小猫，或者行腹腔注射。副溶血型弧菌可用鼠或猫做试验，观察是否发病。

知识点38：胃肠型食物中毒的鉴别诊断　副高：熟悉　正高：掌握

胃肠型食物中毒应与以下疾病鉴别：

（1）非细菌性食物中毒　食用发芽马铃薯、苦杏仁、苍耳子、河豚或毒蕈等中毒者，潜伏期仅数分钟至数小时，通常不发热，以多次呕吐为主，腹痛、腹泻较少，但是神经症状较明显，病死率较高。汞砷中毒者有咽痛、充血、吐泻物中含血，通过化学分析可确定病因。

（2）霍乱及副霍乱　为无痛性泻吐，先泻后吐为多，并且不发热，大便呈米泔水样，由于潜伏期可长达6天，因此罕见短期内大批患者。大便涂片荧光抗体染色镜检及培养找到霍乱弧菌或受尔托弧菌，可以确定诊断。

（3）急性菌痢　偶见食物中毒型暴发。通常呕吐较少，常有发热、里急后重，粪便多混有脓血，下腹部及左下腹明显压痛，大便镜检有红细胞、脓细胞以及巨噬细胞，大便培养约半数有痢疾杆菌生长。

（4）病毒性胃肠炎　由多种病毒所引起，以急性小肠炎为特征，潜伏期24~72小时，主要表现有发热，恶心、呕吐，腹痛，腹胀及腹泻，排水样便或稀便，吐泻严重者可发生水、电解质及酸碱平衡紊乱。

知识点39：胃肠型食物中毒的治疗方法　　副高：熟悉　正高：掌握

（1）暴发流行时的处理　应将患者进行分类，轻者在原单位集中治疗，重症患者送往医院或者卫生队治疗，即时收集资料，进行流行病学调查及细菌学的检验工作，以确定病因。

（2）对症治疗　卧床休息，流食或半流食，宜清淡，多饮盐糖水。

（3）抗菌治疗　通常毋须应用抗菌药物，经对症治疗法可痊愈。

知识点40：神经型食物中毒的诊断　　副高：熟悉　正高：掌握

（1）有进食可疑食物，尤其是火腿、腊肠、罐头或者瓶装食品史，同餐者集体发病。

（2）有特殊的神经系统症状与体征，如斜视、复视、眼睑下垂、吞咽困难、呼吸困难等。

（3）确诊：可以用动物试验查患者血清及可疑食物中的肉毒毒素，亦可用可疑食物进行厌氧菌培养，分离病原菌。

知识点41：神经型食物中毒的鉴别诊断　　副高：熟悉　正高：掌握

与脊髓灰质炎、流行性乙型脑炎、白喉后神经麻痹、急性多发性神经根炎、毒蕈及葡萄球菌肠毒素中毒等相鉴别。

知识点42：神经型食物中毒的治疗方法　　副高：熟悉　正高：掌握

（1）抗毒素治疗　多价肉毒素（a、b、e型）对本病有特效，必须及早应用，但病程已过两日者，抗毒素效果较差，但应继续注射以中和血中残存毒素。

（2）对症治疗　患者应严格卧床休息，并予适当镇静药，以避免瘫痪加重。患者于食后 4 小时内可用 5%碳酸氢钠或 1：4000 高锰酸钾溶液洗胃及灌肠。咽肌麻痹宜用鼻饲及输液。呼吸麻痹者用人工呼吸器，呼吸困难者吸氧，必要时气管切开。为消灭肠道内的肉毒杆菌，防止其继续产生肠素，可给予大剂量青霉素，还应根据病情给予强心药及防治继发性细菌感染等措施。

（3）化学疗法　近年有人采用盐酸胍 35~50mg/(kg・d)，分 4~6 次口服。据报道，此方法有促进末梢神经纤维释放乙酰胆碱的作用，所以能改善神经肌肉传递功能，增加肌张力，缓解中毒症状。

知识点 43：感染性胃肠炎的病因　　副高：熟悉　正高：掌握

①很多细菌都有可能导致胃肠炎。一些细菌通过产生毒素引起症状，有的则在肠壁上生长。如果细菌在肠壁上生长，细菌可进入血液。②病毒与寄生虫，如贾第鞭毛虫也会导致胃肠炎。

知识点 44：感染性胃肠炎的诊断　　副高：熟悉　正高：掌握

（1）病源接触史是重要的诊断特征：可能受污染的食物，不洁、未经处理或者遭污染的饮用水，接触有同样病征的患者、疫情地区旅游，均是诊断的首要怀疑特征。

（2）进一步诊断要通过血液、呕吐物以及粪便培养，对白细胞和嗜酸性粒细胞计数判断。

（3）应排除其他病症可能。

知识点 45：感染性胃肠炎的治疗方法　　副高：熟悉　正高：掌握

该病属于自限性疾病，一般患者的病程在 48~72 小时内可愈，有的则更短。目前尚无特效的抗病毒药物，不需用抗生素，预后良好。治疗主要是对症治疗或者支持疗法。脱水是这类腹泻致死的主要死因，针对严重病例，特别是幼儿及体弱者，应及时输液、纠正水、电解质、酸碱平衡失调，或口服世界卫生组织推荐的补液盐。

知识点 46：胆道感染　　副高：熟悉　正高：掌握

胆道感染、胆石病是胆道系统急、慢性炎症以及结石病变的总称，包括急性胆囊炎、慢性胆囊炎、慢性结石性胆囊炎、慢性胆管炎、急性胆管炎、原发性胆管结石症、急性梗阻性化脓性胆管炎等。发病率一般占急腹症的第二位，但是在国内沿海与南方的一些省份中已上升为第一位，成为外科的常见、多发、难治疾病。

知识点47：急性结石性胆囊炎的病因 副高：熟悉 正高：掌握

（1）胆囊管梗阻 结石可突然阻塞或者嵌顿于胆囊管或者胆囊颈，嵌顿的结石也直接损伤受压部位的黏膜引起炎症，导致胆汁排出受阻，胆汁滞留，胆汁浓缩。高浓度的胆汁酸盐具有细胞毒性，造成损害，加重黏膜的炎症，甚至会坏死。

（2）细菌感染 多为继发性感染，致病菌可通过胆道逆行侵入胆囊，或经血液循环或淋巴途径进入胆囊。胆汁或者胆囊壁细菌培养阳性者占50%~70%。

（3）其他因素 临床及动物实验均证实，单纯胆囊梗阻并不一定导致急性胆囊炎。在胆囊管梗阻之后，胆囊腔内如存在有胰液、胃液或浓缩的胆汁，则可造成急性炎症。

知识点48：急性结石性胆囊炎所治疗方法 副高：熟悉 正高：掌握

急性结石性胆囊炎的最终治疗是手术治疗。手术时机及手术方法的选择应根据患者的具体情况而定。

（1）非手术疗法 包括禁食，输液，纠正水、电解质及酸碱代谢失衡，全身支持疗法。

（2）手术治疗 ①手术时机的选择：急诊手术适用于：a. 发病在48~72小时内者。b. 经非手术治疗无效且病情恶化者。c. 有弥漫性腹膜炎、胆囊穿孔、急性化脓性胆管炎、急性坏死性胰腺炎等并发症者。d. 其他病人，尤其是年老体弱的高危患者，应争取在患者情况处于最佳时行手术。②手术方法的选择：手术方法有胆囊切除术与胆囊造口术。

知识点49：肾盂肾炎 副高：熟悉 正高：掌握

肾盂肾炎是指肾盂的炎症，大都由细菌感染引起，通常伴下泌尿道炎症，临床上不易严格区分。根据临床病程及疾病，肾盂肾炎可分为急性与慢性。

知识点50：肾盂肾炎的病因 副高：熟悉 正高：掌握

肾盂肾炎在尿路感染中为上尿道感染。大肠杆菌为主要致病菌。肾盂肾炎的易感因素是多方面的，主要因素同感染有关。

（1）因为女性尿道短，细菌容易侵入，感染机会多，所以女性发病率比男性高8~10倍。

（2）女性尿道口有大肠杆菌存在，性交往往是引起感染的重要原因。

（3）妊娠妇女雌激素分泌增多，输尿管张力降低，蠕动减弱，造成尿路不畅，尿液反流的发生率较高，引起妊娠期的尿路感染，多数为肾盂肾炎。肾盂肾炎多由膀胱炎上行感染所致，特别是膀胱-输尿管反流，为上行感染的重要原因。

（4）膀胱炎。

（5）尿路梗阻。

（6）肾实质病变。

（7）全身性因素。

知识点 51：慢性肾盂肾炎的诊断　　副高：熟悉　正高：掌握

（1）病史　急性肾盂肾炎病史可作为诊断的参考，但不能作为依据。

（2）临床表现　有间断反复出现尿路刺激症状，通常较轻，常伴有乏力、食欲缺乏、腰酸痛，可有低热或无发热。晚期可因肾功能损害而出现头痛、头晕、恶心、呕吐等尿毒症症状，亦可出现多尿、夜尿增多、低钠血症、低钾血症或慢性肾小管性酸中毒。部分患者病情隐袭或不典型，宜注意。

（3）辅助检查　①尿常规：尿蛋白通常为微量或少量。如果尿蛋白>3.0g/24h，则提示非本病的可能。尿沉渣可有少量红细胞及白细胞。如果发现白细胞管型有助于诊断，但是非本病所特有。②尿培养：阳性率较低，有时需反复检查方可获得阳性结果。阴性尿细菌培养患者中大约有 20%可找到原浆型菌株。

知识点 52：急性肾盂肾炎的鉴别诊断　　副高：熟悉　正高：掌握

（1）发热性疾病　流感、疟疾、伤寒、败血症等与全身症状突出的肾盂肾炎表现相似，应该详细询问病史，注意泌尿系统表现，尤其是尿液检查。

（2）腹部器官疾病　易同以腹痛和消化系统症状伴发热及血白细胞升高的肾盂肾炎混淆，应警惕急性胃肠炎、阑尾炎以及附件炎等。

（3）区别上、下尿路感染　通常有发热等全身症状和腰痛、肾区叩痛等提示上尿路感染，但是仅凭临床表现来分辨上、下尿路感染并不可靠。

知识点 53：慢性肾盂肾炎的鉴别诊断　　副高：熟悉　正高：掌握

（1）肾、泌尿道结核　肾、泌尿道结核是结核杆菌导致的肾脏和泌尿道感染。症状、体征以及尿改变都可与慢性肾盂肾炎相似，其区别点是肾、泌尿道结核时尿路刺激症状明显，尿沉渣涂片可找到抗酸杆菌（要除外尿垢杆菌污染），尿普通细菌培养阴性而结核杆菌培养阳性，尿亚硝酸还原试验阴性。X 线检查有时可见肾区有结核病灶钙化影或者有虫蚀样组织缺损区（干酪坏死灶）。部分肾结核患者可找到肺、肠及腹腔、前列腺、骨、附睾或盆腔结核病灶。

（2）尿道综合征　为女性常见的下尿路疾病，有明显的尿频、尿急以及排尿困难等尿路刺激症状，但是多无全身表现，无腰痛、无上输尿管点、肋腰点压痛，无肾区叩痛，中段尿检查白细胞数不增多或者稍增多，一般<10 个/高倍视野、多次尿细菌培养菌落数$<10\times10^7$/L，症状过 2~3 天后逐渐消失，但容易复发，该综合征有一部分可能为病原体感染，另一部分则可能为非感染性疾病。

（3）慢性肾小球肾炎　慢性肾小球肾炎没有明显尿路刺激症状，尿沉渣中白细胞数增多不明显，无白细胞管型，尿细菌检查为阴性，而尿蛋白含量较多，易导致低蛋白血症，肾小球功能损害较明显。肾盂肾炎的尿蛋白量较小，通常在1g/24h以下，而肾小管功能损害比较明显。根据这些特点，两者鉴别不难。

知识点54：肾盂肾炎的治疗方法 副高：熟悉 正高：掌握

（1）一般治疗　目的在于缓解症状，避免复发，减少肾实质的损害。应鼓励患者多饮水，勤排尿，以降低髓质渗透压，提高机体吞噬细胞功能，冲洗掉膀胱内的细菌。

（2）抗感染治疗　①急性肾盂肾炎：初发的急性肾盂肾炎可以选用复方磺胺甲噁唑（SMZ-TMP）2片，每日2次，或吡哌酸0.5g，每日3~4次，或诺氟沙星0.2g，每日3次，疗程7~14天。感染严重有败血症者宜静脉给药，并依据尿培养结果选用敏感药物。②慢性肾盂肾炎：急性发作者按照急性肾盂肾炎治疗，而反复发作者应通过尿细菌培养并确定菌型，明确此次再发是复发或重新感染。

知识点55：腹腔感染的病因 副高：熟悉 正高：掌握

腹腔感染包括急性胆囊炎及胆道感染，细菌性肝脓肿，急性腹膜炎，以及急性胰腺炎继发细菌感染等。一般为肠杆菌科细菌、肠球菌属以及拟杆菌属等厌氧菌的混合感染。

知识点56：腹腔感染的诊断及鉴别诊断 副高：熟悉 正高：掌握

（1）诊断　腹腔镜观察，血清C反应蛋白及B超检查可诊断。

（2）鉴别诊断　严重腹腔感染是指腹腔被感染的持续时间较长、范围广泛，合并多器官功能紊乱综合征（MODS）的腹腔感染。

第三型腹膜炎指的是原发和继发性腹腔炎经手术及抗生素治疗后，腹腔感染仍持续或复发。

知识点57：腹腔感染的治疗方法 副高：熟悉 正高：掌握

（1）在给予抗菌药物治疗之前应尽可能留取相关标本送培养，获病原菌之后进行药敏试验，作为调整用药的依据。

（2）尽早开始抗菌药物的经验治疗。经验治疗需选用能覆盖肠道革兰阴性杆菌、肠球菌属等需氧菌以及脆弱拟杆菌等厌氧菌的药物。

（3）急性胰腺炎本身为化学性炎症，无应用抗菌药物的指征，继发细菌感染时需用抗菌药物。

（4）必须保持病灶部位引流通畅。有手术指征者应做外科处理，并于手术过程中采集病变部位标本做细菌培养及药敏试验。

（5）初始治疗时需静脉给药，病情好转之后可改为口服或肌注。

知识点58：膀胱炎　　副高：熟悉　正高：掌握

膀胱炎有特异性和非特异性细菌感染。前者指膀胱结核而言，后者系大肠杆菌、副大肠杆菌、铜绿假单胞菌、变形杆菌、粪链球菌以及金黄色葡萄球菌所致。其临床表现有急性与慢性两种。

知识点59：膀胱炎的病因　　副高：熟悉　正高：掌握

（1）膀胱内在因素　如膀胱结石、异物、肿瘤以及留置导尿管等，破坏了膀胱薄膜的防御能力。

（2）尿路梗阻及排尿障碍　失去了尿液的冲洗作用，残余尿就成为细菌生长的良好培养基。

（3）神经系统损害　男性前列腺精囊炎，女性尿道旁腺炎亦可导致膀胱炎。尿道内应用器械检查或治疗时，细菌可随之进入膀胱。下行性感染指的是膀胱炎继发于肾脏感染，膀胱感染可由邻近器官感染经淋巴传播或直接蔓延所导致。膀胱炎可分细菌性与非细菌性两种。细菌以大肠杆菌最常见，其次是葡萄球菌。

知识点60：膀胱炎的诊断　　副高：熟悉　正高：掌握

（1）急性膀胱炎　除依据病史及体征外，需做中段尿液检查。尿液中有脓细胞和红细胞。为及时治疗，可以先将尿涂片行革兰染色检查，初步明确细菌的性质，同时行细菌培养、菌落计数以及抗生素敏感试验，为以后治疗提供更准确的依据。血液中白细胞升高。在急性膀胱炎时，忌行膀胱镜检查。

（2）慢性膀胱炎　需对泌尿生殖系统进行全面检查，以明确有无慢性肾脏感染，男性病人需排除阴茎头包皮炎、前列腺精囊炎；女性病人应排除尿道憩室、尿道炎、膀胱膨出、阴道炎和尿道口处女膜伞或融合等情况。

知识点61：膀胱炎的鉴别诊断　　副高：熟悉　正高：掌握

急性肾盂肾炎需同急性膀胱炎区别，前者除有膀胱刺激症状外，还有寒战、高热以及肾区叩痛。结核性膀胱炎发展缓慢，呈慢性膀胱炎症状，对药物治疗的反应不佳，尿液中可以找到抗酸杆菌，尿路造影显示患侧肾有结核病变。膀胱炎与间质性膀胱炎的区别在于，后者尿液清晰，无细菌，极少脓细胞，膀胱充盈时有剧痛，耻骨上膀胱区可触及饱满而有压痛的膀胱。嗜酸性膀胱炎的临床表现相似于一般膀胱炎，区别在于前者尿中有嗜酸性粒细胞，并大量浸润膀胱黏膜。膀胱炎与腺性膀胱炎的鉴别诊断，主要依靠膀胱镜检查及活体组织检查。

知识点62：膀胱炎的治疗方法 副高：熟悉 正高：掌握

膀胱炎可由多种原因引起，治疗办法亦因人而异。首选抗生素治疗，在使用抗生素控制病情的同时，中西药结合治疗急性膀胱炎与慢性膀胱炎则更加有效而科学。

知识点63：尿道炎 副高：熟悉 正高：掌握

尿道炎是指尿道黏膜的炎症，是一种常见病，多见于女性，在临床上分为急性与慢性、非特异性尿道炎与淋菌性尿道炎，后两种临床表现类似，必须根据病史和细菌学检查加以鉴别。致病菌以大肠杆菌、链球菌和葡萄球菌为最常见。

知识点64：尿道炎的病因 副高：熟悉 正高：掌握

（1）尿道损伤　尿道器械检查造成的尿道黏膜擦伤，可破坏尿道黏膜防御功能，导致细菌感染。

（2）尿道内异物　自外界放入的异物或者尿道内结石等，停顿稍久即可导致尿道感染。

（3）尿道梗阻　如包皮口狭窄、尿道狭窄、尿道外口狭窄、后尿道瓣膜、尿道肿瘤、女性处女膜伞、尿道口处女膜融合等，由于排尿不畅，尿液积存于尿道内可继发尿道感染。

（4）邻近器官炎症　如精囊炎、前列腺炎、阴道炎或子宫颈炎等可蔓延到尿道，此常为慢性后尿道炎的顽固病灶。

（5）常与性生活有关。

知识点65：尿道炎的发病机制 副高：熟悉 正高：掌握

感染途径有上行性感染与下行性感染，根据致病菌的不同可分为：

（1）特异性尿道炎　又称为淋病性尿道炎，简称为淋病，致病菌为淋病奈瑟菌。

（2）非特异性尿道炎　致病菌以大肠埃希杆菌、链球菌属及葡萄球菌属最常见。

（3）非淋病性尿道炎　致病菌为沙眼衣原体、嗜血短杆菌、解脲支原体、真菌、阴道毛滴虫、尖锐湿疣及单纯疱疹病毒等。

知识点66：尿道炎的诊断 副高：熟悉 正高：掌握

除根据病史及体征之外，需将尿道分泌物行涂片染色检查或细菌培养，以明确致病菌。急性期尿道内忌用器械进行检查。慢性尿道炎需行尿道膀胱镜检查，以便明确发病的原因。有时可以用金属尿道探条试探尿道内有无狭窄，必要时行尿道造影。

知识点67：尿道炎的鉴别诊断 副高：熟悉 正高：掌握

尿道炎首先应同淋病性尿道炎区别，淋病性尿道炎是一种特异性感染的性病，尿道有脓性分泌物，脓液涂片染色检查可见分叶核粒细胞内有革兰阴性双球菌。其次，应同非淋菌性尿道炎及滴虫性尿道炎区别，女性容易在阴道内找到滴虫，而男性不易找到滴虫，常需在尿道口分泌物、包皮下、前列腺液以及尿液中检查有无滴虫，作出诊断。莱特综合征候群除尿道炎外，同时有结膜炎和关节炎。

知识点68：尿道炎的治疗 副高：熟悉 正高：掌握

急性尿道炎采用抗生素与化学药物联合应用，疗效比较好。近来氟哌酸与磺胺药物联合应用，临床效果满意。应注意休息，补充足够液体。急性期间，应避免性生活，否则就会延长病程。慢性期间，如果尿道外口或尿道内有狭窄，应做尿道扩张术或者尿道外口劈开术。对长期反复发作，全身用药效果不明显的慢性后尿道炎患者，可以考虑尿道局部用药。

知识点69：前列腺炎 副高：熟悉 正高：掌握

前列腺炎指发生于前列腺组织的炎症。前列腺特异性和非特异感染所致的急慢性炎症，从而引起的全身或局部症状。发病也可能与饮食、季节、性活动、职业、社会经济状况、精神心理因素以及良性前列腺增生或下尿路综合征、泌尿生殖道炎症等有关。

知识点70：前列腺炎的病因 副高：熟悉 正高：掌握

仅有少数患者有急性病史，多表现为慢性、复发性经过。病原体多为肠道致病菌，常规细菌学检查大约仅有20%的患者查出细菌。近来研究表明，前列腺炎患者尿动力学检查发现后尿道压力增高，内服α-肾上腺素能受体拮抗剂后症状减轻或者消失，提示前列腺后尿道平滑肌能力增高，使尿液湍流，尿液反流入前列腺，尿液内的尿酸产生化学刺激，导致疼痛。病原体随尿液侵入前列腺，导致感染。病理解剖证实前列腺炎病变通常局限于外周带，此处腺管与尿流垂直线逆向开口于后尿道，易致尿液反流，而中央带及移行带腺管走向与尿流方向一致，不易发生感染。最近研究还发现尿液的尿酸盐不仅对于前列腺有刺激作用，还可沉淀成结石，堵塞腺管，可以成为细菌的庇护场所。

知识点71：前列腺炎的发病机制 副高：熟悉 正高：掌握

（1）Ⅰ型前列腺炎　急性细菌性前列腺炎病原体感染为主要致病因素。

（2）Ⅱ型慢性前列腺炎　致病因素亦主要为病原体感染，但机体抵抗力较强或/和病原体毒力较弱，以逆行感染为主，病原体主要为葡萄球菌属，其次为大肠埃希菌、棒状杆菌属及肠球菌属等。

（3）Ⅲ型慢性前列腺炎　发病机制未明，病因学十分复杂，存在广泛争议，多数学者认为其主要病因可能是病原体感染、炎症和异常的盆底神经肌肉活动和免疫异常等共同作用结果。

（4）Ⅳ型前列腺炎（无症状性前列腺炎） 因无临床症状，常因其他相关疾病检查时被发现，因此缺乏发病机制的相关研究资料，可能同Ⅲ型前列腺炎的部分病因与发病机制相同。

知识点72：前列腺炎的诊断　　副高：熟悉　正高：掌握

推荐按照NIH（美国国立卫生研究院）分型诊断前列腺炎

（1）Ⅰ型（急性细菌性前列腺炎） 主要根据病史、体格检查和血、尿的细菌培养结果。对患者进行直肠指检是必需的，但是禁忌进行前列腺按摩。在应用抗生素治疗前，应进行中段尿培养或者血培养。

（2）Ⅱ型和Ⅲ型（慢性前列腺炎） 须详细询问病史、全面体格检查、尿液以及前列腺按摩液常规检查。推荐应用NIH慢性前列腺炎症状指数进行症状评分。推荐“两杯法”或“四杯法”进行病原体定位试验。

（3）Ⅳ型（无症状性前列腺炎） 无症状，在前列腺按摩液（EPS）、前列腺按摩后尿液、精液、前列腺组织活检以及前列腺切除标本的病理检查时被发现。

知识点73：前列腺炎的鉴别诊断　　副高：熟悉　正高：掌握

（1）慢性尿道炎或膀胱炎 其临床表现类似于慢性前列腺炎，但是做前列腺检查可无异常发现。

（2）前列腺痛 无实质性病变，表现为会阴部与耻骨上区疼痛和压痛，有排尿障碍等尿路表现。

（3）肉芽肿性前列腺炎 尽管症状、直肠指检易同慢性前列腺炎混淆，但是前者进展快，可迅速发生尿潴留，短期内硬结生长较快。

（4）卡他性前列腺炎或者前列腺病 临床症状很难与慢性前列腺炎相区别。会阴部疼痛不适，有排尿及性功能障碍等表现。前列腺液检查有多量卵磷脂小体，白细胞增多，但是涂片及细菌培养均无细菌生长。

（5）前列腺溢液 大、小便终末有乳白色分泌物从尿道流出，常合并精神症状。但是直肠指检、前列腺液镜检均正常，细菌学检查阴性。

（6）前列腺癌 晚期可出现尿路症状。直肠指检发现前列腺有坚硬的肿块，并且表面高低不平。前列腺液涂片、穿刺活检均可以发现癌细胞。

（7）前列腺结核 症状相似于前列腺炎，但有结核病史。

（8）前列腺结石 出现腰骶部、会阴部疼痛及性功能紊乱比如阳痿及早泄等症状。直肠指检可扪及前列腺有结石摩擦感，骨盆X线平片有阳性结石阴影，可资鉴别。

知识点74：前列腺炎的治疗方法　　副高：熟悉　正高：掌握

治疗方法有：抗菌治疗，给予消炎镇痛药，物理治疗，α 受体拮抗剂，手术治疗。外科治疗可以用于反复发作的慢性细菌性前列腺炎。前列腺摘除能够达到治愈的目的，但要慎用。

知识点 75：淋病　　副高：熟悉　正高：掌握

淋病是淋病奈瑟菌导致的以泌尿生殖系统化脓性感染为主要表现的性传播疾病，其发病率居于我国性传播疾病第二位，多发生于性活跃的青年男女。

知识点 76：淋病的诊断　　副高：熟悉　正高：掌握

（1）接触史　患者有婚外性行为或不洁性行为史，与淋病患者（尤其家中淋病患者）共用物品史，以及配偶有感染史，新生儿母亲有淋病史。

（2）临床表现　淋病的主要症状有尿痛、尿频、尿急、尿道口流脓或宫颈口、阴道口有脓性分泌物等，或有直肠炎、淋菌性结膜炎、咽炎等表现，或有播散性淋病症状。

（3）实验室检查　男性急性淋菌性尿道炎涂片检查有诊断意义，但是对于女性应进行淋球菌培养，有条件的地方可采用基因诊断方法确诊。

知识点 77：淋病的鉴别诊断　　副高：熟悉　正高：掌握

（1）非淋菌性尿道炎　潜伏期比较长，为 7～21 天，尿道分泌物较少或者没有，为浆液性或黏液性分泌物，稀薄，症状轻微，没有全身症状。其病原体主要是沙眼衣原体，解脲支原体。

（2）念珠菌性阴道炎　主要临床症状为外阴及阴道瘙痒。

（3）滴虫性阴道炎　主要临床症状是阴道瘙痒，分泌物多呈泡沫状。阴道黏膜及宫颈充血明显，有出血点时呈特征性草莓状外观。并且阴道黏膜常出血，分泌物带血性。在分泌物中可查出滴虫。

（4）细菌性阴道炎　白带增多并呈灰色，均匀一致，pH 值增高，有鱼腥味。涂片可见乳酸杆菌减少，而革兰阴性菌增多。

知识点 78：淋病的治疗方法　　副高：熟悉　正高：掌握

对于无并发症淋病，给予头孢曲松肌内注射，单次给药；或头孢噻肟肌内注射，单次给药；或大观霉素肌内注射，单次给药。次选方案为其他第三代头孢菌素类，如已证明其疗效较好，也可选作替代药物。若沙眼衣原体感染不能排除，加上抗沙眼衣原体感染药物。

儿童淋病：体重大于 45kg 按成人方案治疗，体重小于 45kg 儿童或年龄小于 8 岁者推荐使用头孢曲松，肌内注射，单次给药；或大观霉素，肌内注射，单次给药，由医生决定用药剂量，禁用四环素类药物。

对于有并发症淋病，则采用头孢曲松，肌内注射；或大观霉素，肌内注射；或头孢噻肟，肌内注射。

知识点79：皮肤及软组织感染（SSTI） 副高：熟悉 正高：掌握

皮肤及软组织感染（SSTI），是化脓性致病菌侵犯表皮、真皮以及皮下组织引起的炎症性疾病。皮肤及软组织感染包括毛囊炎、疖、痈、急性蜂窝织炎、淋巴管炎、烧伤创面感染、手术后切口感染及压疮感染等。

知识点80：皮肤及软组织感染（SSTI）的病因 副高：熟悉 正高：掌握

（1）生理性皮肤屏障障碍。

（2）疾病导致的皮肤屏障破坏。

（3）创伤导致的皮肤屏障破坏。

（4）机体抵抗力下降。

知识点81：皮肤及软组织感染的诊断 副高：熟悉 正高：掌握

临床表现主要为病变部位的红、肿、热、痛，部分病例可伴有发热、血白细胞升高等。

（1）疼痛　是感染的必有症状，某些部位疼痛剧烈。

（2）肿胀　首先是局部肿胀，皮肤发红，用手触之皮肤轻微发热并有硬结。

（3）发热　小的感染可能不发热；较大感染可有低热，甚至高热及寒战，同时脉搏加快。

（4）流脓血　皮肤软组织感染坏死液化成脓，形成1个或者数个脓疮，破溃后流出脓血。

知识点82：皮肤及软组织感染的治疗方法 副高：熟悉 正高：掌握

（1）外用抗生素治疗　理想的外用抗菌药物应具备：①广谱、高效。②不易产生耐药性。③局部应用可以保持较高的抗菌活性，不受局部环境因素的影响。④抗菌药物及其基质不影响创面的愈合。⑤给予广谱抗菌药同时，能有效地维护皮肤微生态。⑥不易发生过敏反应。

（2）系统抗生素治疗　①经验性抗菌治疗：应根据病史、临床表现，结合分级、分类诊断，特别是可能的诱因或危险因素，选择针对常见或者可能致病菌的抗菌药物1~2种。②金葡菌感染的抗菌治疗：分为甲氧西林敏感葡萄球菌与MRSA两种情况。③特殊情况治疗：SSTI抗菌疗法若其致病菌比较复杂，应根据分离的致病菌种类，结合药物敏感试验选择抗生素，并要注意使用过程中对抗生素耐药性进行监测。

（3）外科治疗　包括切开引流、手术切除病灶等。

第三十五章　临床真菌学检验

第一节　真菌的分类

知识点1：真菌的分类依据　　副高：掌握　正高：掌握

有性生殖的各种器官、无性菌丝以及孢子及菌落的形态等特征。

知识点2：真菌的最新分类　　副高：掌握　正高：掌握

有人认为真菌因作为一个独立的界：真菌界，并将真菌分为两个门，即黏菌门与真菌门。真菌门又根据其生物学性状等传统地分为五个亚门：接合菌亚门、鞭毛菌亚门、子囊菌亚门、担子菌亚门及半知菌亚门。与医学有关的真菌有四个亚门：

（1）接合菌亚门　属条件致病性真菌，绝大多数为无隔、多核菌丝体。

（2）子囊菌亚门　具有子囊和子囊孢子。

（3）担子菌亚门　具有担子和担孢子。

（4）半知菌亚门。

最新的真菌分类是把真菌界分为四个门：接合菌门、子囊菌门、担子菌门和壶菌门，而将属于半知菌亚门中的真菌划分到前3个门中，并且取消了黏菌。依据卡氏肺囊虫囊虫壁的超微结构类似真菌细胞，大多数学者认为应属于真菌，并将其称为卡氏肺孢子菌。

第二节　真菌的基本特性

知识点1：真菌的形态与结构　　副高：掌握　正高：掌握

通过普通光学显微镜的低倍或高倍镜就可看见。真菌的菌体外有一层坚硬的细胞壁，但是其中缺乏肽聚糖，但含有由多聚N-乙酰葡萄糖组成的大分子物质，因此其不受青霉素或头孢菌素的作用。真菌的细胞膜含固醇而细菌无。

按形态可将真菌分为单细胞与多细胞两类。单细胞真菌呈圆形或者卵圆形，以出芽方式繁殖；多细胞真菌系由菌丝和孢子组成，菌丝伸长分支，交织成团，这类真菌，称丝状菌，又可称为霉菌。而有些真菌可因环境条件的改变两种形态发生互变，称为二相性。这些真菌在体内或者在含有动物蛋白的培养基上37℃培养时呈酵母型，在普通培养基上25℃培养时则呈丝状菌型。

知识点2：菌丝 副高：掌握 正高：掌握

在适宜环境中，由孢子出芽长出芽管，逐渐延长呈丝状，称为菌丝。菌丝向下生长，深入培养基内吸取营养，以供生长称为营养菌丝；菌丝继续分支，交织成团，称为菌丝体；向空间生长的称为气生菌丝。一部分气生菌丝可产生孢子，称为殖菌丝。有的菌丝内能形成横隔，称为隔膜，而将一条菌丝分成一连串的细胞，称为有隔菌丝。绝大多数病原性丝状菌都具有隔膜，隔膜中还有小孔，允许胞质流通。有些菌丝没有隔膜，称无隔菌丝。整条菌丝为一个细胞，细胞内有多个细胞核。因此菌丝的形态有助于真菌的鉴别。

知识点3：孢子 副高：掌握 正高：掌握

孢子是真菌的繁殖结构。孢子分有性和无性两类。无性孢子由菌丝上的细胞直接分化或出芽形成。有性孢子是由同一菌体或不同菌体上的两个细胞融合经减数分裂形成。病原性真菌大多形成无性孢子。真菌的孢子抵抗力不强，加热60~70℃短时间即死亡。孢子与细菌芽胞不同，其区别见表5-35-1。

表5-35-1 真菌孢子与细菌芽胞的区别

	真菌孢子	细菌芽胞
抵抗力	不强，60~70℃短时间即死	强，煮沸短时间不死
数目	一条菌丝可产生多个孢子	一个细菌体只形成一个芽胞
作用	为繁殖方式之一	不是繁殖方式
形状	形状多种多样	圆形或椭圆形

（1）无性孢子 根据形态可分为三种：分生孢子、叶状孢子及孢子囊孢子。①分生孢子：是真菌常见的一种无性孢子。常根据其大小、形状、结构、颜色情况作为分类、鉴定的依据。分生孢子生长在分生孢子梗的顶端或者侧面。按其形态与结构又可分为两种：a.大分生孢子，有鉴别意义。b.小分生孢子，其诊断意义不大。②叶状孢子：由菌丝内细胞直接形成。有三种：a.关节孢子：由菌丝细胞分化成长方形的节段，呈链状排列，胞壁较厚。b.芽生孢子：通过发芽生成圆形或卵圆形的细胞。c.厚膜孢子：由菌丝内胞质浓缩，细胞壁增厚，为躲避不利环境而形成的休眠细胞。而当条件适宜时又可出芽繁殖。③孢子囊孢子：菌丝末端膨大形成囊状结构也就是孢子囊，内含很多孢子，一旦孢子成熟则破囊而出。毛霉菌、根霉菌等丝状菌以及酵母样真菌可产生此孢子。

（2）有性孢子 可分为卵孢子、接合孢子、子囊孢子及担孢子。常见于非致病性真菌。

知识点4：真菌的生理特性 副高：掌握 正高：掌握

（1）培养特性 真菌的营养要求不高，在一般的细菌培养基上就能生长。常用沙保培养基培养，pH 4.0~6.0，需较高的湿度与氧。浅部病原性真菌的最适宜温度为 22~28℃，生长缓慢，1~4 周才能出现典型菌落。某些深部病原性真菌通常在 37℃生长最好，生长较快，经 3~4 天即长出菌落，其营养要求和培养条件与一般病原性细菌相似。因为细菌和污染真菌生长迅速，而影响病原性真菌的检出，所以分离真菌时常在沙保培养基中加入一定量的氯霉素和放线菌酮，前者用以抑制细菌，而后者用以抑制污染真菌的生长。真菌的菌落有两类：酵母型菌落与丝状菌落。

（2）繁殖方式　①出芽繁殖；②分裂繁殖；③芽管繁殖；④生隔繁殖。

知识点 5：真菌的致病性　　副高：掌握　正高：掌握

（1）病原性真菌感染。

（2）条件致病性真菌感染。

（3）真菌变态反应性疾病。

（4）真菌性中毒。

（5）真菌与肿瘤的关系。

知识点 6：真菌感染的实验室诊断　　副高：熟练掌握　正高：掌握

真菌感染的实验室常规诊断原则是要根据形态学方法来寻找病原体，包括组织病理学检查、显微镜涂片检查与真菌培养检查。在组织中证实真菌成分的存在是真菌感染诊断的“金标准”。

知识点 7：真菌感染的形态学检查　　副高：熟练掌握　正高：掌握

形态学检查的基本方法是直接镜检法和培养检查法，直接镜检是真菌学检查最经典的方法，具有快速、简便的特点。但是阳性率较低，所以，阴性结果不能排除诊断，同培养检查结合才能确诊。培养检查法可进一步提高病原体检出的阳性率，验证直接镜检的结果，同时确定致病菌的种类。

知识点 8：真菌感染的组织病理学检查　　副高：熟练掌握　正高：掌握

组织病理学检查对于确定致病菌在组织内寄生并且了解宿主的反应十分重要，而且一旦在组织切片中发现真菌菌丝或孢子，即为诊断的有力证据。除了常用的真菌病原体染色方法外，免疫组化特异抗体染色也可对临床常见条件致病菌做出特异性诊断。另外，微波 Envision 免疫组化二步法应用于深部真菌感染检测具有低背景、高敏感、快速简便的特点，在真菌病的临床病理诊断中具有很好的应用价值。

知识点9：菌种的保存与管理　　　　副高：熟练掌握　正高：掌握

（1）微生物保藏后能否保持其原有特征及特性的影响因素　①菌种内在因素：本身健壮与否。②外在因素：培养基、培养条件（温度、pH、水活度、氧、光等）。

（2）实验室的使用者建立菌种保存、使用登记表。

（3）双人双锁保存在指定的保藏箱（一般为冰箱）　菌种的常用保存方式：①定期移植法；②液体石蜡法；③磁珠保藏法；④冷冻干燥保藏法；⑤液氮超低温保藏法；⑥-80℃低温保藏法。

（4）菌种的销毁　①当原代菌种、保存菌种、工作菌种打开或者使用后，立即对其进行销毁，不做重复保存及使用。②检测工作中产生的菌液也应立即销毁，不做重复保存及使用。③销毁方法为高压蒸汽灭菌（121℃，30分钟），同时要利用化学指示胶带对灭菌效果进行验证。

第三十六章　临床病毒学检验

第一节　病毒的分类

知识点1：分类依据与原则　　副高：掌握　正高：掌握

（1）病毒的大小与形态　大、中、小三型病毒，形态呈球形、子弹状、丝状、砖形和蝌蚪状。

（2）有无包膜及刺突。

（3）核衣壳的对称类型　螺旋对称型、20面体立体对称型和复合对称型。

（4）病毒基因组的特征　核酸类型是DNA还是RNA分子；核酸链是线状或者环状；是否分节段；核苷酸序列及G+C含量等。

（5）天然宿主范围　动物病毒、植物病毒以及细菌病毒。

（6）传播方式、媒介种类，以及致病性、组织嗜性与病理学特性等。

知识点2：分类系统的命名　　副高：掌握　正高：掌握

国际病毒分类学委员会（ICTV）多次修订了病毒的分类命名系统，建立了由目、科、亚科、属以及种分类单位构成的病毒分类系统。目前除了单负链病毒目和套病毒目外，其余分类不设目，把病毒分类为科、属、种三级或者科、亚科、属、种四级。科及属名的英文为斜体，科名首字母大写，种名不大写也不用斜体。

（1）目　目名的词尾是“-virales”。

（2）科　词尾为“-viridae”，仅在5个病毒科（疱疹病毒科、痘病毒科、细小病毒科、副黏病毒科以及反转录病毒科）中分亚科，亚科名的词尾为“-virinae”。

（3）属　词尾为“-virus”，属下分类为不同的病毒种。

1995年ICTV的病毒分类报告中提出把含反转录酶的病毒归为一类，病毒分为DNA病毒、RNA病毒以及反转录病毒，这说明在分类学上已从重视病毒的基因结构上升到关注基因功能以及病毒和宿主细胞间的相互作用。在临床上为方便于诊断、治疗以及预防，也常以传播途径来划分病毒类型。

第二节　病毒的基本特性

知识点1：病毒的形态学特性　　副高：掌握　正高：掌握

不同病毒体大小差别很大，通常介于 20~250nm，据此将病毒分为大、中、小三型，大型病毒 200~300nm，光学显微镜下勉强可见；中型病毒 80~160nm；小型病毒为 18~30nm。多数病毒小于 160nm，利用电子显微镜才能观察到。

病毒的形态多样，多数呈球形或近似球形，少数为子弹状、丝状、砖形以及蝌蚪状，植物病毒多呈杆状。

知识点 2：病毒体的结构　　副高：掌握　正高：掌握

病毒体的基本结构由核酸和蛋白质构成，核酸位于核心，只有一种类型（DNA 或者 RNA)，蛋白质包裹核酸形成保护性外壳称为衣壳。核心和衣壳共同组成核衣壳。有些病毒的核衣壳就是病毒体，也多为裸病毒；有些病毒的核衣壳外被有包膜，带有包膜的病毒称为包膜病毒。

病毒所含基因量少，仅为细菌基因组的 1/10~1/1000，而小病毒仅携带 3~4 个基因，大病毒可达数百个基因。因为核酸决定病毒的感染性，所以称为感染性核酸，裸露的核酸易被核酸酶分解破坏，又不易吸附细胞。

根据壳粒数量及排列方式不同，病毒衣壳的排列呈现三种对称型，即螺旋对称型、20 面体立体对称型以及复合对称型，可作为病毒鉴定及分类的依据。

包膜是有些病毒成熟过程中，核衣壳通过出芽方式从宿主细胞向外释放时获得的，含有宿主细胞的膜成分，表面常有突起称为刺突。包膜的主要成分是脂类，对脂溶剂敏感，乙醚由于能破坏包膜而灭活病毒，因此常用来鉴定病毒有无包膜。

知识点 3：病毒的增生　　副高：掌握　正高：掌握

病毒以复制方式进行增生，从病毒进入细胞开始，经基因组复制到子代病毒释放的全过程，称为一个复制周期，包括穿入、吸附、脱壳、生物合成、组装、成熟和释放七个连续的过程。

知识点 4：病毒的遗传与变异　　副高：掌握　正高：熟练掌握

病毒在增生过程中常发生基因组中碱基序列的置换、缺失或者插入，导致基因突变。病毒因基因突变而发生表型改变的毒株称为突变株。

（1）基因突变　①条件致死性突变株；②宿主范围突变株；③耐药突变株。

（2）基因重组与重配　两种病毒同时或者先后感染同一宿主细胞时发生基因的交换，产生具有两个亲代特征的子代病毒，并能继续增生，该变化称为基因重组，其子代病毒称为重组体。对于基因分节段的 RNA 病毒，通过交换 RNA 节段而进行基因的重组称为基因重配。

（3）基因整合　某些病毒感染宿主细胞的过程中，病毒的 DNA 片段可插入细胞染色体 DNA 中，这种病毒基因组同细胞基因组的重组过程称为基因整合。

第三节 病毒感染的微生物学检验

知识点1：标本的采集、运送和处理 副高：掌握 正高：熟练掌握

依据不同的感染部位采集标本，对于污染的标本（如粪便、痰液等）在分离培养之前用高浓度抗菌药物处理过夜。病毒在室温中易灭活，标本采集后应低温保存并迅速送检。比如需运送，应将标本放入装有冰块或者低温的材料（如低温凝胶袋、干冰等）的保温瓶内冷藏。不能立即进行检查的应保存在-70℃。

知识点2：病毒的分离培养 副高：掌握 正高：熟练掌握

（1）细胞培养　是最常用的方法。常用的细胞有：①原代培养细胞：敏感性高但来源困难。②二倍体细胞株：可有限传50代左右，但经多次传代后会出现细胞的老化和衰亡。③传代细胞系或株：便于实验室保存，对病毒感染性稳定，应用广泛。

（2）鸡胚培养与动物接种　主要用于流感病毒的分离培养。动物接种目前已很少应用，只在对狂犬病病毒或者乙型脑炎病毒的分离鉴定中还用小白鼠脑内接种。

知识点3：病毒的鉴定 副高：掌握 正高：熟练掌握

（1）病毒在培养细胞中增生的鉴定指标　①细胞病变效应；②红细胞吸附。

（2）病毒感染性测定及病毒数量测定　①血凝试验；②中和试验（Nt）；③空斑形成试验；④50%组织细胞感染量（$TCID_{50}$）测定。

知识点4：病毒的快速诊断 副高：掌握 正高：熟练掌握

快速诊断主要指绕过分离鉴定过程，采用非培养鉴定技术，包括在电镜下直接观察标本中的病毒颗粒，或者直接检测标本中的病毒成分（抗原、核酸）及IgM型特异抗体等。

知识点5：病毒的形态学检查 副高：掌握 正高：熟练掌握

（1）电镜和免疫电镜检查　电镜下不仅能观察病毒的形态学特征，还可以测量病毒的大小及计数。含有高浓度病毒颗粒（$\geqslant 10^7$颗粒/毫升）的样品，可在镜下直接观察病毒颗粒，低浓度病毒的样本可使用免疫电镜技术使病毒颗粒富集后再观察。

（2）光学显微镜检查　用于观察有病毒增生的部位所出现的包涵体。

知识点6：病毒的蛋白抗原检测 副高：掌握 正高：熟练掌握

通常采用免疫学技术直接检测标本中的病毒抗原进行早期诊断。目前常用技术有酶联免疫吸附试验（ELISA）、免疫荧光测定（IFA）以及放射免疫测定（RIA）等技术。这些技术操作简便、敏感性高、特异性强。

知识点7：病毒的早期抗体检测 副高：掌握 正高：熟练掌握

（1）IgM型特异抗体检测　病毒感染机体所产生的特异性抗体IgM检测有助于早期诊断。

（2）免疫印迹试验（WB）　主要被用于初筛试验阳性后的确认试验。

知识点8：病毒核酸的检测 副高：掌握 正高：熟练掌握

大多数病毒基因已成功地被克隆并进行了全基因的测序，这为病毒的核酸检测打下了基础，使其成为对病毒感染进行快速诊断的又一特异的方法。检测病毒核酸的方法有：核酸电泳、核酸杂交、聚合酶链反应（PCR）、基因芯片技术、基因测序。

第四节　肝炎病毒

知识点1：肝炎病毒的类型 副高：熟练掌握 正高：熟练掌握

肝炎病毒包括：甲型肝炎病毒（HAV）、乙型肝炎病毒（HBV）、丙型肝炎病毒（HCV）、丁型肝炎病毒（HDV）、戊型肝炎病毒（HEV）。

知识点2：甲型肝炎病毒（HAV）的生物学性状 副高：熟练掌握 正高：熟练掌握

HAV为直径27～32nm球形颗粒，无包膜，衣壳蛋白呈20面体立体对称，单股正链RNA病毒。只有一个血清型。电镜下可见空心颗粒与实心颗粒两种。前者是由衣壳蛋白及RNA基因组构成的完整成熟病毒体，有抗原性与感染性，后者为缺乏病毒核酸的空心衣壳，无感染性但有抗原性。

知识点3：甲型肝炎的病因及致病机制 副高：熟悉 正高：掌握

HAV经口进入人体之后，先通过肠道进入血流，引起病毒血症，约1周后才达肝脏。在肝内复制的同时，也进入血液循环导致低浓度的病毒血症，随后经胆汁从粪中排出。HAV造成肝细胞损伤的机制还不清楚，但是目前认为甲型肝炎的发病机制倾向于宿主免疫病理反应，而不是病毒直接造成。即发病早期可能是由于HAV在肝细胞内大量增生及细胞毒性T细胞的杀伤作用共同致使肝细胞损伤，而病程后期，可能是内源性l-IFN诱导HLA-Ⅰ类抗原表达，促使$CD8^+$细胞毒性T细胞特异性杀伤被HAV感染的靶细胞而引起肝细胞的损坏。此外NK细胞，免疫复合物有可能也参与了致病机制。

知识点4：甲型肝炎的病毒分离培养与鉴定　　副高：熟练掌握　正高：熟练掌握

可采集急性早期甲型肝炎病人的粪便进行细胞培养以分离病毒，如果分离为阳性则可确诊。由于下列原因：患者粪便中排毒时间短。复制周期长。几乎无细胞病变，导致病毒的分离培养的方法在临床诊断中受到限制，但是可通过免疫荧光法检测培养液中病毒表达的抗原来检测。

知识点5：甲型肝炎的治疗　　副高：熟悉　正高：掌握

甲型肝炎为自限性疾病，不需特殊治疗。可行一般治疗及支持治疗，另外临床上还常用中药治疗。

知识点6：乙型肝炎病毒（HBV）的生物学性状　　副高：熟练掌握　正高：熟练掌握

在HBV感染患者的血液中，可见到三种不同形态与大小的HBV颗粒。

（1）大球形颗粒　又称Dane颗粒。直径42nm，呈球形，具有双层衣壳。外衣壳由脂质双层与蛋白质组成，镶嵌有乙肝病毒表面抗原（HBsAg）及少量前S抗原。病毒内衣壳是直径27nm的核心结构，表面是乙肝病毒核心抗原（HBcAg），核心内部含有DNA及DNA聚合酶。血液中检出Dane颗粒标志着肝内病毒复制活跃。

（2）小球形颗粒　直径22nm，成分为HBsAg和少量前S抗原，不含HBV DNA和DNA聚合酶，无感染性，由组装Dane颗粒时产生的过剩病毒衣壳装配而成，是乙型肝炎患者血清中常见的颗粒。

（3）管形颗粒　直径22nm，长100~700nm，由小球形颗粒连接而成，成分与小球形颗粒相同。

知识点7：乙型肝炎病毒（HBV）的致病机制　　副高：熟悉　正高：掌握

（1）引起肝组织损伤的发生机制　①急性自限性HBV感染时，受感染的肝细胞膜上HBsAg、HBcAg、HbeAg以及HLA-Ⅰ类抗原存在双重表达，被HBV抗原致敏的HLA-Ⅰ类抗原限制的细胞毒性$CD8^+$细胞可通过双重识别作用导致肝细胞溶解。同时，辅助性$CD4^+$细胞通过其表面的HLA-Ⅱ类受体同B细胞上表达的HBsAg、HBcAg及HLA-Ⅱ类抗原相结合而被激活，并反过来促进B细胞释放抗-HBs而实现清除HBV的效果。②细胞毒性T淋巴细胞（CTL）的参与：CTL吸引或激发炎症细胞以及它们释放细胞因子如IFN-7可引起肝损伤；CTL与HBsAg阳性的肝细胞结合可诱发肝细胞凋亡，导致发病；CTL释放多种细胞因子可抑制病毒的复制及表达。③HBsAg在肝细胞内高度表达但分泌不足，可造成肝细胞损伤。④HBcAg在肝细胞上表达可直接导致细胞病变。

（2）引起肝外损伤的机制　虽然HBV造成肝细胞损伤的确切机制还不清楚，但是循环免疫复合物造成的肝外损伤却比较肯定。

（3）HBV所致各种疾病的发生机制　①急性自限性HBV感染，发病机制如上所述。②乙型肝炎慢性化的发生机制，尚未充分明了，但有证据表明，免疫耐受是关键因素之一，另外同遗传因素也有一定关系。③慢性HBsAg携带者的发生机制，可能同年龄、遗传等因素有关。④HBV与肝细胞肝癌（HCC）关系密切。

知识点8：乙型肝炎的治疗　　副高：熟悉　正高：掌握

对急性重型肝炎的治疗，在目前均采取综合治疗；而对慢性肝炎仍以抗病毒与免疫调节治疗为主。

（1）抗病毒治疗药物　目的是抑制病毒的复制，常用药物如下：①干扰素（IFN）；②阿糖腺苷；③干扰素诱生剂：疗效不如IFN。

（2）免疫调节剂　可提高机体的抗病毒免疫能力。

知识点9：丁型肝炎病毒（HDV）的生物学性状　　副高：熟练掌握　正高：熟练掌握

成熟HDV呈球形，直径为35～37nm。而颗粒内部为由病毒RNA与丁型肝炎抗原（HDAg）组成，其包膜是HBsAg。HDAg是HDV编码的唯一蛋白质，只有一个血清型。HDV是一单股负链RNA病毒，以线状或环状两种形式存在，共有9个ORF，其中ORF5能编码特异性抗原HDAg。基因组长1.7kb，是已知动物病毒基因组中最小者。HDAg刺激机体产生抗HD，但是抗HD是非保护性抗体，不能中和与清除病毒，若呈持续高效价存在，可以作为判定慢性丁型肝炎的指标。

知识点10：丁型肝炎病毒（HDV）的致病机制　　副高：熟悉　正高：掌握

多数学者认为，复制状态的HDV可能与肝损害有密切关系。由于：

（1）体外实验证明，高水平表达的HD-VAg对Hep-G2细胞与HeLa细胞有直接的细胞毒作用。

（2）免疫抑制剂对HDV所引起的肝损伤没有影响。

（3）组织学所见无任何炎症细胞浸润，主要是肝细胞质退行性变与嗜酸性变。

（4）几乎所有HDV感染均发展成慢性。但最近研究显示免疫应答也可能是HDV导致肝损伤的主要原因。由于：①HDV感染者肝脏中的HDVAg表达程度同肝病活动程度无关。②在慢性HBV与HDV感染中，肝组织中T细胞浸润极其相似。③在慢性丁型肝炎患者体内发现一种肝肾微粒体自身抗体，非常相似于自身免疫性慢性活动性肝炎患者体内存在的抗体。

知识点11：丁型肝炎的治疗 副高：熟悉 正高：掌握

慢性丁型肝炎的治疗目前尚不尽如人意。除一般及支持疗法以外，还需对症及抗病毒治疗，主要以α-IFN治疗为主，而且仅可使部分病人暂时缓解。经α-IFN治疗后，HDV转阴为15%~25%，但40%病人有效。

知识点12：丙型肝炎病毒（HCV）的生物学性状

副高：熟练掌握 正高：熟练掌握

HCV呈球形，直径30~60nm，由包膜、衣壳以及核心三部分组成，其表面突起：衣壳主要由核心蛋白构成；包膜来源于宿主细胞膜，其中镶嵌病毒包膜蛋白；核心为一单正链RNA。HCV在体内的存在形式有四种，也就是完整HCV颗粒、不完整HCV颗粒、与免疫球蛋白或脂蛋白结合的颗粒与由感染细胞释放含HCV成分的小泡。

知识点13：丙型肝炎病毒（HCV）的致病机制 副高：熟悉 正高：掌握

引起肝损伤的机制，目前认为可能由免疫应答所介导，类似于乙型肝炎。可能通过激活病毒特异性细胞毒性T细胞（CTL）以及借助非特异性炎症细胞释放细胞因子，特别是干扰素而引起肝损伤。此外，CTL表面的Fas配体与靶细胞膜Fas抗原的相互作用可能是丙型肝炎肝细胞凋亡的主要诱导途径。

HCV感染易慢性化且血清ALT可呈波浪式变化。

HCV同肝细胞癌（HCC）也密切相关。

知识点14：丙型肝炎的治疗 副高：熟悉 正高：掌握

（1）a-IFN（a-IFN-2b） 对于病情较轻、病程比较短、血清HCV-RNA水平较低及基因型为非I型者，其应答性较好。

（2）利巴韦林 六个月可使转氨酶及HCV-RNA明显下降。但是容易产生耐药及溶血性贫血，少数病人停药后会复发。

知识点15：戊型肝炎病毒（HEV）的生物学性状

副高：熟练掌握 正高：熟练掌握

HEV为20面体球形颗粒，无包膜，直径27~34nm，表面有锯齿状突起，形似杯状。HEV有空心与实心两种颗粒，实心颗粒内部致密，是完整的HEV结构；空心颗粒内部含电荷透亮区，是缺陷的、含有不完整HEV基因的病毒颗粒。

知识点16：戊型肝炎病毒（HEV）的致病机制 副高：熟悉 正高：掌握

HEV经口进入人体内之后，在胃肠内是否经过一个复制过程尚不清楚。组织学所见的特征是肝细胞假腺状排列和显著肝内淤胆，伴有灶性肝细胞坏死和混合炎症细胞浸润。如同其他急性病毒性肝炎，导致肝损害的原因可能主要由免疫应答介导。戊型肝炎的肝病理改变与甲型肝炎类似，有肝细胞变性、灶性坏死及炎性细胞浸润，浸润的细胞主要是淋巴细胞、单核巨噬细胞以及NK细胞，从而推测HEV感染的肝细胞损害可能同细胞免疫有关。

知识点17：戊型肝炎（HEV）治疗 副高：熟悉 正高：掌握

目前尚无特异性抗病毒治疗药物。

第五节 常见病毒及感染性疾病

知识点1：细菌性脑膜炎的诊断及鉴别诊断 副高：熟悉 正高：掌握

（1）新生儿 应注意常有败血症或神经系统先天性缺陷。

（2）婴儿和儿童 应注意发病前数日有无呼吸道或消化道感染史。

（3）有以下情况者应考虑有硬脑膜下积液存在 脑膜炎呈慢性过程；急性化脓性脑膜炎，经积极合理治疗而体温不降；病情好转后又出现高热、呕吐、昏迷、嗜睡、惊厥等症状；有局灶性神经体征；头围增大，前囟持续或反复隆起。宜做颅骨透照或硬膜下穿刺（如一侧液体>2ml，蛋白>40mg，红细胞<1.0×10^{12}/L，即可确诊。或行CT、磁共振检查。

（4）检验 白细胞计数及碱性磷酸酶染色积分、皮肤淤点涂片找细菌。脑脊液检查，包括压力、生化、常规、细菌培养和涂片染色查病菌，有条件时做常见菌的对流免疫电泳及免疫荧光检查，乳酸盐、乳酸脱氢酶（LDH）及免疫球蛋白测定，血清钠、氯，尿钠及渗透压测定等，并且酌情复查。

（5）鉴别诊断 本病应同结核性脑膜炎、乙脑、流脑及中毒性脑病等鉴别。

知识点2：细菌性脑膜炎的治疗方法 副高：熟悉 正高：掌握

治疗方法包括：一般治疗、抗菌药物治疗、脑性低钠血症的治疗、硬膜下积液的处理、颅内压增高的处理、椎管阻塞的防止、抗休克。

知识点3：流行性乙型脑炎的病因 副高：熟悉 正高：掌握

本病病原体属披膜病毒科黄病毒属第1亚群，呈球形，直径20~40nm，为单股RNA病毒，外有类脂囊膜，表面有血凝素，能够凝集鸡红细胞，病毒在胞质内增生，对温度、乙醚以及酸等都很敏感，能在乳鼠脑组织内传代，亦能在鸡胚、猴肾细胞、鸡胚细胞以及Hela等细胞内生长。其抗原性较稳定。

知识点4：流行性乙型脑炎的发病机制　　副高：熟悉　正高：掌握

感染乙脑病毒的蚊虫叮咬人体之后，病毒先在局部组织细胞和淋巴结以及血管内皮细胞内增生，不断侵入血流，形成病毒血症。发病与否，决定于病毒的数量、毒力以及机体的免疫功能，绝大多数感染者不发病，呈隐性感染。若侵入病毒量多、毒力强以及机体免疫功能又不足，则病毒继续繁殖，经血行散布全身。因为病毒有嗜神经性故能突破血脑屏障侵入中枢神经系统，尤在血脑屏障低下时或脑实质已有病毒者易诱发本病。

知识点5：流行性乙型脑炎的诊断　　副高：熟悉　正高：掌握

（1）疑似病例。

（2）临床诊断病例。

（3）确诊病例　疑似或者临床诊断基础上，病原学及血清学检测结果符合以下任一项的病例：①1个月内未接种过乙脑疫苗者，血液或者脑脊液中抗乙脑病毒IgM抗体阳性。②恢复期血清中抗乙脑病毒IgG抗体或者乙脑病毒中和抗体滴度比急性期有≥4倍升高者，或者急性期抗乙脑病毒IgM/IgG抗体阴性，恢复期阳性者。③在组织、血液或其他体液中利用直接免疫荧光或聚合酶链反应（PCR）检测到乙脑病毒抗原或者特异性核酸。④脑脊液、脑组织及血清中分离出乙脑病毒。

（4）辅助检测　血象、脑脊液、病毒分离及病毒基因检测。

知识点6：流行性乙型脑炎的鉴别诊断　　副高：熟悉　正高：掌握

（1）中毒性菌痢　相同于乙脑流行季节，多见于夏秋季，但起病比乙脑更急，多在发病一天内出现高热、抽搐、休克或者昏迷等。乙脑除暴发型外，很少出现休克。可用1%～2%盐水灌肠，若有脓性或脓血便，即可确诊。

（2）化脓性脑膜炎　病情发展迅速，重症患者在发病1～2天之内即进入昏迷，脑膜刺激征显著，皮肤常有淤点。脑脊液浑浊，中性粒细胞约占90%以上，涂片和培养可发现致病菌。周围血象白细胞计数明显增高，可以达（20×30）$\times 10^9$/L，中性粒细胞多在90%以上。早期不典型病例，不易同乙脑鉴别，需密切观察病情及复查脑脊液。

（3）结核性脑膜炎　无季节性，病程长，起病缓慢，有结核病史。脑脊液中糖与氯化物均降低，薄膜涂片或者培养可找到结核杆菌。X光胸部摄片、眼底检查以及结核菌素试验有助于诊断。

（4）其他　比如脊髓灰质炎、腮腺炎脑炎和其他病毒性脑炎、中暑与恶性疟疾等，亦应同乙脑鉴别。

知识点7：流行性乙型脑炎的治疗　　副高：熟悉　正高：掌握

（1）抗病毒治疗。

（2）肾上腺皮质激素及其他治疗　肾上腺皮质激素有退热、抗炎、降低毛细血管通透性、减轻脑水肿、保护血脑屏障、抑制免疫复合物的形成、保护细胞溶酶体膜等作用，对重症和早期确诊的病人即可应用。待体温降至38℃以上，持续2天即可逐渐减量，通常不宜超过5~7天。过早停药症状可有反复，若使用时间过长，则易产生并发症。

（3）后遗症和康复治疗　重点在于智力、吞咽、语言以及肢体功能等的锻炼，可采用理疗、体疗、针灸、中药、按摩、推拿等治疗，以促进恢复。

（4）其他　如抗乙脑病毒免疫血清或单克隆抗体，目前还处于实验研究阶段。

知识点8：出血热病毒的分类　　副高：熟练掌握　正高：熟练掌握

在我国已发现的出血热病毒有：汉坦病毒、新疆出血热病毒、登革病毒以及基孔肯雅热病毒等。

知识点9：汉坦病毒的生物学性状　　副高：熟练掌握　正高：熟练掌握

汉坦病毒属是布尼亚病毒科中的一个新属。其中汉坦病毒、多不拉伐-贝尔格莱德病毒、汉城病毒和普马拉病毒为肾综合征出血热（HFRS）的病原体；辛诺柏病毒为汉坦病毒肺综合征（HPS）的病原体。

平均直径120nm，颗粒呈球形或卵圆形，核衣壳外层有双层脂质包膜，包膜表面有刺突，为血凝抗原，含两种糖蛋白成分（G_1、G_2），在一定条件之下可凝集鹅红细胞。其凝集鹅红细胞的活性在pH 6.0~6.4范围内最强。对酸、热的抵抗力弱，在60℃经1小时可被灭活。对脂溶剂乙醚及三氯甲烷等敏感。在4~20℃相对稳定，可较长时间维持其传染性。

知识点10：汉坦病毒的实验室检查　　副高：熟练掌握　正高：熟练掌握

可在人肺传代细胞（A_{549}）、人胚肺二倍体细胞（2BS）、非洲绿猴肾细胞（Vero-E6）及地鼠肾等细胞中生长，病毒增生缓慢，一般不引起明显的CPE，感染细胞仍可生长繁殖。病毒增殖时细胞胞质内胞核周围可以出现特殊形态的包涵体，包涵体由病毒核衣壳蛋白构成，并且含病毒RNA。动物中以小鼠、黑线姬鼠、乳鼠等易感，实验感染后在鼠肺、肾等组织中可检出大量病毒。经常用免疫荧光法、免疫酶染色法检测抗原、抗体；运用分子生物学技术检测病毒核酸。

知识点11：汉坦病毒肺综合征（HPS）的诊断　　副高：熟悉　正高：掌握

（1）依据临床症状及实验室检查结果。

（2）特异性诊断　目前常应用HPS相关病毒感染Vero-E6细胞的病毒抗原来检测患者特异性IgM和IgG，特异性IgA阳性率为67%，而恢复期特异性IgG出现最高的是IgG3

(97%)，继之为 IgG1（70%），IgG2 为 30%而 IgG4 为 3%。

（3）病毒 RNA 检查　RT-PCR 法能检出急性期患者血清、血浆与单个核细胞中的病毒 RNA，恢复期患者通常血液中 RNA 不能再检出，但亦有报告病程 23 天仍在患者血液中检出病毒 RNA 者。

知识点 12：汉坦病毒肺综合征（HPS）的鉴别诊断　　副高：熟悉　正高：掌握

疾病早期需同流感、败血症、钩端螺旋体病等相鉴别。出现呼吸窘迫症时，需与心源性肺水肿、原发性急性呼吸窘迫综合征、细菌和病毒性肺炎、SARS 及钩端螺旋体出血性肺炎等相鉴别。

咽痛与咳嗽是流感患者最常见的症状，出现率显著地高于 HPS。HPS 白细胞计数升高、核左移可以鉴别于流感。败血症与钩端螺旋体病均可以出现发热、头痛、肌痛及白细胞计数升高，但是常规检查 HPS 常出现血液浓缩、血细胞比容增大与血小板减少。

本病同心源性肺水肿的区别在于前者为血管渗透性增高所致的肺水肿，所以肺动脉楔状压是低的，早期 X 线胸片检查是肺间质渗出为主；而后者是肺静脉充血所致，所以肺动脉楔状压增高，胸片上可见肺上部肺野血管纹理增加和肺门阴影扩大。本病实验室检查出现血液浓缩、白细胞计数升高、血小板减少、核左移，出现晚幼粒细胞及异型淋巴细胞，其中特别是血小板减少为心源性肺水肿及原发性呼吸窘迫综合征所没有的。

与细菌性或病毒性肺炎的鉴别在于后者为小叶渗出，所以 X 线检查是肺叶段病变，而本病为肺部弥漫性病变。

知识点 13：汉坦病毒肺综合征（HPS）的治疗方法　　副高：熟悉　正高：掌握

对于这类疾病还没有有效的抗病毒治疗，所以支持治疗是很有必要的。患者需要在监护室监护，严重呼吸衰竭者需要机械通气，治疗早期可以使用升压素治疗低血压并且同时应谨慎补充液体。

利巴韦林（病毒唑）静脉应用治疗早期肾综合征出血热（HFRS）多可以挽救生命，在 HPS 中应用正在研究中。

知识点 14：新疆出血热病毒的生物学性状　　副高：熟练掌握　正高：熟练掌握

病毒直径 90~120nm，呈球形，核酸为单股正链 RNA，核衣壳为 20 面体立体对称，外有包膜，表面有血凝素。能够用鸡胚分离传代。1~4 日龄乳鼠对本病毒有很高的感受性，可以用于病毒的分离及传代。抵抗力与 HFRSV 相似。其抗原性同 HFRSV 无交叉反应。

知识点 15：肾综合征出血热　　副高：熟悉　正高：掌握

肾综合征出血热（HFRS）是由 HFRS 病毒所引起，由鼠类等传播的自然疫源性急性病毒性传染病。以往此病在中国和日本被称为流行性出血热，在朝鲜和韩国被称为朝鲜出血热，在前苏联被称为远东出血热和出血性肾炎，在斯堪的纳维亚国家被称为流行性肾病。1980 年世界卫生组织统一将其命名为肾综合征出血热。

知识点 16：肾综合征出血热的病因　　副高：熟悉　正高：掌握

注意流行情况，有发病前 1~2 月内在流行季节、疫源地区旅居史，与鼠、螨接触史。

知识点 17：肾综合征出血热的诊断　　副高：熟悉　正高：掌握

（1）流行病学资料　包括发病季节，同鼠类或其他宿主动物接触史。

（2）临床表现　早期三种主要表现：发热中毒症状、充血出血外渗体征以及肾损害。典型病例的五期经过：发热期、低血压休克期、少尿期、多尿期以及恢复期。

（3）实验室检查　血红蛋白、红细胞数升高，血小板减少，白细胞数升高。尿蛋白大量出现，尿中带膜状物有助于诊断。病毒抗原与 IgM 抗体阳性可明确诊断。IgG 抗体双份血清效价 4 倍以上升高有诊断意义。RT-PCR 检测汉坦病毒 RNA 有助于早期及非典型患者的诊断。

知识点 18：肾综合征出血热的治疗　　副高：熟悉　正高：掌握

（1）发热期　①控制感染；②减轻外渗；③改善中毒症状。

（2）低血压休克期　①补充血容量；②纠正酸中毒；③血管活性药物与肾上腺皮质激素的应用。

（3）少尿期　①稳定内环境；②促进利尿；③导泻和放血疗法；④透析疗法。

（4）多尿期　①维持水与电解质平衡；②防止继发感染。

（5）恢复期　治疗原则为补充营养，逐步恢复工作。出院后应休息 1~2 个月。定期进行复查肾功能。

知识点 19：新疆出血热病毒的实验室检查　　副高：熟练掌握　正高：熟练掌握

主要进行病毒分离及应用 ELISA、免疫荧光法检测中和抗体、补体结合抗体及血凝抑制抗体。常被用于流行病学。

知识点 20：人类免疫性缺陷病毒（HIV）生物学性状
副高：熟练掌握　正高：熟练掌握

HIV 为 RNA 病毒。电镜下病毒颗粒呈球形，直径 100~120nm。核心为棒状或截头圆锥状。病毒体外层为脂蛋白包膜，其中镶嵌有 gp120 和 gp41 两种特异的糖蛋白。前者构成包膜表面的刺突，后者为跨膜蛋白。病毒内部为20面体对称的核衣壳，病毒核心含有RNA、反转录酶和核衣壳蛋白。

知识点21：人类免疫性缺陷病毒（HIV）的检验

副高：熟练掌握　正高：熟练掌握

HIV感染的微生物及免疫学检验在疾病进展监测、HIV感染的诊断、抗病毒疗效观察、耐药监测及科研中至关重要。目前临床检测内容包括HIV抗体、P24抗原、HIV病毒载量以及$CD4^+T$淋巴细胞计数等。上述检测中，HIV抗体检测是诊断HIV感染的唯一标准，而其他各项检测不能作为诊断HIV感染的标准。

知识点22：人类免疫性缺陷病毒（HIV）的耐药性检测　副高：熟悉　正高：掌握

目前常用的方法包括基因型HIV耐药检测与表型HIV耐药检测。基因型HIV耐药性检测方法是通过从患者血液标本中分离到的HIV基因物质，应用核酸序列分析等技术确定病毒变异的位点，并可参考已有数据库按不同亚型进行比较。在确认变异后，与既往耐药或交叉耐药研究比较，间接地估计药物耐药情况，其简单快速、费用低。缺点是无法指出药物耐药的程度。表型HIV耐药性检测方法能直接测出感染毒株对药物的敏感度，并能揭示已经存在的或交叉的耐药情况，有利于指导HIV-1感染者有效地用药，不足之处是检测时间长且昂贵、技术要求高。

知识点23：HIV的致病机制　副高：熟悉　正高：掌握

（1）病毒感染过程　①原发感染；②HIV在人体细胞内的感染过程；③HIV感染后的三种临床转归。

（2）抗HIV免疫反应　抗HIV免疫反应包括特异性免疫与非特异性免疫反应，以特异性免疫反应为主。包括特异性体液免疫和特异性细胞免疫，人体免疫系统主要借助针对HIV蛋白的各种特异性抗体、特异性$CD4^+T$淋巴细胞免疫反应和CTL直接或分泌各种细胞因子，抑制病毒复制。

（3）免疫病理　①$CD4^+T$淋巴细胞数量减少；②$CD4^+T$淋巴细胞功能障碍；③异常免疫激活；④免疫重建。

知识点24：HIV感染的诊断　副高：熟悉　正高：掌握

①流行病学史；②临床表现；③实验室检查：诊断HIV感染必须是经确认试验证实的HIV抗体阳性，而HIV-RNA与P24抗原的检测有助于HIV/AIDS的诊断，特别是能缩短抗体“窗口期”和帮助早期诊断新生儿的HIV感染。

知识点25：AIDS的鉴别诊断 副高：熟悉 正高：掌握

需与下列疾病进行鉴别：

（1）原发性免疫缺陷病。

（2）继发性免疫缺陷病 应用皮质激素以及，化疗、放疗后引起或恶性肿瘤等导致继发免疫缺陷病。

（3）特发性 $CD4^+T$ 淋巴细胞减少症 酷似AIDS，但无HIV感染。

（4）自身免疫性疾病 血液病、结缔组织病等，AIDS有发热、消瘦则需与前述疾病鉴别。

（5）淋巴结肿大疾病 比如Kaposi肉瘤、霍奇金病、淋巴瘤、血液病。

（6）假性艾滋病综合征 AIDS恐惧症。

（7）中枢神经系统疾病 脑损害可以是AIDS或者其他原因引起的，需予鉴别。

知识点26：AIDS的治疗 副高：熟悉 正高：掌握

（1）抗病毒治疗。

（2）机会性感染及肿瘤的治疗。

（3）免疫治疗。

（4）支持和对症治疗。

（5）预防性治疗。

知识点27：SARS冠状病毒的生物学性状 副高：熟练掌握 正高：熟练掌握

（1）形态与结构 SASR冠状病毒形态相似于普通冠状病毒，呈多形性，病毒颗粒在电镜下呈不规则形，直径60～220nm，有包膜，核衣壳呈螺旋对称。核酸为不分段单股正链RNA，全长约为29.7kb，有11个开放阅读框架，编码20多个蛋白。编码的结构蛋白主要为S蛋白、E蛋白、M蛋白以及N蛋白，未发现HE蛋白，属于典型的缺乏HE蛋白的冠状病毒。

（2）抵抗力 SASR病毒不耐热或酸，可以用0.2%～0.5%过氧乙酸或10%次氯酸钠消毒，75%乙醇5分钟能够使其失去活力。但是对热的抵抗力比普通冠状病毒强，56℃环境中30分钟方可被灭活。由于其存在包膜而对乙醚等脂溶剂敏感。

知识点28：SARS冠状病毒的致病机制 副高：熟悉 正高：掌握

（1）SARS-Cov入侵宿主细胞及复制 SARS-Cov要导致SARS，首先必须入侵宿主细胞并在其中繁殖。病毒颗粒不仅仅只是被吞噬，而是可以在其中复制，病毒本身释放毒性颗粒直接导致细胞的损伤。

（2）超敏反应 除了病毒的直接作用外，感染导致机体产生抗体，肺内的抗原同体内形成的相应抗体结合，形成了免疫复合物，并激活了免疫系统，造成了超敏反应，导致组织器官的严重损伤。所以不少病例死亡发生在出现症状后的第 2 周。

（3）T 细胞免疫失平衡　SARS 患者 T 细胞、$CD4^+$T 细胞以及 $CD8^+$T 细胞的数量明显减少，特别是 $CD8^+$T 细胞降低更明显。病毒感染激发机体免疫应答在清除病毒的同时造成了严重的免疫器官损害及大量的 T 淋巴细胞死亡，导致免疫功能急剧下降，这是造成许多重症患者后期出现严重继发感染的重要原因。

知识点 29：SARS 冠状病毒的鉴定和鉴别　　副高：熟悉　正高：掌握

（1）SARS-CoV 抗体检测　主要有免疫荧光试验（IFA）与酶联免疫吸附试验（ELISA）。

（2）SARS-CoV 的基因检测　利用反转录聚合酶链反应（RT-PCR）的检测方法，使用 RT-PCR 可在不同的样品（血液、粪便以及呼吸道分泌物或组织）中检测 SARS-CoV RNA。多次多种样本检测阳性，对病原学诊断有重要意义。但是，毒血症和病毒排毒期是不确定的，所以，在疾病后期进行检测可能得到阴性结果。

（3）细胞培养　借助 Vero、Hep-2、RD 等细胞来检测 SARS 患者的呼吸道分泌物及血液样品，阳性结果表示 SARS 患者感染了冠状病毒，而阴性结果并不能表明患者没有感染 SARS 病毒。

知识点 30：SARS 的治疗　　副高：熟悉　正高：掌握

目前尚无特效治疗药物，强调“三早、三合理”原则，也就是早发现、早隔离、早治疗，合理使用糖皮质激素，合理使用正压通气、合理防治并发症。目前还未发现有确定疗效的抗病毒药物，仅作辅助治疗；抗菌药物对于 SARS 病毒无效，但是重症患者继发细菌感染需使用。

知识点 31：禽流感病毒的生物学性状　　副高：熟练掌握　正高：熟练掌握

（1）结构与功能　禽流感病毒呈球形，属甲型流感病毒，核心为单股负链 RNA 基因组，外膜上有三种重要的病毒蛋白质，血凝素（H）、神经氨酸酶（N）以及基质膜蛋白 M2，血凝素与神经氨酸酶容易发生变异，从而形成许多亚型。在人群中传播的禽流感病毒毒株有 H5Nl、H7N7 以及 H9N2。

（2）抵抗力　禽流感病毒在羽毛中能存活 18 天，粪便中能存活 105 天，在低温、干燥及甘油中可存活数月甚至 1 年以上。在中性和弱碱性环境中能够保持致病性。对紫外线非常敏感，日光直接照射下容易灭活。对热、酸以及有机溶剂的抵抗力弱，常用消毒剂如甲醛溶液、稀酸、碘剂、漂白粉、脂溶剂等能迅速破坏其致病力。

知识点 32：禽流感病毒的致病机制 副高：熟悉 正高：掌握

禽流感通常通过直接接触或间接接触传播。世界卫生组织指出，粪便是禽流感传播的主要途径。还可经过损伤的皮肤及眼结膜感染病毒而发病。

人类感染禽流感病毒的概率很小，主要是因为三个方面的因素阻止了禽流感病毒对人类的侵袭。

（1）禽流感病毒不容易被人体细胞识别并且结合。

（2）所有能够在人群中传播的流感病毒，其基因组必须含有几个人流感病毒的基因片断，而禽流感病毒却没有。

（3）高致病性的禽流感病毒因为含碱性氨基酸数目较多，使其在人体内的复制较为困难。

知识点 33：禽流感病毒鉴定和鉴别 副高：熟悉 正高：掌握

（1）病原学检查　取患者早期呼吸道分泌物，分离至 H5N1 亚型甲型流感病毒是诊断禽流感病毒感染最可靠的方法。

（2）血清抗体测定　病程早期与康复期各采血一次做血凝抑制试验，抗体效价增高 4 倍以上为阳性。应用 H5 特异性单抗做直接免疫荧光检测法测抗体，阴性结果可排除 H5N1 禽流感病毒感染。

（3）基因检测　采用 RT-PCR 法检测病毒基因 H5 可确诊。

知识点 34：禽流感的治疗 副高：熟悉 正高：掌握

治疗基本相同于流行性感冒。对疑似病例、临床诊断病例和确诊病例应进行隔离治疗。对症治疗可用解热药、缓解鼻黏膜充血药、止咳祛痰药等。抗病毒治疗应在发病 48 小时内实施。密切观察、监测并预防并发症。抗菌药物应在明确继发细菌感染时或有充分证据提示继发细菌感染时使用。不同地区依据流行的不同亚型，使用相应的禽流感疫苗。

知识点 35：甲型 H1N1 流感病毒 副高：熟练掌握 正高：熟练掌握

甲型 H1N1 流感是急性呼吸道传染病，由一种新型的甲型 H1N1 流感病毒所引起，在人群中传播。该病毒毒株包含猪流感、禽流感以及人流感三种流感病毒的基因片段。人群对甲型 H1N1 流感病毒普遍易感，并且可以人传染人。人感染甲型流感病毒后的早期症状与普通流感相似，包括咳嗽、发热、咽痛、身体疼痛、头痛、畏寒和疲劳等，有些还会出现肌肉痛或疲倦、腹泻或呕吐、眼睛发红等。

知识点 36：梅毒 副高：熟悉 正高：掌握

梅毒是由苍白螺旋体也就是梅毒螺旋体引起的一种慢性性传播疾病。可以侵犯皮肤、黏膜及其他多种组织器官，可以有多种多样的临床表现，病程中有时呈无症状的潜伏状态。病原体可以通过胎盘传染给胎儿而发生胎传梅毒。包括：潜伏梅毒、一期梅毒、二期梅毒、三期梅毒（晚期梅毒）、先天性梅毒（晚期先天性梅毒、胎儿梅毒）、妊娠合并梅毒、神经梅毒、梅毒性关节炎、非性病性梅毒、脊髓梅毒、胃梅毒、梅毒性巩膜炎、食管梅毒、梅毒合并 HIV 感染。

知识点 37：梅毒的病因　　副高：熟悉　正高：掌握

（1）不洁性生活　此病有着高发病率，不洁有着直接的关系。

（2）免疫力低下　人体对于梅毒螺旋体的抵抗力强弱直接取决于免疫功能的强弱，免疫力低下的人群则相对更容易受到感染。

（3）外伤　受到外伤而造成局部皮肤损伤的话，梅毒螺旋体可能经由这个缺口入侵人体并造成感染。

知识点 38：梅毒的发病机制　　副高：熟悉　正高：掌握

梅毒螺旋体从完整的黏膜和擦伤的皮肤进入人体后，数小时后侵入附近淋巴结，2~3 日经血液循环播散全身，所以，早在硬下疳出现之前就已发生全身感染及转移性病灶。

梅毒侵入人体后，经过 2~3 周潜伏期（称第一潜伏期），即发生皮肤损害（典型损害为硬下疳）这是一期梅毒。发生皮肤损害之后，机体产生抗体，随之巨噬细胞出现。因为免疫的作用，使梅毒螺旋体迅速地从病灶中消除。螺旋体大部分被杀死，硬下疳自然消失，进入无症状的潜伏期，此即一期潜伏梅毒。

未被杀灭的螺旋体仍在机体内繁殖，经过 6~8 周，大量螺旋体进入血液循环，并向全身播散，引起二期早发梅毒。二期梅毒的螺旋体在许多组织中可以见到，随着机体免疫应答反应的建立，螺旋体又绝大部分被杀死，二期早发梅毒也自然消失，再进入潜伏状态。这时残存的螺旋体可有机会再繁殖，当机体抵抗力下降时，螺旋体再次进入血液循环，引发二期复发梅毒。以后随着机体免疫的消长，病情活动与潜伏交替。2 年后 30%~40%患者进入晚期梅毒。

知识点 39：梅毒的诊断　　副高：熟悉　正高：掌握

梅毒诊断必须根据病史、临床症状、体检及实验室检查等进行综合分析，慎重作出诊断。

（1）病史　应注意感染史、妊娠史、婚姻史、生育史等。对胎传梅毒应了解患儿母亲梅毒病史。

（2）体检　应做全面体格检查，注意全身皮肤、骨骼、黏膜、口腔、外阴、肛门及表浅淋巴结等部位，必要时进行心血管系统、神经系统及其他系统检查和妇科检查等。

（3）实验室检查 ①暗视野显微镜检查梅毒螺旋体。②梅毒血清学试验：非梅毒螺旋体抗原试验为筛查试验。梅毒螺旋体抗原试验为证实试验。

知识点40：梅毒的鉴别诊断　　副高：熟悉　正高：掌握

（1）一期梅毒硬下疳应与软下疳、固定性药疹以及生殖器疱疹等鉴别。

（2）一期梅毒近卫淋巴结肿大应与软下疳、性病性淋巴肉芽肿导致的淋巴结肿大相鉴别。

（3）二期梅毒的皮疹应与玫瑰糠疹、多形红斑、银屑病、花斑癣、体癣等鉴别。扁平湿疣应与尖锐湿疣相鉴别。

知识点41：梅毒的治疗　　副高：熟悉　正高：掌握

强调早诊断、早治疗，疗程规则，剂量足够。治疗后定期进行临床及实验室随访。性伙伴要同查同治。早期梅毒通过彻底治疗可临床痊愈，消除传染性。晚期梅毒治疗可以消除组织内炎症，但已破坏的组织很难修复。

青霉素，如普鲁卡因青霉素、水剂青霉素、苄星青霉素等为不同分期梅毒的首选药物。对青霉素过敏者可以选四环素、红霉素等。部分患者青霉素治疗之初可能发生吉海反应，可由小剂量开始或者使用其他药物加以防止。梅毒治疗之后第一年内应每3月复查血清一次，以后每6个月一次，共3年。神经梅毒与心血管梅毒应随访终生。

知识点42：细菌性阴道病　　副高：熟悉　正高：掌握

近年来认为细菌性阴道病（BV）的发生是因为阴道菌群失调，乳酸杆菌减少而造成其他病原如加德纳菌、各种厌氧菌、弯曲弧菌等大量繁殖，BV实际上是以加德纳菌为主的一种混合感染。自1954年报道以来，由于对其病原认识的不清而曾称为嗜血杆菌阴道炎、棒状杆菌阴道炎以及非特异性阴道炎，直到1984年在瑞典的专题国际会议上正式命名为BV。

知识点43：细菌性阴道病的病因　　副高：熟悉　正高：掌握

细菌性阴道病（BV）一般非单一致病菌所导致，而是多种致病菌共同作用的结果，BV为内源性感染，是由阴道正常菌群的生态平衡发生紊乱所致，正常阴道内以产生过氧化氢的乳杆菌占优势，细菌性阴道病时，阴道内产生过氧化氢的乳杆菌减少而其他微生物大量繁殖，主要有厌氧菌（解脲类杆菌、加德纳菌、具核酸杆菌、普氏菌属、胨链球菌、动弯杆菌属）以及人型支原体，其中以厌氧菌居多，但促发阴道正常菌群发生转变，发展成BV的启动因素目前不清楚。

知识点44：细菌性阴道病的发病机制　副高：熟悉　正高：掌握

细菌性阴道病发病是因为阴道内的平衡环境遭到破坏造成的。阴道内的环境平衡是因为乳酸杆菌大量存在，能够保持阴道内的洁净，而由于内分泌激素的下降，以至于阴道上皮细胞逐渐萎缩，不利于乳酸杆菌生长，阴道的平衡遭到破坏，就易患细菌性阴道病。

知识点45：细菌性阴道病的诊断　副高：熟悉　正高：掌握

细菌性阴道病的临床诊断标准：以下4项中有3项阳性即可诊断，通常认为线索细胞阳性为诊断BV所必需。

（1）匀质、稀薄、白色的阴道分泌物。

（2）胺臭味试验阳性。

（3）阴道pH值>4.5（pH值通常为4.7~5.7，多为5.0~5.5）。

（4）线索细胞阳性，在严重病例，线索细胞可达到20%以上，但几乎无白细胞。

此外，还可参考革兰染色诊断标准，乳酸杆菌为革兰阳性的杆菌，常呈链状排列；动弯杆菌为革兰染色变异、弯曲、弧形的小杆菌；加德纳菌为革兰阴性或阳性的小杆菌；普雷沃菌是革兰阴性杆菌，革兰染色标准为每个高倍视野下，形态典型的乳杆菌≤5，两种或两种以上其他形态细菌≥6。

知识点46：细菌性阴道病的鉴别诊断　副高：熟悉　正高：掌握

（1）滴虫性阴道炎　可见阴道及宫颈黏膜充血及红肿，常有散在的红色斑点或草莓状突起，后穹隆有多量白带，呈灰黄色或者黄白色稀薄液体或者黄绿色脓性分泌物，常呈泡沫状。在阴道分泌物中查到阴道毛滴虫方能确诊。

（2）老年性阴道炎　多见于自然绝经或者卵巢去势后妇女，阴道壁呈老年型改变，皱褶少、黏膜薄、弹性差，触之易出血，有时有溃疡或者粘连，分泌物检查可见大量脓细胞，没有阴道毛滴虫。

（3）外阴阴道假丝酵母菌病　外阴奇痒、灼热感，严重时患者会坐卧不安，伴有尿频、尿痛及性交痛等；伴发外阴阴道假丝酵母菌病时，阴道分泌物会增多，呈白色凝乳状或豆渣样，外阴皮肤红肿，严重时发生溃疡。阴道分泌物涂片检查到白色念珠菌即可明确诊断。

知识点47：细菌性阴道病的治疗　副高：熟悉　正高：掌握

BV的治疗方法为系统性治疗与阴道局部治疗两类，系统性治疗主要是内服药物，适用于不愿局部用药及出现并发症的BV患者，但是药物用量较大，出现全身性不良反应机会多且较明显。

阴道局部治疗则是阴道内用药以直接杀灭或者抑制BV相关混杂微生物，适用于不能耐受口服药物不良反应及无并发症的BV患者，具有用药剂量小、不良反应轻微或不明显的优点，因此局部用药更受欢迎。

知识点48：真菌性阴道病 副高：熟悉 正高：掌握

外阴阴道假丝酵母菌病是由白色念珠菌导致的。念珠菌是真菌中最常见的条件致病菌，又称假丝酵母菌。

知识点49：外阴阴道假丝酵母菌病的诊断 副高：熟悉 正高：掌握

根据典型的临床表现及阴道分泌物。

知识点50：外阴阴道假丝酵母菌病的治疗 副高：熟悉 正高：掌握

（1）改变阴道的酸碱度。

（2）药物治疗 ①制霉菌素阴道栓；②口服制霉菌素或者氟康唑等；③复方制霉菌素冷霜或咪康唑乳膏等局部涂擦，每日2次。

孕妇患霉菌性阴道炎，产后虽有自愈可能，但是新生儿有被感染的危险，故仍需及时治疗，以局部用药为宜。

（3）男性带菌者 男性带菌者也必须进行常规治疗。

第三十七章 体液标本

第一节 血液标本及检验

知识点1：血液标本中常见细菌 副高：熟练掌握 正高：熟练掌握

血液标本中常见的细菌见表5-37-1

表5-37-1 血液标本中常见的细菌

种类	病原菌
革兰阳性球菌	金黄色葡萄球菌、凝固酶阴性葡萄球菌、肺炎链球菌、化脓链球菌、草绿色链球菌、肠球菌
革兰阳性杆菌	结核分枝杆菌、产单核李斯特菌、阴道加特纳菌
革兰阴性球菌	脑膜炎奈瑟菌、淋病奈瑟菌、卡他莫拉菌
革兰阴性杆菌	大肠埃希菌、铜绿假单胞菌、克雷伯杆菌、变形杆菌、沙雷菌、沙门菌、不动杆菌、嗜肺军团菌、嗜血杆菌
真菌	念珠菌、曲霉菌、隐球菌、球孢子菌
厌氧菌	拟杆菌、产气荚膜梭菌

知识点2：血液标本中常见病原体的临床意义 副高：熟练掌握 正高：熟练掌握

当少量细菌侵入血液循环，为一过性，不繁殖或者很少繁殖，不引起或仅引起轻微的炎症反应称为菌血症；若有全身性炎症反应的表现则称为脓血症。血液标本的细菌培养是检验菌血症基本而重要的方法，若从患者血液中检出细菌，通常视为病原菌感染，提示有菌血症。比较常见的菌血症有：葡萄球菌菌血症、肠球菌菌血症、厌氧菌菌血症、革兰阴性杆菌菌血症、真菌血症。

知识点3：血液标本的细菌学检验 副高：掌握 正高：掌握

（1）对怀疑有细菌生长及自动化培养箱报警阳性的血液培养瓶，先进行涂片，革兰染色检查，发现细菌，依据细菌的染色性及形态特征发出初步报告。

（2）依据涂片结果选择相应的抗菌药物，直接从血培养瓶抽取适量液体进行初步药敏试验，并在18~24小时后报告初步药敏结果。

（3）若发现培养液有浑浊、溶血，绿色色素，表面菌膜生长，胶冻状凝固或者细胞层颗粒状生长，均为细菌生长现象。用无菌技术取瓶内液体接种固体培养基。需氧培养瓶接种巧克力血琼脂平板和羊血琼脂平板，前者放入5%CO_2环境35℃孵育24小时，后者做普通需氧培养；厌氧培养瓶接种厌氧血琼脂平板和羊血琼脂平板，前者做普通需氧培养，后者置厌氧环境进行35℃48小时厌氧培养，观察菌落生长情况。

（4）对细菌菌落涂片、革兰染色，观察细菌形态及染色性状。

（5）对细菌菌落涂片、革兰染色，发现革兰阳性球菌。葡萄串样或者散在排列，触酶试验阳性，初步判断为葡萄球菌；触酶试验阴性，链状或者散在排列或成双排列，初步判断为肠球菌属或链球菌属。

（6）报告方式，在增菌过程中培养瓶中怀疑有细菌生长，经分离培养、生化试验及血清学鉴定后，可报告"血液细菌培养×天，有××细菌生长"，并同时报告体外抗菌药物敏感试验结果；经涂片、革兰染色证实，可报告"疑有××细菌生长"；若增菌培养至7天，培养瓶中仍无细菌生长迹象，经盲目传代证实无细菌生长，可报告"血液细菌培养7天，无细菌生长"。

第二节　脑脊液标本检验

知识点1：脑脊液标本　　副高：掌握　正高：掌握

脑脊液中常见病原体见表5-37-2。

表5-37-2　脑脊液培养常见病原体

革兰阳性菌	革兰阴性菌	病毒	真菌及其他
肺炎链球菌	脑膜炎奈瑟菌	乙型脑炎病毒	新生隐球菌
B群链球菌	大肠埃希菌	柯萨奇病毒A	白假丝酵母菌
A群链球菌	铜绿假单胞菌	柯萨奇病毒B	钩端螺旋体
消化链球菌	卡他莫拉菌	脊髓灰质炎病毒	结核分枝杆菌
葡萄球菌	拟杆菌	新肠道病毒68～71	
产单核细胞李斯特菌	不动杆菌	狂犬病毒	
炭疽芽胞杆菌	肺炎克雷伯杆菌		
	流感嗜血杆菌		

知识点2：脑脊液标本的临床意义　　副高：掌握　正高：掌握

正常人体脑脊液是无菌的。当病原体通过血脑屏障进入中枢神经系统时可引起感染，常见细菌、真菌以及病毒感染。

（1）细菌性脑膜炎是中枢神经系统感染的常见类型，其中以流行性脑脊髓膜炎为常见，有的呈暴发型，病情严重，病死率比较高，多发年龄在5～29岁，冬春季多发，可用磺胺类、青霉素类、头孢霉素类抗生素治疗。结核性脑膜炎较常见，为防治重点。近年来，肺炎球菌脑膜炎及链球菌脑膜炎仍常见，流感嗜血杆菌脑膜炎以及其他革兰阴性杆菌性脑膜炎均可发生，并有增多趋势。

（2）真菌性脑膜炎最常见于隐球菌脑膜炎，其他的真菌性脑膜炎日渐增多，尤其是免疫功能低下和恶性疾病患者易并发，如恶性肿瘤、AIDS、严重糖尿病、SLE 等患者易发生。

知识点 3：细菌学检验和报告　　副高：掌握　正高：掌握

（1）涂片镜检和结果报告　①革兰染色镜检：若查见革兰阴性、凹面相对的双球菌，分布在细胞内或者外时，可以报告"找到革兰阴性双球菌，位于细胞内（外），形似脑膜炎奈瑟菌"；如查见革兰阳性、矛头状的双球菌，存在明显的荚膜，可报告"找到革兰阳性双球菌，形似肺炎链球菌"。进一步用肺炎链球菌全价血清做荚膜肿胀试验，阳性者则报告"荚膜肿胀试验检出肺炎链球菌"。若查见其他革兰阳性、阴性细菌，则根据细菌形态及染色性，报告"找到革兰×性×菌"。②墨汁染色：通过墨汁负染，在黑暗的背景中见到折光性很强的菌体及周围透明的宽大荚膜，有时可见到长出的单芽，可以报告"墨汁负染找到宽厚荚膜的单芽细胞，形似新型隐球菌"。也可以用 0.1%甲苯胺蓝染色法，可见新型隐球菌菌体呈红色，白细胞深蓝色，荚膜不着色，红细胞不着色。③抗酸染色：取沉淀做小而集中的涂片，用抗酸染色后镜检，若发现有红色的抗酸杆菌，则可报告"找到抗酸杆菌"。

（2）培养结果报告　经培养，观察菌落形态并且涂片染色。①若为中等大小、灰蓝色、半透明、湿润的菌落，革兰阴性双球菌，氧化酶与触酶均阳性，只分解葡萄糖和麦芽糖，可以报告"检出脑膜炎奈瑟菌"。②若在血平板上有草绿色溶血、扁平的小菌落生长，革兰阳性双球菌，触酶阴性。③若怀疑新型隐球菌感染或直接涂片发现有新型隐球菌，则接种沙保弱琼脂于25℃及35℃培养，通常2~3 天长出白色或者淡褐色菌落。非致病性菌落35℃不生长。根据菌落形态，涂片染色、荚膜及生化反应等进行鉴定。④需氧培养和 5%~10% CO_2 培养经 3 天培养，厌氧培养经 5 天培养未见细菌生长，可报告"经×天培养无细菌生长"。

第三节　脓液标本检验

知识点 1：脓液标本　　副高：掌握　正高：掌握

脓液标本中常见的细菌见表 5-37-3。

表 5-37-3 脓液中常见细菌体

细菌种类	革兰阳性菌	革兰阴性菌
球菌	金黄色葡萄球菌、凝固酶阴性葡萄球菌、化脓链球菌、肺炎链球菌、肠球菌、消化链球菌、四联球菌	肺炎克雷伯杆菌、变形杆菌、脑膜炎奈瑟菌、淋病奈瑟菌、卡他莫拉菌
杆菌	大肠埃希菌、铜绿假单胞菌、破伤风梭菌、产气荚膜梭菌、炭疽芽胞杆菌	流感嗜血杆菌、拟杆菌、梭杆菌
其他	放线菌（衣氏放线菌、诺卡菌） 结核分枝杆菌、非结核分枝杆菌	

知识点 2：脓液标本的临床意义　　副高：掌握　正高：掌握

（1）外伤性创伤感染以葡萄球菌和链球菌多见，结核分枝杆菌、放线菌、大肠埃希菌、铜绿假单胞菌也常见，并且易发生混合感染。深部创伤极易导致破伤风和气性坏疽等厌氧菌感染。

（2）烧伤创面最常见革兰阴性杆菌感染，次为革兰阳性球菌感染，可以单独也可混合细菌感染。

（3）急性化脓性骨关节炎常由溶血性链球菌、金黄色葡萄球菌、淋病奈瑟菌、肺炎链球菌感染所致。慢性化脓性骨关节炎及慢性骨髓炎常由结核分枝杆菌感染所引起，葡萄球菌、链球菌等感染也常见。

（4）放线菌感染可发生在免疫功能下降时或者由于拔牙、口腔黏膜损伤时。导致内源性感染时的皮下软组织化脓性炎症称为放线菌病。

知识点 3：细菌学检验和报告　　副高：掌握　正高：掌握

（1）直接涂片检查　根据镜下细菌的形态和染色特点，可以报告“直接涂片找到革兰×性×菌”。

（2）培养　观察菌落形态，涂片染色观察。①金黄色葡萄球菌：血平板上中等大小、突起湿润的圆形菌落，有β-溶血环，金黄色或者白色菌落。涂片染色镜检为革兰阳性及葡萄状排列球菌；触酶阳性，发酵甘露醇，血浆凝固酶阳性，新生霉素敏感，耐热核酸酶阳性。则可以报告“检出金黄色葡萄球菌”。②铜绿假单胞菌：在血平板上，菌落扁平、湿润、边缘不整齐、向四周扩散，培养基上常有水溶性的蓝绿色色素，有β-溶血环及特殊气味。革兰染色为革兰阴性的直杆菌，两端钝圆。氧化酶阳性，氧化葡萄糖与木糖产酸不产气，还原硝酸盐为亚硝酸盐或产生氮气。通过枸橼酸盐、精氨酸双水解酶阳性，42℃生长。符合以上鉴定要求的则可报告“检出铜绿假单胞菌”。③变形杆菌：在血平板上，菌落扁平呈迁徙性弥漫生长、灰白色、湿润。由于细菌蛋白酶的作用，可见有与溶血类似的现象，有恶臭。革兰染色为革兰阴性杆菌，多形性；氧化酶阴性，触酶阳性，苯丙氨酸脱氨酶阳性，KIA：K/A、H_2S：（+）、产气；MIU：动力（+）、靛基质（+）、脲酶（+）。符合上述要求可报告“检出普通变形杆菌”。

第四节　痰液标本检验

知识点1：痰液标本中常见病原体　　副高：掌握　正高：掌握

痰标本中常见的病原体种类较多，有细菌、真菌以及病毒。常见的细菌有金黄色葡萄球菌、凝固酶阴性葡萄球菌、A群链球菌、肺炎链球菌、肠球菌卡他莫拉菌、脑膜炎奈瑟菌、白喉棒状杆菌、结核分枝杆菌、类白喉棒状杆菌、炭疽芽胞杆菌、流感嗜血杆菌、克雷伯杆菌、大肠埃希菌、铜绿假单胞菌、百日咳杆菌、军团菌、支原体和衣原体等；常见的真菌主要为白假丝酵母菌、曲霉菌、隐球菌和毛霉菌等；常见的病毒有流感病毒、腺病毒、副流感病毒、呼吸道合胞病毒、巨细胞病毒、单纯疱疹病毒、冠状病毒以及麻疹病毒等。

知识点2：细菌学检验和报告　　副高：掌握　正高：掌握

（1）直接涂片检查　①革兰染色：若发现形态典型，有特殊结构，初步可以确定所属菌属或种的细菌，可以直接报告。若查见革兰阳性葡萄状排列的球菌，可以报告“痰液涂片查见革兰阳性球菌，形似葡萄球菌”；查见革兰阳性矛头状、双球菌，有明显荚膜时，可以报告“痰液涂片查见革兰阳性双球菌，形似肺炎链球菌”。如果不能直接确定菌属或种的细菌，则可报告“痰液涂片查见革兰×性×菌”。

白喉棒状杆菌检查：把咽拭子标本做两张涂片，干燥固定，一张革兰染色，另一张进行阿尔伯特异染颗粒染色。如有革兰阳性棒状杆菌，呈X、V、Y等排列。异染颗粒染色菌体呈蓝绿色，异染颗粒蓝黑色，位于菌体一端或者两端，即可作出“找到有异染颗粒的革兰阳性杆菌”的初步报告。

②抗酸染色：应至少检查300个视野或者全片。记录发现的红色细菌的数量，按下列格式报告。

-：未发现抗酸杆菌/全片或300个油镜视野。直接报告数量：1~2个抗酸菌/全片或者300个油镜视野。

+：3~9个抗酸菌/全片或300个油镜视野。

++：10~99个抗酸菌/全片或300个油镜视野。

+++：1~10个抗酸菌/每个油镜视野。

++++：>10个抗酸菌/每个油镜视野。

（2）分离培养　常规培养如发现可疑致病菌落，则进行涂片染色观察，生化反应及血清学鉴定，可得出报告“检出××细菌”；若无致病菌落生长，则继续培养至48小时，平板上均为咽部正常菌群生长，无可疑致病菌落生长，则报告“未检出致病菌”；若虽在平板上未发现特定的致病菌，但某种常居菌比正常情况明显增多或近似纯培养，考虑可能菌群失调或者菌群交替症，也应进行鉴定后报告“××菌纯培养”或者“××菌生长茂盛”。

（3）特殊细菌的检验 ①百日咳鲍特菌培养：将标本直接接种在鲍-金培养基上，置有盖的玻璃缸中，35℃孵育3~5天。48~72小时后，如有隆起、细小、灰白色、水银滴样、不透明、有狭窄溶血环的菌落，进行涂片染色观察。若为革兰阴性小杆菌、卵圆形，单个或者成双排列，结合菌落特点，可以作出初步结论。进一步进行血清学凝集、生化反应及荧光抗体染色确认。②白喉棒状杆菌培养：把标本接种于血清斜面或鸡蛋培养基，35℃孵育8~10小时之后，若有灰白色或淡黄色的菌落或菌苔生长，即取菌落进行革兰染色和异染颗粒染色镜检。若发现有典型的革兰阳性棒状杆菌，明显的异染颗粒，可以初步报告“有异染颗粒的革兰阳性棒状杆菌生长”。进一步移种至亚碲酸钾血平板划线分离，取得纯培养进行各项鉴定试验与毒力试验，作出最后鉴定报告“有白喉棒状杆菌生长”。③流感嗜血杆菌培养：把标本接种于血平板和巧克力平板，并在平板中央接种一直线金黄色葡萄球菌，35℃、5%~10%CO_2环境孵育18~24小时。若出现“卫星”现象，水滴样小菌落，革兰阴性小杆菌，则根据对V、X因子的营养要求等进行鉴定。④脑膜炎奈瑟菌培养：把鼻咽拭子接种于已保温35℃的卵黄双抗平板上，35℃，5%~10%CO_2环境培养18~24小时。挑选其中可疑菌落进行氧化酶试验，阳性菌落接种至另一培养基进行纯培养，进一步进行生化反应及血清学分型。⑤嗜肺军团菌培养。⑥结核分枝杆菌培养：把痰液标本进行前处理后的悬液，用无菌吸管加2~3滴于罗-琴培养基或7H-10液体培养基中，35℃孵育至8周，每周观察一次。若有淡黄色、干燥、表面不平的菌落生长，则进行涂片抗酸染色，若为抗酸杆菌，结合菌落生长时间、形态、色泽及鉴定试验，可以报告“结核分枝杆菌生长”，也可结合菌落数量和生长时间进行报告。8周之后未生长者报告“经8周培养无结核分枝杆菌生长”。

第五节 粪便标本检验

知识点1：常见病原体 副高：掌握 正高：掌握

粪便标本中常见病原体见表5-37-4。

表5-37-4 粪便中常见的病原体

肠毒素为主的病原菌	侵袭性为主的病原菌	病毒
霍乱弧菌、志贺菌（福氏、宋内）、大肠埃希菌（ETEC，EHEC、EAEC）、金黄色葡萄球菌、难辨梭菌、产气荚膜梭菌	沙门菌、大肠埃希菌（EPEC、EIEC）、志贺菌（鲍氏、志贺）、弯曲菌、副溶血弧菌、小肠结肠炎耶尔森菌、结核分枝杆菌、白假丝酵母菌	轮状病毒、埃可病毒、Norwolk病毒、甲型肝炎病毒、戊型肝炎病毒、腺病毒

知识点2：细菌学检验和报告 副高：掌握 正高：掌握

（1）志贺菌属和沙门菌属 观察SS平板上有无小的、半透明或透明、无色的可疑菌落生长，有时SS平板上可见黑色菌落（产H_2S）中心。

报告方式：若未检出志贺菌属和沙门菌属，则报告“未检出志贺菌属细菌”“未检出沙门菌属细菌”；如果检出的菌株生化反应符合志贺菌属，且与志贺菌属的某个血清型抗血清凝集，则报告“检出××型志贺菌”；若检出的菌株生化反应与沙门菌属符合，且同沙门菌属的某个血清型抗血清凝集，则报告“检出××型沙门菌”。

（2）肠致病性大肠埃希菌　挑选中国篮平板上蓝色的乳糖发酵菌落，移种于 KIA 和 MIU 管，35℃孵育过夜后观察结果，符合大肠埃希菌者进行下列鉴定。①肠致病性大肠杆菌（EPEC）；②肠侵袭性大肠菌（EIEC）；③毒性大肠杆菌（ETEC）。

（3）霍乱弧菌　观察 TCBS（硫代硫酸盐-枸橼酸盐-胆盐-蔗糖琼脂平板）平板上是否有黄色菌落，用霍乱弧菌的多价抗血清进行凝集，同时须做生理盐水对照观察是否有自凝现象。抗血清凝集者，而生理盐水无凝集，结合菌落及菌体形态，可以初步判定为霍乱弧菌。报告“检出霍乱弧菌”。需把剩余的菌落及时送各级疾病控制中心进一步鉴定。

（4）副溶血性弧菌　将可疑标本接种于副溶血性弧菌选择性平板或者 TCBS 平板，35℃培养 18～24 小时后，观察生长的菌落形态。

（5）小肠结肠耶尔森菌　从粪便中分离小肠结肠耶尔森菌常同其他肠道致病菌同时划线接种于新耶尔森菌选择培养基（NYE）、麦康凯及 SS 琼脂平板，分别做 22～25℃及 35℃孵育，前者用于分离小肠结肠耶尔森菌，而后者用于沙门菌和志贺菌属的分离。

（6）空肠弯曲菌　取液状或带血粪便之后立即接种于弯曲菌选择培养基；或者接种于 CEM 增菌液，经 43℃，微需氧培养 18～48 小时之后，再移种于上列选择培养基做划线分离。在 43℃，微需氧条件下孵育。

（7）葡萄球菌　取绿色、海水样液状粪便划线接种于甘露醇食盐琼脂平板，35℃孵育过夜，观察菌落。挑取出甘露醇食盐平板上的黄色菌落，涂片行革兰染色镜检，若查见为革兰阳性球菌，呈葡萄状排列，则进行凝固酶及厌氧甘露醇发酵等试验加以鉴定，同时备做肠毒素测定。

（8）艰难梭菌　夹有假膜，取黄色的新排出液状粪便立即分离接种于环丝氨酸、甲氧头孢霉素、果浆琼脂（简称 CCFV）平板上并将粪便做 10^{-2}～10^{-6}稀释后定量接种。所接种的平板孵育于 35℃含 80%N_2、10%CO_2、5%H_2 的厌氧环境中 48 小时之后，选择黄色、粗糙型、无乳光反应的菌落移种至葡萄糖疱肉培养基备毒素测定用。同时做涂片，做悬滴动力检查与革兰染色镜检以及耐氧试验。

（9）真菌　把标本接种于含抗生素的沙氏琼脂及血琼脂平板上，于室温或 35℃孵育 24～48小时，依据菌落及涂片革兰染色所见结果决定鉴定方法。

（10）菌群失调及菌交替症　报告方式为“检出××菌××%；××菌××%……”。

第六节　尿液标本检验

知识点 1：尿液标本中常见病原体　　副高：掌握　正高：掌握

细菌中 80%为革兰阴性杆菌，其中以大肠埃希菌最为常见，占泌尿系统感染的 70%以上，其次为变形杆菌、铜绿假单胞菌、肠杆菌、克雷伯杆菌、沙雷菌、产气杆菌以及沙门菌等；20%为革兰阳性菌，其中以肠球菌为多见，次为葡萄球菌、粪链球菌、结核分枝杆菌。其他病原体有支原体、衣原体以及真菌等。

知识点2：细菌学检验和报告 副高：掌握 正高：掌握

（1）普通需氧培养的细菌学检验和报告 ①活菌计数：经普通需氧培养，平板上如有细菌生长，对菌落进行计数。若采用0.001ml定量接种环直接接种法，则将菌落数乘以10^3；若采用0.01ml定量接种环直接接种法，则将菌落数乘以10^2；若采用倾注平板法，则将菌落数乘以稀释倍数。计数菌落后报告“每毫升尿液中细菌数为××CFU/ml”；若无细菌生长，经48小时培养后仍无细菌生长，报告“普通需氧培养48小时无细菌生长”。②细菌鉴定：生长的细菌如为革兰阴性杆菌，进行氧化酶试验并接种KIA培养基。氧化酶阴性并发酵葡萄糖者判断为肠杆菌科细菌。

细菌菌落涂片、革兰染色，发现革兰阳性球菌，葡萄样或者散在排列，触酶试验阳性，可初步判断为葡萄球菌；触酶试验阴性，链状或成双排列或散在排列，初步判断为链球菌属或肠球菌属，需观察血平板上菌落形态和溶血情况以及麦康凯平板上生长与否。进一步进行胆汁七叶苷和6.5%NaCl生长试验，以确认肠球菌属。若为链球菌属则需进行杆菌肽敏感试验、CAMP试验、马尿酸钠试验等以及血清分型试验鉴定之。

（2）淋病奈瑟菌 接到标本后立即将尿液标本离心，取沉淀接种于置35℃预温的淋病奈瑟菌选择性培养基中，35℃中5%CO_2孵育18～24小时后观察结果，若无细菌生长则继续孵育至48小时，若有小而透明、隆起、湿润的可疑菌落，参照“奈瑟菌属”进行鉴定。在接种同时取沉淀涂片革兰染色镜检，若发现有革兰阴性肾形双球菌，存在于脓细胞内外，则可以报告“查见细胞内（外）革兰阴性双球菌，疑似淋病奈瑟菌”。

（3）结核分枝杆菌 将尿液标本4000r/min离心30分钟，取沉淀做涂片2张，分别进行萋-纳抗酸染色及潘本汉染色，在2张涂片上镜检均发现有红色杆菌，则可报告“查见抗酸杆菌”，若萋-纳抗酸染色片上有红色杆菌而潘本汉染色片中无，则为耻垢分枝杆菌。

第七节 生殖道标本检验

知识点1：生殖道标本中常见病原体 副高：掌握 正高：掌握

主要以性传播疾病（STD）的病原体为主，STD有二十几种，1991年8月我国卫生部确认8种STD为重要防治及监测的病种，8种STD分别是艾滋病、淋病、梅毒、软下疳、性病淋巴肉芽肿、尖锐湿疣、非淋菌性尿道炎、生殖器疱疹，其病原体分别为：人类免疫缺陷病毒、梅毒螺旋体、淋病奈瑟菌、杜克雷嗜血杆菌、沙眼衣原体L1、L2、L3血清型、人类乳头状病毒、支原体和衣原体、人类单纯疱疹病毒2型。

知识点2：细菌学检验和报告 副高：掌握 正高：掌握

（1）分泌物涂片革兰染色 油镜观察一般细菌与淋病奈瑟菌，若发现在脓细胞内外有典型的革兰阴性的肾形双球菌，可以报告："查见细胞内（外）革兰阴性双球菌，疑似淋病奈瑟菌"。找到形态非常细小的革兰阴性杆菌，有时两极浓染，散在或成丛，则可报告："查见革兰阴性杆菌，形似杜克嗜血杆菌"。

（2）培养 普通细菌培养之后，按照相关要求进行鉴定。淋病奈瑟菌培养经35℃孵育24~48小时，取出可疑菌落涂片，革兰染色镜检，并做氧化酶试验、糖发酵试验以鉴定报告："检出淋病奈瑟菌"或者"未检出淋病奈瑟菌"。

（3）阴道加特纳菌 若此菌发现于"不需作厌氧培养的检体"培养物中，则仅需报告为"革兰阴性，类似阴道加特纳菌"即可。

（4）溶脲脲原体 经24~48小时，如果溶脲脲原体培养基培养液若清亮且呈紫红色，则进一步鉴定溶脲脲原体。①取此培养液0.05ml接种于溶脲脲原体固体培养基上，置5% CO_2温箱37℃孵育24~48小时，在低倍镜下观察，若发现"油煎蛋"样菌落为阳性。②把溶脲脲原体阳性培养物接种于A7B鉴定培养基，在5% CO_2温箱孵育24~48小时，溶脲脲原体产生比较小的深棕色黄色菌落，其他支原体产生微琥珀色菌落且比溶脲脲原体菌落大。根据上述阳性结果报告"检出溶脲脲原体"；若孵育72小时仍无菌PCR长，报告"未检出溶脲脲原体"，在必要时可用PCR法鉴定或者用代谢抑制试验（MIT）鉴定型别。

第三十八章 临床微生物学实验室管理、生物安全及质量保证

第一节 临床微生物学实验室管理

知识点 1：临床微生物学实验室的管理要求 副高：熟悉 正高：掌握

（1）微生物学实验室建设应经相关主管部门审批或者备案，符合生物安全及环境保护等规定。

（2）实验室所在单位应成立生物安全委员会，每个实验室都应有专人负责生物安全管理工作，建立完善的生物安全管理体系文件与管理制度。

（3）建立健全并且严格执行各项规章制度，严格遵守相关技术操作规范和标准，确保临床检验质量。

（4）临床微生物实验室应当承担医院感染的监测及预防控制工作，严格执行消毒灭菌制度，并加强对病原微生物菌（毒）种和样本的管理。

知识点 2：临床微生物学实验室的设施设备要求 副高：熟悉 正高：掌握

临床微生物学实验室作为针对病原微生物检测分析的特定场所，总体设计应遵循安全、舒适以及高效的原则。实验室所用设施、设备和材料（含防护屏障）均应符合国家相关的标准和要求。建设设计应以生物安全为核心，以确保实验室人员和实验室周围环境的安全为目的，同时还要满足实验对象（样本）对环境的要求。包括：实验室设计要求；实验室设施要求、实验室设备要求、准入制度。

知识点 3：临床微生物学实验室的管理制度 副高：熟悉 正高：掌握

为确保实验室工作的有序进行，必须制订一系列的实验室管理制度，主要包括下列内容：

（1）实验室工作制度。

（2）实验室安全制度。

（3）样本的接收、检验、留样制度。

（4）标本管理与使用制度。

（5）科研工作管理制度。

（6）差错事故管理制度。

（7）技术人员培训进修制度。

（8）计算机管理制度。

（9）实验室内务管理制度。

（10）生物安全管理制度包括工作人员安全防护制度、实验室安全防护制度、菌毒株保管制度、废弃物处理制度、尖锐器具安全使用制度、安全事故应急处理预案等。

知识点4：微生物检验的质量管理和措施 副高：熟悉 正高：掌握

微生物实验室应当建立健全并严格执行各项规章制度，严格遵守相关技术操作规范和标准，确保临床检验质量。同时，质量保证体系中应有明确的分级责任制度，以保证检验的工作质量，保证检验、复核以及科研结果等各项报告的准确、可靠。设立质量保证监督检查员。质保督查工作应制订年度计划，定期或者不定期检查有关部门各项质量保证制度的执行情况，写出检查记录，包括目的、日期、内容、执行情况、建议和意见、检查者姓名等。若发现重大问题及时报告。

知识点5：微生物实验室的信息管理 副高：熟悉 正高：掌握

（1）检测前的信息交流 建立标本接收制度，明确标本要求和拒收标准，并应以简洁明了的书面形式告知临床有关标本的留取、运送规则和注意事项。

（2）检测结果报告、解释和咨询 临床微生物检测结果报告包括直接报告和分段报告。其中直接报告，用于一些可以较快地直接得出的结果。

（3）临床微生物实验室信息系统 临床微生物实验室信息系统应具有下列基本功能。①信息系统涵盖整个检验流程，如申请→收费→采样→核收→质控→检测前处理→检测过程→检测后处理→审核→查询等。②实验室和临床能实现数据共享，必要时可向卫生主管部门、疾病控制机构传递数据。③强大的数据处理能力，能提供累计、定期总结报告。④性能稳定，安全、保密性能好，维护和维修方便。⑤好的操作界面，易于使用者掌握。

第二节 临床微生物实验室生物安全

知识点1：生物安全水平及要求 副高：熟悉 正高：掌握

目前我国根据所操作的生物因子的危害程度及采取的防护措施，将生物安全实验室的防护水平（BSL）分为4级，其中Ⅳ级防护水平最高，Ⅰ级防护水平最低。通常以BSL-1、BSL-2、BSL-3、BSL-4表示实验室的相应生物安全防护水平。

BSL-1为最低级别，依据标准的实验室程序可以用于开放操作。

BSL-2通常用于具有中等危险性，能引起人类不同程度感染的病原体。

BSL-3用于具有明显危害的，能够通过空气传播的病原微生物。

BSL-4用于能引起人类致死性感染，可能利用空气传播或者目前尚无疫苗等有效治疗方法的病原微生物。

临床微生物实验室通常要求达到 BSL-2 标准。

知识点 2：生物安全保障　　副高：熟悉　正高：掌握

（1）生物安全实验室防护的基本要求　①二级生物安全实验室建设的防护要求。②二级生物安全实验室的设备要求。③二级生物安全实验室的人员要求。④二级生物安全实验室的管理要求。⑤生物安全实验室实验人员的免疫预防要求。⑥生物安全实验室实验人员的健康监护要求。⑦生物安全实验室实验人员的岗位培训要求。⑧实验废弃物或废水的处理要求。

（2）二级生物安全实验室安全防护设备　主要有生物安全柜、负压罩（带高效过滤系统）等。消毒灭菌设备主要有高压灭菌系统、消毒喷雾装置等，主要用于实验室空间的气体消毒和实验废弃物和污染物的无害化处理等。个人防护装备的正确使用是防止实验人员感染最为关键和重要的措施及手段，因此，个人防护用品的选择和正确使用显得十分重要。大致有口罩、防护面罩、帽子、防护服、眼罩、手套、鞋套、胶靴及呼吸器等几类。

知识点 3：生物安全技术　　副高：熟悉　正高：掌握

BSL-2 实验室生物安全技术规范包括下列几点。

（1）若样本在接收时有损坏或泄漏，则应由穿着个人防护装备的受过培训的人员开启样本以防止漏出或产生气溶胶。应在生物安全柜内开启此类容器。如果污染过量或认为样本有不可接受的损坏，则应将样本安全地废弃而勿开启。

（2）处理、检验以及处置生物源性材料的规定和程序应利用良好微生物行为标准。

（3）禁止用手对任何利器剪、弯、折断，重新戴套或者从注射器上移去针头。安全工作行为应尽可能减少使用利器和尽量使用替代品。包括玻璃、针头、一次性手术刀在内的利器应在使用之后立即放在耐扎容器中。尖利物容器应在内容物达到 2/3 前置换。

（4）禁止口吸移液，应使用助吸器具。

（5）所有样本，培养物与废弃物应被假定含有传染性生物因子，应利用安全方式处理和处置。所有有潜在传染性或毒性的质量控制及参考物质在存放、处理和使用时应按未知风险的样本对待。

（6）操作样本、血清或培养物的全过程应穿戴适当的并且符合风险级别的个人防护装备。

（7）操作实验动物应穿戴耐抓咬、防水个人防护服及手套；应戴适当的面部、眼部防护装置，必要时增加呼吸防护，并且应在生物安全柜内操作。

（8）手套摘除后一定要彻底洗手。

（9）应最好采用电子灼烧灭菌装置对微生物进行接种环灭菌。

（10）样本只应在有盖安全罩内离心，所有进行涡流搅拌的样本均应放在有盖容器内。

（11）在能产生气溶胶的大型分析设备上应使用局部通风防护，在操作小型仪器时使用定制的排气罩，在有可能出现有害气体及生物源性气溶胶的地方应采取局部排风措施。

（12）有害气溶胶不得直接排放。

（13）对于新安装的生物安全柜与安全罩及其高效过滤器的安装与更换，应由有资格的人员进行，安装或者更换后应按照经确认的方法进行现场生物及物理的检测，并且每年进行验证。

（14）实验室应时常监测生物安全柜以保证其设计性能能够符合相关要求，应保存检查记录及任何功能性测试结果，在安全柜上应有作为检查证明的标记。

（15）所用生物安全柜的放置、设计以及类型应符合安全工作所要求的风险防护级别。

（16）实验室工作人员在实际或者可能接触了血液、体液或者其他污染材料后，即使戴有手套也应立即洗手。

（17）手套摘除后，使用卫生间前后，离开实验室之前，进食或吸烟前，接触每一位患者前后应例行洗手。

（18）实验室应为过敏或者对某些消毒防腐剂中的特殊化合物有其他反应的工作人员提供洗手用的替代品。

（19）洗手池不得用于其他目的。另外，在限制使用洗手池的地点，使用基于乙醇的“无水”手部清洁产品是可接受的代替方式。

第三节 临床微生物检验的质量控制

知识点1：分析前质量保证 副高：熟悉 正高：掌握

（1）检验项目的申请。

（2）标本的采集和运送 包括标本采集时间（时机）、采集方法与运送等。标本的采集应遵循下列基本原则：①采集时间通常应在发病早期，应用抗生素前或下次用药前（血药浓度相对较低）。②盛装细菌培养标本必须使用密封、灭菌的容器，但是容器不得使用消毒剂消毒灭菌。③标本留取完毕，尽量2小时内送至实验室，若有困难，可于冰箱保存，但也应在2小时内送达。④送检申请单上须提供相关临床资料。⑤患者送检的标本都应按有潜在病原菌处理，防止污染传播和自身感染。

（3）微生物学实验室在收到标本后，核对申请单上内容与所送标本是否相符，送检的标本是否符合微生物学检验要求。若不符，则应注明理由退回。

知识点2：分析中质量保证 副高：熟悉 正高：掌握

（1）人员与组织管理。

（2）操作手册 实验室内必须要备有一本根据该实验室条件而编写的标准操作手册。包括所有检验项目操作。①各级人员的职责和权限。②标本采集和处理指南。③本室开展的检验项目及最低鉴定要求。④仪器操作手册。⑤培养基和试剂的配制方法。⑥质量控制方案。⑦常用参考数据。⑧实验室管理的各项规章制度（生物安全制度、内务管理制度、样品管理制度等）。

（3）培养基的质量控制　对自制的培养基应进行以下程序的质量控制。①一般性状；②无菌试验；③性能试验。

（4）试剂、染色液和抗血清的质量控制　①试剂及染色液；②抗血清的质量控制。

（5）做好体外抗菌药物敏感试验的质量控制工作。

（6）仪器设备的质控　仪器设备的质控见表5-38-1。

表5-38-1　仪器设备的质控

仪器设备名称	控制标准	允许范围	监控方法
光学显微镜			每年4次或需要时，做清洁与调试
培养箱	35℃	±1℃	每天观察、记录温度
CO_2 培养箱			每天观察、记录温度和浓度
温度	35℃	±1℃	
气体	5%～10%	<10%	CO_2 浓度，每天观察、记录温度
冰箱			
冷藏室	4℃	±2℃	每天观察、记录温度
冷冻室	-5℃	±1℃	每天观察、记录温度
低温水箱	-20℃	±5℃	使用时观察并记录温度、压力，每周用嗜热芽胞菌或每次用化学方法测试灭菌效果
压力蒸气灭菌器	121℃	≥121℃	每天观察、记录温度

（7）标准菌株的来源和保存。

知识点3：分析后质量保证　　副高：熟悉　正高：掌握

微生物检验的分析后质量保证包括鉴定、药敏结果的报告、解释、复核以及结果报告后的临床反馈。复核主要体现在两方面：一是菌种的复核，二是检查药敏结果与菌种是否吻合。也就是分析药敏结果与鉴定出来的菌种是否一致，是否矛盾。若发现药敏谱与菌种的普遍表现有异常时，就须分析异常是来自于药敏实验差错或鉴定差错，还是源自于此株菌自身产生的变异或特殊表现。此时就需分析并与原始资料相比较，看问题出自哪一环节。在配置有先进细菌鉴定仪的实验室可以借助仪器内设专家系统得到有关鉴定菌与药敏结果的分析与报告。微生物检验质量保证的最后一步是临床反馈。借助对一些重要患者或者特殊感染患者报告单发出之后临床对结果的接受情况及患者治疗效果的监测及回顾分析，以最后验证检验结果的可靠性。

第四节 实验室消毒

知识点1：方法及原理 副高：熟悉 正高：掌握

消毒、灭菌方法有物理方法、化学方法。消毒灭菌技术包括热力、化学（液体或气体）、辐射（γ辐射和紫外线）、过滤技术。

（1）热力灭菌技术 包括湿热灭菌、干热灭菌。干热灭菌是将物品暴露于160℃120分钟或170℃60分钟。湿热灭菌是将物品暴露于饱和蒸汽121℃30分钟，或者高压蒸汽灭菌134℃13分钟，朊粒对高压灭菌高度耐受，需延长压力灭菌器作用时间、提高温度（134℃ 1~8分钟），才能达到灭菌效果。有空腔的物品，干热灭菌效果不如湿热灭菌。

（2）γ辐射 通过破坏DNA链而发挥灭菌作用。主要用于注射针、导管、注射器、手套等小件物品的大批量灭菌。

（3）紫外线 主要抑制细菌生长，因其潜在的角膜、皮肤损伤，应用受到限制。

（4）过滤技术 可以去除溶液中的颗粒及热源，也可被用于去除大容量液体中的少量微生物（如冷却塔水中的军团菌）、溶液中细菌定量。

知识点2：应用及效果监测 副高：熟悉 正高：掌握

消毒灭菌效果评估时，监测消毒灭菌过程优于自消毒灭菌物品中分离微生物。虽然，受损细菌在特殊营养条件下，经过一定时间培养能复活，但是，自消毒灭菌物品中分离一个或者几个微生物是困难的，不适合于批量产品的监测。另外，难以确定监测的样本量，样本量太大，质量控制消耗太多产品、增加成本，样本量太小可能漏检。

过程控制一般是对消毒灭菌过程进行物理或化学监测，化学消毒剂的消毒效果可以借助检测使用中消毒剂的微生物浓度实现。因为医疗机构大多遵循生产商的建议使用消毒剂，这种试验很少进行。

第五节 医院感染

知识点1：医院感染的特点 副高：熟练掌握 正高：熟练掌握

医院感染（NI）又称医疗机构相关感染（HAI），指在医疗机构中获得的感染。感染来源包括外源性和内源性。内源性感染来自于患者自身；外源性感染来自于另一感染者或者医院环境。

医院感染分为散发性或者流行性。

知识点2：医院感染的诊断标准 副高：熟练掌握 正高：熟练掌握

医院感染的诊断，首先依靠临床资料、实验室检查等诊断指标判断感染的存在，其次，按照医院感染病的诊断标准判断是否属于医院感染，再行流行病学调查。

以下情况均属于医院感染：潜伏期不明确者，入院 48 小时后发生的感染，初步诊断为感染或以往住院有直接关系的感染；潜伏期明确者，入院后，超过平均潜伏期的感染；入院时已发生感染性疾病，住院期间从原发或继发病灶检出与前不同的病原体；医疗机构中工作人员的职业性感染；新生儿经产道获得的或发生于分娩 48 小时后的感染；医疗机构中探视者获得的感染。

先天性感染，通过胎盘发生的宫内感染；慢性感染性疾病在医院内急性发作，未发现新的病原体；由损伤产生的炎性反应或物理性、化学性刺激导致的炎症；细菌定植等不属于医院感染。

知识点 3：引起医院感染的常见病原体　　副高：熟练掌握　正高：熟练掌握

医院感染病原体最常见的是细菌，包括人体正常菌群、条件致病菌以及致病菌。

（1）真菌　以白假丝酵母菌感染占重要地位。

（2）病毒　是医院感染的重要病原体。呼吸道病毒中呼吸道合胞病毒最常见。轮状病毒亦是医院感染的重要病原体。乙型肝炎病毒、丙型肝炎病毒以及人类免疫缺陷病毒同医院感染有关，这些病毒主要通过血液以及其他体液传播，或经感染的移植物传播给移植受体。

（3）支原体　也可导致医院感染，支原体肺炎临床常见。在输血或免疫功能低下时，寄生虫也可导致医院感染。

知识点 4：当前重点检测的耐药菌　　副高：熟练掌握　正高：熟练掌握

主要的多重耐药细菌包括大肠埃希菌与克雷伯菌产超广谱 β-内酰胺酶（ESBLs）菌株，苯唑西林耐药的表皮葡萄球菌、金黄色葡萄球菌（MRSA）。产 ESBLs 菌株的增加使碳青霉烯类抗菌药物使用增加，碳青霉烯类耐药的铜绿假单胞菌、不动杆菌属逐年增加，肠杆菌科细菌亦出现碳青霉烯类耐药菌株。此外，近年在国际上新出现的糖肽类中介金黄色葡萄球菌（GISA）、万古霉素耐药金黄色葡萄球菌（VRSA）以及精肽类耐药屎肠球菌（GRE）值得关注。

知识点 5：控制医院感染的意义及对策　　副高：熟练掌握　正高：熟练掌握

与其他感染一样，医院感染预防和控制措施包括去除或者治疗传染源、切断传播途径、保护易感者。在医院中，每一个部门及工作人员都与医院感染控制有关，所以必须执行相应的工作职责，遵循规范化操作规程，以减少医院感染的发生。

医院感染控制根据传播途径采取相应的措施。标准（常规）预防是采取有效措施，防止暴露于潜在感染环境下，适用于所有患者的医疗、护理。医院建筑结构、设施、通气系统、环境符合相关规定，是预防医院感染传播的基础。

知识点6：医院感染的检测内容　　副高：熟练掌握　正高：熟练掌握

医院感染监测资料来源于微生物学报告、活检报告、病房巡视、医务人员健康记录、出院患者随访等。除医院感染病例监测外，还常规监测灭菌及消毒效果、血液透析液、医院配制产品、“开放”系统中准备的血液成分。

在流行病学调查提示，医务人员或者环境与医院感染传播有关时，才进行患者或医务人员样本培养、购买物品的抽样检测、呼吸治疗设备培养、使用中消毒剂和灭菌器监测、腹膜透析培养以及空气培养等。

附录一　高级卫生专业技术资格考试大纲（临床基础检验专业——副高级）

一、专业知识

（一）本专业知识

1. 熟悉临床检验基础专业的基础理论，熟悉临床检验基础项目所涉及的生理学、病理学、生物化学、免疫学、微生物学、医学统计学的基本理论。

2. 掌握临床血液一般检验、尿液检验、粪便检验、体液（脑脊液、浆膜腔积液、关腔积液、精液、前列腺液、阴道分泌物、痰液、羊水等）检验的专业理论知识。

（二）相关专业知识

熟悉临床生物化学和生物化学检验、临床血液学和血液检验、临床微生物学和微生物学检验、临床免疫学和免疫检验、临床寄生虫学和寄生虫检验、临床实验室管理、检验仪器学、计算机科学的相关知识。

二、学科新进展

熟悉临床检验基础国内外现状及发展趋势，不断吸取新理论、新知识、新技术，如血液分析仪技术、尿液分析仪技术和体液检测的进展。

三、专业实践能力

1. 熟练掌握毛细血管采血、静脉采血的方法学评价及临床应用；常用抗凝剂种类、抗凝原理和临床应用；血细胞（红细胞、白细胞、血小板）检测技术（数量、形态）、参考范围、临床应用及注意事项。

熟练掌握血液分析仪检测原理、检测参数、校准与性能评价、标准操作及注意事项、试剂的选择。

熟练掌握常用血栓与止血筛选试验的原理、方法学评价、参考范围、临床应用及注意事项。

2. 熟练掌握尿液标本采集、保存的方法学评价；尿液理学、化学、尿沉渣显微镜检查的内容、参考范围、临床应用及注意事项。熟练掌握尿液干化学分析仪和试带检测原理、分析参数、标准操作、临床应用及注意事项。熟悉尿液有形成分检测原理、检测参数。熟练掌握尿液干化学分析仪、有形成分分析仪检测结果异常时进行显微镜复查的标准。熟悉尿液人绒毛膜促性腺激素检查的临床应用。

3. 熟练掌握粪便采集与送检的方法学评价；理学检查及显微镜检查内容；潜血试验的原理、方法学评价、临床应用及注意事项。

4. 掌握体液检查标本采集与送检的特点、理学检查的临床应用。

掌握脑脊液检查适应证、禁忌证、化学检查、显微镜检查的内容、参考范围及临床应用、常见中枢神经系统疾病的脑脊液检查特点。

掌握浆膜腔积液化学、显微镜检查内容、参考范围及临床应用，漏出液与渗出液的鉴别要点，常见良、恶性浆膜腔积液检测特点。

熟悉关节腔积液显微镜检查特点、参考范围及临床应用。

熟悉精液化学、免疫学及显微镜检查内容、参考范围及临床应用。

熟悉前列腺液显微镜检查内容、参考范围与临床应用。

熟悉阴道分泌物清洁度检查、病原学检查内容、参考范围及临床应用。

熟悉痰液显微镜检查特点及临床应用。

熟悉羊水胎儿成熟度检查，先天遗传性疾病的产前诊断内容及临床应用。

5. 掌握临床检验基础分析前、中、后的质量管理。
6. 熟悉临床检验基础的实验室生物安全基本要求。
7. 掌握临床检验基础的结果分析与临床沟通的技能。

附：本专业检验项目

1. 血液标本的采集与血涂片的制备。
2. 红细胞检查。
3. 白细胞检查。
4. 血小板检查。
5. 血液分析仪的临床应用。
6. 血栓与止血一般检验。
7. 尿液标本的采集与处理。
8. 尿液理学和化学检查。
9. 尿液沉渣显微镜检查。
10. 尿液有形成分仪器分析。
11. 脑脊液检验。
12. 浆膜腔积液检验。
13. 粪便检验。
14. 精液检查。
15. 前列腺液检查。
16. 阴道分泌物检查。
17. 痰液检查。
18. 羊水检查。

附录二 高级卫生专业技术资格考试大纲（临床基础检验专业——正高级）

一、专业知识

（一）本专业知识

1. 掌握临床检验基础专业的基础理论，掌握临床检验基础项目所涉及的生理学、病理学、生物化学、免疫学、微生物学、医学统计学的基本理论。

2. 熟练掌握临床血液一般检验、尿液检验、粪便检验、体液（脑脊液、浆膜腔积液、关节腔积液、精液、前列腺液、阴道分泌物、痰液、羊水等）检验的专业理论知识。

（二）相关专业知识

1. 熟悉临床生物化学和生物化学检验、临床血液学和血液检验、临床微生物学和微生物学检验、临床免疫学和免疫检验、临床寄生虫学和寄生虫检验、临床实验室管理、检验仪器学、计算机科学的相关知识。

2. 熟悉与本专业密切相关学科的理论，如细胞生物学、临床流行病学等。

二、学科新进展

熟悉临床检验基础国内外现状及发展趋势，不断吸取新理论、新知识、新技术，如血液分析仪技术、尿液分析仪技术、计算机辅助精液分析技术和体液检测的进展。

三、专业实践能力

1. 熟练掌握毛细血管采血、静脉采血的方法学评价及临床应用；常用抗凝剂种类、抗凝原理和临床应用；血细胞（红细胞、白细胞、血小板）检测技术（数量、形态）、参考范围、临床应用及注意事项。

熟练掌握血液分析仪检测原理、检测参数、校准与性能评价、标准操作及注意事项，试剂的选择与评价。

熟练掌握常用血栓与止血筛选试验的原理、方法学评价、参考范围、临床应用及注意事项。

2. 熟练掌握尿液标本采集、保存的方法学评价；尿液理学、化学，尿沉渣显微镜检查的内容、参考范围、临床应用及注意事项；熟练掌握尿液干化学分析仪和试带检测原理、分析参数、标准操作、临床应用及注意事项；熟悉尿液有形成分检测原理、检测参数及临床应用。熟练掌握尿液干化学分析仪、有形成分分析仪检测结果异常时进行显微镜复查的标准；掌握尿液人绒毛膜促性腺激素检查的方法学评价及临床应用。

3. 熟练掌握粪便采集与送检的方法学评价，理学检查及显微镜检查内容，潜血试验的原理、方法学评价、临床应用及注意事项。

4. 掌握体液检查标本采集与送检的特点、理学检查的临床应用。

掌握脑脊液检查适应证、禁忌证、化学检查、显微镜检查的内容、参考范围及临床应用，常见中枢神经系统疾病的脑脊液检查特点。

掌握浆膜腔积液化学、显微镜检查内容、参考范围及临床应用，漏出液与渗出液的鉴别要点，常见良、恶性浆膜腔积液检测特点。

熟悉关节腔积液显微镜检查特点、参考范围及临床应用。

掌握精液化学、免疫学及显微镜检查内容、参考范围及临床应用。

掌握前列腺液显微镜检查内容、参考范围与临床应用。

掌握阴道分泌物清洁度检查、病原学检查内容、参考范围及临床应用。

熟悉痰液显微镜检查特点及临床应用。

熟悉羊水检查适应证、胎儿成熟度检查、先天遗传性疾病的产前诊断内容及临床应用。

5. 熟练掌握临床检验基础分析前、中、后的质量管理。
6. 掌握临床检验基础的实验室生物安全基本要求。
7. 熟练掌握临床检验基础的结果分析与临床沟通的技能。

附：本专业检验项目

1. 血液标本的采集与血液涂片的制备。
2. 红细胞检查。
3. 白细胞检查。
4. 血小板检查。
5. 血液分析仪的临床应用。
6. 血栓与止血一般检验。
7. 尿液标本的采集与处理。
8. 尿液理学和化学检查。
9. 尿液沉渣显微镜检查。
10. 尿液有形成分仪器分析。
11. 脑脊液检验。
12. 浆膜腔积液检验。
13. 粪便检验。
14. 精液检查。
15. 前列腺液检查。
16. 阴道分泌物检查。
17. 痰液检查。
18. 羊水检查。

附录三 高级卫生专业技术资格考试大纲（临床医学检验临床化学专业——副高级）

一、专业知识

（一）本专业知识

掌握有关临床生物化学的基础知识，重点掌握肝胆、心脏、肾脏、骨、内分泌及胃肠胰等疾病的病理生理学，熟悉蛋白质、糖、脂蛋白代谢异常和水-电解质平衡紊乱的病因学、发病机制及其相关的实验室检查。

（二）相关专业知识

1. 熟悉相关临床学科的基础理论知识，包括内科学、儿科学和传染病学等。

2. 了解临床医学检验相关学科的基本知识，包括临床免疫学、临床微生物学、临床血液学、临床基础检验等。

3. 熟悉本专业密切相关的基础学科的理论，包括生理学、病理生理学、细胞生物学和遗传学等。

4. 掌握医学统计学、实验室质量控制的基本知识。

二、学科新进展

1. 了解常见病的临床生物化学诊断新进展，不断吸取新理论、新知识、新技术。

2. 熟悉临床生物化学检验技术的新进展。

三、专业实践能力

1. 结合临床病例正确分析检验结果。

2. 了解血浆蛋白的功能及分类。掌握血浆蛋白质的测定、血清蛋白电泳分析的基本技术及其临床应用。

3. 熟悉血糖调节机制。掌握糖尿病的诊断标准、分型。掌握糖尿病相关生化指标的检测方法及临床应用。

4. 熟悉血浆脂蛋白代谢的基本知识、高脂血症的分型及临床特点。掌握三酰甘油、胆固醇、载脂蛋白、脂蛋白（a）等的检测方法。

5. 了解心脏疾病的类型及临床特点。掌握心肌损伤、心力衰竭的生物化学标志物的实验室检查及其临床应用，熟悉炎性标志物实验室检查的临床意义。

6. 了解肝胆疾病的类型及临床特点。掌握肝胆疾病相关的各类生化指标的特点及临床应用，掌握肝功能检查项目的选择原则与评价。

7. 了解肾脏疾病的类型及临床特点。掌握肾脏疾病的生物化学实验室检查各项技术并掌握其临床应用。

8. 了解常见内分泌疾病的类型。了解内分泌疾病的生物化学实验室检查技术并掌握其临床应用。

9. 熟悉主要肿瘤标志物测定的临床意义，掌握各项肿瘤标志物测定的方法学。

10. 熟悉治疗药物的基本概念及其检测技术，了解需进行血药浓度监测的常见药物的代谢特点。

11. 熟悉胃肠功能的实验室检查技术。掌握胰腺炎实验室检查项目的临床应用。

12. 了解电解质平衡紊乱的实验室检查技术。熟悉血气分析的注意事项及各种酸碱平衡失调的判定。

13. 熟悉自动生化分析的检查技术。如自动生化分析仪的分类、结构、主要分析参数及其设置的原则。了解酶催化活性浓度的测定和代谢物浓度酶促法测定的基本理论等。

14. 熟悉实验室分析前、中、后的质量控制。

附：本专业主要业务内容

1. 糖代谢检查　糖尿病的诊断与分型，糖尿病的主要代谢紊乱，糖尿病的生物化学检测。

2. 血浆脂蛋白及其代谢紊乱　血浆脂蛋白的分类、组成与结构，脂蛋白代谢紊乱与动脉粥样硬化。

3. 心脏疾病的生物化学标志物　心肌酶谱，心肌损伤的蛋白标志物，急性冠状动脉综合征时如何利用心脏标志物诊断。

4. 肝胆疾病的生物化学诊断　血清酶学检查、胆红素和胆汁酸代谢检查、血清蛋白电泳的分析及蛋白质代谢的检查。

5. 肾脏疾病的生物化学诊断　常见肾脏疾病的生物化学检查，肾小球滤过功能的检查，远曲肾小管及近曲肾小管功能的检查，早期肾损伤的检查与监测，肾病实验室诊断项目的选择与应用。

6. 内分泌疾病的生物化学诊断　下丘脑-垂体内分泌功能紊乱的临床生物化学，甲状腺功能紊乱的临床生物化学，肾上腺功能紊乱的临床生物化学，性激素紊乱的临床生物化学。

7. 肿瘤标志物　肿瘤标志物的分类，肿瘤标志物的临床应用范围，肿瘤标志物的检测方法和质量控制。

8. 治疗药物浓度监测　药物代谢动力学基础及有关参数的应用，治疗药物监测依据，药物浓度测定常用技术，进行药物浓度监测的主要药物，治疗药物浓度监测的临床应用。

9. 胃肠胰疾病的临床生物化学　胰腺外分泌功能的酶学检查，胃肠功能检测及临床意义。

10. 体液平衡和酸碱平衡紊乱　钾、钠、氯测定及方法学评价，血液气体的特性，酸碱平衡紊乱的判断。

11. 诊断酶学　酶促反应动力学，酶活性浓度的测定技术。

12. 自动生物化学分析仪的应用与原理　自动生化分析仪的类型、性能及评价，自动生化分析仪常用分析方法。

13. 临床生物化学检验质量控制　控制物的种类及其应用，室内质量控制的主要方法，室间质量评价的统计方法。

14. 临床生物化学实验室基本技术　常用临床生物化学分析技术，常用免疫分析技术，生物芯片和生物传感技术，酶蛋白分离纯化技术。

附录四 高级卫生专业技术资格考试大纲（临床医学检验临床化学专业——正高级）

一、专业知识

（一）本专业知识

熟练掌握有关临床生物化学的基础知识，重点掌握肝胆、心脏、肾脏、骨、内分泌及胃肠胰等疾病的病理生理学，掌握蛋白质、糖、脂蛋白代谢异常和水、电解质平衡紊乱的病因学、发病机制及其相关的实验室检查。

（二）相关专业知识

1. 熟悉相关临床学科的基础理论知识，包括内科学、儿科学和传染病学等。

2. 掌握临床医学检验相关学科的基本知识，包括临床免疫学、临床微生物学、临床血液学、临床基础检验等。

3. 掌握本专业密切相关的基础学科的理论，包括生理学、病理生理学、细胞生物学和遗传学等。

4. 掌握医学统计学、实验室质量控制的基本知识。

二、学科新进展

1. 熟悉常见病的临床生物化学诊断新进展，不断吸取新理论、新知识、新技术。

2. 掌握临床生物化学检验技术的新进展。

三、专业实践能力

1. 结合临床病例正确分析检验结果。

2. 了解血浆蛋白的功能及分类，掌握血浆蛋白质的测定、血清蛋白电泳分析的基本技术及其临床应用。

3. 熟悉血糖调节机制。掌握糖尿病的诊断标准、分型。掌握糖尿病相关生化指标的检测方法及临床应用。

4. 掌握血浆脂蛋白代谢的基本知识、高脂血症的分型及临床特点。熟悉三酰甘油、胆固醇、载脂蛋白、脂蛋白（a）等检测的方法。

5. 了解心脏疾病的类型及临床特点。掌握心肌损伤、心力衰竭的生物化学标志物的实验室检查及其临床应用。熟悉炎性标志物实验室检查的临床意义。

6. 了解肝胆疾病的类型及临床特点。掌握肝胆疾病相关的各类生化指标的特点及临床应用。掌握肝功能检查项目的选择原则与评价。

7. 了解肾脏疾病的类型及临床特点。熟悉肾脏疾病的生物化学实验室检查各项技术并熟练掌握其临床应用。

8. 了解常见内分泌疾病的类型。熟悉内分泌疾病的生物化学实验室检查技术并熟练掌握其临床应用。

9. 掌握主要肿瘤标志物测定的临床意义。熟悉各项肿瘤标志物测定的方法学。

10. 熟悉治疗药物的基本概念及其检测技术。了解需进行血药浓度监测的常见药物的代谢特点。

11. 熟悉胃肠功能的实验室检查技术。掌握胰腺炎实验室检查项目的临床应用。

12. 了解电解质平衡紊乱的实验室检查技术。掌握血气分析的注意事项及各种酸碱平衡失调的判定。

13. 熟悉自动生化分析的检查技术，如自动生化分析仪的分类、结构、主要分析参数及其设置的原则，熟悉酶催化活性浓度的测定和代谢物浓度酶促法测定的基本理论等。

14. 掌握实验室分析前、中、后的质量控制。

附：本专业主要业务内容

1. 糖代谢检查　糖尿病的诊断与分型，糖尿病的主要代谢紊乱，糖尿病的生物化学检测。

2. 血浆脂蛋白及其代谢紊乱　血浆脂蛋白的分类、组成与结构，脂蛋白代谢紊乱与动脉粥样硬化。

3. 心脏疾病的生物化学标志物　心肌酶谱，心肌损伤的蛋白标志物，急性冠状动脉综合征时如何利用心脏标志物诊断。

4. 肝胆疾病的生物化学诊断　血清酶学检查、胆红素和胆汁酸代谢检查、血清蛋白电泳的分析及蛋白质代谢的检查。

5. 肾脏疾病的生物化学诊断　常见肾脏疾病的生物化学检查，肾小球滤过功能的检查，远曲肾小管及近曲肾小管功能的检查，早期肾损伤的检查与监测，肾病实验室诊断项目的选择与应用。

6. 内分泌疾病的生物化学诊断　下丘脑-垂体内分泌功能紊乱的临床生物化学，甲状腺功能紊乱的临床生物化学，肾上腺功能紊乱的临床生物化学，性激素紊乱的临床生物化学。

7. 肿瘤标志物　肿瘤标志物的分类，肿瘤标志物的临床应用范围，肿瘤标志物的检测方法和质量控制。

8. 治疗药物浓度监测　药物代谢动力学基础及有关参数的应用，治疗药物监测依据，药物浓度测定常用技术，进行药物浓度监测的主要药物，治疗药物浓度监测的临床应用。

9. 胃肠胰疾病的临床生物化学　胰腺外分泌功能的酶学检查，胃肠功能检测及临床意义。

10. 体液平衡和酸碱平衡紊乱　钾、钠、氯测定及方法学评价，血液气体的特性，酸碱平衡紊乱的判断。

11. 诊断酶学　酶促反应动力学，酶活性浓度的测定技术。

12. 自动生物化学分析仪的应用与原理　自动生化分析仪的类型、性能及评价，自动生化分析仪常用分析方法。

13. 临床生物化学检验质量控制　控制物的种类及其应用，室内质量控制的主要方法，室间质量评价的统计方法。

14. 临床生物化学实验室基本技术　常用临床生物化学分析技术，常用免疫分析技术，生物芯片和生物传感技术，酶蛋白分离纯化技术。

附录五 高级卫生专业技术资格考试大纲（临床医学检验临床免疫学专业——副高级）

一、专业知识

（一）本专业知识

1. 熟练掌握医学免疫学的基础理论知识，并掌握临床免疫学、临床生物化学、临床微生物学、分子生物学、医学统计学等学科的基础理论知识。

2. 掌握临床免疫学、病原生物学、临床生物化学、分子生物学、细胞生物学等医学检验相关专业的基本技术知识。

（二）相关专业知识

1. 熟悉内科学、传染病学、免疫预防和免疫治疗的相关知识。

2. 掌握临床检验诊断学、临床微生物学、分子生物学等学科的相关知识。

3. 熟悉与本专业密切相关的学科理论，如细胞生物学、遗传学、仪器分析学和医学科研与实验设计等相关知识。

二、学科新进展

1. 熟悉本专业国内外现状及发展趋势，不断吸收新理论、新知识、新技术，如实验室全面质量管理、免疫遗传学、免疫耐受、循证检验医学等检验医学进展与实践。

2. 对相关学科，如临床微生物学、临床生物化学、分子生物学、免疫病理学等学科的新进展有一定的了解。

三、专业实践能力

1. 了解免疫原和抗血清的制备技术。

2. 了解单克隆抗体和基因工程抗体的制备技术。

3. 掌握凝集反应、沉淀反应等免疫检测技术。

4. 掌握免疫标记技术。

5. 掌握免疫电泳技术并熟悉临床应用。

6. 掌握免疫组织化学技术。

7. 熟悉免疫细胞、免疫分子，如 CK、Ig、自身抗体和 HLA 检测技术及应用。

8. 熟悉免疫仪器的常规应用与保养。

9. 熟悉流式细胞仪、化学发光等分析技术。

10. 熟悉 PCR、细胞培养、动物实验等技术。

附：本专业病种

1. 自身免疫性疾病。

2. 超敏反应性疾病。

3. 免疫增生性疾病。
4. 免疫缺陷性疾病。
5. 肿瘤及免疫。
6. 移植免疫。
7. 感染免疫。

掌握以上有关疾病的实验诊断技术。

熟练掌握以上有关疾病的免疫检测的应用原则，了解常见疾病的临床表现及实验室诊断。

熟悉免疫学检测的质量控制。

主要临床免疫学及检验技术如下所述。

1. 免疫原和抗血清的制备。
2. 单克隆抗体及基因工程抗体的制备。
3. 凝集反应和沉淀反应。
4. 免疫电泳技术。
5. 放射免疫技术、荧光免疫技术、酶标记免疫技术。
6. 生物素-亲和素免疫测定技术。
7. 免疫组化和金标免疫技术。
8. 免疫细胞的分离和淋巴细胞功能检测。
9. 吞噬细胞检测及应用。
10. 细胞因子、细胞黏附分子测定及应用。
11. 免疫球蛋白、免疫复合物和补体测定及应用。
12. 主要组织相容性复合体和 HLA 检测及应用。
13. 免疫学检验的质量控制和实验室管理。
14. 免疫自动化仪器分析。
15. 流式细胞仪分析技术及应用。
16. 超敏反应性疾病及其免疫检测。
17. 自身免疫性疾病及其免疫检测。
18. 免疫增生性疾病及其免疫检测。
19. 免疫缺陷性疾病及其免疫检测。
20. 肿瘤免疫及其免疫检测。
21. 移植免疫及其免疫检测。
22. 感染性疾病及其免疫检测。

附录六 高级卫生专业技术资格考试大纲（临床医学检验临床免疫学专业——正高级）

一、专业知识

（一）本专业知识

1. 熟练掌握医学免疫学的基础理论知识，并掌握临床免疫学、临床生物化学、临床微生物学、分子生物学、医学统计学等学科的基础理论知识。

2. 掌握临床免疫学、病原生物学、临床生物化学、分子生物学、细胞生物学等医学检验相关专业的基本技术知识。

（二）相关专业知识

1. 掌握内科学、传染病学、免疫预防和免疫治疗的相关知识。

2. 掌握临床检验诊断学、临床微生物学、分子生物学等学科的相关知识。

3. 熟悉与本专业密切相关的学科理论，如细胞生物学、遗传学、仪器分析学和医学科研与实验设计等相关知识。

二、学科新进展

1. 熟悉本专业国内外现状及发展趋势，不断吸收新理论、新知识、新技术，如实验室全面质量管理、免疫遗传学、免疫耐受、循证检验医学等检验医学进展与实践。

2. 对相关学科，如临床微生物学、临床生物化学、分子生物学、免疫病理学等学科的新进展有较深的了解。

三、专业实践能力

1. 了解免疫原和抗血清的制备技术。

2. 了解单克隆抗体和基因工程抗体的制备技术。

3. 掌握凝集反应、沉淀反应等免疫检测技术。

4. 掌握免疫标记技术。

5. 掌握免疫电泳技术并熟悉临床应用。

6. 掌握免疫组织化学技术。

7. 熟练掌握免疫细胞、免疫分子，如 CK、Ig、自身抗体和 HLA 检测技术及应用。

8. 熟悉免疫仪器的常规应用与保养。

9. 熟悉流式细胞仪、化学发光等分析技术。

10. 熟悉 PCR、细胞培养、动物实验等技术。

附：本专业病种

1. 自身免疫性疾病。

2. 超敏反应性疾病。

3. 免疫增生性疾病。
4. 免疫缺陷性疾病。
5. 移植免疫。
6. 肿瘤及免疫。
7. 感染免疫。

掌握以上有关疾病的实验诊断技术。

熟练掌握以上有关疾病的免疫检测的应用原则，熟悉常见疾病的临床表现及实验室诊断。

了解免疫学检测的质量控制。

主要临床免疫学及检验技术如下所述。

1. 免疫原和抗血清的制备。
2. 单克隆抗体及基因工程抗体的制备。
3. 凝集反应和沉淀反应。
4. 免疫电泳技术。
5. 放射免疫技术、荧光免疫技术、酶标记免疫技术。
6. 生物素-亲和素免疫测定技术。
7. 免疫组化和金标免疫技术。
8. 免疫细胞的分离和淋巴细胞功能检测。
9. 吞噬细胞检测及应用。
10. 细胞因子、细胞黏附分子测定及应用。
11. 免疫球蛋白、免疫复合物和补体测定及应用。
12. 主要组织相容性复合体和 HLA 检测及应用。
13. 免疫学检验的质量控制和实验室管理。
14. 免疫自动化仪器分析。
15. 流式细胞仪分析技术及应用。
16. 超敏反应性疾病及其免疫检测。
17. 自身免疫性疾病及其免疫检测。
18. 免疫增生性疾病及其免疫检测。
19. 免疫缺陷性疾病及其免疫检测。
20. 肿瘤免疫及其免疫检测。
21. 移植免疫及其免疫检测。
22. 感染性疾病及其免疫检测。

附录七 高级卫生专业技术资格考试大纲（临床医学检验临床血液学专业——副高级）

一、专业知识

（一）本专业知识

1. 掌握造血系统的基本理论；熟练掌握各类血细胞的基本结构和形态；熟练掌握血液病的各种实验诊断技术及临床意义。

2. 熟悉血液学检查项目的室内质量控制及室间质量评价，掌握实验数据的统计分析，熟悉实验室信息系统的使用和管理。

（二）相关理论知识

1. 掌握血液系统的生理，掌握血液病的病理学、病理生理学、临床生化、临床血液免疫、血液遗传学等相关知识。

2. 掌握血液病的临床特征及诊断标准。

3. 掌握血液学及相关实验室检测项目、原理和临床意义。

二、学科新进展

1. 掌握本专业国内外现状及发展趋势，不断吸取新理论、新知识、新技术，如血液病的遗传学和分子生物学研究的新进展、新技术，止血血栓相关疾病的分子基础的进展和新技术方法，及其在医疗实践和科学研究中的应用。

2. 熟悉血液学及相关学科新的实验室检查项目的应用。

三、专业实践能力

1. 熟练掌握血常规中各项指标的检测原理和临床意义。

2. 熟练掌握血细胞形态学特点及分化与发育规律，掌握各系、各阶段血细胞的正常与异常骨髓形态学特征，熟练掌握血细胞的化学染色的原理和临床意义。

3. 熟悉红细胞的结构、生理特征和功能、生化代谢特点；掌握各种贫血的基本特点和发病机制；熟练掌握各种贫血的实验诊断及鉴别诊断；熟悉红细胞检查在贫血中的正确选择、应用评价。

4. 熟练掌握白细胞计数、分类计数及临床意义；掌握白细胞病理性形态变化；熟悉白细胞功能检查的技术方法与临床意义。

5. 熟练掌握各类白血病的骨髓细胞形态学诊断、形态学分型及细胞化学鉴别技术方法；掌握白血病免疫分型，熟悉白血病的细胞遗传学和分子生物学检测。

6. 熟练掌握其他血液系统疾病的骨髓象分析与报告，掌握常见骨髓转移性肿瘤的细胞形态学特征。

7. 熟练掌握出血和血栓性疾病的筛查及确诊实验原理和临床意义，掌握其实验诊断的技术方法。

8. 掌握常见出血性和血栓性疾病的诊断与鉴别诊断；掌握抗凝和溶栓治疗监测指标的选择和临床

应用。

9. 熟悉血液分析仪和止血血栓分析仪的检测原理、程序设置、分析参数与应用。

10. 熟悉临床血液学检查项目的标准操作规程，掌握其室内质量控制和室间质量评价的程序；掌握生物安全知识；掌握实验数据的统计分析、实验室信息系统的使用与管理。

附：本专业疾病及相关实验室检查项目

1. 缺铁性贫血。
2. 巨幼细胞性贫血。
3. 再生障碍性贫血。
4. 溶血性贫血。
5. 白血病（不包括特殊类型白血病）。
6. 骨髓增生异常综合征。
7. 骨髓增生性疾病。
8. 淋巴瘤。
9. 恶性组织细胞增生症。
10. 反应性组织细胞病。
11. 其他白细胞疾病。
12. 特发性血小板减少性紫癜。
13. 血友病。
14. 易栓症。
15. 血液一般检查。
16. 溶血性贫血的筛查检测。
17. 免疫性溶血性贫血的检测。
18. 红细胞膜缺陷的检测。
19. 红细胞酶缺陷的检测。
20. 血红蛋白分析及珠蛋白生成异常的检测。
21. 阵发性睡眠性血红蛋白尿症的检测。
22. 骨髓细胞学检查及其适应证和禁忌证。
23. 血细胞的细胞化学染色。
24. 血细胞免疫分型。
25. 细胞遗传学分析。
26. 白血病分子生物学检验。
27. 白血病的疗效标准。
28. 血管壁的检测。
29. 血小板的检测。
30. 凝血因子的测定。
31. 纤维蛋白溶解检测。
32. DIC 的实验室诊断。
33. 抗栓治疗监测。
34. 血栓形成的实验室检测。

附录八 高级卫生专业技术资格考试大纲（临床医学检验临床血液学专业——正高级）

一、专业知识

（一）本专业知识

1. 熟练掌握造血系统的基本理论；熟练掌握各类血细胞的基本结构和形态；熟练掌握血液病的各种实验诊断技术及临床意义。

2. 掌握血液学检查项目的室内质量控制及室间质量评价，掌握实验数据的统计分析，掌握实验室信息系统的使用和管理。

（二）相关专业知识

1. 掌握血液系统的生理，熟练掌握血液病的病理学、病理生理学、临床生化、临床血液免疫、血液遗传学等相关知识。

2. 熟练掌握血液病的临床特征、诊断标准和治疗原则。

3. 掌握血液学及相关实验室检测项目、原理和临床意义。

二、学科新进展

1. 熟练掌握本专业国内外现状及发展趋势，不断吸取新理论、新知识、新技术。如血液病的遗传学和分子生物学研究的新进展、新技术；止血血栓相关疾病的分子基础的进展和新技术方法及其在医疗实践和科学研究中的应用；造血和淋巴组织肿瘤的 WHO 分型标准。

2. 掌握血液学及相关学科新的实验室检查项目的应用。

三、专业实践能力

1. 熟练掌握血常规中各项指标的检测原理和临床意义。

2. 熟练掌握血细胞形态学特点及分化与发育规律，熟练掌握各系、各阶段血细胞的正常与异常骨髓形态学特征；熟练掌握血细胞的化学染色的原理和临床意义。

3. 掌握红细胞的结构、生理特征和功能、生化代谢特点；熟练掌握各种贫血的基本特点和发病机制；熟练掌握各种贫血的实验诊断及鉴别诊断；掌握红细胞检查在贫血中的正确选择、应用评价。

4. 熟练掌握白细胞计数、分类计数及临床意义；掌握白细胞病理性形态变化；熟悉白细胞功能检查的技术方法与临床意义。

5. 熟练掌握各类白血病的骨髓细胞形态学诊断、形态学分型及细胞化学鉴别技术方法；熟练掌握白血病免疫分型，熟悉白血病的细胞遗传学和分子生物学检测。

6. 熟练掌握其他血液系统疾病的骨髓象分析与报告，掌握常见骨髓转移性肿瘤的细胞形态学特征。

7. 熟练掌握出血和血栓性疾病的筛查及确诊实验原理和临床意义，掌握其实验诊断的技术方法。

8. 熟练掌握常见出血性和血栓性疾病的诊断与鉴别诊断；熟练掌握抗凝和溶栓治疗监测指标的选择

和临床应用。

9. 熟悉血液分析仪和止血血栓分析仪的检测原理、程序设置、分析参数；掌握临床应用及临床咨询。

10. 熟悉临床血液学检查项目的标准操作规程，掌握其室内质量控制和室间质量评价的程序；掌握生物安全知识；熟练掌握实验数据的统计分析、实验室信息系统的使用与管理；熟悉各种临床血液学专业仪器的校准、常见故障的处理。

附：本专业疾病及相关实验室检查项目

1. 缺铁性贫血。
2. 巨幼细胞性贫血。
3. 再生障碍性贫血。
4. 溶血性贫血。
5. 白血病。
6. 骨髓增生异常综合征。
7. 骨髓增生性疾病。
8. 淋巴瘤。
9. 恶性组织细胞增生症。
10. 反应性组织细胞病。
11. 其他白细胞疾病。
12. 血小板减少症。
13. 血友病和血管性血友病。
14. 易栓症。
15. 血液一般检查。
16. 溶血性贫血的筛查检测。
17. 免疫性溶血性贫血的检测。
18. 红细胞膜缺陷的检测。
19. 红细胞酶缺陷的检测。
20. 血红蛋白分析及珠蛋白生成异常的检测。
21. 阵发性睡眠性血红蛋白尿症的检测。
22. 骨髓细胞学检查及其适应证和禁忌证。
23. 血细胞的细胞化学染色。
24. 血细胞免疫分型。
25. 细胞遗传学分析。
26. 白血病分子生物学检验。
27. 白血病的疗效标准。
28. 血管壁的检测。
29. 血小板的检测。
30. 凝血因子的测定。
31. 纤维蛋白溶解检测。
32. DIC 的实验室诊断。
33. 抗栓治疗监测。
34. 血栓形成的实验室检测。

附录九 高级卫生专业技术资格考试大纲（临床医学检验临床微生物专业——副高级）

一、专业知识

（一）本专业知识

1. 掌握临床微生物专业的基础理论，包括细菌、真菌、病毒等微生物的形态与结构、生理特性、遗传与变异、感染与免疫。熟悉微生物感染的防治原则、分类与命名等基本理论。

2. 掌握微生物专业相关的仪器分析、免疫学、质量管理、医学统计学等专业技术知识。

（二）相关专业知识

1. 熟悉感染性疾病的相关临床知识。

2. 熟悉临床药理学的相关知识。

3. 了解与本专业密切相关的专业知识如细胞生物学。

二、学科新进展

1. 熟悉新发现微生物及其所致感染性疾病的主要特点，如严重急性呼吸综合征（SARS）相关冠状病毒、禽流感病毒和猪链球菌等。

2. 了解临床微生物检验的新方法和新技术，如蛋白质或核酸的检测芯片等；及时掌握美国 CLSI/NCCLS 颁布的体外药物敏感试验指南。

3. 熟悉新发现的细菌耐药机制及耐药菌检测方法的新进展。

4. 了解微生物分类与命名的新进展。

三、专业实践能力

1. 微生物学基本检验技术试验方法的原理、操作方法、相关试剂的配制及应用。

（1）熟练掌握：①细菌形态学检查；②细菌的培养与分离技术；③细菌的生化反应试验；④细菌的免疫学检测技术；⑤数码分类鉴定系统及自动化检测系统（微生物鉴定、药敏系统、血培养系统）。

（2）掌握：①分子生物学技术；②动物实验；③菌种的保存与管理；④真菌感染、病毒感染的实验诊断。

2. 熟练掌握临床微生物学检验常见微生物的生物学性状、鉴定分离技术、生化反应原理和结果及其他相关检验技术，对少见的微生物也应有一定的了解。

3. 熟练掌握各种细菌和真菌的药敏试验的原理、结果解释、影响因素。熟悉常见耐药菌的耐药机制及其检测方法。熟悉联合药敏试验的适应证、结果类型。了解体液中抗菌药物浓度测定的适应证及方法。

4. 熟练掌握各类临床标本的送检指征、采集和运送的方法及注意事项，掌握不同标本的常见病原菌种类、临床意义、不同标本的实验室处理方法、检验流程、结果的报告方式及解释。

5. 掌握室内质控、室间质控、质量控制失控的分析及处理。

6. 熟悉临床微生物实验室的安全与防护，各项措施及规章制度。各种消毒灭菌的方法、原理、应用及效果监测。

7. 熟悉各种常见的感染性疾病、病因、发病机制、诊断、鉴别诊断及治疗方法。了解本专业危重病人的诊断，治疗及并发症处理工作。

8. 熟练掌握医院感染的诊断标准及医院感染的特点。引起医院感染的常见菌、细菌的耐药趋势、当前临床重点监测的多重耐药菌。控制医院感染的意义及对策。医院感染的监测内容。

9. 对各种抗菌、抗病毒药物的分类、作用、不良反应、药理及药代动力学和药效学应有一定的了解。

附：本专业病种

1. 菌血症。
2. 细菌性脑膜炎。
3. 流行性乙型脑炎。
4. 真菌性脑膜炎。
5. 外伤性创伤感染。
6. 化脓性骨关节炎。
7. 慢性骨髓炎。
8. 上呼吸道感染。
9. 肺炎。
10. 支气管炎。
11. 细菌性食物中毒。
12. 感染性胃肠炎和腹泻。
13. 胆道感染。
14. 腹腔感染。
15. 肾盂肾炎。
16. 膀胱炎。
17. 尿道炎。
18. 前列腺炎。
19. 梅毒。
20. 细菌性、外阴阴道假丝酵母菌病。
21. 淋病。
22. 脊髓灰质炎。
23. 病毒性肝炎。
24. 获得性免疫缺陷综合征。
25. 肾综合征出血热。
26. 汉坦病毒肺综合征。
27. 皮肤及软组织感染。

附录

1. 细菌、真菌、病毒等微生物的基础理论。

2. 微生物基本检验技术

(1) 细菌形态学检查。

(2) 细菌的培养与分离技术。

(3) 细菌的生化反应试验。

(4) 细菌的免疫学检测技术。

(5) 数码分类鉴定系统及自动化检测系统（微生物鉴定、药敏系统、血培养系统）。

(6) 分子生物学技术。

(7) 动物实验。

(8) 菌种的保存与管理。

(9) 真菌感染、病毒感染的实验诊断。

3. 常见微生物的生物学性状及检验技术：主要是球菌、肠杆菌科、弧菌科、非发酵菌、苛养菌及人兽共患病原菌、革兰阳性杆菌、分枝杆菌、厌氧菌、螺杆菌、螺旋体、支原体、衣原体、立克次体、细菌L型、真菌、病毒概述、肝炎病毒、出血热病毒、人类免疫缺陷病毒、SARS冠状病毒、禽流感病毒等。

4. 药敏试验。

5. 各类临床标本微生物检验。

6. 质控。

7. 实验室的安全与防护。

8. 消毒灭菌。

9. 医院感染。

10. 抗菌、抗病毒药物。

附录十 高级卫生专业技术资格考试大纲（临床医学检验临床微生物专业——正高级）

一、专业知识

（一）本专业知识

1. 熟练掌握临床微生物专业的基础理论，掌握细菌、真菌、病毒等微生物的形态与结构、生理特性、遗传与变异、感染与免疫、微生物感染的防治原则、分类与命名等基本理论。

2. 掌握微生物专业相关的仪器分析、免疫学、质量管理、医学统计学等专业技术知识。

（二）相关专业知识

1. 掌握感染性疾病的相关临床知识。

2. 掌握临床药理学的相关知识。

3. 熟悉与本专业密切相关的专业知识如细胞生物学。

二、学科新进展

1. 熟悉新发现微生物及其所致感染性疾病的主要特点，如严重急性呼吸综合征（SARS）相关冠状病毒、禽流感病毒和猪链球菌等。

2. 熟悉临床微生物检验的新方法和新技术，如蛋白质或核酸的检测芯片等；及时掌握美国 CLSI/NCCLS 颁布的体外药物敏感试验指南。

3. 熟悉新发现的细菌耐药机制及耐药菌检测方法的新进展。

4. 了解微生物分类与命名的新进展。

三、专业实践能力

1. 熟练掌握微生物学基本检验技术试验方法的原理、操作方法、相关试剂的配制及应用。

（1）细菌形态学检查。

（2）细菌的培养与分离技术。

（3）细菌的生化反应试验。

（4）细菌的免疫学检测技术。

（5）分子生物学技术。

（6）数码分类鉴定系统及自动化检测系统（微生物鉴定、药敏系统、血培养系统）。

（7）动物实验。

（8）菌种的保存与管理。

（9）真菌感染、病毒感染的实验诊断。

2. 熟练掌握临床微生物学检验常见微生物的生物学性状、鉴定分离技术、生化反应原理和结果及其他相关检验技术，对少见的微生物也应有一定的了解。

3. 熟练掌握各种细菌和真菌的药敏试验的原理、结果解释、影响因素。掌握常见耐药菌的耐药机制及其检测方法。熟悉联合药敏试验的适应证、结果类型。了解体液中抗菌药物浓度测定的适应证及方法。

4. 熟练掌握各类临床标本的送检指征、采集和运送的方法及注意事项，掌握不同标本的常见病原菌种类、临床意义、不同标本的实验室处理方法、检验流程、结果的报告方式及解释。

5. 熟练掌握室内质控、室间质控、质量控制失控的分析及处理。

6. 掌握临床微生物实验室的安全与防护，各项措施及规章制度。各种消毒灭菌的方法、原理、应用及效果监测。

7. 掌握各种常见的感染性疾病、病因、发病机制、诊断、鉴别诊断及治疗方法。熟悉本专业危重病人的诊断、治疗及并发症处理工作。对本专业的一些少见疾病应有一定的了解，能对其进行诊断、鉴别诊断和治疗。

8. 熟练掌握医院感染的诊断标准及医院感染的特点。引起医院感染的常见菌、细菌的耐药趋势、当前临床重点监测的多重耐药菌。控制医院感染的意义及对策。医院感染的监测内容。

9. 对各种抗菌、抗病毒药物的分类、作用、不良反应、药理及药代动力学和药效学应有较深的了解。

附：本专业病种

1. 菌血症。
2. 细菌性脑膜炎。
3. 流行性乙型脑炎。
4. 真菌性脑膜炎。
5. 外伤性创伤感染。
6. 化脓性骨关节炎。
7. 慢性骨髓炎。
8. 上呼吸道感染。
9. 肺炎。
10. 支气管炎。
11. 细菌性食物中毒。
12. 感染性胃肠炎和腹泻。
13. 胆道感染。
14. 腹腔感染。
15. 肾盂肾炎。
16. 膀胱炎。
17. 尿道炎。
18. 前列腺炎。
19. 梅毒。
20. 细菌性、外阴阴道假丝酵母菌病。
21. 淋病。
22. 脊髓灰质炎。
23. 病毒性肝炎。
24. 获得性免疫缺陷综合征。
25. 肾综合征出血热。
26. 汉坦病毒肺综合征。
27. 皮肤及软组织感染。

附录

1. 细菌、真菌、病毒等微生物的基础理论。

2. 微生物基本检验技术

（1）细菌形态学检查。

（2）细菌的培养与分离技术。

（3）细菌的生化反应试验。

（4）细菌的免疫学检测技术。

（5）数码分类鉴定系统及自动化检测系统（微生物鉴定、药敏系统、血培养系统）。

（6）分子生物学技术。

（7）动物实验。

（8）菌种的保存与管理。

（9）真菌感染、病毒感染的实验诊断。

3. 常见微生物的生物学性状及检验技术：主要是球菌、肠杆菌科、弧菌科、非发酵菌、苛养菌及人兽共患病原菌、革兰阳性杆菌、分枝杆菌、厌氧菌、螺杆菌、螺旋体、支原体、衣原体、立克次体、细菌L型、真菌、病毒概述、肝炎病毒、出血热病毒、人类免疫缺陷病毒、SARS冠状病毒、禽流感病毒等。

4. 药敏试验。

5. 各类临床标本微生物检验。

6. 质控。

7. 实验室的安全与防护。

8. 消毒灭菌。

9. 医院感染。

10. 抗菌、抗病毒药物。

附录十一　全国高级卫生专业技术资格考试介绍

为进一步深化卫生专业技术职称改革工作，不断完善卫生专业技术职务聘任制，根据中共中央组织部、人事部、卫生部《关于深化卫生事业单位人事制度改革的实施意见》（人发［2000］31号）文件精神和国家有关职称改革的规定，人事部下发《加强卫生专业技术职务评聘工作的通知》（人发〔2000〕114号），高级专业技术资格采取考试和评审结合的办法取得。

一、考试形式和题型

全部采用人机对话形式，考试时间为2个小时（卫生管理知识单独加试时间为1时）。考试题型为单选题、多选题和案例分析题3种，试卷总分为100分。

二、考试总分数及分数线

总分数450~500分，没有合格分数线，排名前60%为合格。其中的40%为优秀。

三、考试效用

评审卫生高级专业技术资格的考试，是申报评审卫生高级专业技术资格的必经程序，作为评审卫生高级专业技术资格的重要参考依据之一，考试成绩当年有效。

四、人机对话考试题型说明

副高：单选题、多选题和案例分析题3种题型。
正高：多选题和案例分析题2种题型。
以实际考试题型为准。

五、考试报名条件

（一）正高申报条件
1. 取得大学本科以上学历后，受聘副高职务5年以上。
2. 大学普通班毕业以后，受聘副高职务7年以上。
（二）副高申报条件
1. 获得博士学位后，受聘中级技术职务2年以上。
2. 取得大学本科以上学历后，受聘中级职务5年以上。
3. 大学普通班毕业后，受聘中级职务5年以上。
4. 大学专科毕业后，取得本科以上学历（专业一致或接近专业），受聘中级职务7年以上。
5. 大专毕业，受聘中级职务5年以上。
6. 中专毕业，受聘中级职务7年以上。
7. 护理专业中专毕业，从事临床护理工作25年以上，取得护理专业的专科以上学历，受聘中级职务5年以上，可申报副主任护师任职资格。